普通高等医学院校五年制临床医学专业第二轮教材

神经病学

U0196497

（第2版）

（供基础医学、临床医学、预防医学、口腔医学等相关专业用）

主　编　王伊龙　陈万金

副主编　王延江　郭晓玲　刘秋庭　钟　镝

编　者　（以姓氏笔画为序）

王伊龙（首都医科大学附属北京天坛医院）

王延江（陆军军医大学大坪医院）

王朝霞（北京大学第一医院）

刘　红（长治医学院附属和平医院）

刘秋庭（湖南中医药大学）

刘海军（遵义医科大学附属医院）

杜敢琴（河南科技大学第一附属医院）

张　伟（首都医科大学附属北京友谊医院）

陈万金（福建医科大学附属第一医院）

陈玮琪（首都医科大学附属北京天坛医院）

武晓玲（陆军第八十一集团军医院）

林　毅（福建医科大学附属第一医院）

赵玉英（山东大学齐鲁医院）

钟　镝（哈尔滨医科大学附属第一医院）

郭晓玲（中国人民解放军联勤保障部队第九八一医院）

彭圣威（湖北科技学院医学部）

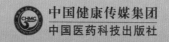

中国健康传媒集团

中国医药科技出版社

内 容 提 要

本教材为"普通高等医学院校五年制临床医学专业第二轮教材"之一，系根据本套教材编写总体原则、要求和神经病学课程教学大纲的基本要求及课程特点编写而成。本教材内容主要包括神经系统的解剖生理及病损的定位诊断、神经系统疾病的常见症状、周围神经疾病、脊髓疾病、脑血管性疾病、中枢神经系统脱髓鞘疾病、运动障碍性疾病、癫痫、神经系统变性疾病、神经系统遗传性疾病、神经系统发育异常性疾病、神经－肌肉接头和肌肉疾病等。并在各章设有"学习目标""知识链接""案例引导""本章小结"及"目标检测"等模块。本教材为"书网融合教材"，即纸质教材有机融合电子教材、教学配套资源（PPT、微课、视频等）、题库系统、数字化教学服务（在线教学、在线作业、在线考试），使教学资源更多样化、立体化。本教材着重强调医学生对神经系统疾病的临床思维能力和临床实践操作能力的培养，满足培养应用型临床医学人才需要。

本教材供全国普通高等医学院校基础医学、临床医学、预防医学、口腔医学等相关专业师生教学使用。

图书在版编目（CIP）数据

神经病学/王伊龙，陈万金主编 . —2 版 . —北京：中国医药科技出版社，2022.12
普通高等医学院校五年制临床医学专业第二轮教材
ISBN 978 – 7 – 5214 – 3651 – 8

Ⅰ. ①神…　Ⅱ. ①王…　②陈…　Ⅲ. ①神经病学 – 医学院校 – 教材　Ⅳ. ①R741

中国版本图书馆 CIP 数据核字（2022）第 234370 号

美术编辑　陈君杞
版式设计　友全图文

出版　**中国健康传媒集团** | 中国医药科技出版社
地址　北京市海淀区文慧园北路甲 22 号
邮编　100082
电话　发行：010 – 62227427　邮购：010 – 62236938
网址　www.cmstp.com
规格　889×1194mm $\frac{1}{16}$
印张　26
字数　741 千字
初版　2016 年 10 月第 1 版
版次　2022 年 12 月第 2 版
印次　2022 年 12 月第 1 次印刷
印刷　三河市万龙印装有限公司
经销　全国各地新华书店
书号　ISBN 978 – 7 – 5214 – 3651 – 8
定价　**99. 00 元**

获取新书信息、投稿、为图书纠错，请扫码联系我们。

出版说明

为了贯彻《中共中央、国务院中国教育现代化2035》"加强创新型、应用型、技能型人才培养规模"的战略任务要求，落实《国务院办公厅关于加快医学教育创新发展的指导意见》，紧密对接新医科建设对医学教育改革的新要求，满足新时代医疗卫生事业对人才培养的新需求，中国医药科技出版社在教育部、国家药品监督管理局的领导下，通过走访主要院校对2016年出版的"全国普通高等医学院校五年制临床医学专业'十三五'规划教材"进行了广泛征求意见，有针对性的制定了第二版教材的出版方案，旨在赋予再版教材以下特点。

1.立德树人，融入课程思政

把立德树人贯穿、落实到教材建设全过程的各方面、各环节。课程思政建设应体现在知识技能传授中厚植爱国主义情怀，加强品德修养、增长知识见识、培养奋斗精神灌输，不断提高学生思想水平、政治觉悟、道德品质、文化素养等。医学教材着重体现加强救死扶伤的道术、心中有爱的仁术、知识扎实的学术、本领过硬的技术、方法科学的艺术的教育，培养医德高尚、医术精湛的人民健康守护者。

2.精准定位，培养应用人才

坚持体现《中共中央、国务院中国教育现代化2035》"加强创新型、应用型、技能型人才培养规模"的战略任务，落实《国务院办公厅关于加快医学教育创新发展的指导意见》中"立足基本国情，以服务需求为导向，以新医科建设为抓手，着力创新体制机制，分类培养研究型、复合型和应用型人才"的医学教育目标，结合医学教育发展"大国计、大民生、大学科、大专业"的新定位，注重人才培养应从疾病诊疗提升拓展为预防预防、诊疗和康养，以健康促进为中心，服务生命全周期、健康全过程的转变，精准定位教材内容和体系。教材编写应体现以医疗卫生事业需求为导向，以岗位胜任力为核心，以培养医工、医理、医文学科交叉融合的高素质、强能力、精专业、重实践的本科医学人才培养目标。

3.适应发展，优化教材内容

必须符合行业发展要求。构建教材内容结构，要体现医疗机构对医学人才在临床实践能力、沟通交流能力、服务意识和敬业精神等方面的要求；体现临床程序贯穿于教学的全过程，培养学生的整体临床意识；体现国家相关执业资格考试的有关新精神、新动向和新要求；注重吸收行业发展的新知识、新技术、新方法，体现学科发展前沿，并适当拓展知识面，为学生后续发展奠定必要的基础；满足以学生为中心而开展的各种教学方法的需要，充分发挥学生的主观能动性。

4.遵循规律，注重"三基""五性"

遵循教材规律。针对普通高等医学院校本科医学类专业教学需要，教材内容应注重"三基"（基本知识、基础理论、基本技能）、"五性"（思想性、科学性、先进性、启发性、适用性）；内容成熟、术语规范、文字精炼、逻辑清晰、图文并茂、易教易学；注意"适用性"，即以普通高等学校医学教育实际和学生接受能力为基准编写教材，满足多数院校的教学需要。

5.创新模式，提升学生能力

加强"三基"训练，着力提高学生分析问题和解决问题的能力。在不影响教材主体内容的基础上要保留"案例引导""学习目标""知识链接""目标检测"模块，去掉知识拓展模块。进一步优化各模块的内容，培养学生理论联系实践的实际操作能力、创新思维能力和综合分析能力；增强教材的可读性和实用性，培养学生学习的自觉性和主动性。

6.丰富资源，优化增值服务内容

搭建与教材配套的中国医药科技出版社在线学习平台"医药大学堂"（数字教材、教学课件、图片、视频、动画及练习题等），实现教学信息发布、师生答疑交流、学生在线测试、教学资源拓展等功能，促进学生自主学习。

本套教材凝聚了省属院校高等教育工作者的集体智慧，体现了凝心聚力、精益求精的工作作风，谨此向有关单位和个人致以衷心的感谢！

尽管所有参与者尽心竭力、字斟句酌，教材仍然有进一步提升的空间，敬请广大师生提出宝贵意见，以便不断修订完善！

普通高等医学院校五年制临床医学专业第二轮教材

建设指导委员会名单

主 任 委 员　樊代明

副主任委员　（以姓氏笔画为序）

于景科（济宁医学院）	王金胜（长治医学院）
吕雄文（安徽医科大学）	朱卫丰（江西中医药大学）
杨　柱（贵州中医药大学）	吴开春（第四军医大学）
何　涛（西南医科大学）	何清湖（湖南医药学院）
宋晓亮（长治医学院）	郑金平（长治医学院）
唐世英（承德医学院）	曾　芳（成都中医药大学）

委　　　员　（以姓氏笔画为序）

于俊岩（长治医学院附属和平医院）	于振坤（南京医科大学附属南京明基医院）
马　伟（山东大学）	丰慧根（新乡医学院）
王　玖（滨州医学院）	王伊龙（首都医科大学附属北京天坛医院）
王旭霞（山东大学）	王育生（山西医科大学）
王桂琴（山西医科大学）	王雪梅（内蒙古医科大学附属医院）
王勤英（山西医科大学）	艾自胜（同济大学）
叶本兰（厦门大学医学院）	付升旗（新乡医学院）
朱金富（新乡医学院）	任明姬（内蒙古医科大学）
刘春杨（福建医科大学）	闫国立（河南中医药大学）
江兴林（湖南医药学院）	孙国刚（西南医科大学）
孙思琴（山东第一医科大学）	李永芳（山东第一医科大学）

李建华（青海大学医学院）　　李春辉（中南大学湘雅医学院）

杨　征（四川大学华西口腔医　　杨少华（桂林医学院）
　　　　学院）　　　　　　　　杨军平（江西中医学大学）

邱丽颖（江南大学无锡医学院）　何志巍（广东医科大学）

邹义洲（中南大学湘雅医学院）　张　闻（昆明医科大学）

张　敏（河北医科大学）　　　　张　燕（广西医科大学）

张秀花（江南大学无锡医学院）　张晓霞（长治医学院）

张喜红（长治医学院）　　　　　陈万金（福建医科大学附属第一医院）

陈云霞（长治医学院）　　　　　陈礼刚（西南医科大学）

武俊芳（新乡医学院）　　　　　林友文（福建医科大学）

林贤浩（福建医科大学）　　　　明海霞（甘肃中医药大学）

罗　兰（昆明医科大学）　　　　周新文（华中科技大学基础医学院）

郑　多（深圳大学医学院）　　　单伟超（承德医学院）

赵幸福（南京医科大学附属　　　郝少峰（长治医学院）
　　　　无锡精神卫生中心）　　郝岗平（山东第一医科大学）

胡　东（安徽理工大学医学院）　姚应水（皖南医学院）

夏　寅（首都医科大学附属北京　夏超明（苏州大学苏州医学院）
　　　　天坛医院）　　　　　　高凤敏（牡丹江医学院）

郭子健（江南大学无锡医学院）　郭崇政（长治医学院）

郭嘉泰（长治医学院）　　　　　黄利华（江南大学附属无锡五院）

曹玉萍（中南大学湘雅二医院）　曹颖平（福建医科大学）

彭鸿娟（南方医科大学）　　　　韩光亮（新乡医学院）

韩晶岩（北京大学医学部）　　　游言文（河南中医药大学）

数字化教材编委会

主　编　王伊龙　陈万金
副主编　王延江　郭晓玲　刘秋庭　钟　镝
编　者　(以姓氏笔画为序)

王伊龙 (首都医科大学附属北京天坛医院)

王延江 (陆军军医大学大坪医院)

王朝霞 (北京大学第一医院)

刘　红 (长治医学院附属和平医院)

刘秋庭 (湖南中医药大学)

刘海军 (遵义医科大学附属医院)

杜敢琴 (河南科技大学第一附属医院)

张　伟 (首都医科大学附属北京友谊医院)

陈万金 (福建医科大学附属第一医院)

陈玮琪 (首都医科大学附属北京天坛医院)

武晓玲 (陆军第八十一集团军医院)

林　毅 (福建医科大学附属第一医院)

赵玉英 (山东大学齐鲁医院)

钟　镝 (哈尔滨医科大学附属第一医院)

郭晓玲 (中国人民解放军联勤保障部队第九八一医院)

彭圣威 (湖北科技学院医学部)

随着现代医学的飞速发展和高等医学教育改革的进一步深入，医学教材的更新或修订已经成为办好高质量医学教育的必要条件。

本教材定位于普通高等教育五年制临床医学专业教学，目标是培养医学生对神经系统疾病的兴趣及临床思维能力和实践操作能力，以满足培养应用型、复合型、技能型临床医学人才的要求。同时，教材内容也与国家执业医师资格考试、住院医师规范化培训紧密衔接，保证神经病学的专业教育教学适应医药卫生事业发展要求。

与上一版《神经病学》教材相比，本版教材对编写内容进行了适当的调整和更新，精简了理论知识部分，增加了"案例引导""知识链接"模块，帮助医学生更加深入了解本专业的新知识、新进展，并在每章章首设"学习目标"，章末设"本章小结"及"目标检测"模块，增强教材的实用性和可读性，培养学生学习的自觉性和主动性。

教材第一章至第六章分别对绪论、神经系统疾病的定位诊断、常见症状、病史采集和体格检查、辅助检查、诊断原则进行介绍，将有助于建立良好的诊断思路，提高分析和诊断疾病的能力，较多的图表以方便学生理解和掌握，尤其是神经系统的解剖、生理及病损的定位诊断和神经系统体格检查部分，附加大量图片以帮助医学生更好地学习定位诊断方法和规范的神经系统体格检查方法。第七章至第二十一章，分别为头痛、脑血管疾病、神经系统变性疾病、中枢神经系统感染性疾病、中枢神经系统脱髓鞘疾病、运动障碍性疾病、癫痫、周围神经疾病、脊髓疾病、自主神经系统疾病、神经－肌肉接头疾病及肌肉疾病、神经系统遗传性疾病、神经系统发育异常性疾病、睡眠障碍、内科疾病的神经系统并发症等。各章对神经系统常见疾病均从理论概要和临床讨论两方面进行了重点阐述，突出规范化的诊断治疗和临床细节，对临床实践中容易出现的问题进行重点阐述，有助于医学生对相关疾病的理解和掌握。同时，各章对不常见疾病也进行了简要地介绍，以保持教材的系统性。

本教材还编写了配套的"医药大学堂"数字化教学资源，教材提供了每章重要知识点的微课视频、神经系统临床技能操作的视频、神经系统解剖及神经传导通路的图片和动画、各种常见及不常见疾病神经影像学图片；丰富多样、立体化的教学资源，更好地实现了教学资源拓展、教学信息发布、师生答疑交流、学生在线测试等功能。

本教材可供全国普通高等医学院校基础医学、临床医学、预防医学、口腔医学类专业师生教学使用，也可作为广大临床神经内科医生、国家住院医师规范化培训以及研究生入学考试的参考书籍。

本教材难免存在不足之处，恳请使用本教材的师生们提出宝贵的意见和建议，以便再版时修订。

编　者
2022 年 10 月

目 录 CONTENTS

第一章 绪 论

PPT　　微课

学习目标

1. **掌握** 神经病学的定义；神经系统疾病的临床症状特点及诊断原则。
2. **熟悉** 神经系统的组成和基本功能；神经系统疾病的治疗结果。
3. **了解** 神经病学与其他相关学科的关系；医学生学习神经系统疾病的方法。
4. 学会培养临床思维能力，平衡基本临床技能如神经系统查体与辅助检查工具的关系，锻炼临床逻辑思维能力；培养医学人文情怀，具备必备的人文医学知识和较强的医患交流沟通能力。

神经病学（neurology）是研究神经系统和骨骼肌疾病的病因、发病机制、病理生理、临床表现、诊断、治疗、康复及预防等的临床学科。神经病学与神经解剖学、神经免疫学、神经药理学、神经遗传学、神经内分泌学、神经影像学及神经分子生物学等均属于神经科学（neuroscience），这些学科的发展与神经病学的进步息息相关，彼此间相互渗透、相互促进。现代科技与生物医学的发展，使得多种技术手段与工具不断涌现，如磁共振成像（MRI）各序列设计与应用、正电子发射断层扫描（PET）、脑磁图（MEG）、神经电极技术、光声成像技术、基因检验技术、干细胞与类器官技术等，从宏观—介观—微观尺度多层次绘制与认识大脑功能。这些技术的问世和在临床的广泛应用促进了神经病学在疾病病因、发病机制、诊断技术以及治疗手段上的突飞猛进。人脑组织库的机构建设也为神经病学及神经科学的发展奠定基础。

神经系统是人体最为精细，结构和功能最复杂的系统。按解剖结构分为脑、脊髓组成的中枢神经系统和脑神经、脊神经组成的周围神经系统，构成的整体支配和协调躯体的运动、感觉和自主神经功能，分析综合体内外环境传来的信息并做出反应、传递神经冲动、调整人体适应外界环境变化和稳定内环境。

神经系统疾病是神经系统和骨骼肌由于感染、肿瘤、血管病变、外伤、中毒、免疫障碍、变性、遗传、先天发育异常、营养缺陷和代谢障碍等引起的疾病。其中脑卒中、阿尔茨海默病及相关痴呆严重危害人类健康的十大疾病之列。还需要特别注意的是不少神经系统疾病与内科疾病相关联，如高血压、糖尿病、心脏病、血液病是脑血管病的重要危险因素；机体重要脏器的功能障碍和代谢障碍也会引起神经系统的损害，如肝性脑病、肾性脑病、糖尿病酮症酸中毒及非酮症高渗昏迷等。另外，神经系统的疾病亦可导致其他系统和器官的功能障碍，如重症脑血管疾病可导致消化道出现应激性溃疡，引起消化道出血；吉兰 - 巴雷综合征可引起呼吸衰竭等。许多"神经科"症状具有广泛的覆盖性，并不单单属于神经科，其他系统疾病也可引起，因此在分析探讨神经系统疾病时，必须有整体观念，检查、诊断和治疗都要结合全身情况综合分析，这一点需在临床实践中注意。

神经系统疾病的主要临床表现为运动、感觉、反射、自主神经以及高级神经活动机能障碍。临床症状多种多样，按其发病机制可分为四组。①缺损症状：指神经组织受损时，正常神经功能减弱或缺失，如内囊病变导致对侧肢体偏瘫、偏身感觉障碍和偏盲；②刺激症状：指神经结构受病变刺激后所产生的过度兴奋表现，如大脑皮质运动区受刺激引起部分性运动发作；③释放症状：指高级中枢受损后，受其制约的低级中枢出现功能亢进，如上运动神经元损伤可出现锥体束征，表现为肌张力增高、腱反射亢进、病理反射阳性；④断联休克：指中枢神经系统局部的急性严重病变，引起在功能上与受损部位有密切联系的远隔部位神经功能短暂缺失，如急性脊髓横贯性损伤时，病变水平以下表现弛缓性瘫痪，即脊髓休克，休克期过后，逐渐出现神经缺损和释放症状。

神经系统的复杂性使得神经系统疾病的诊断有其特殊的程序，要求先查明病变的部位（定位诊断），再查明病变的原因（定性诊断）。定位诊断就是要确定神经系统损伤的部位，即症状的发生源自何解剖部位，如脑、脊髓、周围神经等，并应判断病变是弥散性、局灶性、多灶性，还是系统性。在临床工作中，要做到准确定位，必须熟悉各部位损害产生的神经系统症状和体征的特点，将采集到的神经系统症状及体征结合神经解剖、神经生理知识进行推理分析，且需要恰当地选择和运用实验诊断的新技术，综合分析判断才能明确病变的部位。定性诊断则是需要根据病史、定位诊断结果，结合必要的辅助检查结果，作出疾病性质的判断，如血管病变、感染、肿瘤、外伤、变性、中毒、遗传、自身免疫、先天性发育异常等，也存在一些目前公认便于记忆的定性原则，如"MIDNIGHTS"鉴别诊断原则。需要强调的是尽管检测设备和技术手段不断革新与改进，辅助检查只能为临床诊断提供依据或佐证，无法取代基本的临床方法，临床诊断的基本思路必须从完整详尽地病史询问、细致准确地神经系统检查开始，把定位诊断和定性诊断结合起来，一步步抽丝剥茧分析得出临床结论。

在治疗方面，有些神经系统疾病是可以完全治愈的，如多数感染性疾病、营养缺乏性疾病、早期或轻症的脑血管病、特发性面神经麻痹等；有些神经系统疾病虽不能根治，但可以控制或缓解症状，如多发性硬化、重症肌无力、特发性癫痫、震颤麻痹等；还有少部分神经系统疾病目前尚无有效的治疗方法，如神经系统变性疾病、遗传性疾病等。不同疾病在临床上应该区别对待，对可治愈的疾患，应及时给予积极有效的治疗；对能控制的疾患，应采取及时的措施；对难治或目前尚无有效治疗方法的疾病，也应设法给予对症和支持治疗，并深入研究、努力攻克疾病难关。

初学神经病学的医学生，可能会感到神经病学有些内容很抽象，很深奥，难以理解，但如能真正投入其中，将会体会到其真正意义。在学习方法上，要充分利用现代科学手段，运用书中的插图和神经系统解剖的模型及标本加深记忆，结合神经系统主要解剖生理和病理，同时联系症状学和临床实际，加强基本技能（神经系统检查方法、腰椎穿刺等）的训练，学会仔细地询问病史，认真地观察病情，熟练系统地进行神经系统检查及利用辅助检查所获取的资料进行综合分析，逐步提高临床技能。在学习过程中要重点掌握病史采集、神经系统检查、神经科基本操作，掌握常见疾病的诊治要点、危重疾病的抢救，了解辅助检查的方法和意义，熟悉定位和定性诊断，打下良好的临床实践基础，这样就可以迅速地提高临床诊疗能力，成功地面对复杂多变的临床问题。在实践工作中，沟通交流同样重要，医护之间良好的配合能极大的提高诊疗效率，医患之间充满人文关怀的沟通是建立良好医患关系的基础，这些是医学生在学习医学专业知识和技能的同时必不可少的教学内容，可以提高医学生的医学人文素质和实践能力，优化医学实践的过程与方法。

回顾过去的几十年，相关科学技术的迅猛发展使临床神经病学得到前所未有的进步。例如，在疾病病因方面，由于分子生物学的发展，对许多神经系统疾病的本质现象得以重新认识，一些疾病被证明与基因突变和基因遗传相关；在疾病诊断方面，随着神经电生理、神经影像学、基因诊断技术以及人工智能评估系统的进步，为疾病发病机制的研究提供了新思路、对病情及预后判断提供新的视角，也提供了潜在的治疗靶点，例如双光子激光扫描显微镜在小鼠中证实了中枢神经系统中存在具有清除功能的类淋巴系统，这为痴呆、脑卒中等神经系统疾病的病理机制探索开辟了新方向，同时也涌现出一些新的疾病分类，例如随着核磁结构和功能成像技术的普及和广泛应用，大量脑小血管病病例被识别和发现，使疾病诊断的准确性大大提高；在疾病治疗方面，新疗法和新药物的出现，如干细胞治疗、颅脑注射纳米给药等给许多疾病的治疗带来了希望。但是也必须看到，神经病学的发展仍然面临着许多的问题，神经科疾病仍然是造成人类死亡和残疾的主要原因之一，临床神经病学的发展仍然面临着许多严峻的考验。希望能有更多的医学生将来投身于神经病学的研究，始终抱着有所敬畏、时刻学习的态度去对待每一位患者，针对未解之谜，一个、一个地耐心明确诊断，努力掌握新知识和新技术，相信在不远的将来，神经病学会有更大的发展，进入新的境界。

（王伊龙）

第二章 神经系统的解剖、生理及病损的定位诊断

PPT

📖 学习目标 ·····

　　1. 掌握　脑与脊髓、脑神经、运动系统、感觉系统、反射的解剖及生理功能；脑与脊髓、脑神经、脊神经、运动系统、感觉系统、反射、肌肉的病损表现与定位诊断；脑的血液供应及病损表现。

　　2. 熟悉　脊神经、肌肉的解剖及生理功能。

　　3. 了解　脊髓的血管供应及病损定位诊断。

　　4. 学会神经系统的解剖结构和生理功能，具备根据病损表现进行定位诊断的能力。

　　神经系统疾病的诊断包括定位诊断及定性诊断两部分。定位诊断是根据解剖、生理、病理学知识及辅助检查结果对临床症状进行分析并判断发病部位，是神经系统疾病确定诊断的首要步骤；在此基础上，定性诊断是找到病变的性质及病因。本章是神经系统疾病诊断的理论基础。

第一节　中枢神经系统

　　中枢神经系统（central nervous system，CNS）由脑和脊髓构成，二者约在枕骨大孔水平相连。脑分为大脑半球、间脑、脑干和小脑四部分，脊髓分为颈、胸、腰、骶髓四段。不同神经结构受损后的临床表现各异，可作为定位诊断的依据。

一、大脑半球

　　大脑半球（cerebral hemisphere）由表面的大脑皮质，内部的白质、基底核以及侧脑室组成，两侧大脑半球由胼胝体连接。每侧大脑半球根据中央沟、大脑外侧裂及其延长线、顶枕沟和枕前切迹的连线分为额、顶、颞和枕四叶，另包括岛叶和边缘系统（图 2-1）。边缘系统由边缘叶、杏仁核、丘脑前核、乳头体、下丘脑和岛叶前部等结构组成。

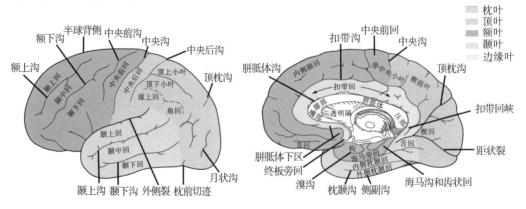

图 2-1　大脑半球结构

大脑半球按功能分为优势半球和非优势半球。优势半球多为左侧，在语言、逻辑思维、分析综合及计算等方面起决定作用，亦有一部分左利手者优势半球在右侧。非优势半球多为右侧，是高级认知中枢，在空间功能、形状识别、音乐、美术、综合能力及短暂视觉记忆等方面占优势。

（一）额叶（frontal lobe）

【解剖结构及生理功能】

额叶占大脑半球表面前 1/3，位于外侧裂上方和中央沟前方。主要功能与随意运动及高级精神活动有关，包括七个功能区。

1. 额叶联合区（额极）　位于额叶前部，存在广泛的联络纤维，与智力和精神活动有密切关系。

2. 运动前区（额上回后部）　位于皮质运动区前方，是锥体外系的皮质中枢，发出纤维联系丘脑、基底核、红核等处，与联合运动和姿势调节有关；额－桥－小脑束亦起于此，与共济运动有关。

3. 皮质侧视中枢（额中回后部）　其后部向中央前回延伸，司双眼同向侧视运动。

4. 书写中枢（优势半球额中回后部）　位置紧靠中央前回上肢代表区，与手部运动相关的皮质运动区相邻。

5. 运动性语言中枢（优势半球额下回后部）　亦称 Broca 区，为管理语言运动的中枢。

6. 皮质运动区（中央前回）　锥体束的发源地，管理对侧半身的随意运动。身体各部分代表区在此的排列由上向下呈"倒人状"，头面部在下，接近外侧裂；足踝最高，位于额叶内侧面；躯体各部位的投射面积与运动精细程度呈正相关（图 2-2）。

7. 旁中央小叶　位于额叶内侧面，该区前部管理对侧膝关节以下运动，同时管理排尿和排便功能。

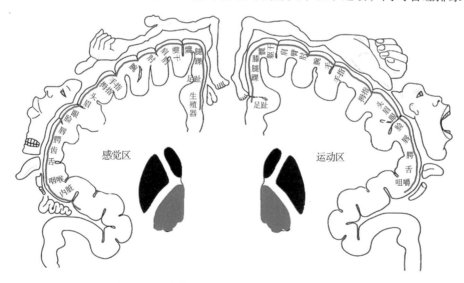

图 2-2　人体各部在皮质运动、感觉区的定位

【病损表现及定位诊断】

1. 额叶外侧面　病变多见于脑血管病、外伤及肿瘤。①额极病变：以精神障碍为主要症状，表现为痴呆和人格改变，如记忆力减退、注意力不集中、自知力下降、表情淡漠、反应迟钝、易怒、欣快等；②额上回后部病变：常与皮质运动区共同受损，如邻近中央前回，则丧失随意运动控制能力，出现强握反射和摸索反射；③额中回后部病变：皮质侧视中枢受损，刺激性病灶导致双眼向病灶对侧凝视，多见于症状性癫痫；破坏性病灶导致双眼向病灶侧凝视，常于脑血管病等；④优势半球额中回后部病变：书写中枢病损可导致书写不能（失写症）；⑤优势半球额下回后部病变：可导致运动性失语（Broca失语），表现为能理解语言的意义，但不能用言语表达或表达不完整；⑥中央前回病变：刺激症状常表

现为全身性或局灶性癫痫发作；局灶性破坏性病变可表现为对侧单瘫或中枢性面舌瘫，广泛破坏性病灶表现为对侧偏瘫。

2. 额叶内侧面　病变累及旁中央小叶，表现为对侧膝关节以下部位运动障碍和尿便障碍，多见于矢状窦旁脑膜瘤及大脑前动脉闭塞，前者可压迫两侧下肢运动区产生双侧膝关节以下瘫痪。

3. 额叶底面　亦称额叶眶面，损伤多见于脑挫裂伤、嗅沟脑膜瘤等，可出现饮食过量、胃肠过度蠕动、高热、出汗和多尿等症状。额叶底面肿瘤可出现同侧嗅觉缺失，病变侧因肿瘤直接压迫出现视神经萎缩，对侧因高颅压引起视神经盘水肿，称为福 – 肯综合征（Foster – Kennedy syndrome）。

⊕ 知识链接

运动性失语

　　法国外科医生、解剖学家 Pierre Paul Broca 在 1861 年 4 月首先进行了病例报告。在对一名有进展性语言障碍病史但理解能力正常的患者尸检中，他发现了左侧额叶的损伤及软化灶，提出表达性或运动性失语可能与左侧额叶有关。在此后 Broca 收集类似的病例进行尸检，进一步证实了自己的观点，并将语言区域定位在左侧额叶的第三个褶皱处。在此前，关于大脑功能的流行学说为"颅相学说""脑功能整体说"，Broca 认为大脑的功能有区域划分，存在特殊的区域掌握语言的产生，即语言中枢。此外，Broca 在其 1865 年的文章中首次提出失语症患者的语言功能可能经治疗后恢复，并提出了帮助语言功能恢复的方法。

（二）顶叶（parietal lobe）

【解剖结构及生理功能】

顶叶位于中央沟后、顶枕沟与枕前切迹连线前和外侧裂延线的上方，包括中央后回、顶上小叶和顶下小叶。顶下小叶包括缘上回和角回（图 2-1）。主要功能区包括皮质感觉区、运用中枢和阅读中枢三部分。

1. 皮质感觉区　位于中央后回及顶上小叶。中央后回为深浅感觉皮质中枢，接受对侧肢体来自丘脑的深浅感觉信息。身体各部分代表区呈"倒人状"排列，头部在下，足部在上，面积与接受感受器的数量呈正相关（图 2-2）；顶上小叶为分辨触觉和实体感觉的皮质中枢。

2. 运用中枢　位于优势半球缘上回，与复杂动作和劳动技巧有关。优势侧缘上回发出纤维至同侧中央前回，经胼胝体到达对侧中央前回。

3. 阅读中枢　位于角回，靠近视觉中枢，是使人能够理解看到文字和符号的皮质中枢。

【病损表现及定位诊断】

1. 中央后回及顶上小叶　损害表现为皮质性感觉障碍。刺激性病变表现为对侧肢体部分性感觉性癫痫（发作性蚁走感、麻木感、电击感），按一定方式扩散（扩散到中央前回运动区可引起部分性运动性发作）；破坏性病变可产生对侧肢体复合性感觉障碍，如实体觉、两点辨别觉的减退或消失，往往局限于某一肢体，也可以呈局限性或根性分布，易误诊为神经根病变；如病变广泛可发生偏身感觉障碍，其中痛、温觉障碍轻，触觉及深感觉障碍较重，皮质性复合感觉障碍最重。

2. 顶下小叶　病变导致体象障碍，表现为自体部位失认、偏瘫忽视、病觉缺失和幻肢等。非优势侧顶叶邻近角回病变可出现自体部位失认及偏瘫忽视，邻近缘上回出现病觉缺失。优势半球顶叶角回病变，导致格斯特曼综合征（Gerstmann syndrome），表现为计算不能、手指失认、左右辨别不能、书写不能，有时伴失读。优势侧缘上回损害表现为双侧失用症（详见第三章）。

神经中枢在大脑皮质上的整合作用

机体各种功能活动的最高中枢在大脑皮质上具有定位关系，但这种定位不是绝对的，如中央前回主司运动，但也接受部分感觉冲动；中央后回主管感觉，但刺激后也可以产生少量运动。此外，脑内还存在广泛的联络区，它们不局限于某种功能，而是起着对各种信息整合和加工的作用，共同完成高级神经精神活动。

（三）颞叶（temporal lobe）

【解剖结构及生理功能】

颞叶位于外侧裂下方，顶枕沟前方。以外侧裂与额、顶叶分界，后面与枕叶相邻（图 2-1）。颞叶的主要功能与听觉、语言和记忆有关。主要功能区包括以下五部分。

1. 听觉中枢　位于颞上回中部及颞横回，接受内侧膝状体的投射纤维。

2. 感觉性语言中枢　位于优势半球颞上回后部（Wernicke 区）。该区通过弓状纤维与 Broca 语言区联系，并接受枕叶视觉皮质、颞上回听觉皮质纤维。

3. 嗅觉中枢　位于钩回和海马回前部，接受双侧嗅觉纤维。

4. 颞叶前部　与记忆、联想和比较等多种高级神经活动相关。

5. 海马　边缘系统的重要结构，与精神活动及记忆关系密切。

【病损表现及定位诊断】

1. 听觉中枢　常见刺激性病灶，表现为幻听，可为癫痫发作的前兆。

2. 感觉性语言中枢　表现为感觉性失语（Wernicke aphasia），能听见说话的声音，能自言自语，但不能理解他人和自己说话的含义。

3. 嗅觉中枢　表现为幻嗅或幻味，可伴努嘴和咀嚼动作，称钩回发作，为颞叶癫痫的一种。

4. 颞叶前部　优势半球颞叶广泛或双侧颞叶病变时，可出现人格改变、情绪异常、记忆障碍、精神迟钝和表情淡漠。

5. 海马　主要表现为近记忆力受损，可出现癫痫发作，多为复杂部分性发作。

海马的形态

海马是向上卷曲的灰质，由于形似"海马"而得名。冠状位切面上，海马呈 C 形，构成侧脑室下角下壁，向前延伸并扩大为海马趾；侧脑室内表面覆盖室管膜，后者下面是一薄层白质（海马槽），海马槽形成海马伞，后者延续为穹窿脚，海马向后终于胼胝体压部。

6. 视辐射　颞叶深部病变累及视辐射腹部，表现为双眼对侧视野同向上象限盲。

7. 其他　颞中、下回后部损害出现命名性失语（anomic aphasia），表现为丧失对物品命名的能力，告知名词时患者可复述，但很快又忘掉，亦称健忘性失语。

（四）枕叶（occipital lobe）

【解剖结构及生理功能】

枕叶位于顶枕沟和枕前切迹连线的后方，后部为枕极，内侧面以距状裂分成楔回和舌回（图 2-

1）。围绕距状裂的皮质为视中枢，亦称纹状区，接受外侧膝状体传来的视网膜视觉冲动。

【病损表现及定位诊断】

枕叶损害表现以视觉障碍为主。

1. 视野改变

（1）偏盲　一侧视中枢病变，对侧同向性偏盲，中心视力不受影响（黄斑回避）。

（2）象限盲　距状裂以下舌回损害，表现为对侧同向性上象限盲；距状裂以上楔回损害，表现为对侧同向性下象限盲。

（3）皮质盲　双侧视觉中枢病变，表现为全盲，但对光反射存在。

2. 视幻觉　见于视觉中枢刺激性病变，表现为幻视、闪光、火星、暗影等。

3. 视觉失认　患者表现为能绕过障碍物走路，但不认识看见的物体和图像，见于优势半球纹状区周围及角回病变。

4. 视物变形　见于视觉中枢及顶、颞、枕交界区病变，可能为癫痫的征兆。

（五）岛叶（insular lobe）

又称脑岛，呈三角形岛状，位于外侧裂深面，与外囊相邻。刺激岛叶可引起内脏感觉和运动改变，如唾液分泌增加、恶心、胃肠蠕动增加、饱胀感、不适感，损伤后引起内脏运动及感觉障碍。

（六）边缘叶（limbic lobe）

【解剖结构及生理功能】

1. 边缘叶　包括隔区、扣带回、海马、海马旁回、齿状回、岛叶前部和颞极。

2. 边缘系统　边缘叶及与其密切联系的皮质下结构如杏仁核、丘脑前核、乳头体核、丘脑下部和中脑被盖等结构共同组成边缘系统。边缘系统与网状结构和大脑皮质有广泛联系，参与高级神经、精神（情绪、记忆等）和内脏的活动。

【病损表现及定位诊断】

边缘叶损害时可出现情绪和记忆障碍、行为异常、幻觉、反应迟钝等精神障碍及内脏活动障碍。

二、内囊

【解剖结构及生理功能】

内囊（internal capsule）是位于尾状核、豆状核、丘脑之间束带状的白质带，由纵行的纤维束组成，其纤维呈扇形放射至大脑皮质。水平切面上，内囊形成尖端向内的钝角形，分为前肢、后肢和膝部（图2-3）。

1. 内囊前肢　位于尾状核和豆状核之间，有下行纤维和上行纤维通过。下行纤维主要为额桥束，上行纤维主要为丘脑前辐射。

2. 内囊膝部　前后肢相连处，皮质脑干束通过此处。

3. 内囊后肢　位于丘脑和豆状核之间。内囊后肢前部主要为皮质脊髓束，支配上肢者靠前、下肢者靠后；内囊后肢后部主要为丘脑上辐射及顶桥束纤维，其后为听辐射、颞桥束、丘脑后辐射、视辐射等。此外，还包括苍白丘脑纤维等较小的纤维束。

【病损表现及定位诊断】

1. 完全损害　多见于脑血管病，内囊范围小、纤维集中，故易出现"三偏"综合征，即病灶对侧偏瘫、偏身感觉障碍及偏盲。

2. 部分损伤　根据损伤部位及程度不同，可有以下一个或几个症状，包括偏瘫、偏身感觉障碍、

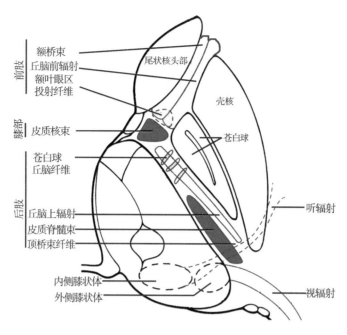

图 2-3　内囊的结构及纤维束

偏身共济失调、偏盲、一侧中枢性面舌瘫和运动性失语。

三、间脑

间脑（diencephalon）位于两侧大脑半球之间，为脑干与大脑半球连接的中继站。由丘脑（背侧丘脑）、上丘脑、下丘脑和底丘脑（腹侧丘脑）组成。

（一）丘脑（thalamus）

【解剖结构及生理功能】

丘脑亦称背侧丘脑，为两个卵圆形的灰质团块，借丘脑间粘合连接。丘脑是感觉传导的皮质下中枢和中继站，对运动系统、边缘系统、上行网状系统和大脑皮质的活动亦均有影响。丘脑被内髓板分隔为若干核群，主要有前核群、内侧核群和外侧核群（图 2-4）。

1. 前核群　位于内髓板分叉部丘脑的前上方，是边缘系统中的一个重要的中继站，与情绪、记忆和内脏活动有关。

2. 内侧核群　位于内髓板内侧，包括背内侧核与腹内侧核。与丘脑其他核团、额叶皮质、海马和纹状体等有联系，为躯体和内脏感觉的整合中枢，也与记忆、情感调节有关。

3. 外侧核群　位于内髓板的外侧，分为腹侧核群和背侧核群，二者间无明显界限。腹侧核群包含①腹后外侧核：接受内侧丘系和脊髓丘脑束的纤维，传导躯体和四肢的感觉；②腹后内侧核：接受三叉丘系及味觉纤维，传导面部的感觉和味觉；③腹外侧核：与锥体外系的运动协调有关；④腹前核：接受苍白球的纤维，与纹状体发生联系。背侧核群包括背外侧核和后外侧核，二者均不接受丘脑以外的神经传入冲动，只与丘脑内其他核团连接，发挥整合作用。

【病损表现及定位诊断】

损害时可产生丘脑综合征，表现为对侧偏身感觉障碍、自发性疼痛、感觉过敏或感觉过度、对侧面部运动障碍、偏身不自主运动，并可有情感和记忆障碍。

1. 感觉障碍　外侧核群损伤所致，表现为深感觉和精细触觉障碍重于浅感觉障碍，肢体及躯干的

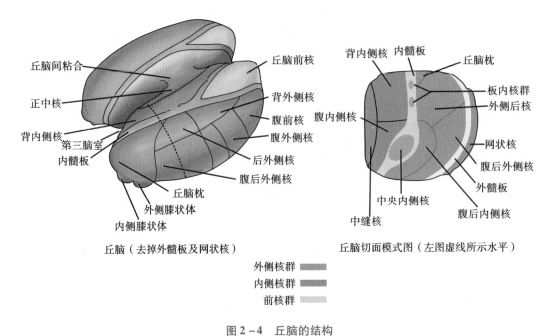

丘脑（去掉外髓板及网状核）　　　　丘脑切面模式图（左图虚线所示水平）

外侧核群
内侧核群
前核群

图 2-4　丘脑的结构

感觉障碍重于面部。严重的深感觉障碍可表现为感觉性共济失调或者对侧偏身自发性疼痛（丘脑痛），即病灶对侧肢体出现难以忍受或难以形容的持续性自发性疼痛，镇痛药无效，抗癫痫药有一定的效果。

2. 运动障碍　见于丘脑至皮质下神经核的纤维联系损伤，表现为患者哭笑时病灶对侧面部表情丧失，但随意运动时面肌无瘫痪。

3. 情感障碍　丘脑前核与下丘脑及边缘系统的联系纤维受损，出现情绪不稳、强哭强笑。内侧核群病变可导致认知功能障碍。

4. 其他　丘脑外侧核群与红核、小脑、苍白球的联系纤维受损可出现对侧偏身不自主运动、意向性震颤或共济失调。

（二）下丘脑（hypothalamus）

【解剖结构及生理功能】

下丘脑是人体较高级的神经内分泌及自主神经系统的整合中枢，是维持机体内环境稳定和调节内分泌功能活动的重要结构，其核团分为四区。

1. 视前区　与体温调节有关。

2. 视上区　含有视上核和室旁核。视上核与水代谢有关，室旁核与糖代谢有关。

3. 结节区　含有下丘脑腹内侧核和背内侧核及漏斗核。腹内侧核是位于乳头体之前视上核之后的卵圆形灰质块，其功能与性功能及饱食感受有关；下丘脑背内侧核与脂肪代谢有关。

4. 乳头体区　含下丘脑后核（与产热保温有关）和乳头体核。

【病损表现及定位诊断】

视上核、室旁核、视上垂体束、室旁垂体束损害时可产生中枢性尿崩；散热中枢（前内侧区）和产热中枢（后外侧区）受损出现体温调节障碍；饱食中枢（腹内侧核）和摄食中枢（灰结节的外侧区）受损导致摄食异常；下丘脑视前区与后区网状结构受损导致睡眠觉醒障碍；下丘脑腹内侧核和结节区损害导致生殖和性功能障碍；下丘脑的后区和前区损害出现自主神经功能障碍。

（三）上丘脑（epithalamus）

【解剖结构及生理功能】

位于丘脑内侧，第三脑室顶周围。主要结构包括髓纹、松果体、缰连合和后连合等。

【病损表现及定位诊断】

上丘脑病变常见于松果体肿瘤，压迫中脑四叠体导致帕里诺综合征（Parinaud syndrome），表现为：①瞳孔对光反射消失（上丘受损）；②眼球垂直同向运动障碍，特别是向上凝视麻痹（上丘受损）；③神经性耳聋（下丘受损）；④小脑性共济失调（结合臂受损）。

（四）底丘脑（subthalamus）

底丘脑亦称腹侧丘脑，外邻内囊，位于下丘脑前内侧，是位于中脑被盖和背侧丘脑的过渡区。其主要的结构丘脑底核属于锥体外系的一部分，损害表现为对侧上肢较重的连续不能控制的投掷运动，称偏身投掷（hemiballismus）。

四、基底神经节

【解剖结构及生理功能】

基底神经节（basal ganglia）又称基底核，是埋在大脑白质深部的灰质核团，通过大量的反馈回路，最终通过丘脑中继到大脑运动皮质来完成躯体运动功能的调节（图2-5）。

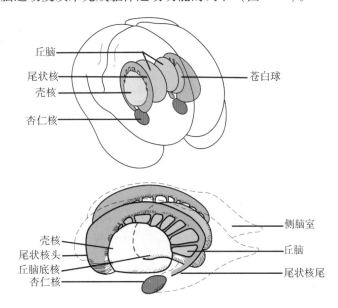

图2-5　基底神经节的结构

尾状核和豆状核合称为纹状体，是基底神经节的主要功能区。豆状核又分为壳核和苍白球。由于尾状核和壳核种系发生较晚，故称新纹状体；苍白球出现较早，称旧纹状体；杏仁核是基底神经节中发生最古老的部分，称古纹状体。目前认为古纹状体是边缘系统重要结构（图2-6）。

由于运动皮质区和锥体束存在交叉关

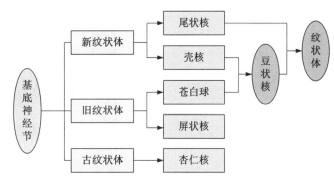

图2-6　基底神经节的组成

系，基底核单侧运动联系损伤可引起对侧运动症状。基底核病变的症状主要分为肌张力减低 - 运动过多和肌张力增高 - 运动减少两大类。

1. 肌张力减低 - 运动过多综合征   壳核、尾状核和丘脑底核病变时均可出现。壳核病变表现为舞蹈样动作；尾状核病变出现手足徐动症；丘脑底核病损出现偏侧投掷运动。可见于变性病、脑血管病、炎症、中毒、肿瘤等。

2. 肌张力增高 - 运动减少综合征   由苍白球（旧纹状体）和黑质病变引起，表现为肌张力增高、动作减少及静止性震颤。多见于帕金森病和帕金森综合征。

五、脑干

【解剖结构及生理功能】

脑干（brain stem）为间脑与脊髓的连接部，包括中脑、脑桥和延髓三部分。脑干内部结构主要包含脑神经核团及相关脑神经、脑干传导束和网状结构。

1. 脑干神经核   脑干内含有第Ⅲ～Ⅻ对脑神经核团，这些脑神经核根据发出的纤维所支配或接受信息的范围可分为 7 类。①一般躯体运动核（GSE）：包括动眼神经核（Ⅲ）、滑车神经核（Ⅳ）、展神经核（Ⅵ）、舌下神经核（Ⅻ）和副神经核（Ⅺ）；②特殊内脏运动核（SVE）：包括脑桥的三叉神经运动核（Ⅴ）、面神经核（Ⅶ）及延髓的疑核（Ⅸ、Ⅹ、Ⅺ）；③一般内脏运动核（GVE）：也称副交感核，包括动眼神经副核（Ⅲ）、上泌涎核、下泌涎核和迷走神经背核（Ⅹ）；④一般内脏感觉核（GVA）：包括孤束核的中、尾段，接受迷走神经、舌咽神经传入的一般内脏感受器的纤维；⑤特殊内脏感觉核（SVA）：包括孤束核上段，接受经舌咽和面神经传入的味觉初级纤维；⑥一般躯体感觉核（GSA）：包括三叉神经中脑核、脑桥核和脊束核（Ⅴ）；⑦特殊躯体感觉核（SSA）：包括前庭神经核（Ⅷ）及蜗神经核（Ⅷ）。脑干内一般运动核位于近中线处，感觉核位于外侧（图 2 - 7）。

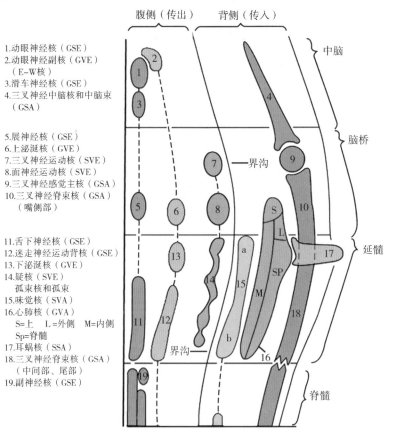

图 2 - 7   脑干内核团分类及分部

2. 脑干传导束　脑干的传导纤维包括感觉传导束、锥体束、锥体外通路及内侧纵束。

3. 脑干网状结构（reticular formation，RF）　脑干网状结构位于脊髓的嘴端到间脑尾端被盖内，由一些松散组合的神经元及其间无数多突触的连接性中间环路所构成（图 2 - 8）。脑干网状结构接受脑干内的感觉、运动和自主神经通路所发出的大量侧支，并通过返回通路达到中枢神经系统各部。网状结构的嘴端（脑桥、中脑）发出上行通路形成脑干上行网状系统，并进一步到达丘脑和大脑皮质，该部分在维持人的意识清醒状态中起到重要作用；尾端（延髓）存在维持生命活动的重要中枢（呼吸、血压、脉搏等），一旦损伤将危及生命。

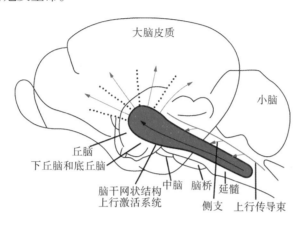

图 2 - 8　脑干网状结构

【病损表现及定位诊断】

1. 延髓（medulla oblongata）　延髓下部在结构上与脊髓相似，除腹侧部以外，大部分与脑桥被盖部延续。延髓内部有连接脊髓和大脑的纤维束通过，包括锥体交叉及丘系交叉，同时包含第Ⅸ～Ⅻ对脑神经核，调节呼吸、消化、循环等器官的功能。

（1）**延髓背外侧综合征（Wallenberg syndrome）**　常见原因为小脑后下动脉或椎动脉闭塞。表现为：①前庭神经核，眩晕、恶心、呕吐、眼震；②疑核及舌咽、迷走神经，吞咽困难、构音障碍，病灶侧软腭低垂、咽反射消失；③交感神经下行纤维，病灶侧霍纳综合征（Horner syndrome）；④三叉神经脊束和脊束核，病灶侧面部痛温觉缺失；⑤脊髓丘脑侧束：病灶对侧偏身痛温觉减退或丧失；⑥小脑下脚（绳状体），病灶侧共济失调（图 2 - 9）。

（2）**延髓旁正中综合征（Dejerine syndrome）**　病变位于延髓中腹侧。表现为：①舌下神经，病灶侧舌肌瘫痪、萎缩；②锥体束损害，病灶对侧肢体中枢性瘫痪；③内侧丘系，病灶对侧肢体深感觉障碍（图 2 - 9）。

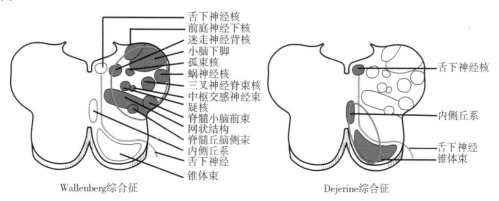

Wallenberg综合征　　　　Dejerine综合征

图 2 - 9　延髓综合征病损部位

2. 脑桥（pons）　脑桥介于延髓与中脑之间，因其为连接大脑与小脑的桥梁而得名。脑桥内部有第Ⅴ~Ⅷ对脑神经核，腹侧基底部有锥体束通过，横伸的桥臂（小脑中脚）与小脑联系。

（1）脑桥腹外侧综合征（Millard – Gubler syndrome）　病变位于脑桥腹外侧部，接近延髓。表现为：①面神经核：病灶侧周围性面瘫；②展神经：病灶侧眼球外展受限；③锥体束：病灶对侧中枢性偏瘫；④脊髓丘脑束：病灶对侧偏身感觉障碍；⑤内侧丘系：对侧深感觉、精细触觉减退（图2－10）。

（2）脑桥被盖下部综合征（Raymond – Cestan syndrome）　损害位于脑桥背外侧部。表现为：①展神经核，病灶侧眼球外展受限；②面神经核，病灶侧周围性面瘫；③前庭神经核，眩晕、恶心、呕吐、眼震；④内侧纵束及脑桥侧视中枢，双眼向病灶侧注视不能；⑤脊髓丘脑侧束及三叉神经脊束核，交叉性感觉障碍；⑥内侧丘系，对侧深感觉、精细触觉减退；⑦小脑中脚，同侧偏身共济失调；⑧交感神经下行纤维，病灶侧霍纳征（Horner sign）（图2－10）。

（3）脑桥腹内侧综合征　又称福维尔综合征（Foville syndrome），见于脑桥旁正中动脉阻塞。表现为：①展神经，病灶侧眼球不能外展；②面神经核，病灶侧周围性面瘫；③脑桥侧视中枢及内侧纵束，双眼向病灶对侧凝视；④锥体束，病灶对侧中枢性瘫痪。

（4）闭锁综合征（locked – in syndrome）　双侧脑桥基底部病变，主要见于基底动脉脑桥分支双侧闭塞。表现为：①意识清醒（大脑及脑干被盖部网状激活系统无损害）；②可有眼球上下运动（动眼和滑车神经功能保留）；③不能讲话，双侧面舌瘫，构音、吞咽障碍，四肢瘫，双下肢巴宾斯基征（Babinski sign）阳性（展神经核以下运动性传出丧失）。

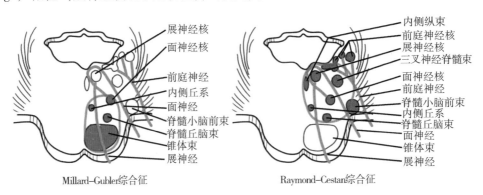

图2－10　脑桥综合征病损部位

3. 中脑（mesencephalon）　位于脑干最前端，含有第Ⅲ、Ⅳ对脑神经核及红核、黑质、纹状体联系纤维。腹侧为大脑脚，有锥体束通过，脚间沟前端有乳头体，其前方为视神经及视交叉；背面有两对隆起（上丘及下丘），统称为四叠体。上丘中间可见松果体，外侧分别为内侧膝状体和外侧膝状体。

（1）大脑脚综合征（Weber syndrome）　病变位于一侧中脑大脑脚脚底。表现为：①动眼神经：病灶侧动眼神经麻痹；②锥体束：病灶对侧中枢性面、舌及肢体瘫痪（图2－11）。

（2）红核综合征（Benedikt syndrome）　病变位于中脑，侵犯动眼神经、红核、黑质，锥体束未受影响。表现为：①动眼神经，病灶侧动眼神经麻痹；②黑质，对侧肢体震颤、强直；③红核，对侧肢体舞蹈样动作、手足徐动及共济失调；④内侧丘系，对侧深感觉、精细触觉减退（图2－11）。

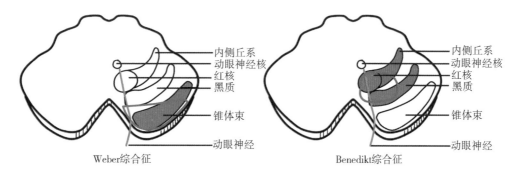

图 2 - 11 中脑综合征病损部位

⇒ 案例引导

临床案例 男性，65 岁，头晕伴言语不清 1 日。患者 1 日前无明显诱因出现言语不清，伴吞咽困难、饮水呛咳，自觉右面部发紧。查体：神清，构音障碍，右侧眼裂小，瞳孔右：左为 2mm : 4mm，光反射灵敏。右侧咽反射迟钝，右侧软腭弓较低。右侧面部葱皮样、左侧肢体痛温觉减弱，右侧肢体共济运动差。四肢肌力正常，病理征阴性。

定位分析 患者言语不清、吞咽困难、饮水呛咳，查体右侧咽反射迟钝、右侧软腭弓较低，考虑为真性球麻痹，定位右侧延髓；Horner 征提示交感神经下行纤维受损，交感束沿脑干背外侧下行，故定位背外侧；交叉性感觉障碍提示右侧脊髓丘脑侧束、三叉神经脊束核受损，病灶侧共济失调提示小脑下脚损伤。

问题 为什么患者无锥体束受损表现？

六、小脑

【解剖结构及生理功能】

（一）小脑的结构

小脑由中央的小脑蚓部和两侧的小脑半球构成。分三个主叶，包括绒球小结叶、前叶和后叶。两侧小脑半球白质内各有四个小脑核，由内向外依次为顶核、球状核、栓状核和齿状核（图 2 - 12）。

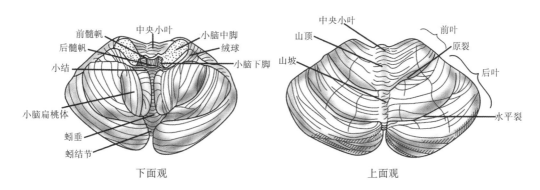

图 2 - 12 小脑的结构

（二）小脑的纤维及联系

小脑系统的纤维联系分为传入纤维和传出纤维两组。

1. 传入纤维 大脑皮质、脑干和脊髓发出传入纤维由三个小脑脚进入小脑，终止于小脑皮质及深部核团。

（1）脊髓小脑束　肌腱、关节的深感觉纤维由脊髓小脑前后束分别经小脑上脚及下脚传至蚓部。

（2）前庭小脑束　将前庭细胞核发出的冲动经小脑下脚传入同侧绒球小结叶及顶核。

（3）脑桥小脑束　大脑皮质额中回、额下回或枕叶的冲动传至同侧脑桥核，再组成脑桥小脑束交叉到对侧，经小脑中脚至对侧小脑皮质。

（4）橄榄小脑束　将对侧下橄榄核的冲动经过小脑中脚传入小脑皮质。

2. 传出纤维

（1）齿状核红核脊髓束　自齿状核发出的纤维交叉后至对侧红核，在组成红核脊髓束后立即发生交叉（Forel 交叉）回到同侧脊髓前角，参与运动的调节。

（2）齿状核红核丘脑束　齿状核发出后交叉至对侧红核，经丘脑上传至大脑皮层运动区及运动前区，参与锥体束及锥体外系的调节。

（3）顶核脊髓束　小脑顶核发出的纤维经小脑下脚至延髓网状结构和前庭核，经网状脊髓束和前庭脊髓束至脊髓前角，参与运动的调节。另一方面经前庭核与内侧纵束和眼肌神经核联系，调节眼球运动。

（三）小脑的功能

小脑可维持躯体平衡，控制姿势步态，调节肌张力和协调随意运动的准确性。小脑的传出纤维在传导过程中经两次交叉，对躯体活动发挥同侧协调作用。小脑半球支配四肢，上半部分支配上肢，下半部支配下肢，躯干受蚓部支配。

【病损表现及定位诊断】

小脑及其通路的损伤会导致随意运动中肌肉收缩的共济失调，称为小脑性共济失调。在随意运动中还会出现意向性震颤。

小脑蚓部和半球损伤可产生不同症状。

1. 小脑蚓部损害　出现躯干共济失调，又称轴性平衡障碍。表现为躯干保持直立困难、站立不稳、闭目难立且睁眼不能改善。行走时两脚分开、步态蹒跚似醉酒。可见于儿童小脑蚓部髓母细胞瘤。

2. 小脑半球损害　引起病变同侧肢体共济失调，伴眼震、言语障碍及肌张力障碍。多见于小脑肿瘤、脑血管病、遗传变性疾病等。小脑半球的代偿能力较强，当小脑慢性弥漫性病变时，多只表现为躯干和言语的共济失调。此外，小脑占位性病变压迫脑干可发生阵发性强直性惊厥或出现去大脑强直状态，表现为四肢强直、角弓反张、神志不清，称小脑发作。

⇒ 案例引导

临床案例　患者，男，55岁，既往高血压病史，突发眩晕、呕吐、行走不稳3小时。查体：神志清楚，语言流利，双瞳孔等大，直径4mm，光反射灵敏，眼动自如，双眼水平粗大眼震，无面舌瘫，四肢肌力5级，右侧肌张力减低、腱反射减弱，病理征阴性；右侧指鼻试验、轮替试验、跟-膝-胫试验不准，左侧正常。

定位分析　根据患者眩晕、粗大眼震、共济失调，考虑小脑或脑干病变，由于无脑神经及锥体束损伤，主要考虑小脑病变。定位依据：①眩晕伴呕吐、粗大眼震；②右侧肌张力减低、腱反射弱、指鼻试验、轮替试验、跟-膝-胫试验不准，提示右侧小脑损伤。

问题　根据患者的症状及体征，病变累及小脑半球还是蚓部？

七、脊髓

【解剖结构及生理功能】

脊髓（spinal cord）位于椎管内，呈微扁圆柱体，为脑干向下延伸部分。脊髓是神经系统的初级反射中枢，正常的脊髓活动在大脑的控制下完成。脊髓由灰质和白质组成，灰质在横断面中央区呈蝴蝶形，含有神经元胞体；白质在外周，由上、下行纤维束组成。脊髓发出31对脊神经，支配四肢及躯干的运动。

（一）脊髓的外部结构

脊髓上端与延髓在枕骨大孔处连接，下端形成脊髓圆锥至L1椎体下缘。脊髓表面由三层被膜包围：最外层为硬脊膜，最内层为软脊膜，紧贴脊髓表面，两者之间为蛛网膜，其与软脊膜之间为蛛网膜下腔，其间充满脑脊液。

脊髓表面有6条纵行沟裂。前正中裂深达脊髓前后径的1/3，内有脊髓前动脉通过；后正中沟深入脊髓，沟底有脊正中隔；左右前外侧沟内各有一脊神经的前根；左右后外侧沟内各有一脊神经的后根。脊髓全长粗细不等，有两个膨大部，称为颈膨大（C5～T2）和腰膨大（L1～S2）。

椎骨与脊髓节段的数量不同：颈椎7段（颈髓8段），胸椎（髓）12段，腰椎（髓）5段，骶椎（髓）5段，尾椎1段（尾髓1段）。由于脊髓的生长较脊柱慢，故成人脊髓比脊柱短，其下端位置比脊柱高，脊髓节段和椎体并不是一一对应的关系。具体可以记忆为：颈段，椎+1=髓；上中胸段，椎+2=髓；下胸段，椎+3=髓；胸10～12对应腰髓；胸12～腰1对应骶髓；腰2～尾节10对神经根几乎垂直下降形成马尾（图2–13）。

（二）脊髓的内部结构

脊髓横断面可见脊髓由灰质和白质构成。其中灰质主要由神经细胞核团和部分胶质细胞组成，中心有中央管；白质由上、下行传导束及大量的胶质细胞组成。

1. 脊髓的灰质　脊髓灰质在中央管前后的连合部分别称为灰质前连合和灰质后连合，其他部分组成前角、后角和C8～L2、S2～S4的侧角。其中前角含运动神经细胞，属下运动神经元；后角含传递痛、温觉和部分触觉的2级感觉神经元。脊髓的侧角（C8～L2）属于脊髓交感中枢，发出神经纤维经前根支配血管、内脏和腺体。C8～T1部分支配同侧瞳孔扩大肌、睑板肌、眼眶肌，另一部分支配同侧面部血管及汗腺，损伤时表现为Horner征；S2～S4的侧角为脊髓副交感中枢，发出纤维支配膀胱、直肠和性腺。

2. 脊髓的白质　白质主要由上、下行纤维束组成，上行纤维束将不同的感觉信息上传到脑，下行纤维束从脑的不同部位将神经冲动下传到脊髓。脊髓白质按解剖部位亦可分为前索、侧索、后索三部分，前索位于前角及前根的内侧，侧索位于前后角之间，后索位于后正中沟与后角、后根之间。灰质前连合前方有白质前连合，灰质后角基底部的灰白质相间的部分为网状结构（图2–14）。

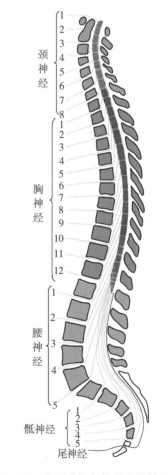

颈神经
1
2
3
4
5
6
7
8

胸神经
1
2
3
4
5
6
7
8
9
10
11
12

腰神经
1
2
3
4
5

骶神经
1
2
3
4
5

尾神经

图2–13　脊髓节段与椎骨序数的关系

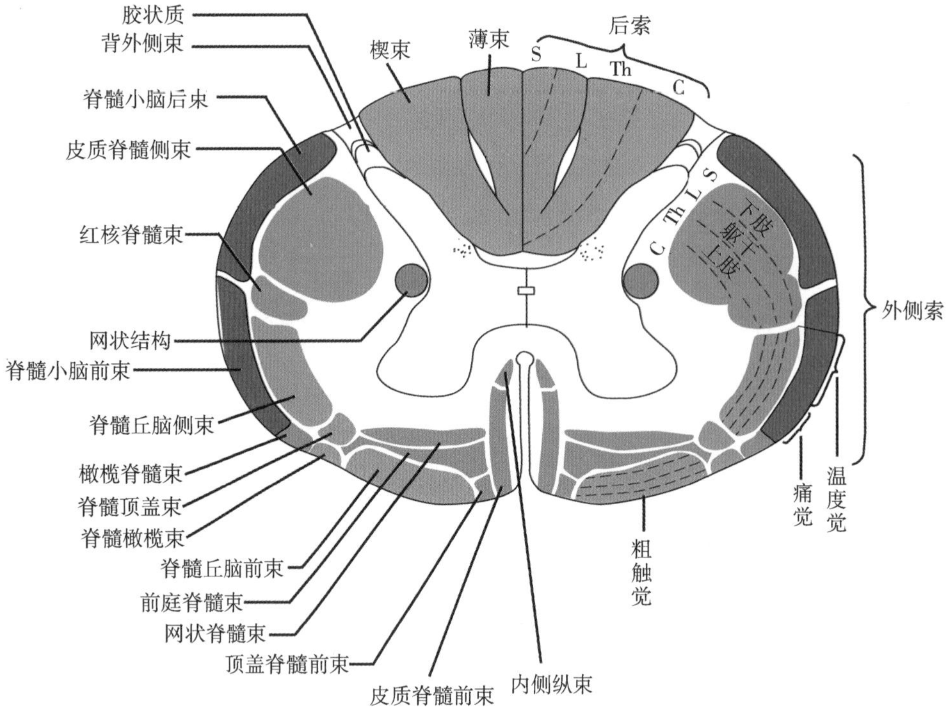

图 2-14　脊髓横断面感觉运动传导束的排列

（1）上行纤维束　又称感觉传导束，传递躯干和四肢的痛温觉、精细触觉、深感觉至大脑皮层感觉中枢进行加工和整合。各感觉神经纤维（周围神经系统）进入后角后分出大量侧支与脊髓内其他神经元（中枢神经系统）发生突触连接。各种感觉纤维走行于脊髓不同部位。①脊髓小脑束：分前、后两束，分别走行于外侧索周边的前后部，将下肢和躯干下部的深感觉经小脑上、下脚传至小脑皮质，调节运动姿势；②薄束和楔束：走行于后索。薄束位于内侧，传导同侧下半身的深感觉（位置觉、运动觉和振动觉）和精细触觉，楔束（T4 以上）位于外侧，传导同侧上半身深感觉和精细触觉；③脊髓丘脑束：传导对侧痛温觉及粗触觉。脊髓丘脑侧束和前束分别走行于脊髓外侧索和前索，并将信息向上传入丘脑腹后外侧核（侧束传导痛温觉，前束传导粗略触觉），进而传至中央后回和旁中央小叶后部进行整合。

（2）下行纤维束　又称运动传导束，主要包括：①皮质脊髓束，分皮质脊髓侧束和皮质脊髓前束，这些纤维在延髓通过锥体交叉下行终止于脊髓前角。在颈段和胸段脊髓，有些纤维可与同侧前角细胞相连接，故颈部与躯干的肌肉接受双侧皮质的神经支配；②红核脊髓束，下行于脊髓侧索，传导红核发出的冲动至脊髓前角支配屈肌的运动神经元；③前庭脊髓束，下行于脊髓前索，传导前庭外侧核发出的冲动至脊髓中间带及前角底部，支配躯干及肢体的伸肌，调节身体平衡；④网状脊髓束，位于前索和外侧索，连接脑桥和延髓的网状结构与脊髓中间带神经元，控制躯干和肢体近端肌肉运动；⑤顶盖脊髓束，于对侧前索下行，传导中脑上丘的冲动至颈髓中间带及前角基底部，兴奋对侧颈肌，抑制同侧颈肌运动，是头颈反射及视听反射的结构基础；⑥内侧纵束，位于前索，将中脑及前庭神经核的冲动传至脊髓上颈段，继而支配前角运动神经元，协同眼球及头颈部运动。

（三）脊髓的反射

脊髓反射主要包括牵张反射和屈曲反射，脊髓作为初级中枢，对骨骼肌、腺体和内脏的传入刺激进行分析，并依赖联络相应神经元完成与高级中枢的联系。

1. 牵张反射　指骨骼肌受到外力牵拉时引起受牵拉的同一肌肉收缩的反射活动，包括腱反射和肌紧张。

2. 屈曲反射　屈肌快速收缩以逃避伤害性刺激的一种防御反射。

【病损表现及定位诊断】

（一）灰质损害

1. 前角损害　前角细胞损伤表现为所支配骨骼肌的节段性下运动神经元瘫痪，无感觉障碍。见于运动神经元病、脊髓灰质炎等。

2. 后角损害　可出现同侧皮肤节段性分离性感觉障碍，同侧痛温觉、粗触觉障碍，深感觉和精细触觉保留。单侧的后角损害多见于脊髓空洞症。

3. 侧角损害　脊髓交感中枢（C8～L2）损害产生相应节段的自主神经症状，如泌汗、血管舒缩、竖毛反应障碍及皮肤营养改变等。脊髓副交感中枢（S2～4）损害产生膀胱直肠和性功能障碍。睫状体脊髓中枢（C8～T1）病变可产生 Horner 征，表现为同侧眼裂缩小、眼球内陷、瞳孔缩小、同侧面部少汗或无汗，可伴面部血管扩张。

（二）白质损害

1. 皮质脊髓束损害　表现为病侧损害平面以下上运动神经元性瘫痪。

2. 后索损害　出现分离性感觉障碍，表现为同侧病变水平以下深感觉、精细触觉障碍，痛温觉、粗触觉正常，可有感觉性共济失调。常见于脊髓压迫性疾病、亚急性联合变性、脊髓痨及糖尿病等。

3. 脊髓丘脑束损害　对侧病变水平以下痛温觉、粗触觉障碍，深感觉及精细触觉正常。值得注意的是，由于脊髓外侧索支配下肢的纤维束较上肢纤维束排列靠外，故髓外压迫性疾病首先导致下肢感觉障碍，髓内病变则首先表现为上肢感觉减退。

4. 白质前连合损害　损伤两侧脊髓丘脑束的交叉纤维，表现为对称性节段性分离性感觉障碍。常见于脊髓空洞症、髓内血肿、髓内肿瘤等。

（三）脊髓横断病变

1. 脊髓半侧损害　多表现为脊髓半切综合征（Brown-Sequard syndrome），见于脊髓外伤及髓外肿瘤早期。表现为病灶同侧节段以下上运动神经元性瘫痪及深感觉障碍，对侧2～3个节段以下痛、温觉障碍。此外，由于后根受刺激，还可出现损伤相应节段的感觉异常和根性疼痛。

2. 脊髓横贯性损伤　损伤平面以下双侧感觉、运动及自主神经功能障碍。早期可出现脊髓休克，一般持续2～4周，之后逐渐转为上运动神经元性瘫痪。

不同平面脊髓横断性损伤的具体临床特点。

（1）高颈段（C1～4）　①四肢上运动神经元性瘫痪，可伴有双侧膈神经麻痹，呼吸困难，咳嗽无力；②病损平面以下各种感觉全部缺失；③四肢躯干无汗及尿便障碍。此部位接近枕骨大孔，易出现后颅窝病变的症状及体征，也可累及延髓下部的循环及呼吸中枢。

（2）颈膨大（C5～T2）　①上肢呈下运动神经元性瘫痪，下肢呈上运动神经元性瘫痪；②病损平面以下各种感觉全部缺失，可有肩及上肢的放射性痛；③C8～T1 的侧角损害可产生 Horner 征；④尿便障碍。

（3）胸段（T3～12）　①双下肢呈上运动神经元性瘫痪；②损伤平面以下各种感觉丧失；③损伤平面以下四肢躯干无汗，尿便障碍。受损节段胸腹部根痛、束带感；④相应平面腹壁反射消失有助于定位诊断。

（4）腰膨大（L1～S2）　①双下肢下运动神经元性瘫痪；②双下肢及会阴部各种感觉缺失，括约肌功能障碍；③可出现腹股沟及下腹部根性痛或坐骨神经痛；④膝反射（L2～4）消失，踝反射（S1～2）消失；⑤S1～3损伤，男性可出现阳痿。

（5）脊髓圆锥（S3～尾节）　圆锥为副交感中枢，支配括约肌。病变可出现真性尿失禁，可伴有鞍区感觉减退、肛门反射消失、性功能障碍，一般无肢体运动障碍。

（6）马尾　症状为单侧或不对称，根性痛多见，下肢可出现下运动神经元性瘫痪，尿便障碍不明显或出现晚。

🔘 **知识链接**

灵活运用定位诊断兼顾不典型临床表现

当症状典型时，定位诊断相对容易，但实际情况中患者的症状是多样的，如 Brown - Sequard 综合征患者常伴同侧感觉过敏，Wallenberg 综合征患者可不表现为典型的交叉性感觉障碍。此外，患者的精神状态亦可明显影响检查结果。综合征的存在有助于我们记忆解剖结构相邻近的功能区，掌握神经病学的定位思路，并在实际工作中应灵活应用。

第二节　脑和脊髓的血管

一、脑的血管

【解剖结构及生理功能】

（一）脑的动脉

脑组织血液供应丰富，脑血流中断可导致神经元缺氧、坏死，出现神经功能缺损。以顶枕沟为界，分为颈内动脉及椎 - 基底动脉系统供血区。前者供应大脑半球前2/3及间脑前部，后者供应大脑半球后1/3、小脑、脑干及间脑后部；两系动脉分支可分为皮质支和中央支，其中皮质支供应大脑皮质及深部髓质；中央支供应基底核、内囊和间脑等（图2-15）。

1. 颈内动脉　来自颈总动脉，可分为颈段、岩段、海绵窦段和前床突段。主要有5个分支。①眼动脉：供应眶内结构；②后交通动脉：与大脑后动脉吻合，其起始部是动脉瘤好发部位；③脉络膜前动脉：分支供应视束、基底核、中脑、部分内囊、颞叶内侧面和丘脑等，此血管行程长而细小，终末段易发生梗死；④大脑前动脉：皮质支供应顶枕沟以前的半球内侧面、额极、额上回、胼胝体和透明隔等，主要包括眶支（Ⅰ）、额极支（Ⅱ）、胼胝体周围支（Ⅲ）、胼缘支（Ⅳ）、内顶支（Ⅴ）；中央支供应尾状核、壳核前2/3部、苍白球外侧核、内囊前肢及部分膝部；⑤大脑中动脉：是颈内动脉最大的分支。皮质支主要供应大脑半球前2/3；中央支供应基底核及内囊，主要分支包括眶额动脉（Ⅰ）、中央前回动脉（Ⅱ）、中央回动脉（Ⅲ）、顶前动脉（Ⅳ）、顶后动脉（Ⅴ）、角回动脉（Ⅵ）、颞后动脉（Ⅶ）、颞前动脉（Ⅷ）及颞极动脉（Ⅸ）（图2-16）。豆纹动脉从大脑中动脉呈直角发出，易破裂出血，故又称出血动脉。

2. 椎动脉　来源于锁骨下动脉，两侧椎动脉经枕骨大孔入颅后在脑桥下缘汇合成基底动脉。主要分支如下。

（1）椎动脉　主要分为脊髓前、后动脉及小脑后下动脉。其中小脑后下动脉为椎动脉最大分支，分布于小脑下、后面和延髓背外侧部，易有血栓形成。

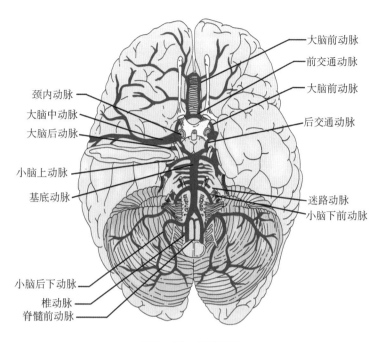

图 2-15　脑的动脉

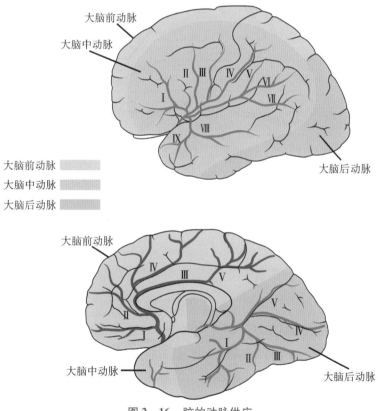

大脑前动脉
大脑中动脉
大脑后动脉

图 2-16　脑的动脉供应

（2）基底动脉　①小脑下前动脉，供应小脑下前部的前外侧、下部脑桥及上部延髓的被盖外侧；②迷路动脉，又称内听动脉，为基底动脉下段发出的小分支，也可发自小脑下前动脉，供应内耳迷路；③脑桥动脉，供应脑桥基底部；④小脑上动脉，分布于小脑半球上部、上部脑桥及下部中脑的被盖部、蚓部上部；⑤大脑后动脉，分为颞前动脉（Ⅰ）、颞后动脉（Ⅱ）、枕后动脉（Ⅲ）、距状裂动脉（Ⅳ）及顶枕动脉（Ⅴ），皮质支供应枕叶内、外侧面及颞叶后部，中央支供应脑干、海马、丘脑、膝状体等（图2-16）。

（二）脑的侧支循环

脑侧支循环是指当大脑的供血动脉严重狭窄或闭塞时，血流通过其他血管（侧支或新形成的血管吻合）到达缺血区，从而使缺血组织得到不同程度的灌注代偿。

1. 一级侧支 大脑动脉环又称 Willis 环，由大脑后动脉、后交通动脉、颈内动脉、大脑前动脉和前交通动脉在脑底环绕视交叉、灰结节、脑垂体及乳头体吻合而成（图 2 - 17）。此环使两侧颈内动脉系和椎 - 基底动脉系相互交通，是脑内最重要的代偿途径，可迅速使左右半球、前后循环的血流相互沟通。Willis 环变异率高，正常人完整率仅为 42% ~ 52% 。

2. 二级侧支 是指通过眼动脉、软脑膜动脉吻合支以及其他相对较小的吻合支之间实现血流代偿。

3. 三级侧支 属于新生血管，在缺血一段时间后才能形成。

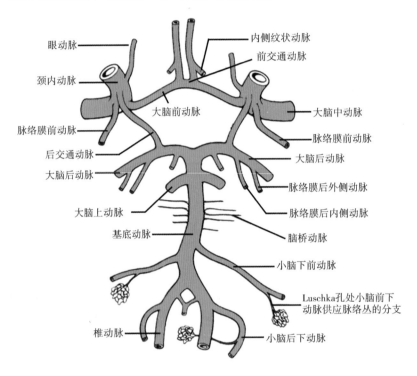

图 2 - 17 脑 Willis 环

⊕ 知识链接

Willis 环的发现

意大利解剖学家 Gabriel Falloppio 在 1561 年首次提出大脑底部存在动脉环，他发现了两条椎动脉汇合成基底动脉，也描述了前交通动脉的存在，但他没有提供动脉环的解剖图。此后的近一百年间其他解剖学家对动脉环的结构进行描述，但都不够准确完整。直到 1658 年，瑞士病理学家 Johann Jakob Wepfer 准确描述了大脑动脉环的正确解剖结构。在这些基础上，英国解剖学家 Thomas Willis 指出大脑动脉环在侧支循环中的作用，他在尸检中观察到死者一侧颈内动脉完全闭塞但其生前没有偏瘫症状，并进行动物实验通过将墨水注入颈总动脉来验证动脉环的功能。Willis 在其 1664 年出版的著作《脑的解剖》（Cerebri Anatome）一书中对大脑动脉环（即 Willis 环）的解剖结构及功能进行了详细描述，并提供了较为精确的解剖结构图。

（三）脑的静脉

脑的静脉分为深、浅两组，两组之间有吻合，引流至硬脑膜内层褶皱形成颅内静脉窦，主要包括上、下矢状窦，直窦，横窦，乙状窦，海绵窦等。感染性静脉血栓多见于海绵窦和横窦，非感染性静脉血栓多见于上矢状窦（图 2 - 18）。

1. 浅静脉 包括大脑上静脉、大脑中静脉及大脑下静脉三组，位于大脑表面，收集大脑皮质和皮质深面髓质的血液，直接注入邻近硬脑膜窦。

2. 深静脉 收集大脑深部髓质、基底核、间脑、脑室脉络丛等处的静脉血，最后汇成一条大脑大静脉，注入直窦。

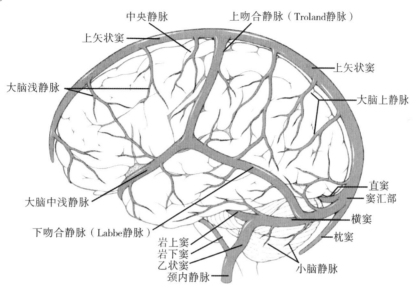

图 2 - 18 脑的静脉

【病损表现及定位诊断】

（一）椎动脉

小脑后下动脉或椎动脉供应延髓外侧的分支闭塞时，可出现 Wallenberg 综合征。

（二）基底动脉

1. 主干 闭塞可引起广泛脑干损伤，出现眩晕、恶心、呕吐、眼球震颤、共济失调、构音障碍、四肢瘫痪、昏迷、高热等，常可危及生命。

2. 基底动脉尖部 分出小脑上动脉及大脑后动脉，供应中脑、丘脑、小脑上部、颞叶内侧及枕叶，受累时可表现为眼球运动障碍、瞳孔异常、病灶对侧偏盲或皮质盲、觉醒和行为障碍、记忆障碍等，少数可出现大脑脚幻觉。

3. 内听动脉 闭塞时表现为眩晕，伴恶心、呕吐，同时或单独出现听力减退、耳鸣。

4. 脑桥支 Millard - Gubler 综合征。

5. 中脑支 Benedikt 综合征或 Weber 综合征。

6. 小脑上动脉 出现小脑、脑桥、中脑三组临床综合征。

7. 脑桥旁正中动脉 Foville 综合征。

8. 小脑下前动脉 闭塞少见，梗死多发生在脑桥部，小脑梗死少见。

（三）颈内动脉主干

可表现为同侧 Horner 征，对侧偏瘫、偏盲及偏身感觉障碍，优势半球受损可出现失语，非优势半球受损出现体象障碍。眼动脉受累，可出现一过性失明，偶可永久性视力丧失。

（四）大脑前动脉

1. 主干 对侧偏瘫，下肢重于上肢，感觉障碍、精神症状、尿失禁等，优势半球受累可出现 Broca 失语。

2. 皮质支 对侧下肢远端中枢性瘫痪、短暂性共济失调，可伴有轻度感觉障碍，并可出现精神症状及强握反射。

3. 中央支 出现对侧面、舌瘫及上肢轻瘫。

（五）大脑后动脉

1. 主干 对侧偏盲、偏瘫、偏身感觉障碍及丘脑综合征，优势半球受累可有失读。

2. 皮质支 表现为对侧同向性偏盲，偶为象限盲，可伴有视幻觉、视觉失认等，优势侧病损可出现失读及命名性失语，非优势侧受损出现体象障碍。

3. 深穿支 丘脑膝状体动脉闭塞出现丘脑综合征，丘脑穿通动脉闭塞出现红核丘脑综合征，中脑脚间支闭塞出现 Weber 综合征。

（六）大脑中动脉

1. 主干 表现为对侧偏瘫、偏身感觉障碍及偏盲；优势侧受累可出现失语，非优势侧受累可出现体象障碍；伴有不同程度意识障碍。

2. 皮质支 供应大脑半球外侧面，可引起偏瘫及偏身感觉障碍，以上肢及面部为重，下肢和足部受累相对较轻。优势半球受累时可有失语，意识水平不受影响。

3. 中央支 供应基底核及内囊，表现为对侧偏瘫，面、舌及肢体受累程度相等，可伴有对侧偏身感觉障碍及偏盲，优势半球受累时可有失语。

二、脊髓的血管

【解剖结构及生理功能】

（一）脊髓的动脉

脊髓的动脉血液供应来源于根动脉和脊髓前、后动脉。T4 和 L1 是两条根动脉分布区交界处，最容易发生缺血（图 2 - 19）。

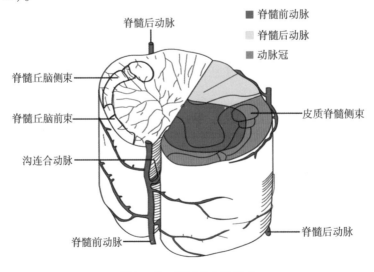

图 2 - 19 脊髓的血液供应

1. 根动脉 为颈升动脉、肋间后动脉、腰动脉和骶外侧动脉等发出的节段性动脉，上述动脉的脊髓支沿着脊神经根进入椎管，称为根动脉。血液供应丰富，不易发生缺血。

2. 脊髓前动脉 由两侧椎动脉颅内部分发出，约每1cm分出3~4支沟动脉，供应脊髓横断面前2/3，以及前角、脊髓丘脑侧束及部分锥体束。沟动脉为终末支，易发生缺血，出现脊髓前动脉综合征。

3. 脊髓后动脉 左右各一根，由同侧椎动脉颅内部分发出，分支供应脊髓横断面后1/3，包括后角及后索。此动脉吻合支丰富，较少发生缺血改变。

（二）脊髓的静脉

脊髓表面有6条静脉，包括脊髓前正中裂和后正中沟内的脊髓前、后静脉及前、后正中静脉，两侧脊髓前、后外侧沟内的脊髓前外侧和后外侧静脉。脊髓静脉压力较低且缺乏静脉瓣，血流方向易受胸、腹压影响，使感染和肿瘤转移入颅。

【病损表现及定位诊断】

脊髓血管可发生缺血性及出血性病变。

1. 脊髓前动脉损害 表现脊髓前动脉综合征，病损平面以下上运动神经元性瘫痪、分离性感觉障碍及尿便障碍。

2. 脊髓后动脉损害 表现为脊髓后动脉综合征，病损平面以下深感觉消失、感觉性共济失调，痛温觉、肌力、括约肌功能保留。

3. 中央动脉损害 病变水平相应节段下运动神经元性瘫痪、肌张力减低、肌萎缩，一般不伴有感觉障碍。

4. 脊髓动静脉畸形 可发生于脊髓任何节段，多急性起病，是由扩张迂曲的异常血管形成网状血管团、供血动脉和引流静脉组成。如发生脊髓出血可出现剧烈背痛、截瘫、括约肌功能障碍、病变平面以下感觉缺失等急性横贯性脊髓损伤表现。

⇒ **案例引导**

临床案例 患者，男，65岁，因"突发右侧肢体无力伴言语障碍2小时"入院，表现为不能行走，右上肢不能抬举，伴有言语不流畅，但可理解他人讲话。既往有糖尿病史。查体：血压170/100mmHg，神清，运动性失语，双眼向右同向性偏盲，右侧面部及肢体感觉减退，右侧中枢性面舌瘫，右上肢肌力2级，右下肢肌力3级，右侧肢体肌张力低，腱反射减弱，右侧Babinski征阳性；左侧肌力、感觉查体正常。

定位分析 ①运动性失语，考虑优势半球额下回后部（大脑中动脉皮质支）；②临床表现为"三偏"（大脑中动脉深穿支）；③肌张力低，腱反射减弱，考虑为休克期。

问题 该病例的"三偏"临床表现定位于何处？

第三节 脑神经 微课1

脑神经（cranial nerves）是指脑与周围结构相联系的神经，共12对，解剖学按脑神经穿过硬脊膜的前后次序排列确定并标以罗马字码。其中第Ⅰ、Ⅱ对脑神经为大脑及间脑的组成部分，属于中枢神经系统，第Ⅲ~Ⅻ对脑神经与脑干相连，为周围神经（图2-20）。

脑神经根据其纤维成分及功能可分为感觉性（Ⅰ、Ⅱ、Ⅷ）、运动性（Ⅲ、Ⅳ、Ⅵ、Ⅺ、Ⅻ）和混合性（Ⅴ、Ⅶ、Ⅸ、Ⅹ）神经，第Ⅲ、Ⅶ、Ⅸ、Ⅹ对脑神经还含有副交感神经纤维。除面神经核下部及舌下神经核只接受对侧皮质脑干束支配外，其余脑神经受双侧皮质脑干束支配。

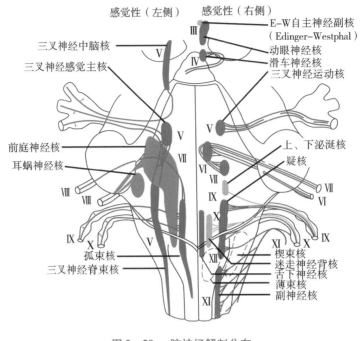

图2-20　脑神经解剖分布

⊕ 知识链接

脑干内脑神经核分布

　　脑干内有与各脑神经相应的神经核，一般运动核靠近中线，感觉核在其外侧，其中第Ⅲ、Ⅳ对脑神经核在中脑，第Ⅴ、Ⅵ、Ⅶ、Ⅷ对脑神经核在脑桥，第Ⅸ、Ⅹ、Ⅺ、Ⅻ对脑神经核在延髓。只有副神经核的一部分从颈髓的上4节前角发出。

一、嗅神经

【解剖结构及生理功能】

嗅神经（olfactory nerves）为感觉性神经，含有特殊内脏感觉纤维，传导各种气味刺激引起的嗅觉冲动。鼻腔嗅黏膜内双极细胞（1级神经元）的中枢突聚集成束形成嗅神经，穿过筛板的筛孔和硬脑膜入颅，终于端脑嗅球内（2级神经元）。中枢嗅球神经元发出的纤维大部分经嗅束至外侧嗅纹，止于颞叶钩回、海马回前部及杏仁核（嗅中枢），完成嗅觉传导，一部分经内侧嗅纹及中间嗅纹分别终止于胼胝体下回及前穿质，参与嗅觉的反射联络。嗅觉传导通路是唯一不经丘脑换元而直接传至大脑皮质的感觉通路。

【病损表现及定位诊断】

（一）嗅觉减退或缺失

鼻腔局部病变引起双侧嗅觉减退或缺失，与传导路无关；颅前窝颅底骨折累及筛板导致嗅神经撕脱而造成嗅觉减退。额叶底部肿瘤压迫嗅球、嗅束可出现一侧或两侧嗅觉丧失。由于嗅觉联络纤维较多，嗅中枢破坏性病变一般不引起嗅觉缺失。

（二）嗅觉过敏及幻嗅

嗅觉过敏多见于癔症，嗅中枢的刺激性病变可出现幻嗅，表现为发作性地闻到令人不快的气味，如臭鸡蛋味。可见于颞叶海马附近肿瘤及颞叶癫痫的先兆期（钩回发作）。

二、视神经

视神经是视网膜节细胞轴突构成的纤维束，全长为 45～50mm，主要含特殊躯体感觉纤维，传导视觉冲动。视网膜的神经细胞主要分三层，从外到内依次为视锥、视杆细胞（视觉感受器）、双极细胞（1级神经元）、视网膜神经节细胞（2级神经元）。神经节细胞的轴突在视神经乳头处形成视神经，穿过巩膜筛板，从眼球后方到达视神经管，经视神经管进入颅内连于视交叉（optic chiasma），其中来自视网膜鼻侧的纤维交叉至对侧，颞侧纤维不交叉，由交叉的鼻侧纤维及不交叉的颞侧纤维形成视束连接至间脑外侧膝状体（3级神经元），在此换元后再发出神经纤维经内囊后肢形成视辐射而止于枕叶距状裂两侧的楔回和舌回。黄斑纤维投射至纹状区中央部，视网膜周围纤维投射至视中枢周围区。

在视觉通路中，还有神经纤维在外侧膝状体前方离开视束，经上丘臂进入中脑上丘和顶盖前区，与两侧动眼神经副核联系，调节瞳孔对光反射。

【病损表现及定位诊断】

（一）视觉传导通路受损

1. 视神经损害 完全性视神经损害可产生同侧视野全盲，光照患眼直接及间接对光反射均消失。视神经病变的视力障碍重于视网膜病变。常见于视神经本身病变、受压迫或颅内高压等（图2-21A）。

2. 视交叉损害 视交叉外侧部病变引起同侧眼鼻侧视野缺损（图2-21B），中央部病变引起双眼颞侧偏盲（图2-21C），完全性损害导致双眼全盲。多见于垂体瘤、颅咽管瘤、鞍结节脑膜瘤等鞍区肿瘤压迫视神经交叉部。

3. 视束损害 一侧视束损害出现双眼对侧视野同向性偏盲，常见于颞叶肿瘤向内侧压迫时（图2-21D）。

4. 视辐射损害 视辐射全部受损，出现两眼对侧视野的同向偏盲，见于病变累及内囊后肢时。部分视辐射受损出现象限盲，如一侧视辐射下部损害，出现双眼对侧视野同向上象限盲，见于颞叶后部肿瘤或脑血管病；视辐射上部损害，出现双眼对侧视野同向下象限盲，见于顶叶肿瘤或脑血管病（图2-21E、F）。

5. 枕叶视中枢损害 一侧枕叶视中枢局限性病变，可出现对侧象限盲。若为完全性损害，可引起对侧偏盲，但偏盲侧对光反射存在，且多有黄斑回避（中心视野功能保留）现象（图2-21G）。枕叶视中枢刺激性病变，可使对侧视野出现闪光型幻视，枕叶前部受损可出现视觉失认症状。枕叶视中枢病变多见于脑血管病或肿瘤压迫等。

（二）视神经盘异常

1. 视神经盘水肿（papill edema） 视神经盘水肿是颅内压增高的客观体征之一，多由于颅内压增高影响视网膜中央静脉和淋巴回流所致。视神经盘水肿的主要改变：①视神经盘充血、颜色变红；②视神经盘边缘模糊；③视乳头生理凹陷消失和视乳头隆起；④静脉充盈和搏动消失或有迂曲、出血。常见于肿瘤、脑血管病等可引起颅内压增高的疾病，久之可演变为继发性视神经萎缩。

2. 视神经萎缩（optic atrophy） 表现为视力减退或消失、瞳孔散大、对光反射减弱或消失。外侧膝状体后和视辐射病变不引起视神经萎缩。

（1）原发性视神经萎缩 视神经盘苍白，边缘清楚，筛板清晰，常见于视神经脊髓炎、多发性硬

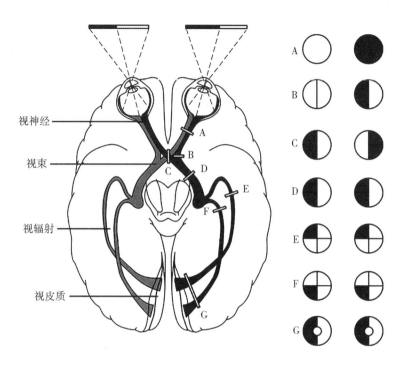

图 2 - 21　视觉传导通路损伤定位

化症、视神经受压及变性疾病等。

（2）继发性视神经萎缩　视神经盘苍白，边界不清，不能窥见筛板，常见于视神经盘水肿及视神经乳头炎的晚期。

三、动眼、滑车和展神经

动眼、滑车和展神经共同管理眼球运动，合称眼球运动神经（图 2 - 22）。

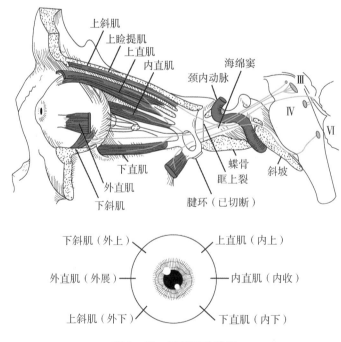

图 2 - 22　眼球运动神经

【解剖结构及生理功能】

（一）动眼神经（oculomotor nerve，Ⅲ）

主要为运动神经，含有躯体运动神经纤维和一般内脏运动纤维（副交感纤维）。躯体运动纤维起自中脑动眼神经核，一般内脏运动纤维起自动眼神经副核（E－W核）。动眼神经从中脑的脚间窝出脑，经大脑后动脉与小脑上动脉之间（约占87%），穿硬脑膜进入海绵窦外侧壁，最后经眶上裂进入眶腔。动眼神经的躯体纤维分为较细的上支和较粗大的下支，上支支配上直肌和上睑提肌，下支支配内直肌、下直肌和下斜肌。副交感纤维在下支内，至下斜肌后分为小支进入睫状神经节换元，分布至睫状肌和瞳孔括约肌，参与瞳孔对光反射和调节反射。

（二）滑车神经（trochlear nerve，Ⅳ）

为运动性神经，含躯体运动神经纤维，起自中脑滑车神经核，其纤维由中脑腹侧绕过中央灰质，然后在上髓帆交叉至对侧下丘下方出脑。细长的滑车神经出脑后向前绕大脑脚外侧前行，在动眼神经的后外方，小脑幕游离缘稍后处，穿过硬脑膜进入海绵窦的外侧壁，最后经眶上裂入眶，越过上直肌和上睑提肌向前内走行，止于上斜肌上方并支配该肌。

（三）展神经（abducent nerve，Ⅵ）

为运动性神经，起自脑桥中部被盖中线两侧的展神经核，其纤维从脑桥延髓沟内侧部出脑后，向前上方走行，经过颞骨岩尖及鞍旁海绵窦的外侧壁，在颅底经较长的行程后，由眶上裂入眶，支配外直肌。

（四）内侧纵束（medial longitudinal fasciculus）

内侧纵束是眼球水平同向运动的重要联络通路，连接动眼神经的内直肌核和展神经核，并与脑桥的侧视中枢相连。两侧的内侧纵束紧靠近中线，沿脑干下行，上自中脑背盖，下可至颈髓上段，传导来自颈髓、前庭神经核、脑皮质和基底核的神经冲动。

🌐 知识链接

眼球运动特点

眼球运动是一项精细而协调的工作，在眼外肌中只有内直肌和外直肌呈单一水平运动，其他肌肉都有几个方向的运动功能，既可相互抵消，又可以相互协调，来完成眼球某一方向的运动，保证影像投射在两侧视网膜的确切位置。两眼的共同运动无论是随意性还是反射性永远是同步和协调的，内侧纵束在联系与眼球运动有关的神经核团之间起到了重要的作用。

【损伤表现及定位诊断】

（一）眼肌麻痹

根据损害部位不同，眼肌麻痹可分为周围性、核性、核间性及核上性四种类型。

1. 周围性眼肌麻痹（peripheral ophthalmoplegia）

（1）动眼神经麻痹　表现为：①眼睑下垂（上睑提肌）；②瞳孔散大、对光反射及调节反射消失（瞳孔括约肌及睫状肌）；③上、下、内直肌和下斜肌麻痹，因失去对抗外直肌和上斜肌的作用，出现外下斜视并伴有复视。常见病因为动脉瘤、肿瘤和血管性病变。

（2）滑车神经麻痹　单纯滑车神经麻痹少见，最常见的病因为外伤。由于上斜肌的瘫痪，表现为病灶侧眼球向外下方活动受限，俯视时出现轻度内斜视和复视。

（3）展神经麻痹　展神经在大脑硬脑膜下走行较长，在高颅压时常受压于颞骨岩尖部或受牵拉而出现双侧轻度麻痹，此时无定位意义。单侧病损时表现为患侧眼球内斜视，外展运动不能或受限，伴复视。多见于糖尿病、脑桥小脑角肿瘤等。

（4）三根运动神经同时受损　表现为眼肌瘫痪、眼球固定、瞳孔散大、光反射消失。多见于海绵窦血栓、眶上裂综合征。

2. 核性眼肌麻痹（nuclear ophthalmoplegia）

临床表现与周围性眼肌麻痹相似，但具有以下特点：①可选择性地损害某一神经亚核，即分离性眼肌麻痹；②常伴有脑干内邻近结构的损害；③多为双侧受累。

3. 核间性眼肌麻痹（internuclear ophthalmoplegia）　病变主要累及内侧纵束，也称内侧纵束综合征，多见于脑干腔隙性梗死或多发性硬化（图2-23）。

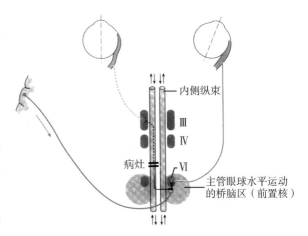

图2-23　核间性眼肌麻痹

（1）前核间性眼肌麻痹　脑桥侧视中枢与动眼神经核之间的上行纤维受累，表现为双眼向病灶对侧注视时，病灶侧眼球不能内收，对侧眼球可外展，伴单眼眼震。

（2）后核间性眼肌麻痹　脑桥侧视中枢与展神经核之间的下行纤维受累，表现为双眼同侧注视时，病灶侧眼球不能外展，对侧眼球可内收。

（3）一个半综合征　一侧脑桥侧视中枢和对侧已交叉过来的联络同侧动眼神经的内直肌核的内侧纵束同时受累，表现为病灶侧眼球既不能外展也不能内收，对侧眼球不能内收，可外展，可有水平眼震。

4. 核上性眼肌麻痹（supranuclear ophthalmoplegia）　亦称中枢性眼肌麻痹，是由于大脑皮质侧视中枢（额中回后部）、脑桥侧视中枢及其传导束损害而造成的双眼同向注视障碍。

（1）水平凝视麻痹　①皮质侧视中枢病变：破坏性病变（如脑出血）双眼向病灶侧共同偏视（瘫痪对侧），刺激性病变（如癫痫）双眼向病灶对侧共同偏视；②脑桥侧视中枢破坏性病变时，双眼向病灶对侧偏视，向病灶侧凝视麻痹（瘫痪侧）。

（2）垂直凝视麻痹　上丘是眼球垂直同向运动的皮质下中枢。①上丘上半损伤时出现双眼向上同向运动不能，称帕里诺综合征（Parinaud Syndrome），也称四叠体综合征，常见于松果体区肿瘤；②上丘下半损害时出现双眼向下同向注视障碍；③动眼危象：上丘上半刺激性病变时，出现发作性双眼转向上方。见于脑炎后帕金森综合征或服用吩噻嗪类药物。

⊕ **知识链接**

眼睑下垂的定位诊断

　　动眼神经麻痹导致眼睑下垂为完全性，失交感神经支配造成眼睑下垂（如Horner征）为部分性，用力睁眼可克服；单侧眼睑下垂见于上睑提肌麻痹，如动眼神经上支病变，双侧眼睑下垂提示动眼神经核受累、重症肌无力或眼肌型肌营养不良。

（二）复视

复视指某一眼外肌麻痹时，眼球向麻痹肌收缩的方向运动不能或受限，并出现视物重影，即两眼同时注视一个物体产生两个影像。主要是因为眼肌麻痹时注视物对双侧视网膜上的刺激不对称，在视中枢形成两个影像的冲动，出现真像（健眼）和假像（患眼）。

（三）瞳孔改变

1. 瞳孔的大小　由动眼神经的副交感纤维（支配瞳孔括约肌）和颈上交感神经节发出的节后神经纤维（支配瞳孔散大肌）共同调节。在普通光线下正常瞳孔直径是 3~4mm，一般认为直径小于 2mm 为瞳孔缩小，大于 5mm 为瞳孔散大。

（1）瞳孔缩小　一侧瞳孔缩小多见于 Horner 征，由颈上交感神经径路损害所致。表现为患侧瞳孔缩小、眼球内陷、眼裂缩小、面部少汗。双侧瞳孔缩小可见于脑桥血管病或镇静药物中毒等。

（2）瞳孔散大　动眼神经麻痹及小脑天幕疝时可出现瞳孔散大，也可见于视神经病变及阿托品类中毒。

2. 瞳孔光反射　分为直接对光反射与间接对光反射。传导径路：光线→视网膜→视神经→视交叉→视束→中脑顶盖前区→两侧 E-W 核→动眼神经→睫状神经节→节后纤维→瞳孔括约肌、睫状肌。传导通路上任何一处损害均可引瞳孔光反射减弱或消失（图 2-24）。

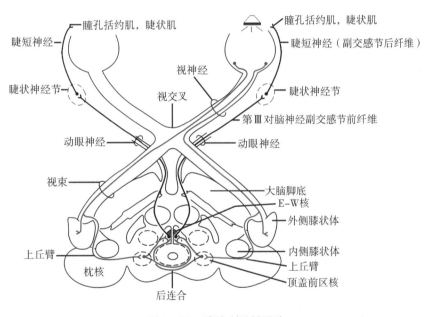

图 2-24　瞳孔光反射通路

3. 辐辏及调节反射　传导通路如下：

$$双眼内直肌（辐辏反射）\leftarrow 动眼神经正中核$$
$$\uparrow$$
$$冲动沿视网膜\rightarrow 视神经\rightarrow 视交叉\rightarrow 视束\rightarrow 外侧膝状体\rightarrow 枕叶纹状区\rightarrow 顶盖前区$$
$$\downarrow$$
$$瞳孔括约肌、睫状肌（调节反射）\leftarrow 动眼神经 E-W 核$$

因此，双眼向中线会聚时会出现瞳孔缩小。中脑病变可出现两种反射消失，调节反射消失可见于脑炎，辐辏反射消失可见于帕金森病。

4. 阿-罗瞳孔（Argyll-Robertson pupil）　表现为双侧瞳孔较小，大小不等，边缘不整，光反射消失而调节、辐辏反射存在。为顶盖前区的光反射径路受损所致，多见于神经梅毒，偶见于多发性硬化。

5. 阿迪综合征（Adie syndrome） 又称强直性瞳孔，发病机制尚不清楚。多见于中年女性，表现为一侧瞳孔散大，直接、间接对光反射及调节反射异常，伴有腱反射减弱或消失。

四、三叉神经

【解剖结构与生理功能】

三叉神经（trigeminal nerve）为混合性神经，含有一般躯体感觉纤维和特殊内脏运动纤维。感觉神经司面部、口腔及头顶部的感觉，运动神经支配咀嚼肌的运动（图2-25）。

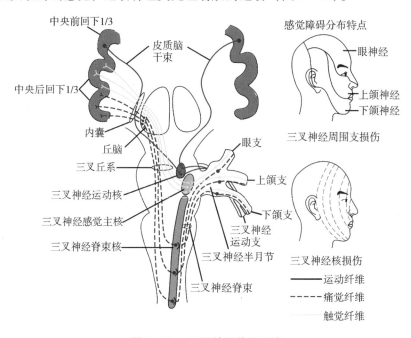

图2-25　三叉神经传导通路

（一）感觉神经纤维

三叉神经半月节内含假单极神经细胞（1级神经元），周围突分为眼神经、上颌神经及下颌神经，中枢突聚集成三叉神经感觉根，在桥小脑角处进入脑桥后，痛温觉纤维沿三叉神经脊束下降，终止于三叉神经脊束核；触觉纤维终止于三叉神经主核；深感觉纤维终止于三叉神经中脑核，中脑核由位于环中脑导水管周围灰质侧柱中的单极神经元构成。三叉神经脊束核起于脑桥至第2颈髓后角，是最长的脑神经核，来自口周（中央区）的痛温觉纤维终止于脊束核的上部；来自耳周（周围区）的纤维止于脊束核的下部，呈"洋葱皮"样分布。由感觉主核及脊束核（2级神经元）发出的纤维交叉到对侧组成三叉丘系上升，止于丘脑腹后内侧核。从丘脑（3级神经元）发出的纤维经内囊后肢最后终止于中央后回感觉中枢的下1/3区。中脑核的传出纤维如何将感觉信息传至丘脑和大脑皮质尚不清楚。

三叉神经感觉纤维分为眼支、上颌支及下颌支。①眼支：为感觉性神经，自三叉神经节发出后穿入海绵窦外侧壁，在动眼及滑车神经下方经眶上裂入眶，分布于硬脑膜、眼眶、眼球、泪腺、结膜和部分鼻腔黏膜，以及额顶部、上睑和鼻背皮肤；②上颌支：为感觉性神经，自三叉神经节发出，穿入海绵窦外侧壁，经圆孔出颅，进入鼻翼窝上部，再经眶下裂入眶，延续为眶下神经，主要分布于硬脑膜、眼裂和口裂间的皮肤，以及上颌牙齿、鼻腔和口腔的黏膜；③下颌支：为混合性神经，是最粗大的一支，含一般躯体感觉纤维和特殊内脏运动纤维，其感觉支自卵圆孔出颅后分布于硬脑膜、口裂以下、下颌牙齿和牙龈、舌前2/3、口腔底的黏膜、外耳道和鼓膜以及耳颞区的皮肤。

（二）三叉神经运动纤维

三叉神经运动纤维起自脑桥三叉神经运动核，受双侧皮质脑干束支配。其发出纤维在脑桥的外侧出脑，经卵圆孔出颅，走行于下颌神经内，支配咀嚼肌和鼓膜张肌，主要司咀嚼运动和张口运动。

（三）角膜反射

刺激角膜通过以下通路引起闭眼反应，其传导通路：角膜→三叉神经眼支→三叉神经半月神经节→三叉神经感觉主核→双侧面神经核→面神经→眼轮匝肌（出现闭眼反应）。当其中之一损害时，均可出现角膜反射消失。

【病损表现及定位诊断】

（一）三叉神经周围性损害

周围性损害可出现刺激性症状和破坏性症状。刺激性症状主要表现为三叉神经痛，破坏性症状主要表现为三叉神经分布区感觉减退或消失。多见于颅中窝脑膜瘤、鼻咽癌颅内转移及三叉神经节带状疱疹病毒感染等。

1. 三叉神经半月节和三叉神经根的病变　表现为三叉神经分布区感觉减退，角膜反射减弱或消失，咀嚼肌瘫痪。多数合并第Ⅶ、Ⅷ对脑神经和同侧小脑损伤的症状和体征。

2. 三叉神经分支病变　表现为三叉神经各分支范围内的痛温觉及触压觉均减退或消失。眼神经病变可合并角膜反射减弱或消失；下颌神经病变可合并同侧咀嚼肌无力或瘫痪，张口时下颌向患侧偏斜。

（二）三叉神经核性损伤

1. 脊束核　损伤出现分离性感觉障碍，表现为痛温觉缺失而深感觉存在。由于三叉神经脊束核很长，当其上部损害时，出现口鼻周围痛温觉缺失，而下部损害时则表现为面部周围区及耳廓区域痛温觉障碍，常见于延髓空洞症、延髓背外侧综合征及髓内肿瘤等。

2. 感觉主核　损伤时表现为同侧面部触觉障碍，常见于脑桥腹外侧部病变。

3. 运动核　单独受累罕见，常见于脑桥肿瘤。单侧损伤时出现同侧咀嚼肌无力或瘫痪，并可伴肌萎缩，张口时下颌向患侧偏斜。

五、面神经

【解剖结构及生理功能】

面神经（facial nerve）为混合性神经，主要成分是运动神经，支配面部表情；次要成分为中间神经，含有内脏运动纤维、特殊内脏感觉纤维和躯体感觉纤维，支配舌前 2/3 味觉和腺体（泪腺及唾液腺）的分泌，以及内耳、外耳道等处的皮肤感觉（图 2-26）。

（一）运动纤维

面神经运动纤维依据其走行及毗邻关系可分为三段五部分。第一段指颅内段，可分为脑桥内和桥小脑角区两部分；第二段指管内段，包括内听道和面神经管内两部分；第三段指茎乳孔以外部分。

面神经运动纤维发自脑桥下部被盖腹外侧的面神经核，行于背内侧，绕过展神经核，再向前下行，于脑桥下缘邻近听神经处出脑。此后与位听神经并行，共同进入内耳孔至内听道底部与位听神经分离，经面神经管下行，在面神经管转弯处横过膝状神经节，沿途分出镫骨肌神经（支配中耳镫骨肌）和鼓索神经（支配舌前 2/3 味觉及唾液腺分泌），最后经茎乳孔出颅，穿过腮腺分出 5 支，包括颞支、颧支、颊支、下颌支及颈支，支配除了咀嚼肌、上睑提肌以外的面部诸表情肌及耳部肌、枕肌、颈阔肌等。支配上部面肌（额肌、皱眉肌及眼轮匝肌）的神经元受双侧皮质脑干束支配，支配下部面肌（颊肌及口轮匝肌）的神经元受对侧皮质脑干束支配。

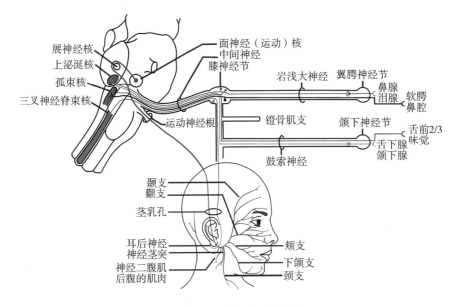

图 2-26　面神经分支及分布

（二）感觉纤维

面神经的感觉纤维为中间神经，分为以下两种。

1. 味觉纤维　是感觉纤维中最主要的部分。味觉的第 1 级神经元在膝状神经节，周围突沿面神经下行，在面神经管内离开面神经向前走行，形成鼓索神经，参与到舌神经（三叉神经下颌支的分支）中，终止于舌前 2/3 味蕾，司舌前 2/3 味觉；中枢突形成面神经的中间神经，在运动支的外侧进入脑桥，与舌咽神经的味觉纤维一起，终止于孤束核（第 2 级神经元）。从孤束核发出纤维交叉至对侧，沿内侧丘系的内侧上行，终止于丘脑外侧核（第 3 级神经元），再发出纤维终止于中央后回下部。

2. 一般躯体感觉纤维　感觉细胞亦位于膝状神经节内，接受来自鼓膜、内耳、外耳及外耳道皮肤的感觉冲动，并经中间神经加入三叉神经脊束核。这些纤维病变时可产生耳痛。

（三）副交感神经纤维

副交感神经纤维司泪腺、舌下腺及颌下腺的分泌。从脑桥上泌涎核发出的副交感神经，经中间神经→鼓索神经→舌神经→颌下神经节→舌下腺及颌下腺。而司泪腺分泌的纤维自上涎核→中间神经→岩浅大神经→翼腭神经节→上颌神经→泪腺。

【病损表现及定位诊断】

面神经麻痹的定位诊断，首先要区分是周围性还是中枢性。如为周围性面神经麻痹，还要区分是核性还是核下性，这种定位对疾病的定性诊断有重要价值。

（一）中枢性面神经麻痹

病变在一侧中央前回下部或皮质延髓束，常见于脑血管病等。临床仅表现为病灶对侧下面部表情肌瘫痪，鼻唇沟变浅、口角轻度下垂，而上部面肌（额肌和眼轮匝肌）不受累，皱眉、皱额和闭眼动作均无障碍，多伴有不同程度的构音障碍。

（二）周围性面神经麻痹

病变在面神经核或核以下周围神经。临床表现为同侧面肌瘫痪，即患侧额纹变浅或消失，不能皱眉，眼裂变大，眼睑闭合无力，用力闭眼时眼球向外上方转动，显露白色巩膜，称为贝尔征（Bell sign）。患侧鼻唇沟变浅，口角下垂并歪向健侧，鼓腮漏气，不能吹口哨，食物易残存于颊部与牙龈之间。周围性面神经麻痹时，瘫痪程度较中枢性重，且恢复缓慢，根据病变的具体部位不同临床表现亦有所不同。

第1段——面神经颅内损害。①脑桥内面神经核损害：表现周围性面神经麻痹外，常伴有展神经麻痹，对侧锥体束征，常见于血管病及脑干肿瘤；②桥小脑角区病变：除表现为周围性面瘫外，常伴有听力异常，常见于桥臂梗死及桥小脑角肿瘤。

第2段——面神经管内段损害。①内听道内病变：周围性面瘫伴听力下降，可见于起源于内听道内的听神经瘤。②面神经管内损害：除出现周围性面瘫外，岩浅大神经受损引起泪腺分泌障碍；镫骨肌神经受损引起听觉过敏；鼓索神经受损引起舌前2/3味觉减退及唾液腺分泌障碍。当膝状神经节带状疱疹病毒感染时出现耳后部剧烈疼痛，见于亨特综合征（Hunt syndrome）。

第3段——茎乳孔外病变：面神经于面神经管外病变常只表现为周围性面神经麻痹。

六、前庭蜗神经

【解剖结构及生理功能】

前庭蜗神经（vestibulocochlear nerve）又称位听神经，是特殊躯体感觉性神经，由传导平衡觉的前庭神经和传导听觉的蜗神经组成。

（一）蜗神经（cochlear nerve）

起自内耳螺旋神经节（蜗神经节）的双极神经元（1级神经元），其周围突感受内耳螺旋器（Corti器）毛细胞的冲动，中枢突进入内听道组成蜗神经，终止于脑桥尾端的蜗神经前后核（2级神经元），发出的纤维一部分经斜方体至对侧，一部分在同侧上行，形成外侧丘系，终止于四叠体的下丘（听反射中枢）及内侧膝状体（3级神经元），内侧膝状体发出的纤维经内囊后肢形成听辐射，终止于颞横回皮质听觉中枢（图2-27）。

（二）前庭神经（vestibular nerve）

起自内耳道底的前庭神经节的双极细胞（1级神经元），周围突分布于三个半规管的椭圆囊、球囊和壶腹中的毛细胞，感受身体和头部的空间移动。中枢突组成前庭神经，和蜗神经一起经内耳孔入颅腔，终止于脑桥和延髓的前庭神经核群（2级神经元）。

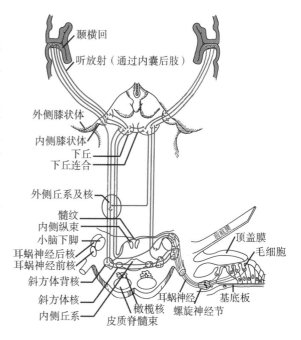

图2-27　蜗神经传导通路

发出的纤维小部分经过小脑下脚止于小脑绒球小结叶；由前庭神经外侧核发出的纤维构成前庭脊髓束，止于同侧前角细胞，调节躯体平衡；来自其他前庭神经核的纤维加入内侧纵束，与眼球运动神经核和上颈髓联系，调节眼球及颈肌反射性活动。前庭神经的功能为反射性调节机体平衡，调节机体对各种加速度的反应（图2-28）。

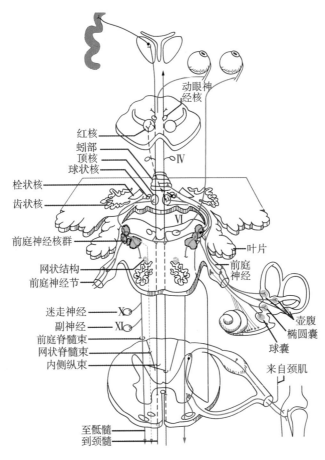

动眼神经核

红核
蚓部
顶核
球状核

栓状核
齿状核

前庭神经核群

网状结构
前庭神经节

迷走神经
副神经
前庭脊髓束
网状脊髓束
内侧纵束

IV

VI

叶片

前庭神经

壶腹
椭圆囊
球囊

来自颈肌

X
XI

至骶髓
到颈髓

图 2 - 28　前庭神经传导通路

【病损表现及定位诊断】

蜗神经损害时主要表现为耳鸣、听力障碍；前庭神经损害时可表现眩晕、眼球震颤及平衡障碍（详见第三章）。

七、舌咽神经和迷走神经

舌咽神经（glossopharyngeal nerve）和迷走神经（vagus nerve）均为混合性神经，都包括特殊内脏运动、一般内脏运动（副交感）、一般内脏感觉和躯体感觉四种成分。舌咽神经还包含特殊内脏感觉纤维。两者具有共同的神经核（疑核和孤束核），且有共同的走行和分布特点。疑核发出的纤维随舌咽神经和迷走神经支配软腭、咽、喉和食管上部的横纹肌，舌咽神经和迷走神经的一般内脏感觉纤维的中枢突终止于孤束核（图 2 - 29）。

【解剖结构及生理功能】

（一）舌咽神经

1. 感觉纤维　①特殊内脏感觉纤维：起自下神经节（结状神经节），周围突分布于舌后 1/3 味蕾，传导味觉，中枢突止于延髓的孤束核。②一般内脏感觉纤维：起自下神经节，中枢突止于孤束核，周围突分布于咽、扁桃体、舌后 1/3、咽鼓管和鼓室等处黏膜，传导黏膜的感觉；还有分布于颈动脉窦和颈动脉小球的纤维（窦神经），与呼吸、血压和心率的调节有关。③一般躯体感觉纤维：起自上神经节，周围突分布于耳后皮肤，传导耳后皮肤的感觉，中枢突止于三叉神经脊束核。

2. 运动纤维　为特殊内脏运动纤维，起自延髓的疑核，经颈静脉孔出颅，支配茎突咽肌，功能是

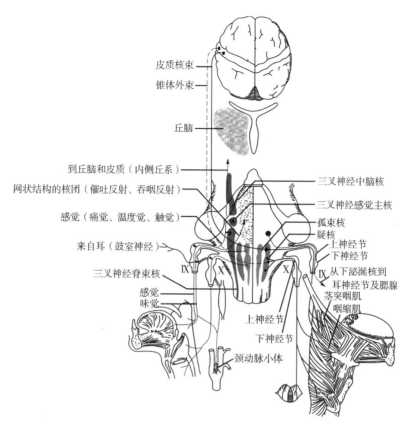

图 2-29　舌咽神经的分支和分布

提高咽穹隆，与迷走神经共同完成吞咽功能。

3. 副交感纤维　为一般内脏运动纤维，起自下泌涎核，经鼓室神经、岩浅小神经，其纤维终止于耳神经节，发出的节后纤维分布于腮腺，司腮腺分泌。

（二）迷走神经

为混合性神经，含有感觉、运动和副交感纤维。副交感纤维功能上可归为运动纤维。

1. 感觉纤维　①一般躯体感觉纤维：胞体位于上神经节，即颈静脉孔内的神经节内，数量最少，中枢突止于三叉神经脊束核，周围突分布于后颅窝的硬脑膜、外耳道及耳郭的一部分皮肤（耳支）；②一般内脏感觉纤维：胞体位于下神经节（结状神经节），中枢突止于孤束核，周围突分布于咽、喉、食管、气管及胸、腹腔内脏器。

2. 运动纤维　为特殊内脏运动纤维，起自疑核，由橄榄体的背侧出延髓，经颈静脉孔出颅，支配软腭、咽及喉部肌肉，使软腭上提，辅助完成吞咽功能。

3. 副交感纤维　为一般内脏运动纤维，起自迷走神经背核，其纤维终止于迷走神经丛的副交感神经节，发出的节后纤维分布于胸腹腔诸脏器，支配咽、气管、食管、胃等的平滑肌，分泌纤维支配胃及胰腺，发出心脏抑制纤维及血管运动纤维，控制平滑肌、心肌和腺体的活动。

【病损表现及定位诊断】

（一）舌咽、迷走神经同时损伤

舌咽、迷走神经有共同的起始核，彼此邻近，常同时受累，损害时表现为声音嘶哑、饮水呛咳、吞咽困难及咽反射消失，称真性球麻痹。一侧损伤时症状较轻，表现为张口时病变侧软腭弓较低，腭垂偏向健侧，咽反射消失，多见于 Wallenberg 综合征等；双侧舌咽、迷走神经损伤时，表现为严重的吞咽困难、呼吸困难及恶性心律失常，伴有呕吐、腹痛、胃扩张，患者多很快死亡。舌咽、迷走神经运动核接受双侧皮质脑干束支配，一侧损伤时不会出现球麻痹症状，双侧皮质脑干束损伤时出现吞咽困难和构音障碍，咽反射存在，称假性球麻痹，多见于双侧大脑半球的血管病变。

（二）舌咽、迷走神经单独损伤

舌咽神经损伤主要表现为咽部感觉减退、舌后 1/3 味觉消失、咽反射消失和咽肌轻度麻痹。单侧迷走神经损伤主要表现为声音嘶哑、吞咽困难、构音障碍及心动过速等。出现舌咽神经或迷走神经单独受损的症状，而无脑干受损的长束体征，提示脑干外神经根病变。

八、副神经

【解剖结构及生理功能】

副神经（accessory nerve）为运动神经，由延髓支和脊髓支两部分组成，分别包括特殊内脏运动纤维和躯体运动纤维。延髓支起自延髓疑核，颅内部分在颈静脉孔处与脊髓部分相分离，加入迷走神经，构成喉返神经，支配声带运动；脊髓支起自颈髓第 1～5 节段前角腹外侧细胞柱（副神经核），其纤维经枕大孔入颅，与延髓支汇合，再经颈静脉孔出颅，支配胸锁乳突肌和斜方肌活动。

【病损表现及定位诊断】

副神经核主要接受双侧大脑皮质发出的皮质脑干束支配，其中斜方肌主要受对侧大脑皮质控制，而胸锁乳突肌主要受同侧皮质控制，特别是受同侧大脑半球运动前区的头部转动中枢控制。

（一）核及核下部病变

同侧胸锁乳突肌和斜方肌萎缩，患者向病变对侧转颈不能，患侧肩下垂并耸肩无力。颅后窝病变时，副神经常与迷走神经和舌咽神经同时受损（颈静脉孔综合征），常见于脑膜炎、颅底肿瘤、外伤等。颅外周围性副神经瘫痪的最常见原因为医源性损伤、压力性或放射性损伤；双侧副神经和或其周围神经损害，表现为双侧胸锁乳突肌无力，患者直立、前屈头部困难，仰卧位时无法抬头。

（二）核上性病变

一侧皮质运动区刺激性病变引起头部向健侧转动，有时伴有耸肩，为杰克逊癫痫（Jackson epileptic）的表现之一；双侧皮质运动代表区刺激时引起点头样运动（点头痉挛）；破坏性病变少见，常不引起明显的瘫痪或引起轻度的肩下垂。

九、舌下神经

【解剖结构及生理功能】

舌下神经（hypoglossal nerve）为躯体运动神经，支配舌肌运动。舌下神经核位于延髓第四脑室底舌下神经三角区，发出神经纤维经舌下神经管出颅，支配同侧舌肌。舌下神经核除接受对侧皮质脑干束的神经冲动外，还接受网状结构、孤束核、三叉神经中脑核的传入纤维，参与吞咽、咀嚼、吸吮等反射。

【病损表现及定位诊断】

（一）舌下神经核上性病变

单侧病变时伸舌偏向病灶对侧，无舌肌萎缩及肌束震颤，称中枢性舌下神经麻痹。常见于脑血管病。

（二）舌下神经及核性病变

单侧舌下神经纤维病变表现为患侧舌肌无力或运动受限，伸舌偏向病灶侧；两侧舌下神经核相距很近，常双侧同时受累，病损时出现为伸舌受限或不能，轻度构音障碍，同时伴有舌肌萎缩，吞咽与咀嚼功能明显受限。舌下神经核的病变可伴有肌束颤动，多见于肌萎缩侧索硬化、延髓空洞症和脑血管病等。

第四节　周围神经

周围神经（peripheral nerve）是指除嗅、视神经以外的脑神经和脊神经，根据传递神经冲动方向不同分为传入神经和传出神经。传入神经又称感觉神经，由周围向中枢传递神经冲动，产生感觉；而传出神经又称运动神经，由中枢向周围传递神经冲动，产生运动。多数周围神经是混合神经。根据支配部位可分为躯体神经和内脏神经，躯体神经分布于体表、骨、关节和骨骼肌，内脏神经分布于内脏、平滑肌、血管和腺体，内脏神经又可分为内脏感觉神经和内脏运动神经。内脏运动神经又称自主神经，自主神经又可根据功能和形态分为交感神经和副交感神经。本节主要讲述脊神经和自主神经。

⊕ 知识链接

神经或肌源性疾病的定位思路提示

只有根据相关的症状及体征定位于神经肌肉系统的特定水平，才能更好地确定肌无力的病因。肌无力的分布有助于鉴别神经丛病及周围神经病，以及鉴别神经源性或肌源性病变。

一、脊神经

【解剖结构及生理功能】

脊神经借前根（运动性神经）和后根（感觉性神经）与脊髓相连。脊神经共 31 对，包括 8 对颈神经、12 对胸神经、5 对腰神经、5 对骶神经和 1 对尾神经。前根和后根汇合成脊神经干，神经干从椎间孔穿出后立即分为前支、后支、脊膜支、交通支。前支粗大，可分别形成颈丛（C2～C4）、臂丛（C5～T1）、腰丛（T12～L4）、腰骶干（L4 部分＋L5 及 S1～S5）。脊神经在皮肤分布呈节段性，可根据体表标志进行定位，如 T2—胸骨角、T4—乳头、T6—剑突、T8—肋弓下缘、T10—脐、T12 及 L1—腹股沟；四肢皮神经分布也具有规律性，对病变节段定位有重要参考意义。

【病损表现及定位诊断】

周围神经损伤主要表现为受该神经支配的区域出现运动、感觉、反射、自主神经功能障碍。

（一）感觉障碍

脊神经后根受损表现为节段性感觉障碍，伴有根性痛；神经丛和神经干损害表现为感觉障碍，常伴有弛缓性瘫痪、疼痛及自主神经功能障碍；神经末梢受损表现为四肢远端对称分布的感觉障碍，呈手套－袜套样，伴有运动和自主神经功能障碍。

（二）运动障碍

呈下运动神经元瘫痪（详见第三章），脊神经前根受损表现为节段性，无感觉障碍；神经末梢受损瘫痪位于四肢远端，呈对称性；神经丛和神经干受损表现为支配区内瘫痪，常伴有感觉及自主神经功能异常。运动障碍又分为麻痹性和刺激性两类症状。麻痹症状表现为肌力减弱或丧失、肌张力降低、肌肉萎缩等；刺激性症状表现为肌痉挛、肌束颤动和肌肉痛性痉挛。

（三）反射改变

深、浅反射减弱或消失。周围神经病早期可表现为腱反射消失，以踝反射消失最常见。

（四）自主神经功能障碍

常见于慢性周围神经病，可表现为毛发脱落、多汗或无汗、皮肤黏膜苍白或水肿、色素沉着、关节肿大等。还可出现直立性低血压、直肠及膀胱功能障碍、泪腺分泌减少等。

二、自主神经

【解剖结构及生理功能】

自主神经包括交感神经和副交感神经，根据分布部位不同，可分为中枢和周围两部分。主要分布于内脏、心血管和腺体，支配平滑肌、心肌的运动和腺体的分泌，参与调节水、电解质代谢及身体功能等。其功能通过神经末梢释放递质完成（图2-30）。

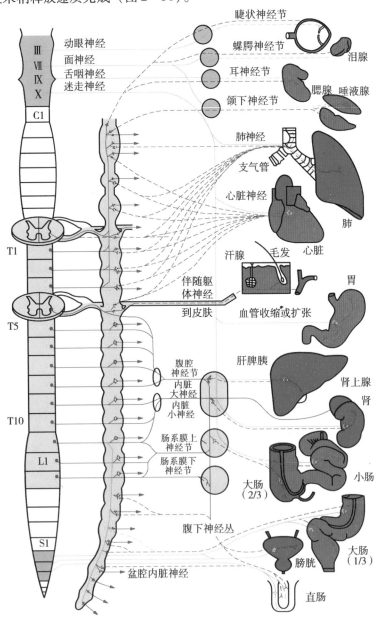

图 2-30   自主神经的组成

交感神经兴奋表现为机体消耗、器官功能活动增加，而副交感神经兴奋可抑制机体消耗，增加储存，与交感神经兴奋作用相反。交感神经和副交感神经功能相互拮抗，两者相互制约，调节机体稳态。

（一）中枢自主神经

包括大脑皮质、下丘脑、脑干的副交感神经核团和脊髓各节段侧角区。各部分均有自主神经的代表区，如旁中央小叶与膀胱及肛门括约肌功能有关；岛叶与内脏活动有关；下丘脑可分为前后两区，前区为副交感神经代表区，后区为交感神经代表区。

（二）周围自主神经

1. 副交感神经系统　节前纤维发自中脑、延髓及 S2～4 脊髓侧角核团，节后纤维支配瞳孔括约肌、泪腺、气管、胃肠等。

2. 交感神经系统　节前纤维起始于 C8～L2 脊髓侧角神经元，节后纤维分布到内脏、血管和腺体，大部分节后纤维分布到内脏器官。当机体处于紧张活动状态时，交感神经活动起着主要作用。

【病损表现及定位诊断】

交感神经受损可见于任何导致交感神经系统功能降低或副交感神经功能亢进的疾病。表现为瞳孔缩小、心率减慢、血压降低、唾液分泌增加等；副交感神经受损表现为瞳孔散大、心率加快、血压升高、支气管扩张、皮肤和内脏血管收缩等。

⇒案例引导

> **临床案例**　患者，女，40 岁，因"四肢麻木、无力 1 周"入院。1 周前患者"感冒"后四肢麻木、无力，行走不能，伴有手指麻木、声音嘶哑、吞咽困难、饮水呛咳及排尿费力。查体：神清，构音障碍，双侧软腭抬举差、咽反射减弱；双侧额纹、鼻唇沟对称，四肢肌力 4 级，腱反射消失，双侧 Babinski 征阴性，四肢末端痛温觉减退。
>
> **定位分析**　患者四肢肌力减低、腱反射消失，考虑下运动神经元损害；末端痛温觉减退，提示周围神经感觉纤维受累；构音障碍、双软腭抬举差，咽反射减弱，提示舌咽、迷走神经受累；排尿费力定位于自主神经。初步考虑为脑、脊神经及自主神经损伤疾病。
>
> **问题**　此患者的球麻痹症状是真性还是假性？

第五节　肌　肉

【解剖结构及生理功能】

人体肌肉根据结构和功能不同分为心肌、平滑肌、骨骼肌。其中骨骼肌由中胚层组织分化的肌细胞构成，分布于头颈、躯干和四肢等部位，具有迅速收缩、易疲劳等特点，受意识支配，为随意肌。骨骼肌是执行机体运动和能量代谢的重要器官，也是运动系统的效应器官，占体重的 40%～50%。骨骼肌每块肌肉由许多肌束组成，而每条肌束又由许多具有收缩功能的肌纤维外包裹肌膜聚集而成。肌纤维接受运动神经元的轴突分支支配形成运动单位，一个运动神经元可以同时支配多个肌纤维。骨骼肌收缩是运动神经电冲动通过神经肌肉接头的化学传递完成的，其中任何一处病变均可导致骨骼肌运动异常，神经肌肉接头及肌肉本身病变引起的疾病叫作骨骼肌疾病。

肌肉病变临床特点提示

需要注意的是肌病的肌无力分布不能以某一组或某一根神经损害所解释，常以肩带肌或骨盆肌无力为特点，也可以累及远端。而且，几乎所有的肌病都伴有"疲劳"这种主观症状。

【病损表现及定位诊断】

骨骼肌疾病的临床表现为肌无力、肌肉萎缩、强直、疼痛、痉挛、不自主运动、肥大等，其中肌无力是最早、最常见的表现。

1. 神经肌肉接头病变　突触前膜乙酰胆碱合成及释放障碍、突触后膜乙酰胆碱受体数量减少或结构异常、突触间隙中乙酰胆碱酯酶含量异常等，使运动电冲动传递障碍，导致骨骼肌运动障碍。此类病变特点为骨骼肌易病态疲劳，可累及单侧或双侧，严重时可全身肌肉无力，病程长时可伴有肌肉萎缩。常见于重症肌无力、有机磷和肉毒杆菌中毒、Lambert - Eaton 肌无力综合征等。

2. 肌肉病变　肌细胞膜电位异常、肌细胞膜内病变、能量代谢异常等机制导致。此类病变特点为进行性对称性肌肉无力和萎缩，无明显感觉障碍和失神经支配的表现。伴肌肉假性肥大可见于肌营养不良；伴肌肉疼痛可见于多发性肌炎、横纹肌溶解症；伴肌肉强直可见于强直性肌营养不良；肌痉挛可见于僵人综合征等疾病。

第六节　运动系统

运动系统（movement system）由上运动神经元（锥体系统）、下运动神经元、锥体外系统和小脑系统组成。整个运动系统相互配合和协调以完成骨骼肌运动，运动形式包括随意运动、不随意运动和共济运动等。

【解剖结构及生理功能】

（一）上运动神经元

上运动神经元由皮质脊髓束和皮质脑干束组成，传导各种随意运动冲动，完成各种精细而复杂的活动。

1. 皮质脊髓束　起源于中央前回上、中部和中央旁小叶前部的锥体细胞，轴突在大脑半球白质中经放射冠通过内囊后肢的前部下行，经中脑大脑脚底中 3/5 的外侧部、脑桥基底部，在延髓锥体交叉处大部分纤维交叉至对侧，下行于脊髓侧索，终止于脊髓前角，支配四肢肌；小部分纤维不交叉形成皮质脊髓前束，在下行过程中，大部分纤维经白质前连合逐节交叉至对侧，止于脊髓前角，少部分不交叉纤维止于同侧前角，这些纤维主要支配躯干肌。因此，四肢肌受对侧大脑

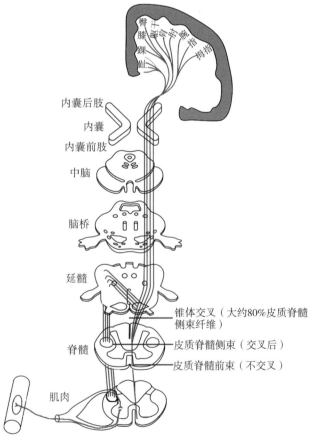

图 2-31　锥体束传导通路

皮质的支配，躯干肌受双侧大脑皮质的支配。皮质脊髓束的功能是支配躯干和四肢肌的随意运动，特别是手指和足趾的技巧性运动（图2-31）。

2. 皮质脑干束 主要起自中央前回下部的锥体细胞，经放射冠下行通过内囊膝部、中脑大脑脚底中3/5的内侧部，此后与皮质脊髓束伴行至脑桥和延髓，终止于脑神经运动核。其中大部分纤维终止于双侧脑神经运动核。除面神经核下部及舌下神经核受对侧皮质脑干束支配外，余脑干运动神经核均受双侧皮质脑干束支配。

（二）下运动神经元

下运动神经元是接受锥体系统、锥体外系统和小脑系统各方面冲动的最后通路，由脑干内脑神经运动核、脊髓内的运动性前角细胞、脊神经前根、周围神经和肌组织内运动终板所组成。其功能是将冲动组合并传递至运动终板，引起肌肉收缩。每一个前角细胞及其所支配的一组肌纤维称为一个运动单位，它是执行运动功能的基本单元。在肌肉完成特别灵敏的精细运动时，需要很多前角细胞参与。

此外，人体要完成准确的随意运动，必须维持正常的肌张力和姿势，这与牵张反射有关。神经支配的骨骼肌受外力牵拉时引起受牵拉的同一肌肉收缩的反射活动，称为牵张反射。维持肌张力的初级中枢主要在脊髓，同时接受脊髓以上的中枢调节，当中枢下行纤维对脊髓前角运动神经元的抑制作用减弱或消失时，引起肌张力增高，而脊髓参与牵张反射的结构受损时，则出现肌张力减低。

（三）锥体外系统

目前锥体外系统的解剖生理尚不完全明了，其结构复杂，纤维联系广泛，涉及脑内许多结构。广义的锥体外系统是指锥体系统以外的所有躯体运动的神经系统结构，包括纹状体系统和前庭小脑系统。狭义的锥体外系统主要指纹状体系统，包括纹状体（尾状核、壳核和苍白球）、红核、黑质及丘脑底核，总称为基底核。大脑皮质发出的纤维，止于新纹状体（尾状核、壳核），由新纹状体发出的纤维止于旧纹状体（苍白球），旧纹状体发出的纤维分别止于红核、黑质、丘脑底核和网状结构等处。由红核发出的纤维组成红核脊髓束，由网状结构发出的纤维组成网状脊髓束，都止于脊髓前角细胞，调节骨骼肌的随意运动。

人类锥体外系的主要功能是调节肌张力、协调肌肉运动、维持体态姿势、完成习惯性和节律性的动作等，如走路时的双臂自然摆动和某些防御性反应等。锥体外系损伤后主要出现肌张力、肌协调和姿势障碍。锥体系统和锥体外系统在运动功能上是一个不可分割的整体。

（四）小脑系统

小脑主要协调随意运动，并不发出运动冲动，通过传入纤维和传出纤维与脊髓、前庭、脑干、基底核及大脑皮质等部位联系，达到对运动神经元的调节作用。小脑的解剖生理功能及损伤定位详见本章中枢神经系统。

【病损表现及定位诊断】

运动系统病变常出现瘫痪、肌萎缩、肌张力改变、不自主运动和共济失调等症状。运动系统传导通路病变可表现为上运动神经元性瘫痪和下运动神经元性瘫痪。

（一）上运动神经元性瘫痪

1. 皮质运动区病变 局限性病损可出现对侧单瘫或对侧肢体中枢性瘫痪合并中枢性面瘫。可见于肿瘤压迫、外伤、动脉皮质支闭塞等。

2. 皮质下白质病变 皮质与内囊间的投射纤维形成放射冠，愈近皮质的神经纤维分布愈分散，引起对侧单瘫；愈深部的神经纤维愈集中，可导致对侧不均等性偏瘫。

3. 内囊病变 内囊是运动、感觉等传导束集中的区域，损伤时出现"三偏"综合征，即偏瘫、偏身感觉障碍和偏盲，多见于急性脑血管病。

4. 脑干病变 大脑脚及脑桥中下部病变可出现交叉性瘫痪，即病变侧脑神经麻痹和对侧中枢性偏瘫；脑桥上部病变时由于面神经核皮质脑干束已交叉，表现为对侧面瘫及偏瘫。脑干病变多见于多发性硬化和脑血管病。

5. 脊髓病变　脊髓横贯性损害时，因双侧锥体束受损而出现损伤平面以下双侧肢体瘫痪，如截瘫或四肢瘫。多见于脊髓炎、外伤、肿瘤等。

（二）下运动神经元性瘫痪

1. 脊髓前角病变　表现为节段性同侧肢体肌肉的弛缓性瘫痪而无感觉障碍。急性起病多见于脊髓灰质炎，慢性病变可见于运动神经元病等。

2. 前根病变　损伤节段呈弛缓性瘫痪，亦无感觉障碍，如累及后根常伴有根性疼痛和节段性感觉障碍。可见于髓外肿瘤的压迫、脊膜炎等。

3. 神经丛病变　神经丛含有运动纤维和感觉纤维，病变时常累及一个肢体的多数周围神经，引起弛缓性瘫痪、感觉障碍及自主功能障碍，可伴有疼痛。

4. 周围神经病变　受损神经所支配的部位出现弛缓性瘫痪，同时伴有感觉及自主神经功能障碍，可伴有疼痛。如多发性神经病变出现四肢远端弛缓性瘫痪、手套－袜套样感觉障碍及皮肤营养障碍等。

⊕ **知识链接**

上运动神经元急性损伤的特殊表现

上、下运动神经元性瘫痪从鉴别要点上不难区分，但临床也有特殊情况。上运动神经元急性损伤时，可能出现"休克期"，表现为瘫痪肢体肌张力降低，腱反射减弱，无病理反射，直到休克期过后才表现为上运动神经元性瘫痪的特点。因此，定位诊断切忌只根据一两个特点，要综合分析。

第七节　感觉系统 🄴 微课2

感觉（sensory）是脑对人体各种感觉器接受的各种形式刺激的直接反应，感觉异常是神经系统疾病常见的症状和体征，对神经系统疾病的定位诊断有重要意义。感觉包括两大类：特殊感觉（视觉、听觉、味觉、嗅觉）和一般感觉（痛觉、温度觉、触觉、运动觉、位置觉、振动觉、皮质感觉）。通常我们称痛觉、温度觉、触觉为浅感觉；运动觉、位置觉、振动觉为深感觉；皮质感觉又称复合感觉，对初级感觉进行整合分析，包括图形觉、实体觉、两点辨别觉等。

【解剖结构及生理功能】

各种感觉神经末梢均有其特异的感受器，并可将感受器传来的刺激经周围神经、脊髓、脑干、间脑传至大脑皮质的感觉中枢。

感觉通路涉及三级神经元，两个在中枢发生突触。第 1 级神经元的胞体位于脊神经节内，周围突终止于游离神经末梢或囊状感受器，中枢突进入脊髓 1 级中枢，特定的感觉有相对专门的感受器，如游离神经末梢（痛觉）、Meissner 小体、Merkel 小体、毛细胞（触觉）、Krause 终球（冷觉）、Ruffini 小体（热觉）等。第 2 级神经元的位置取决于感觉类型，脊髓传导精细触觉及深感觉的纤维在后索上行至延髓，于薄束核及楔束核形成突触，从这些核团发出纤维穿过中线在内侧丘系中上行至丘脑外侧核。传导浅感觉（痛觉、温度觉及粗触觉）的纤维与脊髓后角形成突触，发出纤维穿过中线在脊髓前外侧上行，传导粗触觉的纤维在脊髓丘脑前束上行，传导痛、温觉的纤维在脊髓丘脑侧束上行。第 3 级神经元的胞体位于丘脑腹后外侧核，其发出的纤维组成丘脑中央辐射，经内囊后肢投射至中央后回的中、上部和旁中央小叶后部。头部痛温觉由三叉神经脊束核支配，触觉和姿势觉由三叉神经感觉主核和中脑核传导（图 2 – 32）。

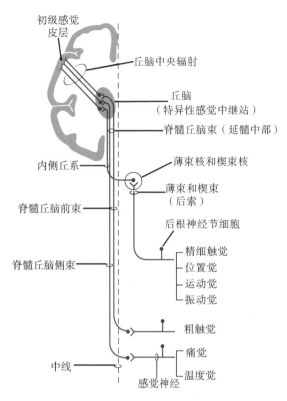

图 2 – 32 浅感觉、深感觉传导通路

感觉传导束在髓内的排列各不相同。脊髓丘脑侧束的排列由内向外依次为来自颈（C）、胸（T）、腰（L）、骶（S）的纤维。当髓内病变损伤脊髓丘脑束时，随病变的扩展逐渐由内向外压迫，感觉障碍也自上而下发展（下降型感觉障碍）；反之，当髓外病变损伤脊髓丘脑束时，感觉障碍自下而上发展（上升型感觉障碍）。薄束和楔束位于后索，薄束在内，楔束在外，由内向外依次为来自骶（S）、腰（L）、胸（T）、颈（C）的纤维。髓内感觉传导束的这种层次排列特点对脊髓的髓内、髓外病变的诊断具有重要价值（图 2 – 14）。

一个皮肤节段是指一条神经根所支配的皮肤区域，相邻的神经根之间的皮肤支配区则重叠分布。因此，单一神经根被切断或功能障碍只会导致该皮肤节段区域皮肤感觉功能减弱而不是丧失。脊神经在体表的节段性分布对定位诊断有重要意义（详见本章第四节）。四肢的节段性感觉分布比较复杂，但也有其节段性支配的规律，如上肢的桡侧为 C5 ~ C7，前臂及手的尺侧为 C8 和 T1，上臂内侧为 T2，股前为 L1 ~ L3，小腿前面为 L4 ~ L5，小腿及股后为 S1 ~ S2，肛周鞍区为 S4 ~ S5 支配（图 2 – 33）。

若干相邻的脊神经前支在颈部和腰骶部组成神经丛，而后通过神经纤维的重新组合和分配，由神经丛发出多支周围神经。每支周围神经含多个节段的脊神经纤维，因此周围神经在体表的分布与脊髓的节段性分布不同。

【病损表现及定位诊断】

感觉传导通路不同部位受损临床症状不同，这一特点为定位诊断提供了重要线索（图 2 – 34）。根据受损部位，可分为以下几类。

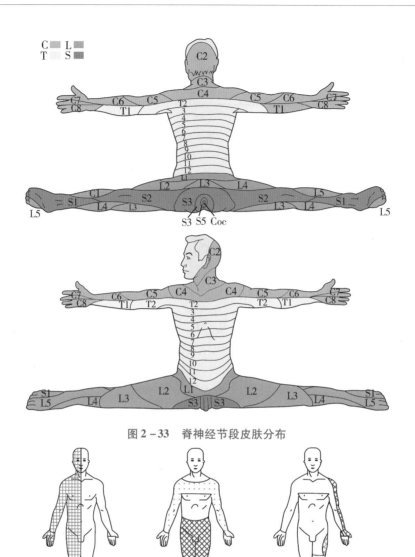

图 2 - 33　脊神经节段皮肤分布

皮质型偏身感觉障碍
（见于大脑皮质损害）

● 髓内型-双侧节段型感觉障碍
（多见于脊髓空洞症）

神经干型感觉障碍
（见于股外侧皮神经炎）

● 髓内型-脊髓横贯型感觉障碍
（见于脊髓横贯性损伤）

● 后根型感觉障碍
（见于C5和C6后根损害）

○ 癔症型感觉障碍
（见于癔症）

图 2 - 34　各种类型感觉障碍分布特点

1. 皮质型　表现为对侧半身部分区域的复合觉（精细感觉）障碍，如定位觉、图形觉、两点辨别觉、实体觉及对各种感觉强度的比较障碍，而痛、温觉障碍较轻。如为刺激性病变，表现为局灶性发作性感觉异常（感觉性癫痫）。

2. 丘脑型　丘脑损害时出现对侧面部及偏身完全性感觉缺失或减退。其特点是深感觉和精细触觉障碍重于痛温觉，远端重于近端，并常伴患侧肢体的自发性疼痛（丘脑痛）和感觉过度等。常见于脑血管病。

3. 内囊型　表现为偏身型感觉障碍，即对侧面部及偏身感觉缺失或减退，常伴有偏瘫及偏盲，称三偏综合征。见于脑血管病。

4. 脑干型　延髓外侧和脑桥下部一侧病变，损害脊髓丘脑侧束及三叉神经脊束和脊束核，表现为同侧面部和对侧半身分离性感觉障碍；延髓内部病变损害内侧丘系，表现为对侧深感觉缺失，而位于延髓外侧的脊髓丘脑侧束未受损，故痛、温度觉无障碍；脑桥上部和中脑损害，由于内侧丘系、三叉丘系和脊髓丘脑束已合并在一起，表现为对侧面部及半身各种感觉均发生障碍，多伴有同侧脑神经麻痹，见于脑血管病、炎症、肿瘤等。

5. 髓内型

（1）后角型　可出现病灶同侧肢体节段性分离性感觉障碍，即痛温觉、粗触觉减退，深感觉正常。见于脊髓空洞症、脊髓内肿瘤等。

（2）后索型　可出现受损平面以下同侧深感觉障碍和精细触觉障碍，同时出现感觉性共济失调，闭目难立征阳性。见于脊髓痨、亚急性联合变性等。

（3）侧索型　因损伤了脊髓丘脑侧束，可出现病灶平面以下对侧痛、温觉消失，触觉减退，深感觉正常（分离性感觉障碍）。

（4）前连合型　可出现受损部位双侧节段性分布的对称性分离性感觉障碍，表现为痛、温觉消失而深感觉和触觉存在。见于脊髓空洞症和髓内肿瘤早期。

（5）脊髓半切综合征（Brown-Sequard syndrome）　表现为病变侧损伤平面以下深感觉障碍及上运动神经元性瘫痪，对侧损伤平面以下浅感觉障碍。见于髓外占位性病变、脊髓外伤等。

（6）横贯性脊髓损害　表现为病变水平以下双侧肢体所有感觉均缺失或减弱，同时伴有双侧中枢性肢体瘫痪及尿便障碍。见于急性脊髓炎和脊髓压迫症。

（7）马尾圆锥型　圆锥病变表现为肛门周围及会阴部"马鞍"状感觉缺失，马尾病变出现后根型感觉障碍并伴剧烈疼痛，见于肿瘤、炎症等疾病。

6. 神经干型　受损的某一神经干分布区内各种感觉均减退或消失，在感觉障碍区内可同时有运动障碍、肌肉萎缩及自主神经功能障碍，如桡神经麻痹、腓总神经损伤和股外侧皮神经炎等单神经病。

7. 神经根型　神经根型感觉障碍常伴有剧烈的放射性疼痛（根性痛），如腰椎间盘突出等。

8. 末梢型　病变在末梢神经时，感觉障碍的特点表现为四肢末端对称性感觉减退，呈手套-袜套样分布，远端较近端重，常伴有自主神经功能障碍，见于多发性神经病等。

9. 癔症型　感觉缺失不符合解剖支配规律和各型特点，范围及程度有易变性，易受暗示影响。

🌐 **知识链接** --

感觉症状的定位诊断思路

　　感觉症状及体征常可提示病变类型及定位水平，时间进程可以提示病因。感觉症状通常早于感觉体征出现，缺乏体征的感觉症状不能完全提示为癔症型，分离性感觉障碍即某些感觉异常而其他感觉形式正常可出现于中枢或周围神经病变。

第八节　反　射

　　反射（reflex）是最简单、最基本的神经活动，是机体对痛觉、触觉或者肌肉牵拉等刺激的非自主反应。反射分为生理反射及病理反射两类，生理反射又包括浅反射（superficial reflex）和深反射（deep reflex）。

【解剖结构及生理功能】

　　反射弧是反射活动的结构基础。一个完整的反射弧由感受器、传入神经元（感觉神经元）、中枢神经元、传出神经元（脊髓前角细胞或脑干运动神经元）、周围神经（运动纤维）、效应器（分泌腺、肌肉等）组成。浅反射是刺激皮肤、黏膜后根节前感觉神经元传入的冲动沿脊髓上升达大脑皮质，然后再下降经锥体束到达脊髓前角细胞引起的肌肉快速收缩反应。深反射又称腱反射，指刺激肌腱、骨膜的本体感受器引起的不自主的肌肉收缩，是肌牵张反射的一种（另一种为肌紧张）。其反射弧是由运动神经元和感觉神经元直接连接构成的单突触反射弧，是体内唯一的单突触反射；同时传入的侧支与抑制性中间神经元形成突触，抑制支配拮抗肌的运动神经元（图2-35）。

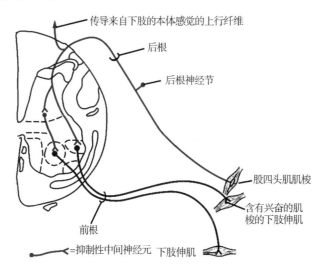

图 2-35 深反射（膝腱反射）传导通路

【病损表现及定位诊断】

任何一部分反射弧中断，均可导致反射的减弱和消失。反射弧同时还接受高级神经中枢的易化和抑制，当高级中枢病变时，可使原来受易化的反射（浅反射）减弱，受抑制的反射（深反射）增强。每个反射弧都有相对应的周围神经和脊髓节段，临床上可根据反射改变来判断病变部位。

1. 浅反射 常用的浅反射包括角膜反射、咽反射、腹壁反射（T7~12）、提睾反射（L1~2）、跖反射（S1~2）及肛门反射（S4~5）等，有一定的节段定位意义。浅反射减弱或消失可见于锥体束病变或脊髓反射弧中断，熟睡、麻醉时浅反射也可消失，肥胖者、老年人、经产妇腹壁反射经常不易引出。

2. 深反射 常用的深反射包括桡骨膜反射（C5~8）、肱二头肌反射（C5~6）、肱三头肌反射（C6~7）、膝腱反射（L2~4）、跟腱反射（S1~2）等。

（1）深反射减弱或消失 反射弧任何部分损害均可引起深反射减弱或消失，是下运动神经元瘫痪一个重要体征。主要见于周围神经病、脊髓灰质炎等。在脑和脊髓损害的断联休克期深反射可消失。肌肉本身或神经肌肉接头处病变也可影响深反射，如周期性瘫痪、重症肌无力等。精神紧张可使深反射受抑制，镇静药物、麻醉、昏迷等也可出现深反射减弱或消失。

（2）深反射增强 当锥体束损害而反射弧完整时，可出现损伤平面以下腱反射增强和反射域扩大。深反射亢进是上运动神经元损害的重要体征。也可以见于甲状腺功能亢进、手足搐搦症及神经兴奋性增高的神经症患者，但其反射域无扩大。

🌐 **知识链接**

反射异常的特点

与运动、感觉障碍相比，反射异常较少受到患者主观的影响。每个反射有固定的反射中枢及效应器官，因此可以通过反射的改变来判断脊髓或神经损伤的平面，但需要注意的是，反射的灵敏程度在正常人并不一致，一定程度的对称的减弱或增强不一定有病理意义。左右或上下肢如存在不一致常提示病变，同时要与运动、感觉定位结合起来，相互验证。

3. 病理反射　病理反射是锥体束损伤的重要指征，常与腱反射亢进、浅反射消失同时存在。1 岁半以内婴儿由于锥体束尚未发育完全，可出现病理征。临床常用的病理反射有 Babinski 征、查多克征（Chaddock sign）、奥本海姆征（Oppenheim sign）、戈登征（Gordon sign）等。脊髓完全横贯性损害时可出现脊髓自动反射，是 Babinski 征增强反应，又称回缩反应或防御反应，表现为刺激下肢任意部位都可出现双侧 Babinski 征和双下肢回缩；还可伴有出汗、竖毛、寒颤、血压增高、大小便自动排出等，称为总体反射。

目标检测

答案解析

1. 额叶的功能分区及病损表现有哪些？
2. 视神经传导通路的定位诊断及受损表现有哪些？
3. 核上性眼肌麻痹的解剖结构基础是什么？
4. 基底核病损后的症状表现及结构基础是什么？
5. 脑干病损的常见综合征有哪些？
6. 脊髓半切综合征的临床表现及受损结构有哪些？
7. 脊髓横贯性损伤的临床表现是什么？
8. 颈内动脉及椎 – 基底动脉系统的主要分支及供血部位是什么？
9. 反射的定义及分类有哪些？

（钟　镝）

书网融合……

本章小结　　　　微课 1　　　　微课 2　　　　题库

第三章 神经系统疾病的常见症状

PPT

📖 **学习目标**

1. **掌握** 意识障碍的分类及昏迷程度的判定；认知障碍的概念及失语、失认、失用临床分类及特点；头痛的问诊；痫性发作、晕厥的临床表现及两者之间的鉴别；眩晕的临床分类；前庭周围性眼震与中枢性眼震的鉴别。

2. **熟悉** 意识障碍的常见病因；痴呆的病因分类；失用、失认概念；痫性发作及晕厥的发病机制；视、听觉障碍的临床表现；运动、感觉、共济障碍的临床表现及分类。

3. **了解** 脑死亡的判定标准；肌萎缩的临床分类；眼球震颤、构音障碍的临床特点、步态异常、不自主运动、尿便障碍临床表现。

4. 学会对神经系统常见症状的辨识，具备结合具体疾病进行诊断与鉴别诊断的能力，提升神经病学临床思维能力。学习完本章知识，学生能够独立完成疾病的问诊及初步判断疾病工作。

第一节 意识障碍 📱微课

意识是指个体对周围环境及自身状态的感知能力。意识障碍可分为意识水平（觉醒或清醒）和意识内容（认知功能）变化两个方面。前者表现为嗜睡、昏睡和昏迷，后者表现为意识模糊和谵妄。

一、意识障碍的分类

（一）以意识水平改变为主的意识障碍

1. 嗜睡（somnolence） 意识障碍的早期表现。处于睡眠状态，能被唤醒，醒后可勉强配合检查及回答简单问题，定向力基本完整，停止刺激后又很快入睡。反射正常。多见于意识障碍早期和颅压增高患者。

2. 昏睡（sopor） 进一步加重的意识障碍。处于较深的睡眠状态，反复或持续的较重的言语或疼痛刺激方可唤醒，可作简单、模糊的回答，停止刺激后立即熟睡，脑干反射无变化，深反射可亢进或减退，可有病理反射。

3. 昏迷（coma） 是最为严重的意识障碍。意识完全丧失，对正常言语及外界刺激无应答反应，格拉斯哥昏迷量表得分≤8分。按严重程度可分为三级。

（1）**浅昏迷** 意识完全丧失，可有无意识动作，对疼痛刺激可有躲避反应和痛苦表情，但不能觉醒。腱反射正常，吞咽反射、咳嗽反射、角膜反射以及瞳孔对光反射正常存在。生命体征无明显改变。

（2）**中昏迷** 对较重刺激可有躲避反应，自发动作很少。腱反射减弱或消失，角膜反射和瞳孔对光反射减弱，大小便潴留或失禁。此时生命体征已有改变。

（3）**深昏迷** 对外界任何刺激均无反应，全身肌肉松弛，无任何自主运动。眼球固定，瞳孔散大，各种反射消失，大小便多失禁。生命体征明显改变。

脑死亡是脑功能完全、不可逆丧失，即昏迷，失去意识，脑干反射消失，无自主呼吸。临床判定标准：①最强外界刺激不能唤醒或让其恢复意识，包括有害的视觉、听觉、触觉刺激；②瞳孔处于固定中等大小或放大状态，对光反射消失；③脑干反射（包括角膜反射、前庭眼反射、头眼反射）完全消失；④在有害刺激下，面部未出现任何肌肉活动；⑤双侧咽后壁刺激下无呕吐反射；⑥气管深部吸痰刺激下无咳嗽反射；⑦在有害刺激下，四肢未出现受大脑控制的运动反应；⑧做呼吸暂停实验时，在达到 pH <7.30 且二氧化碳分压（$PaCO_2$）≥60mmHg 这一目标情况下，仍然没有自主呼吸。

（二）以意识内容改变为主的意识障碍

1. 意识模糊（confusion） 又称朦胧状态，表现为意识范围缩小，注意力减退，语言缺乏连贯性；情感反应淡漠，常有错觉，幻觉少见；定向力障碍，活动减少，对外界刺激可有反应，但较正常水平低，可有短暂情感暴发，如哭泣、恐惧与不安等。见于轻度脑震荡或心理创伤。

2. 谵妄（delirium） 是获得性的神经心理综合征，表现为急性认知和行为改变，注意力涣散，记忆力减退，思维推理迟钝，语言功能障碍，定向力及自知力均下降，可表现为紧张、恐惧和兴奋不安，甚至有冲动和攻击行为，常有丰富的错觉、幻觉，睡眠觉醒周期紊乱，也可表现觉醒水平下降或嗜睡。可有交感神经过度兴奋如瞳孔散大、高热、心动过速、大汗等。见于脑炎、脑血管病、脑外伤及代谢性脑病等，亦可见于水、电解质及酸碱平衡紊乱、营养物质缺乏、高热、中毒等疾病。

（三）特殊类型的意识障碍

1. 去皮质综合征（decorticate syndrome） 患者能无意识地睁、闭眼或转动眼球，但眼球不能随光线或物品转动，貌似清醒但对外界刺激无反应。光反射、角膜反射甚至咀嚼、吞咽动作、防御反射均存在，可有吸吮、强握等原始反射，但无自发动作。觉醒-睡眠周期存在，大小便失禁。四肢肌张力增高，身体姿势为上肢屈曲、腕及手指屈曲内收，双下肢伸直，锥体束征阳性，故又称去皮质强直。多因双侧大脑皮质功能减退或丧失，皮质下功能仍保存，见于缺血缺氧性脑病、脑炎、中毒和严重颅脑外伤等。

2. 去大脑强直（decerebrate rigidity） 是一种伴有特殊姿势的意识障碍，较去皮质状态更为凶险，表现为角弓反张、牙关紧闭、双上肢伸直内旋和双下肢伸直跖屈，病理征阳性，多有双侧瞳孔散大固定。多因中脑水平或上位脑桥受损所致。

3. 无动性缄默症（akinetic mutism） 又称睁眼昏迷，患者对外界刺激无反应，四肢不能活动，可有无目的睁眼或眼球运动，能注视周围环境及人物，貌似清醒。大小便失禁，肌张力减低，无锥体束征。觉醒-睡眠周期存在或有改变如过度睡眠。多因丘脑或脑干上部的网状激活系统及前额叶-边缘系统受损所致，此时大脑半球及其传出通路无病变。常见于脑干梗死。

4. 植物状态（vegetative state） 患者对自身和外界的认知功能全部丧失，有觉醒-睡眠周期，呼之不应，不能与外界交流，有自发或反射性睁眼，偶可发现视物追踪，可有无意义哭笑，存在吸吮、咀嚼和吞咽等原始反射，大小便失禁。植物状态是大脑半球严重受损而脑干和下丘脑功能相对保留的一种状态。持续植物状态指创伤性脑损伤持续 12 个月以上，非创伤性脑损害持续 3 个月以上的患者状态。

二、意识障碍的鉴别

临床上以下各综合征易被误诊为意识障碍，应加以鉴别。

（一）闭锁综合征（locked-in syndrome）

又称去传出状态，患者意识清醒，因运动传出通路几乎完全受损而呈失运动状态，眼球不能向两侧转动，不能张口，不能言语，四肢瘫痪，仅能以瞬目和眼球垂直运动示意与周围建立联系。病变位于脑桥基底部，双侧皮质脊髓束和皮质脑干束均受累。多由脑血管病、感染、肿瘤、脱髓鞘病等引起。

（二）意志缺乏症（abulia）

患者处于清醒状态，运动感觉功能存在，记忆功能尚可，但因缺乏始动性而不语少动，呈严重淡漠状态，对刺激无反应、无欲望，可有额叶释放征如掌颏反射、吸吮反射等。多由双侧额叶病变所致。

（三）木僵（stupor）

木僵表现为不语不动、不吃不喝，对外界刺激缺乏反应，常伴有蜡样屈曲、违拗，言语刺激触及其痛楚时可有流泪、心率增快等情感反应，甚至出现大小便潴留，缓解后多能清楚回忆发病过程。见于精神分裂症的紧张性木僵、严重抑郁症的抑郁性木僵、反应性精神障碍、反应性木僵等。

三、意识障碍的常见病因

意识障碍可由不同的病因所引起，临床宜具体问题具体分析，尤其是伴发不同症状或体征时对病因诊断有很大提示（表3-1）。

表3-1　意识障碍的病因

损伤部位	常见病因
颅内局限性疾病	脑血管病：脑出血、脑梗死、短暂性脑缺血发作等；颅内占位；脑内寄生虫；颅脑外伤：颅内血肿、脑挫裂伤等
颅内弥漫性病变	颅内感染（各种病毒、细菌、真菌感染、静脉窦感染等）、弥漫性颅脑损伤、蛛网膜下腔出血、脑水肿、脑变性及脱髓鞘性疾病等
癫痫发作	全面性发作、复杂部分性发作、失神发作等
全身性疾病	各种败血症、感染中毒性脑病等
内源性中毒	肝性脑病、肾性脑病、肺性脑病、糖尿病性昏迷、粘液水肿性昏迷、垂体危象、肾上腺皮质功能减退性昏迷、乳酸酸中毒等
外源性中毒	CO中毒、工业毒物、药物、农药、植物或动物类中毒
水、电解质、酸碱平衡紊乱	高渗性昏迷、低渗性昏迷、酸中毒、碱中毒、高钠血症、低钠血症、低钾血症等
正常物质缺乏	严重贫血、各种心律失常、心力衰竭、高血压脑病导致的缺血、严重低血糖等
药物过量或戒断后	抗高血压药、抗胆碱能药、抗癫痫药、抗帕金森病药、胰岛素、阿片类药物、类固醇等
物理性损害	日射病、热射病、电击伤、溺水等

第二节　认知障碍

认知是指人脑接受外界信息，经过加工处理，转换成内在的心理活动，从而获取知识或应用知识的过程，包括记忆、语言、视空间、执行、计算和理解判断等内容。认知障碍是指上述几项认知功能中的一项或多项受损，当上述认知域有2项或以上受累，并影响个体的日常或社会能力时，可考虑为痴呆。下面分别就记忆障碍、视空间障碍、执行功能障碍、计算力障碍等几个方面加以概述。

一、记忆障碍

记忆是过去的经验在头脑中的反映。过去的经验是指过去对事物的感知、思考、情绪体验及进行过的动作操作等。记忆的过程包括识记、保持、回忆和再认三个环节。

> **知识链接**
>
> ### 记忆的分类
>
> 记忆按照信息储存时间长短分为瞬时记忆、短时记忆和长时记忆三类。瞬时记忆为大脑对事物信息保留的瞬间记忆，有效作用时间不超过4秒。瞬时记忆的信息大部分迅速消退，只有得到注意和复习的小部分信息才转入短时记忆中。短时记忆是外界刺激以极短时间一次呈现后保持时间不超过1分钟的记忆，如人名、电话号码等。短时记忆中的信息经过反复学习、系统化，在脑内储存，进入长时记忆，可持续数分钟、数天，甚至终生。

临床上记忆障碍的类型多是根据其长时记忆分类的，包括遗忘、记忆减退、记忆错误和记忆增强等。

(一) 记忆减退

记忆减退指识记、保持、再认和回忆普遍减退。早期往往是回忆减弱，可从无关紧要的事件记忆减退到新近发生事件瞬时即忘。以后表现为近期和远期记忆均减退。常见于阿尔茨海默病、血管性痴呆、代谢性脑病等。

(二) 遗忘 (amnesia)

对识记的材料既不能回忆也不能再认，或者发生了错误的回忆或再认称为遗忘。根据遗忘的具体表现可分为顺行性遗忘、逆行性遗忘、进行性遗忘、选择性遗忘和暂时性遗忘等多种类型，其中前两者最为重要。

1. 顺行性遗忘　对疾病发生以后一段时间内所经历的事件不能回忆，近事记忆差，而远事记忆尚保存。见于阿尔茨海默病的早期、癫痫、双侧海马梗死、间脑综合征、严重的颅脑外伤等。

2. 逆行性遗忘　对疾病发生之前某一阶段的熟悉事件部分或全部遗忘。见于脑震荡后遗症、脑动脉硬化、中毒、阿尔茨海默病的中晚期、癫痫发作后等。

(三) 记忆错误

1. 记忆恍惚 (memory trance)　听到某种声音或见到某种环境有一种熟悉感觉，似有同样的经历，似曾相识；对天天习见的事情感到从未见过或是全新感觉，旧事如新感，是记忆减退的过程。常见于颞叶癫痫、中毒、神经症、精神分裂症等。

2. 错构 (paramnesia)　指记忆时间顺序上的错误，将过去生活中所经历的事件归之于另一无关时期，而患者并不自知，并当真实事件加以描述。常见于更年期综合征、精神发育迟滞、酒精中毒性脑病和脑动脉硬化症等。

3. 虚构 (imaginary)　指将过去实际从未发生的，有时是异想天开、荒谬的事件认为确有其事，并描述得绘声绘色而不自知。常见于柯萨可夫综合征、脑外伤、酒精中毒、感染性脑病等。

(四) 记忆增强

记忆增强指对远事记忆的异常性增加。表现出对病前不能够并且不重要的事情都回忆起来，甚至一些琐碎、毫无意义的事情或细微情节都能详细回忆。多见于躁狂症、妄想或服用兴奋剂（如咖啡因）过量。

二、视空间障碍

视空间障碍是指不能由视觉认识物体在空间中的各种特性，如物与物之间方位关系，物与观察者的空间关系、景物之间的方位关系等。患者因不能准确判断自身及物品的位置而出现功能障碍，表现为伸手取物时过偏、达不到目标或分辨不清哪个物体距离自己最近；立体看成平面；不能用言语或画图方式描绘自己生活的空间或行走的路线等；生活中，可有穿衣困难，不能判断衣服上的上下左右，衣服及裤子反穿等。多见于双侧顶叶或右半球后部病变。

三、执行功能障碍

执行功能是指确立目标、制订和修正计划，综合运用知识、信息从而进行有目的活动的能力。执行功能障碍时，患者不能做出计划，不能进行创新性工作，不能根据规则进行自我调整，不能对多个事件进行统筹安排，不能按照要求完成较复杂任务。多与额叶 - 皮质下环路受损有关，常见于血管性痴呆、阿尔茨海默病、帕金森病痴呆、进行性核上性麻痹、路易体痴呆和额颞叶痴呆等。

四、计算力障碍

计算能力取决于患者本身的智力、先天对数字的感觉和数学能力，以及受教育水平。计算力障碍指计算能力减退，以前能做的简单计算无法正确做出，或要经过长时间地计算和反复的更正。日常生活中，患者买菜购物不知道该付多少钱，该找回多少。随着病情的进展，甚至不能进行如 1 + 1、2 + 2 等简单计算，不能正确列算式，甚至不认识数字和算术符号。见于优势半球顶叶特别是角回损伤。

五、失语

失语（aphasia）是指神志清楚，意识正常，发音和构音没有障碍情况下，大脑皮质语言功能区病变导致的言语交流能力障碍，表现为自发谈话、听理解、复述、命名、阅读和书写六个基本能力残缺或丧失，如患者构音正常但表达障碍，肢体运动功能正常但书写障碍，视力正常但阅读障碍，听力正常但言语理解障碍等。不同的大脑语言功能区受损表现各有不同。临床以解剖 - 生理病理为基础分为外侧裂周围失语综合征、经皮质性失语综合征、完全性失语、命名性失语及皮质下失语。

（一）外侧裂周围失语综合征

大脑外侧裂起自半球底面，转至外侧面由前下方斜向后上；外侧裂以上为额叶；外侧裂以下颞叶，外侧裂上方、中央沟与顶枕裂之间为顶叶；外侧裂周围失语综合征包括 Broca 失语、Wernicke 失语和传导性失语，病灶位于外侧裂周围，共同特点是均有复述障碍。

1. Broca 失语 又称运动性失语，以口语表达障碍最突出，语量少，讲话费力，找词困难，电报式语言，且用词不当。口语理解相对保留，对单词和简单陈述句的理解正常，句式结构复杂时则出现困难。自动化言语多保留，如过去熟记的诗词、账目等。复述、命名、阅读和书写均有不同程度地损害。由优势侧额下回后部病变引起。

2. Wernicke 失语 又称感觉性失语。临床表现为严重听理解障碍，表现为患者听觉正常，但听不懂别人和自己的讲话。口语表达为流利型，语量增多，发音和语调正常，但言语混乱而割裂，缺乏实质词或有意义的词句，难以理解，答非所问。存在不同程度复述障碍及命名、阅读和书写障碍。由优势侧颞上回后部病变引起。

3. 传导性失语 临床表现言语流利而错乱，理解良好但重复言语极差，复述不成比例为其最大特点，具体表现为言语流畅，但用字发音不准，口语找词困难或错语。可伴命名、阅读和书写等不同程度障碍。病变累及优势侧缘上回皮质或深部白质内弓状纤维致 Wernicke 区和 Broca 区之间的联系中断。

（二）经皮质性失语综合征

经皮质性失语综合征又称为分水岭区失语综合征，病灶位于分水岭区，共同特点是复述相对保留。

1. 经皮质运动性失语　主要由于语言运动区之间的纤维联系受损，表现为 Broca 失语特点，但程度较 Broca 失语轻，患者能理解他人的言语，但自己只能讲一两个简单的词或短语，呈非流利性失语，正常复述功能完整保留。病变多位于优势侧额叶分水岭区。

2. 经皮质感觉性失语　类似 Wernicke 失语，但程度较 Wernicke 失语轻。表现为听理解障碍，但讲话流利，语言空洞、混乱而割裂，经常答非所问，复述功能相对完整，但常不能理解复述的含义，有时将检查者故意说错的话完整复述。病变位于优势侧颞、顶叶分水岭区。

3. 经皮质混合性失语　为经皮质运动性失语和经皮质感觉性失语并存，口语复述相对好，其他语言功能均严重障碍或完全丧失。病灶多位于优势侧大脑半球分水岭区的大片病灶，累及额、顶、颞叶。

（三）完全性失语

又称混合性失语，是最严重的一种失语类型。临床上所有语言功能均严重障碍或几乎完全丧失。患者限于刻板言语，听理解严重缺陷，命名、复述、阅读和书写均不能。病灶位于优势半球大脑中动脉供血区域广泛损害。

（四）命名性失语

又称遗忘性失语，主要特点为命名不能，如令患者说出指定物体的名称时，仅能叙述该物体的性质和用途，但对提供选择项中能选出正确名词。自发谈话为流利型，缺实质内容，赘话、空话多。听理解、复述、阅读和书写障碍轻。病灶位于优势侧颞中回后部或颞枕交界。

（五）皮质下失语综合征

皮质下失语是指丘脑、基底核、内囊、皮质下深部白质等部位病损所致的失语。具体机制尚有争议，有人认为皮质下结构参与了语言活动过程，亦有人认为皮质下受损间接影响了语言中枢的血供及代谢从而产生失语。

1. 丘脑性失语　急性期有不同程度的缄默不语，以后出现语言交流、阅读理解障碍、言语流利性受损，音量减小，可同时伴有模仿语言、错语、命名不能等。复述功能可保留。

2. 基底核性失语　表现为语言流利性降低，语速慢，常用词不当，理解基本无障碍。能看懂书面文字，但不能读出或读错，复述轻度受损，类似 Broca 失语，见于内囊、壳核受损。而壳核后部受损时表现为听理解障碍，讲话流利，但语言空洞、混乱而割裂，找词困难，类似 Wernicke 失语。

六、失用

失用（apraxia）是指在意识清楚、语言理解功能及运动功能正常情况下，患者丧失完成有目的的复杂活动的能力。

1. 观念运动性失用（ideomotor apraxia）　指不能按指令完成复杂随意的运动或模仿动作（如令其闭眼却做伸舌动作），但可自动地反射性进行日常活动（如给苹果则会自然张口去咬）。常见于优势侧缘上回病变引起，可能动作观念形成区（缘上回）与执行动作的运动中枢间传导通路受损所致。

2. 观念性失用（ideatlonal apraxia）　对复杂精细的动作失去正确概念，不能按次序、符合逻辑地完成一套完整动作，而把前后次序弄错。模仿动作一般无障碍。病变多位于优势半球顶叶、缘上回及胼胝体。

3. 肢体运动性失用（melokineic apraxia）　主要表现为肢体通常为上肢远端失去执行精细、熟练动作的能力，自发动作、执行口令及模仿均受影响，如患者不能弹琴、书写和编织等。病变多位于双侧或对侧皮质运动区或胼胝体前部。

4. 结构性失用（constructional apraxia） 对空间关系的结构性运用障碍，即构成完整体的空间分析和综合能力障碍，如绘画能认识各构成部分，理解相互位置关系，但不能将各个成分连贯成一个整体。病变多位于非优势半球枕叶与角回间连合纤维中断所致。

5. 穿衣失用（dressing apraxia） 不能正确穿脱衣裤。表现为患者穿衣时上下颠倒、正反及前后颠倒、扣错纽扣等。与视空间定向障碍有关，可合并结构性失用、偏侧忽视或失语等，病变位于非优势侧顶叶。

七、失认

失认（agnosia）是指患者无视觉、听觉和躯体感觉障碍，意识正常情况下不能通过某种感觉辨别以往熟悉的事物。

1. 视觉失认（visual agnosia） 患者无视觉障碍，看到原熟悉的物品却不能正确识别、描述及命名，但可通过其他感觉途径认出。包括物品失认，不能辨别熟悉的物体；面容失认，不能认出既往熟悉的家人和朋友；颜色失认，不能正确地分辨红、黄、蓝、绿等颜色。病变位于枕叶、纹状体周围及角回。

2. 听觉失认（auditory agnosia） 患者听力正常但却不能辨认以前熟悉的声音，如熟人的说话声、常见动物叫声、汽车声等。病变多位于双侧颞上回中部及其听觉联络纤维。

3. 触觉失认（tactile agnosia） 患者视觉、痛温觉和本体觉正常，闭眼后不能通过触摸辨别以前熟悉的物品。病变多位于双侧顶叶角回及缘上回。

4. 体象障碍（body – image agnosia） 患者基本感知功能正常，但对自身躯体的存在、空间位置及各部位之间的关系失去辨别能力，临床可表现如下。①偏侧忽视：对病变对侧的空间和物体不注意、不关心，似与己无关；②病觉缺失：患者对对侧肢体的偏瘫全然否认，甚至当把偏瘫肢体出示给患者时，仍否认瘫痪的存在；③手指失认：指不能辨别自己的双手手指和名称；④自体认识不能：患者否认对侧肢体的存在或认为对侧肢体不是自己的；⑤幻肢现象：患者认为自己的肢体已不复存在，自己的手脚已丢失，或感到自己的肢体多出一个或数个。病变多位于非优势半球顶叶。

5. Gerstmann 综合征 双侧手指失认、肢体左右失定向、失写和失算。见于优势半球顶叶角回病变。

八、轻度认知障碍和痴呆

（一）轻度认知障碍（mild cognitive impairment MCI）

轻度认知障碍是认知功能的减退，但日常能力未受到明显影响，是介于正常衰老和痴呆之间的一种中间状态。根据病因或大脑损害部位不同，可以累及记忆、执行功能、语言、运用、视空间结构技能等其中的一项或以上，导致相应的临床症状。认知减退必须满足以下两点。

1. 认知能力下降 符合以下任一条：①主诉或者知情者报告的认知损害，客观检查有认知损害的证据；②客观检查证实认知功能较以往减退。

2. 日常基本能力正常，复杂的工具性日常能力可以有轻微损害。

（二）痴呆（dementia）

痴呆是由于脑功能障碍而产生的获得性、持续性智能损害综合征，可由脑退行性变（如阿尔茨海默病、额颞叶变性等）引起，也可由其他原因（如脑血管病、外伤、中毒等）导致。与轻度认知障碍相比，痴呆患者必须有两项或以上认知域受损，并导致患者的日常生活、社会交往和工作能力明显减退。

痴呆患者除以上认知症状（如记忆、语言、视觉空间技能、执行功能、运用、计算等）外，还可以伴发精神行为的异常。精神情感症状包括幻觉、妄想、淡漠、意志减退、不安、抑郁、焦躁等，行为异常包括多动、攻击、暴力、徘徊、捡拾垃圾、藏匿东西、过食、异食、睡眠障碍等。有些患者还有明显的人格改变。

老年痴呆和血管性痴呆是临床最常见两种类型，两者可单独发生也可合并或先后发生，进行鉴别多需病理确诊，临床多采用 Hachinski 缺血指数量表（表 3 – 2）进行评估，相对简单且具有一定的准确性。

痴呆是一种综合征，按其不同原因可有如下分类（表 3 – 3）。

表 3 – 2　Hachinski 缺血指数量表

临床表现	评分
急性起病	2
病情逐步恶化	1
波动性病程	2
夜间意识模糊	1
人格相对保持完整	1
情绪低落	1
躯体不适的主诉	1
情绪控制力减弱	1
高血压病史	1
卒中病史	2
伴动脉硬化	1
局灶性神经症状	2
局灶性神经体征	2

注：>7 分考虑血管性痴呆；4~7 分考虑混合性痴呆；<4 分考虑阿尔茨海默病

表 3 – 3　痴呆的病因分类

痴呆分类	常见疾病
退化性疾病	皮质：阿尔茨海默病、额颞叶痴呆、路易体痴呆、皮克病（pick disease）
	皮质下：帕金森病、亨廷顿病、肝豆状核变性、进行性核上性麻痹、皮质基底核变性、苍白球、黑质色素变性
脑损伤性疾病	脑外伤、脑挫裂伤、慢性硬膜下血肿、脑肿瘤、正常颅压性脑积水
血管性疾病	脑缺血性痴呆、脑出血性痴呆、皮质下白质脑病、淀粉样血管病、合并皮质下梗死和白质脑病的常染色体显性遗传性脑动脉病、炎性动脉病
感染性疾病	神经梅毒、神经钩端螺旋体病、莱姆病、艾滋病 – 痴呆综合征、病毒性脑炎、朊蛋白病、真菌和细菌性脑膜炎/脑炎后
代谢性脑病	慢性心肺衰竭、慢性肝性脑病、慢性尿毒症性脑病、慢性贫血、甲状腺功能减退、慢性电解质紊乱、类脂质沉积病、维生素 B_{12} 缺乏
中毒性疾病	酒精中毒性脑病、重金属中毒、药物（抗胆碱药、抗癫痫药、抗精神病药物）

　　临床案例　患者，老年男性，急性起病，病史9小时，晨起被家人发现在客厅来回走动，询问时答找不到家里厕所，言语反应迟钝，近记忆力明显减退，无肢体活动障碍。既往高血压病史20余年，最高达180/110mmHg，长期吸烟史20余年，已戒1年。"冠心病-心肌供血不足"病史5年。入院查体：体温36.5℃，脉搏76次/分，血压170/100mmHg，神志清，言语流利，反应迟钝，理解力略差，近期记忆力差，计算力、定向力差，一般内科查体未见异常，生理反射正常存在，病理反射阳性。

　　问题　该患者如何定位、定性？

　　讨论　患者近期记忆力差及定向力差定位在海马及记忆环路包括颞叶、胼胝体等部位，言语反应迟钝、理解力差定位在颞叶，因该患者高龄，急性起病，既往有多种血管病变危险因素，头颅MRI提示该患者双侧海马、胼胝体压部及左侧颞、枕叶多发缺血灶，故定性脑梗死，考虑大动脉粥样硬化性脑梗死。

第三节　头　痛

　　头痛（headache）指眉弓、耳轮上缘与枕外隆突连线以上，额、顶、颞及枕部的疼痛。

　　不同疾病损伤不同部位引起的疼痛性质不同，偏头痛多是周期性、搏动性胀痛，重时感觉头部血管暴胀，性质剧烈，多局限于一侧，可连及眼眶，伴畏光、流泪。紧张性头痛则是持续、广泛性头痛，一般为全头或枕部紧缩性或压迫性疼痛。丛集性头痛多一侧眼眶周围发作性剧烈疼痛，反复密集为特点，同时可伴有自主神经症状。而颅高压性头痛则是全头胀痛，同时伴有恶心、呕吐、视神经盘水肿等症状或体征。

　　头痛的诊断主要通过询问病史，而客观检查只能起到辅助作用。询问时需要注意以下几个方面。①头痛的部位：单侧或双侧、额部或枕部等，不同部位的疼痛常见疾病不同。②头痛的性质：钝痛、酸痛、隐痛可见于功能性疾病；锐痛、烧灼样、电击样痛多见于神经痛；突发剧烈头痛伴恶心呕吐常见于脑出血；搏动性头痛见于血管性头痛。③头痛持续的时间：是发作性还是持续性，每次持续多长时间，间隔多久，有无规律。④头痛起病形式：是急性、亚急性还是慢性。⑤头痛诱发和缓解的因素。⑥头痛时是否伴随其他症状，如恶心、呕吐、视物模糊、眩晕及肢体功能障碍等。⑦是否进行了相关检查，如头颅CT、MRI、脑电图、腰椎穿刺等。临床上根据头痛发病形式、疼痛性质、部位、程度和伴随症状等进行诊断（详见第七章）。

第四节　痫性发作和晕厥

　　痫性发作和晕厥是临床上较为常见的症状，两者均可导致短暂的可逆性意识丧失，但二者具有不同的病理基础及临床特点，临床上需加以鉴别。

一、痫性发作

　　痫性发作（epileptiform seizure）是指由于脑部某一群神经元异常的、过度同步化放电导致的短暂脑功能障碍。

发作时根据异常放电部位、范围及发作时间的不同，痫性发作可有多种临床表现特点，此处仅作概述：①痫性发作具有发作性、短暂性、重复性、刻板性四个特征；②痫性发作为神经系统刺激症状，可表现为运动异常，常有肢体抽搐、阵挛等，可以是局限性发作也可以是全面性发作；感觉异常，如肢体麻木感或针刺感，闪光或黑矇、坠地感；精神异常，表现为记忆恍惚，如似曾相识、旧事如新以及幻觉、错觉等，情感异常如无名恐惧、抑郁、愤怒等；自主神经功能异常，发作时可表现为面部及全身苍白、潮红、多汗、腹痛、瞳孔散大及二便失禁等；③痫性发作可伴意识丧失，也可不伴意识丧失。

⊕ **知识链接**

痫性发作的机制

一组病态神经元的放电频率可高达每秒数百次，并能导致其周围及远处的许多神经元同步性放电，产生高幅高频的棘波放电，即痫性活动。痫性活动的终止与神经元的能量消耗无关，而与梯层的抑制作用相关，即癫痫灶周围抑制性神经细胞活动，胶质细胞对兴奋性物质的回收以及病灶外抑制机制的参与，此外在发作时脑部释放的一些物质如脑啡肽、腺苷、次黄嘌呤等内生性物质可能也发挥抑制癫痫发作的作用。

二、晕厥

晕厥（syncope）是由于突然广泛性脑血流量减少导致短暂性意识丧失，并因姿势性张力丧失而倒地，但很快恢复。其病理机制是大脑及脑干的低灌注。

导致晕厥原因主要包括：①血管紧张度或血容量异常，包括直立性低血压、迷走神经功能紊乱、颈动脉窦过敏、情境性晕厥、舌咽神经痛等；②心血管疾病导致血压急剧下降，包括心律失常和其他与心肺相关的疾病；③脑血管疾病，包括椎－基底动脉供血不足、基底动脉性偏头痛等。

晕厥的临床表现：①晕厥前期，表现头晕目眩、面色苍白、恶心、冷汗、视物模糊、持续几秒至十几秒，如扶持躺下后症状可逐渐减轻至消失；②晕厥期，血压下降、意识丧失，肌张力消失、跌倒，流涎、尿失禁等，此时瞳孔散大、对光反射及腱反射减弱或消失，一般持续数秒至数分钟。时间过长可发生抽搐；③晕厥后期，意识恢复，对周围环境能正确理解，感腹部不适，有便意，仍面色苍白、全身软弱，极度疲劳。晕厥不是一个单独的疾病，是由多种病因引起的一种综合征，常见病因见表3-4。

表 3-4　晕厥的常见病因分类

分类	病因	机制与相关检查
反射性晕厥	血管迷走性晕厥 直立性低血压性晕厥 颈动脉窦性晕厥 排尿性晕厥 吞咽性晕厥 咳嗽性晕厥 舌咽神经痛性晕厥	血管迷走性晕厥与交感神经兴奋性减弱（血管扩张）及副交感神经兴奋性增加（心动过缓）相关；血管减压性晕厥与交感神经兴奋性减弱相关
心源性晕厥	心律失常 心瓣膜病 冠心病及心肌梗死 先天性心脏病 原发性心肌病 左房黏液瘤及巨大血栓形成 心脏压塞 肺动脉高压	心排血量突然减少或心脏停搏导致脑组织缺血缺氧

续表

分类	病因	机制与相关检查
脑源性晕厥	严重脑动脉闭塞 主动脉弓综合征 高血压脑病 基底动脉型偏头痛	脑部血管或主要供应脑部血液的血管发生循环障碍
其他	哭泣性晕厥 过度换气综合征 低血糖性晕厥 严重贫血性晕厥	脑缺血、缺氧或能量代谢异常

三、痫性发作与晕厥的鉴别

晕厥为发作性疾病，主要通过询问病史进行诊断，通过辅助检查查找病因。而痫性发作与晕厥有着完全不同的病因、发病机制及治疗手段，由于其临床表现存在一定的相似之处，因此鉴别尤为重要（表3-5）。

表3-5 痫性发作与晕厥的鉴别

临床特点	痫性发作	晕厥
诱因	通常无	情绪紧张、屏气、直立性低血压等
先兆症状	无或短（数秒）	疲劳、恶心、出汗等可较长
与体位关系	无关	通常直立位
发作时间	不定	白天较多
面部表现	青紫或正常	苍白
肢体抽搐	常见	无或少见
尿失禁或舌咬伤	常见	无或少见
发作后头痛或意识模糊	常见	无或少见
心血管系统异常	无	常有
发作期间脑电图	异常	多正常

⇒ 案例引导

临床案例 患者，女性，36岁，发作性意识丧失1个月余。1个月前无诱因突发意识丧失，呼之不应，面色苍白，大汗，跌倒在地，数十秒后清醒，醒后诉全身疲劳感，无大小便失禁及肢体抽搐，共发作3次，形式及持续时间相似。既往体健，平素蹲起时有头晕及偶有黑矇，活动后缓解。查体：体温36.5℃，脉搏76次/分，卧位血压110/70mmHg，立位血压90/60mmHg，神志清，言语流利，高级功能检查正常，一般内科查体未见异常，生理反射正常存在，病理反射未引出。

问题 该患者临床考虑是晕厥还是痫性发作？如果是晕厥最可能的原因是什么？

讨论 患者表现发作性意识障碍并有张力丧失跌倒现象，持续时间短暂，无肢体抽搐，平素有蹲起后黑矇情况，且卧立位血压收缩压相差20mmHg，其最可能的病因是直立性低血压导致的反射性晕厥。

第五节　眩　晕

眩晕（vertigo）是对空间关系的定向和平衡感觉障碍，是对自身或外界物体的一种运动性幻觉。表现为主观感觉自身或外界物体呈旋转、升降及倾倒等。眩晕与头晕不同，后者表现为头重脚轻，步态不稳等。

人体的平衡觉、空间位置觉由前庭系统和非前庭系统共同参与产生。前庭系统周围部包括：迷走末梢感受器、半规管中的壶腹嵴、椭圆囊、球囊、前庭神经。前庭系统中枢部包括：前庭神经核群、内侧纵束、前庭脊髓束、小脑、前庭皮质代表区。非前庭系统包括视觉系统、深感觉系统。眩晕按病变的解剖部位分为系统性眩晕和非系统性眩晕，前者由前庭神经系统病变引起，后者由前庭系统以外病变引起。

一、系统性眩晕

系统性眩晕是眩晕的主要病因，按照病变部位和临床表现的不同分为周围性眩晕与中枢性眩晕。前者指前庭感受器及前庭神经颅外段（未出内听道）病变引起的眩晕，眩晕感严重，持续时间短，常见于梅尼埃病、良性发作性位置性眩晕、前庭神经元炎、迷路卒中等；后者指前庭神经颅内段、前庭神经核、核上纤维、内侧纵束、小脑和大脑皮质病变引起的眩晕，眩晕感较轻，但持续时间长，常见于椎 - 基底动脉供血不足、脑梗死、小脑梗死或出血等。两者鉴别见表 3 - 6。

表 3 - 6　周围性眩晕与中枢性眩晕的鉴别

临床特点	周围性眩晕	中枢性眩晕
病变部位	前庭感受器及前庭神经颅外段（未出内听道）	前庭神经颅内段、前庭神经核、核上纤维、内侧纵束、小脑、大脑皮质
常见疾病	迷路炎、中耳炎、前庭神经元炎、梅尼埃病、乳突炎、咽鼓管阻塞、外耳耵聍	椎 - 基底动脉供血不足、颈椎病、小脑肿瘤、脑干病变、听神经瘤、第四脑室肿瘤、颞叶肿瘤、颞叶癫痫等
眩晕程度	发作性、症状重	症状轻
持续时间	短	长
眼球震颤	幅度小、多水平或水平加旋转、眼震快相向健侧或慢相向病灶侧	幅度大、形式多变、眼震方向不一致
平衡障碍	倾倒方向与眼震慢相一致、与头位有关	倾倒方向不定、与头位无一定关系
前庭功能试验	无反应或反应减弱	反应正常
听觉损伤	伴耳鸣、听力减退	一般无
自主神经症状	恶心、呕吐、出汗、面色苍白等	少或不明显
脑功能损害	无	脑神经损害、瘫痪和抽搐等

二、非系统性眩晕

非系统性眩晕临床表现为头晕、视物模糊、站立不稳，通常无外界环境或自身旋转感或摇摆感，很少伴有恶心、呕吐，为假性眩晕。常见于眼部疾病（眼外肌麻痹、屈光不正、先天性视力障碍）、心血管系统疾病（血压异常、心律不齐、心力衰竭）、内分泌代谢疾病（低血糖、糖尿病、尿毒症）、中毒、感染或贫血等。

此外非病理状态也可出现眩晕，多见于无序的头部运动如乘车、船或连续旋转动作等导致前庭系统、视觉系统、本体觉系统向大脑皮质传入信息不匹配，中枢无法协调整合三个系统的信息所致。

> **🔂知识链接** --
>
> ### 维持躯体平衡的解剖基础
>
> 半规管中的壶腹嵴由于淋巴的流动，接受角速度的刺激，椭圆囊、球囊位觉斑接受直线加速度、重力加速度的刺激，产生的冲动沿前庭神经传入中枢，反射性地调节机体的平衡。同时各种刺激通过传导通路传入小脑、皮质下中枢、前庭核群、红核等结构，反射性调节机体对各种姿势的平衡。以上各结构病变均可导致前庭系统与非前庭系统传入有关空间信息的不一致，而产生空间位置觉体会错误、运动幻觉、平衡障碍。由于前庭神经核与内侧纵束、眼球运动神经核团、脑干网状结构、迷走神经背核等有广泛的联系。所以眩晕常伴有眼震、恶心、呕吐、出汗等自主神经症状，甚至血压、脉搏、呼吸的改变。

第六节 视觉障碍

视觉障碍可由视觉感受器至枕叶皮质中枢之间的任何部位受损引起，可分为视力障碍和视野缺损。

一、视力障碍

视力障碍是指单眼或双眼全部视野的视力下降或丧失，分为单眼及双眼视力障碍两种。

1. 单眼视力障碍

（1）突发视力丧失 ①眼动脉或视网膜中央动脉闭塞；②一过性单眼视力障碍，又可称一过性黑矇。临床表现为患者单眼突然发生短暂性视力减退或缺失，病情进展快，几秒钟内达高峰，持续 1～5 分钟后，进入缓解期，10～20 分钟内恢复正常。主要见于颈内动脉系统的短暂性脑缺血发作。

（2）进行性单眼视力障碍 可在几小时或数分钟内持续进展并达高峰，如治疗不及时，一般为不可逆的视力障碍。见于①视神经炎：亚急性起病，单侧视力减退，可有复发缓解过程；②巨细胞（颞）动脉炎：本病最常见的并发症是视神经前部的供血动脉闭塞，可导致单眼失明；③视神经压迫性病变：见于肿瘤等压迫性病变，可先有视野缺损，并逐渐出现视力障碍甚至失明。Foster - Kennedy 综合征是一种特殊的视神经压迫性病变，为额叶底部肿瘤引起的同侧视神经萎缩及对侧视神经盘水肿，可伴有同侧嗅觉缺失。

2. 双眼视力障碍

（1）一过性双眼视力障碍 本症多见于双侧枕叶视皮质的短暂性脑缺血发作，起病急，数分钟至数小时缓解，可伴有视野缺损。由双侧枕叶皮质视中枢病变引起的视力障碍又称皮质盲（cortical blindness），表现为双眼视力下降或完全丧失、眼底正常、双眼瞳孔对光反射正常。

（2）进行性视力障碍 起病慢，进行性加重，直至视力完全丧失。多见于原发性视神经萎缩、颅高压引起的慢性视神经盘水肿、中毒或营养缺乏性视神经病（乙醇、甲醇及重金属中毒，维生素 B_{12} 缺乏等）。临床常见视觉障碍表现及病变部位见表 3－7。

表 3－7 临床常见视觉障碍表现及病变部位

常见临床表现	病变部位
单眼视力缺损	视交叉前，包括眼球、视网膜或视神经
单眼盲伴对侧视野缺损	同侧视神经与视交叉处对侧鼻侧视神经纤维

续表

常见临床表现	病变部位
鼻侧视野缺损	同侧视交叉外侧
双颞侧偏盲	视交叉中部
同向性偏盲伴中心视野保留	外侧膝状体
同向性偏盲伴黄斑回避	枕叶视中枢
双眼同向性视野缺损	对侧视束、外侧膝状体、视放射、视皮质
双眼同向偏盲	距状裂上下初级视皮质或整个视放射
对侧上象限盲	距状裂下初级视皮质或颞叶视放射
对侧下象限盲	距状裂上初级视皮质或顶叶视放射

二、视野缺损

当眼球平直向前注视某一点时所见到的全部空间，叫作视野。视野缺损是指视野的某一区域出现视力障碍而其他区域视力正常。视网膜及视神经病变均可导致视野缺失。视网膜疾病导致的视野缺损多有清晰、锐利、不规则或破碎的边界；视网膜色素变性临床表现为进行性夜盲症，其视野缺损表现为典型的环状暗点；黄斑变性的特点为中央视野缺损。视神经传导通路不同部位的病变表现视野缺损的表现不同，视野缺损可有偏盲及象限盲等。

1. 双眼颞侧偏盲　双眼颞侧半视野缺失而鼻侧半正常，多因双眼视交叉中部鼻侧视网膜发出的纤维（鼻侧交叉、颞侧不交）受损，常见于垂体瘤及颅咽管瘤。

2. 双眼对侧同向性偏盲　病灶对侧同向性偏盲而同侧半视野正常，见于视束、外侧膝状体、视辐射及视皮质病变，导致双眼病灶同侧视网膜发出的纤维受损。患者枕叶视皮质受损时，视野中心部常保留，称为黄斑回避（macular sparing）。其可能原因是黄斑区部分视觉纤维存在双侧投射，以及接受黄斑区纤维投射的视皮质具有大脑前后循环的双重血液供应。

3. 双眼对侧同向上象限盲及双眼对侧同向下象限盲　前者主要由颞叶后部病变引起，表现为病灶对侧半视野上半部分视野缺失。后者主要由顶叶病变引起，表现为病灶对侧半视野下半部分视野缺失。常见于颞、顶叶的血管病变。

第七节　听觉障碍

听觉障碍主要因听觉传导通路损害引起，表现为耳聋、耳鸣及听觉过敏。

一、耳聋

耳聋（deafness）指听力的减退或丧失，临床上分传导性耳聋和感音性耳聋两个基本类型。

1. 传导性耳聋　因外耳和中耳向内耳传递声波系统病变引起的听力下降，声波很少或不能进入内耳 Corti 器从而引起神经冲动减少或消失。临床特点：低音调的听力明显减低或丧失，而高音调的听力正常或轻微减低；Rinne 试验阴性，即骨导 > 气导；Weber 试验偏向患侧；无前庭功能障碍。多见于中耳炎、鼓膜穿孔、外耳道耵聍堵塞等。

2. 感音性耳聋　因 Corti 器、耳蜗神经或听觉传导通路病变所致。表现为高音调的听力明显减低或丧失，低音调听力正常或轻微减低。Rinne 试验阳性，即气导 > 骨导，但二者均降低；Weber 试验偏向健侧；可伴有前庭功能障碍。多见于迷路炎或听神经瘤等。双侧蜗神经核及核上听觉中枢径路损害可导致中枢性耳聋，如松果体瘤累及中脑下丘时可出现中枢性听力减退，一般程度较轻。

传导性耳聋和感音性耳聋鉴别见表3-8。

表3-8　传导性耳聋和感音性耳聋的鉴别

检查方法	正常	传导性耳聋	感音性耳聋
Rinne 试验	气导>骨导	气导<骨导	气导>骨导（均缩短）
Weber 试验	居中	偏向患侧	偏向健侧

二、耳鸣

耳鸣（tinnitus）指在没有任何外界声源刺激的情况下听到的一种鸣响感，可呈发作性，也可呈持续性，在听觉传导通路上任何部位的刺激性病变都可引起耳鸣。耳鸣分主观性耳鸣和客观性耳鸣，前者指主观感觉而无客观检查发现，多因暴露于噪声环境、耳毒性药物、听神经瘤、梅尼埃病及耳蜗硬化等引起。客观性耳鸣指患者和检查者都听到，多见于中耳炎耳液外渗、动静脉畸形或血管瘤等。用听诊器听患者的耳、眼、头、颈部等处常可听到血管杂音。弹响性耳鸣多继发于颞下颌关节疾病、腭肌阵挛或中耳肌肉的自然收缩。

三、听觉过敏

听觉过敏是指患者对于正常的声音感觉比实际声源的强度大。中耳炎早期三叉神经鼓膜张肌肌支刺激性病变，导致鼓膜张肌肌张力增高而致听觉过敏；面神经麻痹时引起镫骨肌瘫痪，使镫骨紧压在前庭窗上，小的振动即可引起内淋巴的强烈振动，产生听觉过敏。

第八节　眼球震颤

眼球震颤（nystagmus）指眼球注视某一点时发生的不自主的节律性往复运动，简称眼震。

按照眼震往复运动的方向分为水平性眼震、垂直性眼震和旋转性眼震。按照眼震运动的节律又可分为摆动性眼震和跳动性眼震。摆动性眼震指眼球运动往返两个方向的速度及幅度均相等；跳动性眼震指眼球运动在一个方向上的速度比另一方向快，因此有慢相和快相之分，通常用快相表示眼震的方向。神经系统疾病出现的眼震多见于后者。眼震可以是生理性的，也可由某种疾病引起，视觉系统疾病和前庭系统及其中枢传导径路损害均可引起眼震。下面介绍几种常见的眼震类型。

一、眼源性眼震

眼源性眼震是指由视觉系统疾病或眼外肌麻痹引起的眼震，表现为水平摆动性眼震，幅度细小，持续时间长，可为永久性。不伴眩晕，可有外界环境摆动感，闭目后消失。多见于视力障碍、先天性弱视、严重屈光不正、先天性白内障、色盲、高度近视和白化病等。此外长期在光线不足的环境下如矿工井下作业，因不用黄斑而惯用视网膜周边区域感受光线，为避免视觉固定区域疲劳，眼球经常摆动以适应不同视网膜地点更换亦可出现眼震。

二、前庭性眼震

前庭系统以内耳门为界分为周围及中枢两个部分：周围部分包括半规管、前庭神经节、前庭神经内听道；中枢部分包括前庭神经颅内段及前庭核、内侧纵束及前庭与小脑、大脑之间的联系纤维。因其受损引起的眼震分为周围性和中枢性两类（表3-9）。

表3-9　前庭周围性眼震和中枢性眼震鉴别

特点	前庭周围性眼震	前庭中枢性眼震
病变部位	内耳或前庭神经内听道部分病变	多为脑干或小脑
眼震形式	多为水平眼震，慢相向患侧	可为水平（多为脑桥病变） 垂直（多为中脑病变）
持续时间	较短，多呈发作性	较长
与眩晕关系	一致	不一致
闭目难立征	向眼震慢相侧倾倒，与头位有一定关系	倾倒方向不定，与头位无一定关系
听力障碍	常有	不明显
前庭功能障碍	明显	不明显或正常
中枢神经症状与体征	无	常有脑干和小脑受损体征
常见疾病	梅尼埃综合征、中耳炎、迷路病变、颞骨岩部外伤、链霉素中毒等	椎-基底动脉系统血管病、多发性硬化、蛛网膜炎、脑桥小脑角肿瘤、脑干肿瘤

第九节　构音障碍

构音障碍（dysarthria）是把脑内语言变成声音组成言语的运动功能障碍，是与发音相关的中枢神经、周围神经或肌肉疾病导致的言语障碍的总称。患者具有语言交流所必备的语言形成及接受能力，仅表现为口语的声音形成困难，即发音困难、发音不清，或者发声、音调及语速的异常，严重者完全不能发音。不同病变部位可产生不同特点的构音障碍。

一、上运动神经元损害

单侧皮质脊髓束病变时，造成对侧中枢性面瘫和舌瘫，主要表现为双唇和舌承担的辅音部分不清晰，发音和语音共鸣正常，最常见于累及单侧皮质脊髓束的脑卒中。双侧皮质延髓束受损导致咽喉部肌肉和声带的麻痹（假性球麻痹），表现为说话含混不清、声音嘶哑和言语缓慢。由于唇舌齿功能受到影响，致唇音（bo、po、mo、fo）及齿音（zhi、chi、zi）明显不清晰，同时常伴有吞咽困难、饮水呛咳、腱反射亢进和情感障碍（强哭强笑）等。多见于双侧多发脑梗死、皮质下血管性痴呆、肌萎缩侧索硬化症、多发性硬化、进行性核上麻痹等。

二、基底核病变

由于基底核病变致唇舌等构音器官肌张力高、震颤及声带不能张开所引起的构音障碍，导致言语缓慢而含糊，发音单调低沉，音韵紊乱，音节颤抖样融合像喃喃自语。常见于帕金森病、肝豆状核变性、舞蹈病等。

三、小脑病变

小脑蚓部或脑干内与小脑联系的神经通路病变，导致发音和构音器官肌肉运动不协调，又称共济失调性构音障碍。表现为构音含糊，言语缓慢拖长，声音强弱不等甚至呈暴发样，言语不连贯，呈吟诗或分节样。其中吟诗样言语、意向性震颤和眼震构成典型的 Charcot 三联征。主要见于小脑蚓部的梗死或出血、小脑变性疾病和多发性硬化等。

四、下运动神经元损害

支配发音和构音器官的脑神经核和脑神经、司呼吸肌的脊神经病变，导致受累肌肉肌力过低或张力消失而出现弛缓性麻痹，共同特点是发音费力，缓慢而含混，声音强弱不等，舌肌受累不能发"de、te、le"舌音。双侧面神经病变影响唇、齿发音；迷走神经喉返支单侧损害时表现为声音嘶哑和复音现象，双侧病变时因声带处于固定位，无明显发音障碍，但可影响气道通畅而造成吸气性哮鸣甚至窒息（声门关闭）；迷走神经咽支和舌咽神经损害时可引起软腭麻痹，说话带鼻音并影响声音共鸣；膈神经损害时造成膈肌麻痹，使声音强度减弱，发音费力，语句变短。见于进行性延髓麻痹、急性脊髓炎、吉兰 – 巴雷综合征、脑干肿瘤、延髓空洞症、副肿瘤综合征以及各种原因导致的颅底损害等。

五、肌肉病变

发音和构音相关的肌肉病变时可出现构音障碍，表现为类似下运动神经元损害，唇音、舌音构音障碍，同时伴有其他肌肉病变表现。重症肌无力时表现为连续说话后语音不清，休息后好转。见于重症肌无力、进行性肌营养不良或强直性肌病等。

第十节　瘫　痪

瘫痪（paralysis）是指肌肉的随意运动能力减低或消失。当随意运动消失时要确定是否为瘫痪，应排除关节或骨骼等疾病导致的活动障碍。瘫痪的分类方法较多，包括按照发病原因、瘫痪程度、肌张力状态、瘫痪的分布及传导通路累及部位等五种。

1. 按照发病原因　大脑皮质运动区自发出随意冲动直到效应器（骨骼肌）的整个运动神经传导通路上任何部位发生病变均可导致神经源性瘫痪；肌肉本身病变引起的瘫痪叫肌源性瘫痪；而神经 – 肌肉接头病变引起的瘫痪叫神经 – 肌肉接头性瘫痪。

2. 按照瘫痪程度　可分为完全性及不完全性瘫痪。完全性瘫痪者肌力完全丧失，肢体完全处于不能随意运动的状态；肌力降低但还有一定程度的随意运动称不完全性瘫痪。肌力的具体分级参见第四章神经系统查体。

3. 按照肌张力状态　分为痉挛性瘫痪及迟缓性瘫痪。痉挛性瘫痪时肌张力显著增高，肢体被动运动时抵抗力增加，同时可伴腱反射亢进。弛缓性瘫痪时肌张力降低，被动运动时阻力减少，腱反射减低或消失。

4. 按照瘫痪分布　分为单瘫、偏瘫、截瘫、四肢瘫、交叉瘫等（见图 3 – 1）。其中上运动神经元瘫痪及下运动神经元瘫痪鉴别见表 3 – 10。

（1）单瘫　一个肢体或肢体的某一部分瘫，可见于皮层运动区受损引起的上运动神经元性瘫痪，亦见于脊髓前角或脊神经根等病变引起的下运动神经元瘫痪。

（2）偏瘫　一侧上下肢瘫痪。如合并对侧或同侧中枢性面舌瘫，多见于中枢受损；如无脑神经受损多见于脊髓疾病。

（3）截瘫　双下肢或双上肢瘫痪。下肢截瘫多见于双侧锥体束受损或腰髓前角及以下受损引起，双上肢瘫多见于颈膨大的双侧前角或前根受累。

（4）四肢瘫　即双侧上下肢的瘫痪，多见于颈部脊髓横贯性损伤。

5. 按照运动传导通路累及部位　分为上运动神经元瘫痪和下运动神经元性瘫痪。前者多表现为痉挛性瘫，而后者表现为弛缓性瘫痪。但在上运动神经元损伤急性期因为"断联休克"现象可表现弛缓

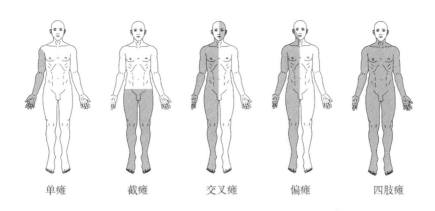

单瘫　　　　截瘫　　　　交叉瘫　　　　偏瘫　　　　四肢瘫

图 3－1　瘫痪的几种常见形式

性瘫痪。

第十一节　肌萎缩

肌萎缩（muscular atrophy）是指由于肌肉营养不良而导致的骨骼肌体积缩小，肌纤维变细甚至消失。引起肌萎缩的原因很多，前角神经元、前根、周围神经、神经肌肉接头或肌肉本身病变均可引起肌肉萎缩，甚至全身代谢性疾病亦可引起肌肉萎缩。临床按照病变性质分为神经源性肌萎缩和肌源性肌萎缩。

1. 神经源性肌萎缩　神经源性肌萎缩是指神经－肌肉接头之前的神经结构病变所引起的肌萎缩。此类肌萎缩常起病急、进展较快。因病因而异，分别从脑部病变、脊髓病变、周围神经病变叙述。

（1）脑部病变　引起的肌萎缩多为废用性萎缩，病程长，不伴肌纤维颤动。多见于脑血管病。

（2）脊髓前角病变　受累肌纤维萎缩可散在分布在各肌束中，萎缩肌肉多远端重于近端，同时伴有肌力降低、肌纤维颤动、肌张力降低、腱反射减弱或消失。

（3）周围神经病变　神经根或神经干损伤时，肌萎缩常呈根性或干性分布。单纯前根损伤所引起的肌萎缩和脊髓前角的损害相似，如后根同时受累则出现感觉障碍和疼痛。常见于腰骶外伤、颈椎病等。多神经根或神经丛的损害常出现以近端为主的肌萎缩，常见于急性炎症性脱髓鞘性多发性神经病。单神经病变时，肌萎缩按照单神经支配的范围分布。

神经源性肌萎缩肌电图显示病变部位纤颤电位或高波幅运动单位电位，肌肉活检可见肌纤维数量减少并变细、细胞核集中和结缔组织增生。

2. 肌源性肌萎缩　肌源性肌萎缩指神经－肌肉接头突触后膜以后，包括肌膜、线粒体、肌丝等病变所引起的肌萎缩。肌萎缩分布不能以神经节段性、干性、根性或某一周围神经支配解释，不伴皮肤营养障碍和感觉障碍，无肌束颤动。实验室检查血清酶如肌酸磷酸激酶等不同程度升高。肌电图呈肌源性损害特征。肌肉活检可见病变部位肌纤维肿胀、坏死、结缔组织增生和炎性细胞浸润等。常见于进行性肌营养不良、强直性肌营养不良和肌炎等。

第十二节　躯体感觉障碍

躯体感觉指作用于躯体感受器的各种刺激在人脑中的反映。一般躯体感觉包括浅感觉、深感觉和复合感觉。感觉障碍可以分为抑制性症状和刺激性症状两大类。

1. 抑制性症状　感觉传导径路破坏时功能受到抑制，出现感觉（痛觉、温度觉、触觉和深感觉）减退或缺失。在意识清醒的情况下，一个部位各种感觉缺失，称完全性感觉缺失；在同一部位某些感觉障碍而另外一些感觉正常称分离性感觉障碍。患者深浅感觉正常，但无视觉辅助的情况下，对刺激部位、物体形状、重量等不能辨别者，称皮质感觉缺失。当一神经分布区有自发痛，同时又存在痛觉减退者，称痛性痛觉减退或痛性麻痹。

2. 刺激性或激惹性症状　感觉传导径路受到刺激或兴奋性增高时出现刺激性症状，可出现感觉过敏、感觉过度、感觉倒错、感觉异常及疼痛等症状。

（1）感觉过敏　指一般情况下对正常人不会引起不适感觉或只能引起轻微感觉的刺激，患者却感觉非常强烈，甚至难以忍受。常见于浅感觉障碍。

（2）感觉过度　一般发生在感觉障碍的基础上，具有以下特点。①潜伏期长：刺激开始后不能立即感知，必须经历一段时间才出现；②感受性降低，兴奋阈增高：刺激必须达到一定的强度才能感觉到；③不愉快的感觉：患者所感到的刺激具有暴发性，呈现一种剧烈的、定位不明确的、难以形容的不愉快感；④扩散性：刺激有扩散的趋势，单点的刺激患者可感到是多点刺激并向四周扩散；⑤延时性：当刺激停止后在一定时间内患者仍有刺激存在的感觉，即出现"后作用"，一般为强烈不适的感觉，常见于烧灼性神经痛、丘脑痛等。

（3）感觉倒错　指对刺激产生的错误感觉，如冷的刺激产生热的感觉，触觉刺激或其他刺激误认为痛觉等。常见于顶叶病变或癔症。

（4）感觉异常　指在没有任何外界刺激的情况下，患者感到某些部位有麻木、针刺、瘙痒、蚁行感、重压、冷热、肿胀等感觉，而客观检查无感觉障碍。常见于周围神经或自主神经病变。

（5）疼痛　是感觉纤维受刺激时一种躯体的感受，是机体的防御机制。临床上常见的疼痛可有以下几种。①局部疼痛：是局部病变的局限性疼痛，如舌咽神经痛引起的局部疼痛；②放射性疼痛：疼痛不仅发生在局部，而且扩散到受累神经的支配区，如中枢神经、神经根或神经干刺激病变时，脊髓空洞症的痛性麻痹等；③扩散性疼痛：刺激由一个神经分支扩散到另一个神经分支而产生的疼痛，如三叉神经痛时，疼痛扩散到其他分支区域；④牵涉性疼痛：内脏病变时出现在相应体表区的疼痛，如心绞痛可引起左胸及左肩背部疼痛，胆囊病变可引起右肩痛；⑤幻肢痛：是截肢后，感到被切断的肢体仍然存在，且出现电击样、切割样、撕裂样、烧灼样疼痛，这种现象称幻肢痛，与下行抑制系统的脱失有关；⑥烧灼性神经痛：剧烈的烧灼样疼痛，多见于正中神经或坐骨神经损伤后，可能是由于沿损伤轴突表面产生的异位性冲动，或损伤部位的无髓鞘轴突之间发生了神经纤维间接触。

第十三节　共济失调

共济运动指在前庭、脊髓、小脑和锥体外系共同参与下完成运动的协调和平衡。共济失调（ataxia）指小脑、本体感觉以及前庭功能障碍导致的运动笨拙和不协调，累及躯干、四肢和咽喉肌时可引起身体平衡、姿势、步态及言语障碍。临床上，共济失调可有以下几种。

一、小脑性共济失调

小脑及小脑脚的传入或传出联系纤维、红核、脑桥或脊髓的病变均可产生小脑性共济失调。小脑性共济失调表现为随意运动的力量、速度、幅度和节律的不规则，即协调运动障碍，可伴有肌张力减低、眼球运动障碍及言语障碍。

1. 姿势和步态异常　小脑蚓部病变可引起头和躯干的共济失调，导致平衡障碍，姿势和步态的异常，患者站立不稳，步态蹒跚，行走时两腿分开步基增宽，呈共济失调步态。坐位时患者将双手和两腿呈外展位分开以保持身体平衡。上蚓部病变时易向前倾倒，下蚓部病变时易向后倾倒。小脑半球控制同侧肢体的协调运动并维持正常的肌张力，一侧小脑半球受损行走时向患侧倾倒。

2. 随意运动协调障碍　小脑半球病变可引起同侧肢体的共济失调，表现为辨距不良（动作易超过目标）、意向性震颤（动作愈接近目标时震颤愈明显）、对精细运动的协调障碍，如书写时字迹愈来愈大、笔画不均等。

3. 言语障碍　由于发声器官如口唇、舌、咽喉等肌肉的共济失调，表现为说话缓慢、发音不清和声音断续、顿挫或暴发式，或呈吟诗样语言。

4. 眼球运动障碍　眼外肌共济失调可导致眼球运动障碍。患者表现为双眼粗大眼震，少数患者可见下跳性眼震、反弹性眼震等。

5. 肌张力减低　小脑病变时常出现肌张力降低，腱反射减弱或消失，当患者取坐位时两腿自然下垂，叩击腱反射后，小腿不停摆动，像钟摆一样（钟摆样腱反射）。

二、大脑性共济失调

大脑额、颞、顶、枕叶与小脑半球之间通过额桥束和颞枕桥束形成纤维联系，当其损害时可引起大脑性共济失调。由于大脑皮质和小脑之间纤维交叉，一侧大脑病变引起对侧肢体共济失调。大脑性共济失调较小脑性共济失调症状轻，多见于脑血管病、多发性硬化等损伤额桥束和颞枕桥束等纤维联系的疾病。

1. 额叶性共济失调　由额叶或额桥小脑束病变引起。患者症状出现在对侧肢体，表现类似小脑性共济失调，如体位性平衡障碍，步态不稳，向后或一侧倾倒，但症状较轻。常伴有精神症状，肌张力增高，强握反射及病理反射阳性等额叶损害表现。见于肿瘤、脑血管病、正常颅压脑积水等。

2. 颞叶性共济失调　由颞叶或颞桥束病变引起。患者表现为对侧肢体的共济失调，症状较轻，早期不易发现，可伴有颞叶受损的其他症状或体征，如同向性象限盲和失语等。见于脑血管病及颅高压等。

3. 顶叶性共济失调　表现为对侧患肢不同程度的共济失调，闭眼时症状明显，深感觉障碍多不重或呈一过性；两侧旁中央小叶后部受损可出现双下肢感觉性共济失调及尿便障碍。

4. 枕叶性共济失调　由枕叶或枕桥束病变引起。患者表现为对侧肢体的共济失调，症状轻，常伴有深感觉障碍，闭眼时加重，可同时伴有枕叶受损的其他症状或体征，如视觉障碍等。见于肿瘤、脑血管病等。

三、感觉性共济失调

深感觉传导经脊神经后根、脊髓后索、丘脑至大脑皮质顶叶，行程较长，任何部位的损害都可出现深感觉性共济失调。表现为不能辨别肢体的位置及运动方向，行走、站立不稳，迈步的远近无法控制，落脚不知深浅，踩棉花感。睁眼时有视觉辅助，症状较轻，黑暗中或闭目时症状加重。多见于脊髓后索和周围神经病变。

四、前庭性共济失调

前庭损害时因失去身体空间定向能力，产生平衡障碍，称前庭性共济失调。静止与运动时均可出现平衡障碍。临床表现为站立不稳，改变头位可使症状加重，行走时向患侧倾倒。伴有明显的眩晕、恶心、呕吐、眼球震颤。四肢共济运动及言语功能正常。多见于内耳疾病、脑血管病、脑炎及多发性硬化等。

第十四节　步态异常

步态是指行走、站立的运动形式与姿态。机体很多部位参与维持正常步态，故步态异常（gait disorder）的临床表现及发病因素多样。一些神经系统疾病，虽然病变部位不同，但可出现相似的步态障碍。临床可分以下几种。

1. 偏瘫步态　偏瘫步态为单侧皮质脊髓束受损所致。表现为病侧上肢通常屈曲、内收、旋前，自然摆动消失，下肢伸直、外旋，迈步时将患侧骨盆部提高，或腿外旋画一半圈的环形运动，脚刮擦地面，故又称划圈步态（图 3-2A）。常见于脑血管病或脑外伤恢复期及后遗症期。

2. 痉挛性截瘫步态　痉挛性截瘫步态为双侧皮质脊髓束受损所致。表现为患者站立时双下肢伸直靠近，小腿略分开，双足下垂伴有内旋。行走时躯干前倾，两臂抬举，两大腿强烈内收，膝关节紧贴，足前半和趾底部着地，似用足尖走路，交叉前进，似剪刀状，故又称剪刀样步态（图 3-2B）。常见于脑性瘫痪、多发性硬化、脊髓空洞症、脊髓压迫症、脊髓血管病及炎症恢复期、遗传性痉挛性截瘫等。

3. 慌张步态　慌张步态表现为身体前屈，头向前探，肘、腕、膝关节屈曲，双臂略微内收于躯干前；行走时起步困难，第一步不能迅速迈出，开始行走后，步履缓慢，后逐渐速度加快，碎步前冲，双上肢自然摆臂减少，止步困难，极易跌倒；转身费力，以一脚为轴，挪蹭转身（图 3-2C）。慌张步态是帕金森病的典型症状之一。

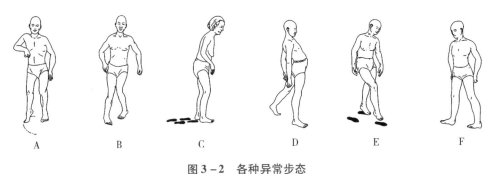

图 3-2　各种异常步态

A. 偏瘫步态；B. 痉挛性截瘫步态；C. 慌张步态；D. 摇摆步态；E. 跨阈步态；F. 共济失调步态

4. 摇摆步态　摇摆步态指行走时躯干部，特别是臀部左右交替摆动的一种步态。是由于躯干及臀部肌群肌力减退，行走时不能固定躯干及臀部，从而造成摆臀现象，又称鸭步（图 3-2D）。多见于进行性肌营养不良症，亦见于进行性脊肌萎缩症、少年型脊肌萎缩症等。

5. 跨阈步态　跨阈步态是由于胫前肌群病变导致足尖下垂，足部不能背曲，行走时为避免上述因素造成的足尖拖地现象，向前迈步抬腿过高，足悬起，落足时总是足尖先触及地面，如跨门槛样，又称鸡步（图 3-2E）。常见于腓总神经损伤、脊髓灰质炎或进行性腓骨肌萎缩等。

6. 共济失调步态　小脑受损表现为行走时两腿分开，步基宽大，站立时向患侧倾倒，行走不稳且向一侧偏斜（图 3-12F），双足拖地，步幅、步频规律性差，称小脑性共济失调。多见于遗传性小脑性共济失调、小脑血管病和炎症等。此外，深感觉传入神经通路任何水平受累均可出现感觉性共济失调，表现为肢体活动不稳，晃动，行走时肢体略屈曲，寻找落足点及外周支撑。腿部运动过大，双脚触地粗重，失去视觉提示（如闭眼或黑暗）时，症状加重，夜间行走困难，踩棉花感，闭目难立征阳性。多见于脊髓痨、脊髓小脑变性疾病、慢性乙醇中毒、副肿瘤综合征、脊髓亚急性联合变性、脊髓压迫症等。

第十五节 不自主运动

不自主运动指患者在意识清楚的情况下，出现的不受意志控制的异常运动。不自主运动可出现于身体任何部位，而且表现形式多样，其产生主要与锥体外系功能失调有关。临床常见震颤、舞蹈运动、手足徐动症、扭转痉挛、偏身投掷运动及抽动秽语症等。

（一）震颤

震颤（tremor）是身体的一部分或全部表现的不随意的节律性或无节律性的颤动。观察震颤应注意其节律、振幅、部位（尤其首发部位）、与姿势运动的关系等。震颤可为生理性、功能性和病理性（表3-10），本节主要叙述病理性震颤。

表3-10 震颤的分类

分类	特点	见于
生理性震颤	震颤细小、快速、无规律、振幅大小不一	老年人、寒冷、疲劳或兴奋时
功能性震颤	震颤幅度较大或不等，形式多变精细动作或疲劳时出现	剧烈运动、恐惧、焦虑、气愤及癔症，从事精细动作如木匠、外科医生
病理性震颤		
静止性震颤	静止时出现，睡眠时消失，有节律、振幅小	帕金森病等
动作性震颤	特定姿势或运动时出现，静止时消失，无节律、振幅大	小脑病变等

1. 静止性震颤 是指在安静和肌肉松弛的情况下出现的震颤，安静时出现，活动时减轻，睡眠时消失，震颤节律为4~6次/秒，呈"搓丸样"动作，严重时可发生于头、下颌、唇舌、前臂和下肢及足等部位。常见于帕金森病或帕金森综合征。

2. 动作性震颤 分为姿势性震颤及运动性震颤。

（1）**姿势性震颤** 这种震颤在静止状态及随意运动时不出现，当运动完成，肢体和躯干主动保持在某种姿势时出现，多见于上肢或头部，下肢也可见到。如当患者上肢伸直，手指分开，保持这种姿势时可见到手臂的震颤。肢体放松时震颤消失，肌肉紧张时又变得明显。常见于特发性震颤、慢性乙醇中毒、肝性脑病、肝豆状核变性等。

（2）**运动性震颤** 又称意向性震颤，是指肢体在运动过程中主动肌与拮抗肌不能协同完成目的动作出现的震颤，且越接近目标震颤越明显。多见于小脑病变，丘脑、红核病变时亦可出现。

（二）舞蹈样运动

舞蹈样运动是肌肉呈紧张性、暴发性与粗大性肌肉收缩，是一组运动幅度大小不等的急促动作，涉及肌群广泛。面部舞蹈可表现为挤眉弄眼、咧嘴、吐舌等怪脸动作，头部可表现为向各方向扭曲、旋转、过度伸屈等，咽喉部肌肉舞蹈动作甚至出现喉部咯咯作响。典型上肢舞蹈动作表现为手指不自主伸屈，手臂突然旋前旋后、前伸后屈、耸肩等粗大笨拙动作；下肢舞蹈运动不如上肢明显，主要见于足趾的屈伸，行走时步幅过大，可呈跳跃式，膝关节突然屈曲，行走突然中止，站立时跟腱扭动等，多由尾状核和壳核的病变引起，见于小舞蹈病或亨廷顿病等，也可继发于其他疾病如脑炎、脑血管病、肝豆状核变性等。

（三）手足徐动症

手足徐动症（athetosis）又称指划动作或易变性痉挛，以肌强直和手足呈缓慢的强直性屈伸运动为特点。表现为由于肢体远端的游走性肌张力增高或降低，而产生手腕手指及足趾做缓慢交替性的伸屈动作。行走时由于肌张力增高可呈公鸡步态。肌张力增高随手足徐动消失也随之消失，同时可出现发音不清和鬼脸。多见于脑炎、脑卒中、播散性脑脊髓炎、胆红素脑病和肝豆状核变性等。

（四）扭转痉挛

扭转痉挛（torsion - spasm）又称变形性肌张力障碍，表现为躯干和四肢发生的不自主的扭曲运动。躯干及脊旁肌受累引起的围绕躯干或肢体长轴的缓慢旋转性不自主运动是本症的特征性表现。颈肌受累时出现的痉挛性斜颈是本症一种特殊的局限性类型。病变位于基底核，见于肝豆状核变性及某些药物反应等。

（五）偏身投掷

偏身投掷（partial body thrown）为一侧肢体猛烈的投掷样的不自主运动，运动幅度大，力量强，以肢体近端为重。为对侧丘脑底核损害所致，也可见于纹状体至丘脑底核传导通路的病变。

（六）抽动障碍

抽动障碍（tic disorder）为单个或多个肌肉的快速收缩动作，固定一处或呈游走性，表现为挤眉弄眼、面肌抽动、鼻翼扇动、撇嘴。如果累及呼吸及发音肌肉，会伴有不自主的发音或秽语，故称抽动秽语综合征。本病常见于儿童，病因及发病机制尚不清楚，部分病例由基底节病变引起，有些与精神因素有关。

第十六节　尿便障碍

正常膀胱容量 300～500ml，尿液储积至 170～250ml 时即出现尿意，排尿完毕时膀胱无残余尿。正常人排尿排便是受意识控制的。尿便障碍包括排尿障碍和排便障碍，主要由自主神经功能紊乱所致，病变部位在皮质、下丘脑、脑干和脊髓。

一、排尿障碍

排尿障碍是自主神经系统病变的常见症状之一，主要表现为排尿困难、尿频、尿潴留、尿失禁及自动性排尿等，由排尿中枢或周围神经病变所致，也可由膀胱或尿路病变引起。由神经系统病变导致的排尿障碍称为神经源性膀胱，主要有以下类型，具体鉴别详见表 3 - 11。

⊕ **知识链接**

排尿的解剖生理

排尿是个复杂反射活动，当膀胱内贮尿量达到一定程度（400ml 左右），膀胱内压升高至 $15cmH_2O$ 以上时，膀胱被动扩张，使膀胱壁内牵张感受器受到刺激而兴奋，冲动沿盆神经传入纤维传到骶髓的排尿反射初级中枢；经由脊髓把信息上传至大脑皮层旁中央小叶排尿反射高级中枢并产生尿意。大脑皮层向下发放冲动，传至骶髓初级排尿中枢，引起盆神经传出纤维兴奋，同时抑制腹下神经和阴部神经，从而引起膀胱壁逼尿肌收缩，内、外括约肌舒张，将贮存在膀胱内的尿液排出。当逼尿肌开始收缩时，又刺激膀胱壁内牵张感受器，导致膀胱逼尿肌反射性进一步收缩，并使收缩持续到膀胱内尿液被排空为止。

（一）无抑制性膀胱

无抑制性膀胱是由于皮层和锥体束病变使其对骶髓排尿中枢的抑制减弱所致。临床表现为尿频、尿急、尿失禁，是排尿障碍中最轻一型。膀胱感觉完全正常。尿动力学检查发现膀胱冷热感及膨胀感正常，膀胱内压高于 $10cmH_2O$，膀胱容量轻度减少，一般不超过 200ml，无残余尿。见于脑肿瘤特别是旁中央小叶附近的中线肿瘤、内囊病变、脑血管病、多发性硬化、颅脑手术后及脊髓高位损伤恢复期。

（二）反射性膀胱

当骶髓排尿中枢以上的脊髓横贯性病变损害双侧锥体束时，排尿反射失去上位中枢的支配而完全由骶髓控制，并引起排尿反射亢进，又称自动膀胱。导致尿频、尿急以及间歇性尿失禁。除急性偏瘫可出现短暂性的排尿障碍外，一侧锥体束损害一般不引起括约肌障碍。尿动力学检查膀胱冷热感及膨胀感消失；膀胱内压随容量增加，不断出现无抑制性收缩，且收缩压力逐渐升高，至一定压力时即自行排尿。膀胱容量大小不定，一般小于或接近正常；有残余尿，一般 100ml 以内。多见于 S2 ~ 4 以上脊髓横贯性损害如横贯性脊髓炎、脊髓外伤等。

（三）自主性膀胱

病变损害脊髓排尿反射中枢（S2 ~ 4）或副交感神经、马尾或盆神经，使膀胱完全脱离感觉、运动神经支配而成为自主器官。临床表现为尿不能完全排空，咳嗽和屏气时可出现压力性尿失禁，早期表现为排尿困难、膀胱膨胀，后期为充盈性尿失禁。如不及时处理，膀胱进行性萎缩，一旦合并感染，萎缩加速发展。患者常伴马鞍区麻木感。尿动力学检查发现膀胱冷热感及膨胀感消失，膀胱内压随容量增加直线上升，膀胱容量较正常略大，300 ~ 400ml，残余尿增多，为 100ml 以上。多见于腰骶段的损伤、肿瘤或感染。

（四）感觉障碍性膀胱

病变损害脊髓后索或骶神经后根，导致排尿反射弧的传入障碍，又称感觉性无张力膀胱。表现为膀胱感觉丧失，毫无尿意，排尿困难，严重者尿潴留至一定程度才出现尿失禁而表现为充盈性尿失禁，但不能完全排空，有大量的残余尿（400 ~ 1000ml）。尿动力学检查膀胱内压力低，为 5 ~ $10cmH_2O$，容量显著增大，可达 600 ~ 1000ml 以上。多见于多发性硬化、亚急性联合变性及脊髓痨损害脊髓后索或后根，也可见于昏迷、脊髓休克期。

（五）运动障碍性膀胱

病变损害骶髓前角或前根，导致排尿反射弧的传出障碍，又称运动性无张力膀胱。早期表现为排尿困难，不能完全排空，有冷热感和膨胀感，尿意存在，严重时有疼痛感觉，晚期表现为尿潴留或充盈性尿失禁。尿动力学检查膀胱内压低，为 10 ~ $20cmH_2O$，容量增大，达 400 ~ 500ml，残余尿增多，为 150 ~ 600ml。多见于急性脊髓灰质炎、吉兰 - 巴雷综合征等。

表 3 - 11　几种神经源性排尿障碍临床鉴别

类型	症状	膀胱容量	膀胱内压	残余尿	感觉	病变部位
无抑制膀胱	轻，严重时尿失禁	轻度减少	>$10cmH_2O$	无	正常	旁中央小叶、内囊
反射性膀胱	尿频、尿急、间歇性尿失禁	大小不定	接近正常；晚期增高	100ml 以内	消失	脊髓横贯性损害累及双侧锥体束
自主性膀胱	早期排尿困难，后期充盈性尿失禁	略增大 300 ~ 400ml	早期正常；晚期增高	100ml 以上	消失	S2 ~ S4 排尿反射中枢、马尾或盆神经
感觉障碍性膀胱	重，尿潴留，充盈性尿失禁	显著增大 600 ~ 1000ml	低 5 ~ $10cmH_2O$	400 ~ 1000ml	消失	脊髓后索或骶神经后根
运动障碍性膀胱	尿潴留，充盈性尿失禁	增大	低 10 ~ $20cmH_2O$	150 ~ 600ml 400 ~ 500ml	存在	骶髓前角或前根

二、排便障碍

排便障碍是以便秘、大便失禁、自动性排便以及排便急迫为主要表现的一组症状，可由神经系统病变引起，也可为消化系统或全身性疾病引起。本节主要叙述由神经系统病变引起的排便障碍。

（一）便秘

便秘是指 2~3 日或数日排便 1 次，粪便干硬。表现为便量减少、过硬及排出困难，可伴有腹胀、纳差、直肠会阴坠胀及心情烦躁等症状，严重时可有其他并发症，如排便过分用力时可诱发排便性晕厥、脑卒中及心肌梗死等。便秘主要见于：①大脑皮质对排便反射的抑制增强，如脑血管病、颅脑损伤、脑肿瘤等；②S2~S4 以上的脊髓病变，如脊髓横贯性脊髓炎、多发性硬化、多系统萎缩等。

（二）大便失禁

大便失禁是指粪便经过直肠肛门时，肛门内、外括约肌处于弛缓状态，大便不能自控而排出。在神经系统疾病中，大便失禁常见于深昏迷或癫痫发作患者。另外，大便失禁也是先天性腰骶部脊膜膨出、脊柱裂患者的主要表现之一。

（三）自动性排便

当脊髓病变时，由于中断了高级中枢对脊髓排便反射的抑制，排便反射增强，引起不受意识控制的排便，患者每日自动排便 4~5 次以上。主要见于各种脊髓病变如外伤、炎症等。

目标检测

答案解析

1. 某患者能唤醒，醒后定向力基本完整，勉强配合检查，停止刺激即又入睡，这种意识状态是（　　）

   A. 嗜睡　　　　　　　　B. 昏睡　　　　　　　　C. 昏迷

   D. 谵妄　　　　　　　　E. 意识模糊

2. 患者为右利手，意识清，能理解他人讲话内容，但不能表达自己的意图，病变在（　　）

   A. 左侧额上回后部　　　　B. 左侧额中回后部　　　　C. 左侧额下回后部

   D. 左侧角回　　　　　　　E. 左侧顶上小叶

3. 脊髓横贯性损害引起感觉障碍的特点是（　　）

   A. 形状不规则的条块状感觉障碍

   B. 受损节段平面以下双侧深、浅感觉缺失

   C. 受损节段平面以下双侧痛温觉缺失伴自发性疼痛

   D. 受损节段平面以下双侧感觉异常和感觉过敏

   E. 受损节段平面以下痛温觉缺失，触觉及深感觉保留

4. 患者右下肢无力 4 个月，左下半身麻木，查体：左乳水平以下痛温觉减退，右髂前上棘以下音叉振动觉减退，右足趾位置觉减退，右膝腱反射亢进，右 Babinski 征（+），病变为（　　）

   A. T4 水平横贯性损害　　　　　B. 右侧 T4 水平半侧损害

   C. 左侧 T4 水平半侧损害　　　　D. 右侧 T4 水平后索损害

   E. 左侧 T4 水平后索损害

5. 患者左侧中枢性面舌瘫，左上肢单瘫，伴左上肢局灶性阵发性抽搐发作，病变位于（　　）

   A. 右侧额中回后部　　　　　　B. 右侧额下回后部

C. 右侧中央前回上部   D. 右侧中央前回下部

E. 右侧旁中央小叶

6. 患儿，13岁，1年前出现四肢无力、僵硬感，行走呈剪刀样步态，病情逐渐加重。查体：四肢肌力4级、折刀样肌张力增强、腱反射亢进，双侧Babinski征（＋），肌容积正常。最可能的病变部位在（ ）

A. 前角   B. 灰质前联合   C. 脊髓丘脑束

D. 皮质脊髓束   E. 脊髓小脑束

7. 患者，男，40岁，近两个月头痛、头昏和走路不稳，易向左侧倾斜。查体：眼球向左注视时出现粗大震颤，左指鼻试验、跟膝胫试验不准，左手轮替运动差，误指试验偏向左侧。此患者病变可能在（ ）

A. 小脑蚓部   B. 右小脑半球   C. 左小脑半球

D. 新纹状体   E. 苍白球、黑质

8. 什么是昏迷？

9. 什么是闭锁综合征？

10. Broca失语症的特点有哪些？

11. Wernicke失语症的特点有哪些？

（郭晓玲）

书网融合……

本章小结   微课   题库

第四章　神经系统疾病的病史采集和体格检查

PPT

学习目标

1. 掌握　神经系统疾病的现病史的采集方法，脑神经、运动系统、感觉系统、反射系统的基本检查方法。

2. 熟悉　神经系统疾病既往史、个人史、家族史的采集方法，意识障碍、失语症患者的检查方法。

3. 了解　失认、失用及自主神经功能的检查方法。

4. 学会神经系统疾病的病史采集和体格检查的基本检查方法，具备临床信息的采集能力。

第一节　病史采集　📱微课

在神经系统疾病的诊断中，病史的采集是十分重要的步骤。一份正确、全面、系统的病史，结合科学的分析，将对神经系统疾病的定位、定性诊断及治疗起到重要作用。在病史采集时，要在自然的氛围中让患者详细陈述发病的经过。要做到询问耐心细致、重点突出，记录准确真实。为澄清某些含糊不清的内容，医师可以中途插话或提问，但切忌向患者进行任何暗示。采集病史应侧重询问神经系统疾病的症状及具有鉴别意义的重要阴性症状。意识障碍、精神障碍和年龄幼小的患者，要向间接供病史者采集旁观的客观临床表现。

病史的记录要求精简明确，准确反映疾病的发生和发展、主要症状的各种特点。对发病的概况和演变过程的描述应准确并保持患者的原意，避免使用术语和抽象词句。病史采集的完整性、全面性对疾病的正确诊断起着至关重要的作用。病史要充分反映疾病发生和演变的全过程，包括现病史、既往史、个人史、家族史。在采集病史时，应注意观察患者的精神状态、体位、姿势、步态、表情、发音、言语等，作为神经系统检查的开始。

一、主诉

主诉即促使患者就医的原因和主要不适，是患者最痛苦的主观感觉，一般包括其主要症状（或体征）、持续时间，是导出第一诊断的重要依据，是现病史的简要概括，要求简明。

二、现病史

现病史是病史中最重要的部分：①主要症状发生的时间、发病形式、可能的病因或诱因；②主要症状的部位、范围、性质、严重程度；③伴随症状的特点及相互关系；④症状发生和演变的过程；⑤症状加重或缓解的因素；⑥病程发展情况，是否稳定、缓解或进行性加重；⑦既往治疗经过、方法、效果；⑧病程中的一般情况（饮食、大小便、睡眠、体重、精神状态）。

准确了解患者发病的情况，有助于疾病的病因诊断；发病的轻重缓急与病因类别的关系颇大。急性起病的病因主要有急性脑血管性疾病、急性炎症、外伤，缓慢起病的病因主要有肿瘤、变性和发育异常性疾病，应尽量了解患者发病的起始日期和经过。询问发病前有无精神、心理因素，有助于鉴别器质性或功能性疾病；注意在器质性疾病中，患者的主观症状往往比客观体征早出现，不要将某些主观症状误认为功能性疾病的表现。症状发生的先后次序，有助于疾病的定位诊断。对首先出现的症状，应详细询问，首发症状可能直接与病变部位有关。病程经过的详细分析，常有助于对疾病的定性诊断，急性脑血管病、急性中枢神经系统炎症与颅脑外伤起病较快，并在短时间内达到高峰，其后可能逐渐恢复或呈现稳定静止的神经功能缺失症状。神经系统肿瘤或变性疾病则起病隐匿或慢性起病，呈现进行性加重的病程。起病突然、自动停止、间歇性发作是特发性癫痫的典型病程。病程中有治愈、暂时缓解与复发交替常为脱髓鞘疾病的特征。

下面是神经系统疾病最常见的几种症状需要重点询问的内容。

1. 头痛　①部位：是局部还是全头疼痛。②性质：胀痛、搏动性痛、箍紧痛、刺痛、钻痛、刀割痛。③规律：持续性、波动性、周期性。④加重和缓解的因素：体位变化、情绪波动、咳嗽、喷嚏、排便。⑤伴发症状：是否伴有呕吐、眩晕、视物模糊、闪光、复视、瘫痪等。

2. 疼痛　①部位：皮肤、肌肉或关节？固定的或游走的？有无沿着神经根或周围神经支配区放射的迹象。②性质：酸痛、胀痛、钻痛、灼痛、闪电样痛。③疼痛规律：持续性、发作性、与体位变化、特殊动作（咳嗽、喷嚏、吞咽、刷牙、洗脸、排便等）是否相关，休息、服药后有无减轻等。④伴发症状：有无肌肉痉挛、肌肉瘫痪、麻木感等。

3. 抽搐　患者抽搐伴有意识障碍时，需向旁观者询问以下问题。①先兆症状：眼前闪光、怪异气味、面色潮红等。②过程：全身性、局灶性？是否从身体一处开始逐渐发展至全身？强直性、阵挛性或不规则性抽搐？③伴发症状：有无意识障碍、口吐白沫、舌咬伤、大小便失禁、跌伤等。④病程经过：最早发病年龄、发作频率、治疗经过及其效果。⑤发作后伴发症状：昏睡、头痛、精神异常、肢体瘫痪等。

4. 瘫痪　①起病特点：急性、亚急性、慢性。②部位：累及哪些肌群，单瘫、截瘫、偏瘫、四肢瘫。③功能障碍程度：是否进行性加重，是否影响坐起、站立、行走、上下楼、进食、构音、呼吸等动作，或仅影响手部的精细动作。④伴发症状：是否伴有麻木、疼痛、萎缩、失语、排尿障碍、抽搐、不自主动作等。

5. 感觉异常　①感觉异常的性质：麻木、冷热、重压、束带、蚁走感，注意区别感觉减退、缺失、过敏、异常。②感觉异常分布的范围，手套袜套型、根型、节段型、传导束型。③发展过程：出现时间、传播方式、加重和缓解的因素等。④注意相应区域皮肤颜色、毛发分布；有无烫伤或外伤瘢痕、皮疹、出汗情况。

6. 视力障碍　除眼部疾病外，神经系统疾病也可引起视力障碍，可能是视力减退、视野缺损，也可能是复视、视物旋转或跳动。因此要详细询问，如复视出现的方向、实像与虚像位置关系和距离，以及曾否发生单眼复视等。

7. 眩晕　眩晕和头昏往往容易混淆，因此采集病史时需询问患者发作时是否确有本身旋转或移动（主观性眩晕）或外界旋转或移动（客观性眩晕）的感觉，伴发的症状，例如恶心、呕吐、心悸、面色苍白、出汗、平衡不稳、晕厥、耳鸣、听力改变等。其他如言语障碍、吞咽障碍、括约肌障碍、睡眠障碍、精神障碍、行为异常等症状也应详细询问与记录。

三、既往史

既往史要求能充分反映患者既往健康情况及过去所患疾病。过去所患疾病与现在所患疾病之间有联系时，更应具体了解，记录其主要的症状和体征、治疗经过、并发症和后遗症等。患者患有多种疾病时，按其发病的时间先后顺序记录，为避免遗漏，可按各系统（呼吸系统、循环系统、消化系统、泌尿生殖系统、造血系统、神经系统、骨骼肌肉系统）疾病进行询问。此外，还应询问有无急性传染性疾病或居住地的地方病或流行病史，曾否接受过手术或外伤史，有无药物、食物或其他物质过敏史，以及预防接种史。对儿童患者还要注意询问有无家族史以排除先天性疾病的可能；了解患者的生长和发育情况、个人嗜好、有无中毒等病史，有无冶游和性病史，对于患者的诊断和鉴别诊断具有重要作用。

四、个人史

应了解患者的主要经历，包括居住地、职业、工种和工作能力。如已有婚配，还需了解配偶和子女的健康情况。需了解用手习惯（右利或左利），饮食习惯、烟酒嗜好，以及有无冶游史、接触疫水史和地方病史。有时还需要了解患者的性格特点、生活方式、人际关系、环境适应、心理反应等状况。女性患者应询问月经史，记录月经初潮年龄、月经周期、行经期及闭经年龄。

五、家族史

特殊的遗传性疾病，如遗传性家族性共济失调、进行性肌营养不良等往往有明显家族史。对于家族中有无与患者疾病有关的癫痫、肿瘤、周期性瘫痪、偏头痛等病史也应注意。此外，尚应询问直系亲属中有无近亲婚姻。遗传病的特点系在有血缘关系的家族成员中，常可出现相同病症的患者，而不涉及与该家族无血缘关系的个体。因此，如两代以上出现相似的病者，或同胞中有两个以上在相近年龄出现症状时应考虑为遗传病。此时应详细询问家族发病情况，并绘出家系图谱。

第二节 神经系统体格检查

神经内科的查体是医师对患者进行全身体格检查基础上进行的神经系统专科检查和客观的评价。掌握神经系统体格检查方法是学好神经病学的开端，完整、准确地神经系统体格检查是定位诊断的基础，是神经科医生的基本功，神经系统体格检查是任何先进仪器都代替不了的。

一、一般检查

1. 发育及营养状态 有无肢端肥大症或矮小、侏儒症，有无骨骼畸形，有无消瘦、明显的肌肉萎缩，有无过度肥胖。

2. 意识状态 通过对患者问诊和交谈初步了解其思维、反应、情感、计算力及定向力等方面，判断患者的意识状态；若患者存在意识障碍，要进行昏迷的程度、肢体运动功能、脑干反射的检查。

3. 言语 注意有无构音障碍、失语。

4. 精神状态 注意患者言谈内容和情绪状态，认知功能包括定向力、注意力、记忆力、计算力等。

5. 姿势和步态 患某些疾病时，可以出现姿势及步态异常，并具有一定特征性及定位意义，体格检查时应予注意。

二、脑神经检查

（一）嗅神经

嘱患者闭目，检查者用手按压患者一侧鼻翼，用挥发性物质例如香皂、茶叶、牙膏等，轮流置于患者鼻孔前，嘱其说出具体气味。注意不能应用酒精、醋酸、氨水等，因其可刺激三叉神经末梢影响嗅神经检测（图 4-1）。

（二）视神经

1. 视力　视力检查又称视敏度检查，包括远视力、近视力、几米指数（手动）、眼前手动、光感、失明等检查。粗测可嘱患者识字、看图（约在 30cm 处），并和正常人对比。精确检查通常用远、近视力表检查，视力显著减退者，可让其辨认眼前不同距离处手指数或手指晃动情况，或以手电光试其有无光感。分别记录为正常、减退（记录视力表测定结果）、指数、手动、光感、失明。

2. 视野　精确视野检查最好用视野计。粗测视野检查用对照法，患者背光与医生相对而坐，患者与医生之间的距离为 0.5～1m，测试左眼时，受试者遮盖右眼，左眼注视检查者右眼，检查者遮盖左眼，用示指或示标在两人中间等距离处分别从颞上、颞下、鼻上、鼻下等方位自周围向中央移动，嘱患者见到后立即告知，同法再测另一眼。根据检测者视野即可比较出患者视野缺损的大致情况（图 4－2）。正常单眼视野颞侧约 90°，鼻侧及上、下方为 50°～70°。

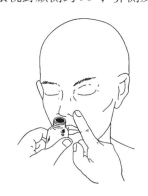

图 4－1　嗅觉简易检测法

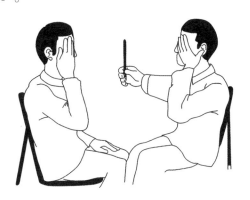

图 4－2　粗测视野的检查法（单手法）

3. 眼底　用检眼镜进行检查，患者背光而坐，双眼正视勿动，检查右眼时，检查者站于患者的右侧，以右手持检眼镜，用右眼观察眼底。检查左眼时正好相反。正常眼底的视神经盘呈圆形，边缘清楚，色淡红，颞侧较鼻侧稍淡，中央有色泽，较生理凹陷淡。视网膜中央动脉、静脉管径比例约 2：3。检查时注意观察有无视神经盘水肿或萎缩，动静脉比例，有无动静脉交叉受压，有无渗出、出血、色素沉着（图 4－3）。

（三）动眼、滑车、展神经

动眼、滑车、展三对脑神经共同管理眼球运动，统称眼球运动神经，由于解剖关系密切，常同时受累。

1. 外观　双侧眼裂大小，有无眼裂增大或变窄，有无眼睑下垂，有无眼球突出或凹陷，有无眼球斜视或同向偏视。

2. 瞳孔　正常瞳孔为圆形，位置居中，两侧等大，边缘整齐；自然光线下直径 3～4mm，小于 2mm 瞳孔缩小，大于 5mm 为瞳孔扩大。

3. 眼球运动　双眼随医生手指向各方向移动，观察有无眼球活动受限及其程度，并询问有无复视，同时检查有无眼球震颤。

4. 反射

（1）对光反射（light reaction）　用电筒光从侧面照射瞳孔，可见瞳孔缩小，称直接光反射；对侧瞳孔同时也缩小，称间接光反射。

（2）调节反射（accommodation reflex）　嘱患者注视检查者由远及近快速移动的手指，患者远视时瞳孔扩大和近视时瞳孔缩小。

（3）辐辏反射（convergence reflex）　嘱患者注视前方自远而近的医生手指，出现双眼球逐渐汇聚动作。

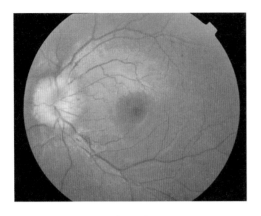
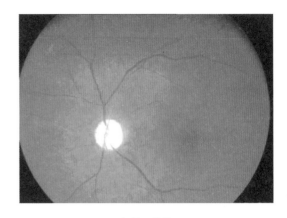

视神经盘水肿　　　　　　　　　　　　　　　　　视神经萎缩

图 4 - 3　视神经盘异常

（四）三叉神经

1. 感觉　用大头针、棉签、盛有冰水和热水的试管检查三叉神经分布区域的痛觉、触觉、温度觉。两侧对比观察感觉障碍的形式及分布范围，区别是三叉神经周围性（周围神经或神经根损害）病变还是核性（脊束核损害表现为洋葱皮样感觉障碍）病变（图 4 - 4）。

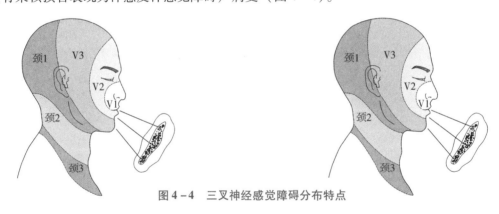

图 4 - 4　三叉神经感觉障碍分布特点

2. 运动　检查时两手指端放在患者的颞部，嘱患者做咀嚼动作，对比颞肌力量；两手置于下颌角前做同样的动作，比较咬肌的力量；嘱患者张口，观察下颌有无偏斜，一侧翼状肌瘫痪时，下颌不能移向健侧，如两侧瘫痪则患者半张口不能闭合。

3. 反射

（1）角膜反射（corneal reflex）　让患者向一侧凝视，用棉签轻触患者的角膜边缘。正常可引起双侧迅速闭眼，同侧称直接角膜反射，对侧称间接角膜反射（图 4 - 5）。

（2）下颌反射（jaw reflex）　嘱患者微微张口，使患者下颌放松，检查者用左手拇指置于患者下颌正中，以叩诊锤叩击拇指，下颌出现反射性上抬。此反射正常成人不易叩出，上运动神经元病变时反射增强。

（五）面神经

1. 运动　注意眼裂有无变大，嘱患者做抬眉、皱眉和

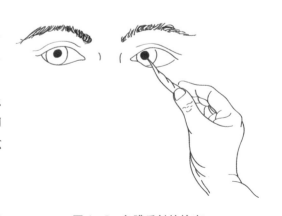

图 4 - 5　角膜反射的检查

闭眼动作，看有无额纹消失、变浅；嘱患者做闭眼动作观察有无闭眼无力、闭眼不能、患侧闭眼时睫毛外露（睫毛征现象），注意鼻唇沟有无变浅；做示齿、微笑动作时，有无口角偏斜；吹口哨和鼓腮时有无漏气或不能。

2. 舌前 2/3 味觉　准备酸、甜、苦、咸四种溶液（可用醋酸、浓糖水、奎宁和浓盐水）和写有酸、甜、苦、咸字样的指示板，告知患者在检查过程中不能缩回舌头，以棉签蘸试剂后涂抹舌的一侧，请患者在指示板上指出所感觉的味道的字样，或用手势表示之。检查时患者不能说话，先查一侧，再查另一侧，每次检查完一种溶液时让患者漱口（图 4-6）。

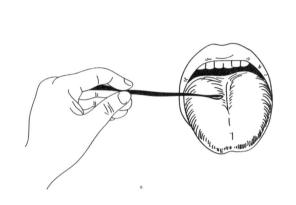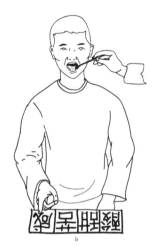

图 4-6　味觉检查法

a. 蘸试剂的棉签涂抹舌面；b. 指出所感觉的味道

3. 反射

（1）皮质面反射（眼轮匝肌反射，orbicularis oculi reflex）　用叩诊锤叩击颧弓或颞额部，引起该侧眼轮匝肌明显收缩（闭眼）。反射弧传入为三叉神经，中枢为脑桥，传出为面神经。

（2）口轮匝肌反射（Orbicularis oris reflex）　用叩诊锤叩击上唇或鼻旁，引起同侧上唇方肌和辐射状肌收缩，可见上唇及口角提起；如颏肌收缩引起噘嘴。反射弧传入为三叉神经，中枢为脑桥，传出为面神经。

（3）掌颏反射（palmomental reflex）　用钝针轻划手掌大鱼际皮肤时，出现同侧下颌部肌肉反射性收缩。锥体束损伤时可出现掌颏反射阳性（图 4-7）。

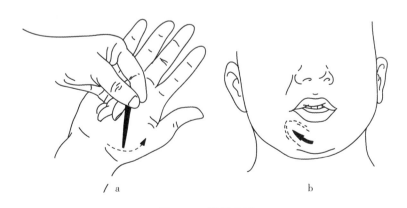

图 4-7　掌颏反射

a. 用钝针轻划手掌大鱼际；b. 同侧下颌部肌肉反射性收缩

（六）前庭蜗神经

1. 耳鸣 耳鸣是指没有任何外界声源刺激的情况下，患者听到的鸣响感。在听觉传导通路上任何部位的刺激性病变都可引起耳鸣。神经系统疾病引起的耳鸣多表现为高音调，而外耳和中耳的病变多为低音调耳鸣。

2. 听力 粗测听力可以用手表声、擦指声由远到近，逐渐接近患者一耳，至其能听到声音，测定其距离，两侧比较；也可选用音叉（256Hz）检查患者的气导（振动的音叉放于耳旁）、骨导（振动的音叉放于耳后乳突）改变；比较准确的方法可用电测听计检查。

（1）Rinne 试验 将震动后的音叉柄置于耳后乳突上（骨导），待听不到声音时，将音叉移至耳旁（气导），仍可听到声音并持续十几秒。正常，气导＞骨导，称为 Rinne 试验阳性；传导性耳聋，骨导＞气导，称为 Rinne 试验阴性；神经性耳聋，气导＞骨导，但两者均降低。

（2）Weber 试验 将震动的音叉柄置于前额中央，音波通过骨传导而达内耳。正常两耳听到的声音强度相等，Weber 试验声音居中。传导性耳聋声音偏向患侧；神经性聋声音偏向健侧（图 4-8）。

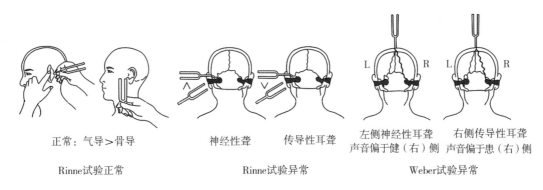

图 4-8 **Rinne 试验与 Weber 试验**

3. 前庭功能 观察患者有无眩晕、呕吐、眼球震颤、平衡障碍等症状，进一步检查需要前庭功能试验，如变温试验（冷、热水试验）、旋转试验等。变温试验是通过向外耳道注入适量冷、热水刺激前庭神经系统而诱发眼震；正常情况下，冷水试验时，眼震的慢相向试验侧；热水试验时眼震的慢相向对侧，一侧前庭神经病变时，同侧的冷水、热水试验反应降低或无反应。旋转试验后眼球震颤的慢相向旋转方向，持续 30 秒；若少于 15 秒，提示前庭功能障碍。

（七）舌咽神经、迷走神经

1. 感觉 咽部一般感觉检查可用棉签轻触咽部黏膜，了解患者有无感觉，并比较两侧是否相等。

2. 味觉 舌咽神经支配舌后 1/3 检味觉，检查方法同面神经的味觉检查方法。

3. 运动 发音是否嘶哑或鼻音，有无吞咽困难，饮水呛咳或反流。嘱患者张口，观察腭垂是否居中，软腭有无下垂；嘱患者发"啊"声，正常时软腭上举有力，腭垂居中，一侧软腭麻痹时腭垂偏向健侧（图 4-9）。

4. 咽反射（pharyngeal reflex） 观察和比较用压舌板轻触左右咽后壁引起的恶心、呕吐反应情况，并了解感觉的灵敏程度。

（八）副神经

观察患者的胸锁乳突肌和斜方肌有无萎缩，有无斜颈和垂肩。检查者将一手置于患者一侧脸部或肩部，嘱患者做对抗阻力的转头颈（胸锁乳突肌）和耸肩（斜方肌）动作，比较两侧肌力及收缩时的坚实度。一侧副神经病变，出现向对侧转头、患侧耸肩无力，可伴有患侧肌肉萎缩。

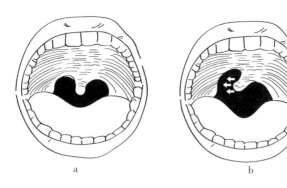

图 4 - 9　软腭运动的检查法
a. 正常，腭垂居中；b. 左侧软腭麻痹，腭垂偏右。

（九）舌下神经

嘱患者张口，观察舌在口腔中位置；再嘱伸舌，看是否偏斜及舌肌有无萎缩或舌肌纤颤。一侧舌下神经损伤可导致同侧舌肌瘫痪，伸舌时偏向患侧，双侧舌肌麻痹时伸舌不能；核下性病变时伴有同侧舌肌萎缩及纤颤。

三、运动系统检查

（一）肌力（muscle strength）

1. 肌力的分级　先观察自主活动时肢体动度，再采用做对抗动作的方式测试上、下肢伸肌和屈肌的肌力，双手的握力和分指并指力等。须排除因疼痛、关节强直或肌张力过高所致的活动受限（表 4 - 1）。

表 4 - 1　肌力的分级

分级	临床表现
0 级	肌肉无任何收缩现象
1 级	有肌肉收缩而无肢体运动
2 级	肢体能在床面移动而不能抬起
3 级	肢体可抬离床面不能对抗阻力
4 级	能对抗部分阻力较正常差
5 级	正常肌力

2. 主要肌肉肌力检查方法　有时为了诊断的需要，可以进一步测定单个肌肉的肌力，以帮助病变的定位。在临床实际工作中，并非对每一患者均要检查所有肌肉的肌力，需依据病情进行重点检查，主要肌肉肌力的检查方法见表 4 - 2。

表 4 - 2　主要肌肉肌力检查方法

肌肉	节段	神经	功能	检查方法
三角肌	C5 ~ C6	腋	上臂外展	上臂水平外展位，检查者将肘部向下压
肱二头肌	C5 ~ C6	肌皮	前臂屈曲和旋后	屈肘并使旋后，检查者加阻力
肱桡肌	C5 ~ C6	桡	前臂屈曲、旋前	前臂旋前，之后屈肘，检查者加阻力
肱三头肌	C7 ~ C8	桡	前臂伸直	肘部作伸直动作，检查者加阻力
腕伸肌	C6 ~ C8	桡	腕背屈、外展、内收	维持腕部屈曲位，检查者自手背下压
腕屈肌	C7 ~ T1	正中、尺	屈腕、外展、内收	维持腕部掌屈位，检查者自手掌上抬
指总伸肌	C6 ~ C8	桡	2 ~ 5 指掌指关节伸直	屈末指节和中指节，检查者在近端指节处加压

续表

肌肉	节段	神经	功能	检查方法
拇伸肌	C7 ~ C8	桡	拇指关节伸直	伸拇指，检查者加阻力
拇屈肌	C7 ~ T1	正中、尺	拇指关节屈曲	屈拇指，检查者加阻力
指屈肌	C7 ~ T1	正中、尺	指关节伸直	屈指，检查者于指节处上抬
桡侧腕屈肌	C6 ~ C7	正中	腕骨屈曲和外展	指部松弛，腕屈曲，检查者在手掌桡侧加压
尺侧腕屈肌	C7 ~ T1	尺	腕骨屈曲和内收	指部松弛，腕屈曲，检查者在手掌尺侧加压
髂腰肌	L2 ~ L4	腰丛、股	髋关节屈曲	屈髋屈膝，检查者加阻力
股四头肌	L2 ~ L4	股	膝部伸直	伸膝，检查者加阻力
股收肌	L2 ~ L5	闭孔、坐骨	股部内收	仰卧，下肢伸直，两膝并拢，检查者分开之
股展肌	L4 ~ S1	臀上	股部外展并内旋	仰卧，下肢伸直，两膝外展，检查者加阻力
股二头肌	L4 ~ S2	坐骨	膝部屈曲	仰卧，维持膝部屈曲，检查者加阻力
臀大肌	L5 ~ S2	臀下	髋部伸直并外旋	仰卧，屈膝90°，将膝抬起，检查者加阻力
胫前肌	L4 ~ L5	腓深	足部背屈	足部背屈，检查者加阻力
腓肠肌	L5 ~ S2	胫	足部跖屈	膝部伸直，跖屈足部，检查者加阻力
伸肌	L4 ~ S1	腓深	趾伸直和足部背屈	趾背屈，检查者加阻力
屈肌	L5 ~ S2	胫	趾跖屈	趾跖屈，检查者加阻力
趾伸肌	L4 ~ S1	腓深	足2~5趾背屈	伸直足趾，检查者加阻力
趾屈肌	L5 ~ S2	胫	足趾跖屈	跖屈足趾，检查者加阻力

3. 轻瘫检查法　轻微肌力减退检查方法如下。

（1）上肢轻瘫试验　两臂平伸，手心向下，轻瘫侧上肢逐渐下垂、手掌旋前、掌心向外（图4-10）。

（2）小指征　嘱患者双上肢向前平举，掌心向下，其轻偏瘫侧小指常轻度外展，正常侧小指内收。

（3）Jackson征　仰卧、伸直下肢时，可见患侧足外旋。

（4）下肢轻瘫试验　患者仰卧，双膝屈曲维持90°姿势，瘫痪小腿渐落下；患者俯卧，双膝屈曲维持90°姿势，瘫痪小腿逐渐落下；患者俯卧，嘱患者屈膝使足跟尽量接近臀部，患侧常较差（图4-11）。

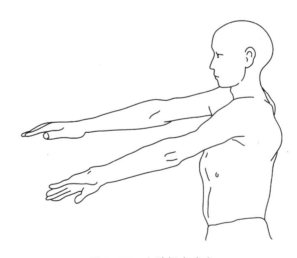

图4-10　上肢轻瘫试验

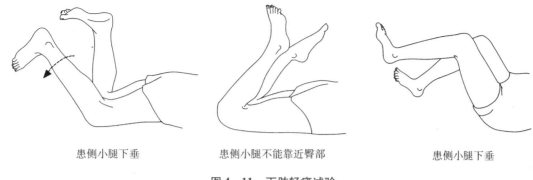

| 患侧小腿下垂 | 患侧小腿不能靠近臀部 | 患侧小腿下垂 |

图 4 - 11　下肢轻瘫试验

（二）肌张力（muscle tone）

触摸肌肉测试其硬度，测试完全放松的肢体被动活动时的阻力大小，两侧对比。

（1）肌张力减低　表现为肌肉弛缓柔软，被动运动阻力减低，关节活动范围扩大。见于下运动神经元病变、小脑病变、某些肌源性病变以及脑和脊髓急性病变的休克期等。

（2）肌张力增高　表现为肌肉较硬，被动运动阻力增加，关节活动范围缩小，见于锥体系和锥体外系病变。前者表现为痉挛性肌张力增高，上肢屈肌和下肢伸肌张力增高明显，被动运动开始时阻力大，终末时变小，称为折刀样肌张力增高；后者表现为强直性肌张力增高，伸肌与屈肌张力均增高，向各方向被动运动时阻力均匀，也称铅管样（不伴震颤）或齿轮样（伴震颤）肌张力增高（图 4 - 12）。

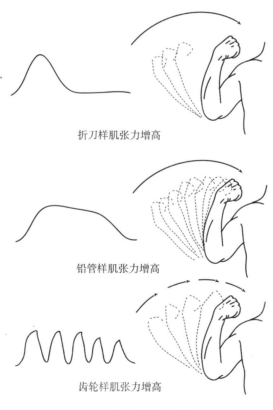

折刀样肌张力增高

铅管样肌张力增高

齿轮样肌张力增高

图 4 - 12　肌张力增高

（三）肌容积（muscle bulk）

观察、触摸肢体、躯干乃至面部肌肉有无萎缩及其分布情况，两侧对比。必要时根据骨性标志用软尺测量肢体周径如髋、踝、腕骨上下一定距离处两侧肢体对等位置上的周径。

> ⊕ **知识链接**
>
> 下肢肌张力的检查方法
>
>   患者仰卧位，检查者用双手掌面滚动患者下肢，感知髋带肌被动活动的阻力，同时注意双足从一侧向另一侧转动的方式，过多的运动提示肌张力降低；也可以将手置于腘窝下方迅速抬起膝盖，膝盖抬高后足应在床面上滑动，如果抬高膝盖时足高于床面，说明肌张力升高，同时观察大腿滑回原位的方式，如果时间延长，说明肌张力升高。

肌萎缩见于下运动神经元性瘫痪，亦可见于各种肌病，如肌营养不良症等。失用性萎缩见于上运动神经元性瘫痪、关节固定等。肌病时还需注意腓肠肌等处有无假性肥大。

（四）不自主运动

观察患者有否不能随意控制的舞蹈样动作、手足徐动、肌束颤动、震颤（静止性、意向性）和肌张力障碍等，以及出现的部位、范围、程度和规律。

1. 静止性震颤 指肢体静止状态下出现的震颤。多见于锥体外系病变。

2. 意向性震颤 指肢体运动且指向一定目标时出现的震颤。震颤在肢体快到达目标时开始出现或变得更明显。多见于小脑病变。

（五）共济运动

观察患者日常生活动作（吃饭、穿衣、取物、站立、姿势）是否协调，有无意向性震颤、言语顿挫等，再做以下检查。

1. 指鼻试验（finger - to - nose test） 嘱患者将手臂伸直外展，用示指尖来回触碰自己的鼻尖，以不同方向、速度、睁眼、闭眼重复进行检查，两侧比较。小脑病变时出现同侧指鼻不准，接近鼻尖时动作变慢并出现意向性震颤，且常超过目标（辨距不良）；感觉性共济失调睁眼较好，闭眼时则发生障碍（图4 - 13）。

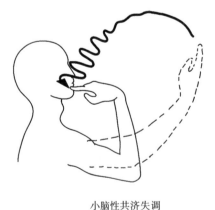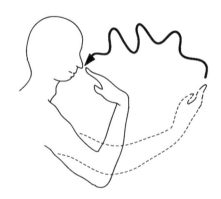

小脑性共济失调   感觉性共济失调

图4 - 13 指鼻试验

2. 跟膝胫试验（heel - knee - shin test） 仰卧，抬起一侧下肢，然后将足跟放在对侧膝盖上，再使足跟沿胫骨前缘向下滑。小脑病变时下肢抬起过高，触及膝盖不准，沿胫骨前缘移动不稳，呈曲线下滑。

3. 快速轮替试验（diadochokinesia test） 嘱患者以前臂连续、快速地做旋前旋后动作，或以一侧手快速、连续、反正面交替拍打对侧手背。小脑性共济失调患者这些动作笨拙，节律慢而不均匀。

4. 反跳试验（rebound test）　患者用力屈肘时，检查者抓紧患者腕部向相反方向拉，随即突然松手。正常时前臂屈曲立即被制止，小脑病变患者屈曲的前臂不能停止并反击到自己的身体。

5. 闭目难立征（Romberg sign）　嘱患者并足站立，两臂前伸，闭目；观察身体有无晃动和站立不稳。感觉性共济失调患者睁眼站立稳，闭眼站立不稳；小脑性共济失调患者睁眼、闭眼都不稳。

（六）姿势与步态（stance and gait）

观察患者卧位、坐、立和行走的姿势，检查时，检查者须从前面、后面、侧面分别观察患者的姿势、步态、起步情况、步幅和速度等。要求患者快速从坐位站起、快速或慢速行走、立即转身等。要求患者足跟或足尖站立、行走，以及交替足跟贴足尖地走直线。走直线时可令患者先睁眼后闭眼，观察能否保持平衡。临床常见的步态异常包括痉挛性偏瘫步态、痉挛性截瘫步态、慌张步态、摇摆步态、跨阈步态、感觉性共济失调步态、小脑性共济失调步态（详见第三章）。

四、感觉系统检查

感觉检查要求患者清醒、合作，并力求客观。先让患者了解检查的方法和要求，然后闭目，嘱受到感觉刺激后立即回答。可取与神经径路垂直的方向（四肢环行，躯干纵行），自内向外或自上向下依次检查；各关节上下和四肢内外侧面、远近端均要查到，两侧对比。

（一）浅感觉（superficial sensation）

检查痛觉用大头针轻刺皮肤，检查触觉用棉絮，检查温度觉用盛冷（5～10℃）、热（40～45℃）水的试管，分别轻触皮肤，如存在感觉障碍应注意其性质、部位、范围。

（二）深感觉（deep sensation）

1. 运动觉　患者闭目，检查者夹住患者足趾或手指两侧，上、下移动5°左右，嘱患者说出运动方向。检查活动幅度应由小到大，以了解减退程度。

2. 位置觉　患者闭目，检查者轻轻将患者的手、脚、甚至整个肢体摆放于某个位置，嘱患者说出所放位置，或用另一肢体模仿。

🌐 **知识链接**

检查位置觉的注意事项

进行位置觉检查时，检查者常本能地使用大拇指、示指及蹈趾，但是第4指（趾）的位置觉才是最难判断的，因此最适合该项检查。在很多中枢神经系统疾病如后索变性等的早期，第4指（趾）位置觉消失而其他指（趾）的位置觉尚存在。

3. 振动觉　用振动的音叉柄置于骨突起（如内外踝、膝盖、髂前上棘、肋骨、胸骨、腕骨或脊椎棘突等）以试验患者有无震动感。两侧对比，注意感受的程度和时限。

（三）复合感觉（皮质感觉 synesthesia sensation，cortical sensation）

在疑有皮质病变且深浅感觉正常的基础上进行此项检查。

1. 皮肤定位觉　患者闭目，用棉签、手指等轻触患者皮肤后，由患者用手指指出刺激的部位。

2. 两点辨别觉　用钝角两脚规或叩诊锤的两尖端同时轻触皮肤，距离由大到小，直到患者感觉为一点，测出两点间最小距离。身体各部位对两点辨别感觉灵敏度不同，以舌尖、鼻端、指尖最明显，四肢近端及躯干最差。

3. **实体觉** 患者闭目，将一熟悉的物件（如笔、钥匙、火柴盒、硬币等）放于患者手中，嘱其抚摸以后，说出该物的属性与名称。先试患侧，再试健侧。

4. **图形觉** 患者闭目，用手指或其他东西（如笔杆）在患者皮肤上画一简单图形（三角形、圆圈或正方形）或简单数字（1～9），由其说出所写的图形或数字。

五、反射检查

反射是对感觉刺激的不随意运动反应，通过神经反射弧完成。每个反射的反射弧是由固定的脊髓节段及周围神经组成，反射异常的判断有助于疾病的定位诊断。反射检查比较客观，但仍需患者合作，肢体放松，保持对称和适当位置。叩诊锤叩击力量要均匀适当。检查时可用与患者谈话、嘱患者阅读、咳嗽、两手勾住用力牵拉等方法，使其精神放松，以利反射的引出。

（一）浅反射

1. **腹壁反射（abdominal reflex）** 反射中枢位于 T 7～12，经肋间神经传导。仰卧，双下肢略屈曲，检查者以竹签或叩诊锤柄自外向内轻划上、中、下腹壁皮肤，引起同侧相同节段腹壁肌肉收缩。上、中、下腹壁反射中枢分别为胸 T 7～8、T 9～10、T 11～12（图 4－14）。

2. **提睾反射（cremasteric reflex）** 反射中枢位于 L1～2，经生殖股神经传导。以竹签或叩诊锤柄由下向上轻划股上部内侧皮肤，引起同侧提睾肌收缩，同侧睾丸上提（图 4－14）。

3. **足跖反射（plantar reflex）** 反射中枢位于 S1～2，经胫神经传导。用竹签轻划足跖的外下侧，足趾跖屈。

4. **肛门反射（anal reflex）** 反射中枢位于 S 4～5，经肛尾神经传导。用竹签轻划肛门周围皮肤，引起肛门收缩。

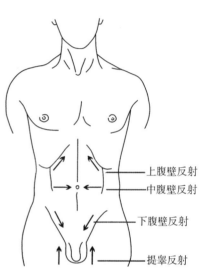

图 4－14 腹壁反射、提睾反射检查

（二）深反射

刺激肌腱、骨膜引起的肌肉收缩反应，均可以用叩诊锤敲击引出。腱反射的强弱程度以"＋"号表示，正常为（＋＋），减低为（＋），消失为（－），活跃为（＋＋＋），亢进或出现阵挛为（＋＋＋＋）。腱反射不对称，是神经损害的重要定位体征。

1. **肱二头肌腱反射（biceps reflex）** 反射中枢位于 C5～6，经肌皮神经传导。前臂半屈，叩击置于肱二头肌腱上的拇指，引起前臂屈曲，同时感到肱二头肌腱收缩（图 4－15）。

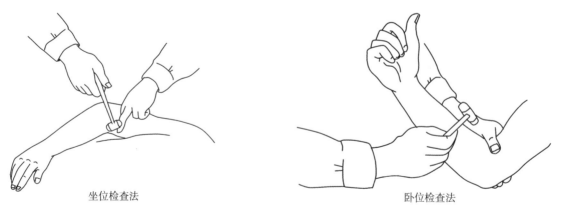

坐位检查法   卧位检查法

图 4－15 肱二头肌腱反射的检查法

2. **肱三头肌腱反射（triceps reflex）** 反射中枢位于 C6～7，经桡神经传导。前臂半屈并旋前，托住肘部，叩击鹰嘴突上方肱三头肌腱，引起前臂伸展（图 4 – 16）。

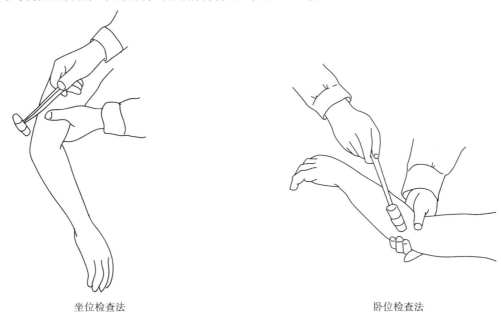

坐位检查法　　　　　　　　　　　　　　　　卧位检查法

图 4 – 16　肱三头肌腱反射的检查法

3. 桡骨膜反射（radial reflex）　　反射中枢位于 C5～6，经桡神经传导。前臂半屈，叩击桡骨茎突，引起前臂屈曲、旋前和手指屈曲（图 4 – 17）。

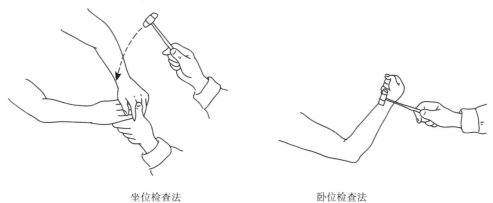

坐位检查法　　　　　　　　　　　　　　　　卧位检查法

图 4 – 17　桡骨膜反射检查法

4. 膝腱反射（knee jerk）　　反射中枢位于 L 2～4，经股神经传导。患者坐位，两小腿自然悬垂；或仰卧，下肢在膝关节处屈曲 120°，以手托腘窝，叩击髌骨下缘股四头肌肌腱，引起小腿伸直（图 4 – 18）。

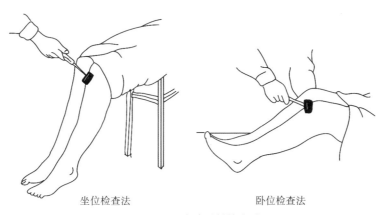

坐位检查法　　　　　　　　　　　　　　卧位检查法

图 4 – 18　膝腱反射检查法

5. 跟腱反射（ankle reflex）   反射中枢位于 S1～2，经胫神经传导。患者仰卧，膝半屈，两腿分开，用左手使足背屈成直角，叩击跟腱引起足跖屈（图 4－19）。

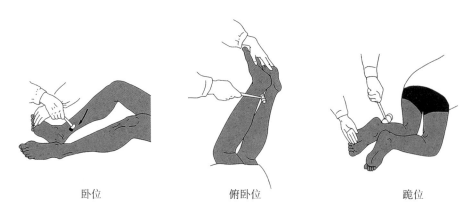

卧位   俯卧位   跪位

图 4－19   跟腱反射检查法

⊕ **知识链接**

膝腱反射的强化检查方法

对于某些比较紧张不能放松或者肌肉发达的患者，膝腱反射可能难以引出；增加受检侧肌腱反射兴奋性，如通过网状结构或直接投射增加传入刺激的方法会较易引出。检查膝腱反射时，让患者数 1、2、3，同时弯曲双手指钩住向外拉紧和/或轻咬牙齿，双臂保持前伸，双手用力牵拉，可以轻松引出反射。

深反射高度亢进时会出现阵挛，主要见于上运动元性病变。

（1）踝阵挛（ankle clonus）   患者仰卧、托腘窝使膝髋稍屈，另手握足底突然背屈并不再松手，引起足踝节律性伸屈不止。

（2）髌阵挛（knee clonus）   患者仰卧，下肢伸直，以拇、食指置髌骨上缘，突然用力向下推并不再松手，引起髌骨节律性上下运动不止。

（3）霍夫曼征（Hoffman sign）   检查者左手握患者手腕，右手示、中指夹住患者中指，将腕稍背屈，各指半屈放松，以拇指向下急速弹刮其中指指端，引起拇指及其余各指屈者为阳性。

（4）罗索利莫征（Rossolimo sign）   患者仰卧，双下肢伸直，检查者用手指或叩诊锤急促弹拨或叩击足趾跖面，阳性反应为足趾向跖面屈曲。

（三）病理反射

上运动神经元受损后，被锥体束抑制的屈曲性防御反射变得易化或被释放，称为病理反射。严重时各种刺激均可引出，甚至出现"自发性"病理反射。

1. 巴宾斯基征（Babinski）   用竹签或叩诊锤柄由后向前划足底外侧，由足跟向前到小趾基部转向内侧。正常（阴性）反应为所有足趾屈曲；阳性反应为踇趾背屈，其余各趾呈扇形分开（图 4－20）。

2. 巴宾斯基等位征   ①奥本海姆征（Oppenheim sign），以拇、示指沿胫骨自上向下推移至踝上方；②戈登征（Gordon sign），用手挤压腓肠肌；③舍菲尔征（Schaeffer sign），用手挤压跟腱；④查多克征（Chaddock sign），用竹签由后向前划足背外侧缘；⑤贡达征（Gonda sign），向下紧压第 4、5 足趾数秒后突然放松。阳性反应均为踇趾背曲，临床意义同 Babinski 征（图 4－21）。

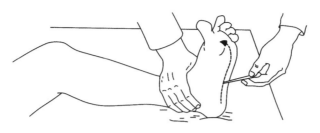

图 4－20　巴宾斯基征的检查法

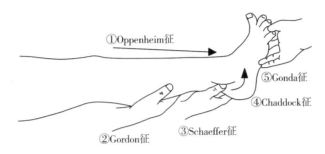

图 4－21　巴宾斯基等位征的检查法

六、自主神经功能检查

（一）一般检查

1. 皮肤　注意观察色泽、温度、质地、水肿、汗腺分泌和营养情况。注意有无苍白、潮红、发绀、色素沉着或色素脱失；有无局部温度升高或降低；有无变硬、增厚、菲薄或局部水肿；有无溃疡或压疮。

2. 毛发和指甲　观察有无多毛、脱发及毛发分布异常，有无指甲变形、变脆及失去正常光泽等。

3. 出汗　全身或局部出汗过多、过少或无汗等。表现为皮肤潮湿或干燥。

4. 性功能　有无阳痿或月经失调，有无性功能减退或亢进。

5. 内脏及括约肌功能　注意胃肠功能（如胃下垂、腹胀、便秘等）、排尿障碍及性质（尿急、尿频、排尿困难、尿潴留、尿失禁等）、下腹部膀胱区膨胀程度。

（二）自主神经反射

1. 眼心反射（oculocardiac reflex）　压迫眼球引起心率轻度减慢的变化称为眼心反射。反射弧传入经三叉神经、中枢在延髓，传出经迷走神经。嘱患者安静卧床 10 分钟后计数 1 分钟脉搏。再请患者闭眼后双眼下视、检查者用手指压迫患者双侧眼球（压力不致产生疼痛为限），20～30 秒后再计数脉搏。正常情况每分钟脉搏减慢 10～12 次，迷走神经功能亢进者每分钟减慢 12 次以上，交感神经功能亢进者脉搏不减慢甚至加快。

2. 立毛反射（pilomotor reflex）　搔划或用冰块刺激受试者颈部（或腋下）皮肤，引起立毛反应，7～10 秒最明显，15～20 秒后消失。立毛反应扩展至脊髓横贯性损害的平面即停止，可帮助判断脊髓病灶部位。

3. 皮肤划痕试验（dermatograph test）　用钝针在皮肤上稍稍用力划过，血管受刺激数秒后收缩，出现先白色后红色的条纹为正常。如果出现白色条纹持续时间超过 5 分钟，提示交感神经兴奋性增高；如果红色条纹增宽、隆起，持续数小时，提示副交感神经兴奋性增高或交感神经麻痹。

4. 卧立位试验（orthostatic test）　让患者安静平卧数分钟，测血压和 1 分钟脉搏，然后嘱患者直立，2 分钟后复测血压和脉搏。正常人血压下降范围为 10mmHg，脉搏最多增加 10 ~ 12 次/分。特发性直立性低血压和原发性直立性低血压（Shy - Drager syndrome，夏伊 - 德拉格综合征）的患者，站立后收缩压降低≥20mmHg，舒张压降低≥10mmHg，脉率增加或减少超过 10 ~ 12 次/分，提示自主神经兴奋性增高。

七、意识障碍患者的检查

意识障碍是指人们对自身状态和周围环境的感知发生障碍，主要是脑干上行网状激活系统或双侧大脑皮质损害所致。意识障碍主要分为以意识水平改变和以意识内容改变为主等类型。

对于意识障碍的患者，询问病史要简明扼要、迅速准确，包括起病方式、首发症状、伴随症状、疾病发生环境及既往病史等。在进行全身和神经系统检查时，应做到全面而有重点：一方面注意生命体征是否平稳，另一方面尽快确定意识障碍的程度；判定意识障碍的程度可以应用格拉斯哥（Glasgow）昏迷评分量表进行评分（表 4 - 3）。

表 4 - 3　Glasgow 昏迷评分量表

检查项目	临床表现	评分
A. 睁眼反应	自动睁眼	4
	呼之睁眼	3
	疼痛引起睁眼	2
	不睁眼	1
B. 言语反应	定向正常	5
	应答错误	4
	言语错乱	3
	言语难辨	2
	不语	1
C. 运动反应	能按指令运动	6
	对刺痛能定位	5
	对刺痛能躲避	4
	刺痛肢体屈曲反应	3
	刺痛肢体过伸反应	2
	无动作	1

意识障碍时的神经系统检查主要包括以下几方面的检查：眼征、疼痛反应、瘫痪体征、脑干反射、呼吸形式、脑膜刺激征等。

（一）眼征

1. 瞳孔　注意大小、位置、形状，比较两侧是否一致以及对光反射是否存在。瞳孔变化与病变部位及疾病关系非常紧密。

2. 眼底检查　有无视神经盘水肿、出血。视神经盘水肿见于颅内高压等，玻璃体膜下片状或块状出血见于蛛网膜下腔出血等。

3. 眼球位置　单眼外展位并有瞳孔散大，提示动眼神经麻痹；眼球内收位提示展神经受损或颅内高压导致的假性定位征；分离性斜视见于脑干不同层面和小脑受损；急性丘脑损害可引起双眼球持续向下和向内偏转；双眼球水平同向偏斜常提示大脑半球或脑桥侧视中枢的病变，临床定位意义较大（表 4 - 4）。

4. 眼球运动　眼球浮动（双眼球快速向下移动，随之缓慢恢复到静息位置）提示脑桥下部病变；眼球游动（眼球由一侧向另一侧缓慢地来回移动）提示大脑半球弥漫性病变而脑干功能保留；眼球下沉（双眼球缓慢向下移动，随之快速向上恢复到静息位置）提示弥漫缺氧性脑损害（表 4 - 4）。

表 4 - 4　眼球位置及眼球运动与病变部位的关系

眼球运动	病变部位
双眼同向向瘫痪肢体的对侧凝视	大脑半球
双眼同向向瘫痪肢体的同侧凝视	脑干
双眼垂直向上或向下凝视	中脑上丘
双眼向内下凝视	丘脑底部、上中脑首端
分离性眼球运动	小脑
眼球浮动	脑干下部尚未达到中脑

（二）疼痛反应

用力按压眶上缘、胸骨检查昏迷患者对疼痛的运动反应，有助于定位脑功能障碍水平或判定昏迷的程度。出现单侧或不对称性姿势反应时，健侧上肢可见防御反应，患侧则无，提示瘫痪对侧大脑半球或脑干病变。

（三）瘫痪体征

1. 颜面征象　有无鼻唇沟不对称、口角歪斜等。面肌瘫痪侧在呼吸时面颊鼓起（船帆征），也可给予压眶刺激，瘫痪侧无面肌收缩。

2. 压眶反射　压迫眶上切迹，可见瘫痪侧肢体活动度小或不动。

3. 上肢坠落试验　抬起患者两上肢，突然松手，下落速度快侧为瘫痪侧。做此试验应注意保护肢体，避免瘫肢下落时外伤。

4. 下肢坠落试验　将双下肢屈曲膝关节放置于检查床上，突然松手后，瘫痪侧肢体向外侧倾倒不能保持屈膝位，无瘫痪肢体尚可保持屈膝位片刻，随后伸直。

5. Kennedy 征　瘫痪侧下肢呈外旋、足外展位。

6. 足外旋试验　将患者双足扶直并拢，突然松手后，瘫痪侧足立即外旋倾倒。

（四）脑干反射

对判定脑神经功能损害或受抑制的程度，进而对患者的病情预后做出相应的判断有重要意义，更是判别患者昏迷层面（皮层、间脑、中脑、脑桥、延脑）以及判定脑死亡的重要依据。

1. 瞳孔对光反射（light reflex）　受检侧视神经（幕上）损害则直接、间接光反射均消失，如受检侧动眼神经（中脑）损害则直接光反射消失，间接反射保留。

2. 角膜反射（corneal reflex）　一侧角膜反射消失见于同侧面神经病变（同侧脑桥）；双侧角膜反射消失见于一侧三叉神经或双侧面神经受损（中脑或脑桥），提示意识障碍程度较深。

3. 睫脊反射（ciliospinal reflex）　给予颈部皮肤疼痛刺激引起同侧瞳孔扩大。此反射存在提示下部脑干、颈髓、上部胸髓交感神经功能正常；此反射消失提示损害扩展至间脑平面（图 4 - 22）。

4. 头眼反射（oculocephalic reflex）　又称玩偶眼试验。检查者将患者头分别向左右、上下转动时，可见眼球向头部运动相反方向转动。正常人此反射受大脑皮质的适应性抑制而无反应或反应不明显，而当大脑弥漫性病变或功能抑制而脑干正常时，此反射出现；如脑干弥漫性病变引起昏迷，该反射也消失，如脑干病变限于一侧时，则出现向病灶侧转头时无反射，向另一侧转头时则存在（图 4 - 23）。

5. 眼前庭反射（ocilovestibular reflex）　又称冷、热水试验。用冷水或热水注入一侧外耳道，可出现眼球震颤，正常情况下，注入热水时眼震快相向注入侧，注入冷水时眼震快相向对侧。前庭病变时眼震反应减弱或消失。昏迷患者，如存在完全的反射性眼球运动提示脑桥至中脑水平的脑干功能完好；

中脑病变时，眼前庭检查可显示灌注对侧眼球内收不能，同侧眼外展正常；脑桥病变时反应完全丧失。

6. 紧张性颈反射（tonic neck reflex）   又称颈伸展反射。向一侧旋转患者头部，面部所向一侧上下肢出现强直性伸展，枕部所向一侧上下肢屈曲。正常时受大脑皮质抑制不出现此反射，在去脑（去皮层）病变、中脑病变累及双侧锥体束时重新出现。

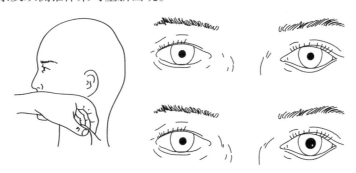

图 4-22   睫脊反射

捏左颈部皮肤引起疼痛左侧瞳孔扩大

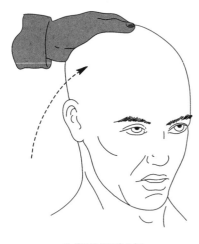

头前屈时眼球上视

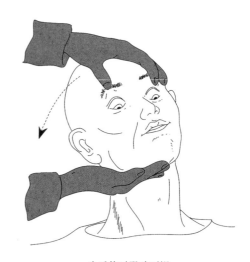

头后仰时眼球下视

图 4-23   头眼反射

（五）呼吸形式

不同平面脑结构的损害可引起不同类型的呼吸节律异常。呼吸形式的判定有助于病变部位、病情程度的判定（表4-5）。常见异常呼吸形式有潮式呼吸、中枢性过度换气、长吸气样呼吸、丛集式呼吸、共济失调式呼吸等（图4-24）。

表4-5   呼吸异常与脑损害部位

呼吸异常	脑损害平面
潮式呼吸（Cheynes-Skokes 呼吸）	间脑（脑干上部）
中枢性过度换气	中脑被盖部
长吸气样呼吸（延缓性呼吸）	脑桥首端
丛集式呼吸	脑桥尾端
共济失调式呼吸	延髓呼吸中枢

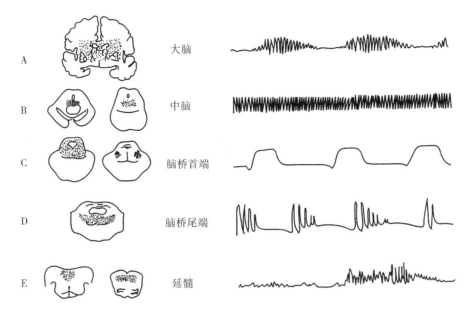

图 4 - 24 中枢性呼吸衰竭的呼吸节律改变
A. 潮式呼吸；B. 中枢性过度换气；C. 长吸气样呼吸；D. 丛集式呼吸；E. 共济失调式呼吸

（六）脑膜刺激征

脑膜刺激征主要见于脑膜炎、蛛网膜下腔出血、脑炎及颅内压增高等，深昏迷时脑膜刺激征可消失。脑膜刺激征伴发热常提示中枢神经系统感染，不伴发热且合并短暂昏迷可能提示蛛网膜下腔出血。

1. 颈强直 患者仰卧，检查者左手托住患者枕部，并将其前屈，使下颌接触前胸壁，注意有无颈部抵抗。

2. 克尼格征（Kernig sign） 患者仰卧，屈膝、髋关节呈直角，再伸小腿，因屈肌痉挛使伸膝受限，小于135°并有疼痛及阻力者为阳性（图 4 - 25）。

3. 布鲁津斯基征（Brudzinski sign） 患者仰卧，检查者将其颈部前屈时，出现双下肢髋、膝关节屈曲反应，常伴有下肢内收。

（七）其他

由于患者的咳嗽、吞咽等反射减弱或消失，无自主运动，患者不能控制排便、排尿以及留置导尿等多种因素，患者可出现营养不良、肺部或泌尿系统感染、角膜溃疡和压疮等，久卧者还可以发生关节僵硬和肢体挛缩畸形等。

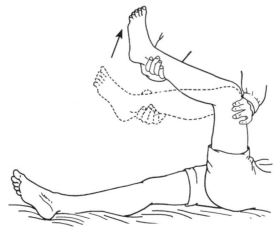

图 4 - 25 克氏（Kernig）征

八、言语及相关功能障碍的检查

(一)失语症（aphasia sign）

1. 口语表达   通过与患者交谈，注意患者谈话的语量、语调和发音，说话是否费力，是否有语法、词、结构的错误，有无实质词错误或错语，能否达义。根据这些特点区分患者口语为流利型或非流利型。严重口语表达障碍限于刻板语言或强迫模仿，可具体描述。

2. 听理解   要求患者执行口头指令，从简单的"张嘴"到含语法的复合句，如"摸鼻子之前先摸耳朵"等。听词辨认要求患者从"集中物品""图画"或"身体部分"中指出检查者说的词。

3. 复述   要求患者复述检查者所说的词汇或短语，包括常用词、不常用词、抽象词、短语、短句及长复合句，注意患者能否一字不错或不漏地准确复述，观察有无复述困难、错语复述、原词句缩短或延长、完全不能复述。

4. 命名   要求患者说出检查者所指的物、图画、身体部分或颜色名称，包括常用名和不常用名。不能说出时要求可描述物品的用途。

5. 阅读   通过朗读书报文字以及字辨认、听词辨认、词图匹配、朗读，并执行写在卡片上的指令等检查，判定患者对文字的阅读、理解能力。

6. 书写   要求患者写姓名、地址、系列数字、简要叙事等，还应包括听写、抄写和自发语句的书写。

⊕ **知识链接**

不同类型失语症的检查

　　语言交流的基本形式是口语理解及表达（听、说）、文字理解及表达（读、写）、口语表达包括复述和命名。临床可根据口语表达、听理解、复述、命名、阅读、书写六个方面评估，判断其失语的临床分类。

(二)构音障碍（dysarthria）

　　构音障碍检查包括两部分，一部分是构音器官的检查，包括口、舌、下颌、喉、呼吸、吞咽功能检查；另一部分用国际音标进行构音检查，包括会话、单词检查、音节复述检查、文章检查和构音类似运动检查。喉功能检查：音量、声音稳定性、音调及音高；持续发摩擦音及元音，重复逐渐增长的句子来判断呼吸功能；根据不同的发音例子评价发音，包括自发语言、重复句子和词，读短故事、快速重复音节（/pa/、/ta/、/ka/）等。

(三)失认症和失用症的检查

1. 失认症（agnosia）   ①视觉性失认：首先观察患者对其身旁物件的处理是否合适；其次拿出一些常用物品给患者看，令其辨认并用口语或书写表达。②听觉性失认：患者闭目，请其辨识熟悉的声音如铃声、闹钟、敲击杯子声及乐曲声。③触觉性失认：请患者闭目，把一些常见物件放其手中，单手抚摸，请其辨识。

2. 失用症（apraxia）   ①观念性失用：可让患者做一些简单动作如伸舌、解扣等，发现异常时，请他做些较复杂的动作如穿衣、打结、梳发、剪纸、划火柴、点燃香烟等。②肢体运动性失用：请患者做些普通手势，如招手、点头；摇手等。③结构性失用：取积木或火柴杆，请患者构成简单的图案或图形，可让医生先做示范动作。

答案解析

目标检测

1. 神经系统疾病的病史采集包括哪些内容?
2. 简述肌力的分级及检查方法。
3. 检查共济运动的试验有哪些?
4. 简述 Babinski 征及其等位征的检查方法和临床意义。
5. 简述意识障碍患者脑干反射的检查方法。
6. 简述失语症的检查方法。

（陈万金）

书网融合……

本章小结

微课

题库

第五章　神经系统疾病的辅助检查

PPT

📖 **学习目标**

1. 掌握　腰椎穿刺的操作流程和脑脊液检查结果的临床意义；头部电子计算机断层扫描、磁共振成像、血管超声、数字减影血管造影及脑电图的临床意义。

2. 熟悉　头颅 X 线检查、放射性核素检查（PET、SPECT）、肌电图、神经传导速度、诱发电位的临床意义。

3. 了解　神经病理及基因诊断的临床应用。

4. 学会神经系统疾病常见辅助检查对神经系统疾病的诊断作用，具备根据不同临床情况选择针对性辅助检查及判读检查结果的能力。

神经系统的辅助检查是临床医师为了进一步明确诊断，根据患者的症状和体征制订并进行的必要检查项目。这些辅助检查不仅为诊断提供重要证据，还能为疾病诊断的鉴别、治疗方案的制订和预后的判断提供客观依据。目前常用的神经系统辅助检查包括脑脊液、神经影像学、神经电生理学、血管超声、放射性核素、病理、基因诊断等检查。本章主要介绍临床比较常用的检查技术及其临床应用。

第一节　腰椎穿刺和脑脊液检查　📱微课

脑脊液（cerebrospinal fluid，CSF）为无色透明的液体，充满在各脑室、蛛网膜下腔和脊髓中央管内，对脑和脊髓具有保护、支持和营养作用。脑脊液产生于各脑室脉络丛，主要是侧脑室脉络丛产生（占总量的95%左右）。脑脊液经侧脑室室间孔（Monro 孔）进入第三脑室、中脑导水管、第四脑室，最后经第四脑室正中孔和两个侧孔流到脑和脊髓表面的蛛网膜下腔和脑池。大部分脑脊液经脑穹窿面的蛛网膜颗粒吸收至上矢状窦，小部分经脊神经根间隙吸收。

成人脑脊液总量平均约为130ml，每日生成约500ml。由于血－脑屏障作用，血液中的各种化学成分只能选择性地进入脑脊液中。在病理情况下，血－脑屏障被破坏、通透性增高可使脑脊液成分及生理、生化等特性发生改变。所以，脑脊液检查对中枢神经系统感染、蛛网膜下腔出血、脑膜癌和脱髓鞘等疾病的诊断、鉴别诊断、疗效和预后判断具有重要的价值。

一、腰椎穿刺

腰椎穿刺（lumbar puncture）是神经系统疾病重要的辅助检查方法之一，是临床神经科医生必须掌握的基本操作。腰椎穿刺对神经系统血管病、感染、免疫、肿瘤等疾病的诊断均具有重要价值，应正确掌握其适应证、禁忌证和并发症。

1. 适应证

（1）留取脑脊液并进行检查以辅助神经系统疾病的诊断，感染性疾病如病毒性脑炎、血管性疾病如蛛网膜下腔出血、免疫性疾病如多发性硬化、肿瘤性疾病如脑膜癌、脱髓鞘疾病如吉兰－巴雷综合征等。

（2）测量颅内压或脑脊液动力学检查。

（3）观察脑脊液变化为病情判断、预后及治疗提供依据。

（4）注入碘水造影剂进行椎管造影可明确梗阻部位及病变性质，或注入放射性核素行脑室、脊髓腔扫描。

（5）注入液体或放出脑脊液以维持、调整颅内压平衡，或注入药物治疗相应疾病。

2. 禁忌证

（1）颅内压明显升高或已有脑疝迹象，特别是怀疑后颅窝存在占位性病变。

（2）穿刺部位有感染灶、脊柱结核或开放性损伤。

（3）明显出血倾向如血小板计数过低或凝血功能异常。

（4）脊髓压迫症的脊髓功能处于即将丧失的临界状态。

3. 操作前准备

（1）核对患者信息。

（2）患者准备　①向患者交代腰椎穿刺的目的、操作过程和可能出现的风险；②检查患者眼底判断有无明显视神经盘水肿，查看患者头部或脊髓的电子计算机断层扫描（CT）或磁共振成像（MRI）；③签署知情同意书。

（3）材料准备　①消毒腰椎穿刺包：内含腰椎穿刺针（9 号、12 号）、洞巾、镊子、纱布、标本容器、测压管。②其他：无菌手套、注射器、碘伏、消毒棉签、胶布、2% 利多卡因。

4. 操作方法与测压

（1）操作方法　①体位选择：取左侧卧位，其背部和床面垂直，头颈向前屈曲，屈髋抱膝，使腰椎后凸，椎间隙增宽，以利进针。②穿刺点选择：一般选择双侧髂棘最高线连线与正中线交汇处为穿刺点（相当于腰椎第 3～4 间隙），有时可向上或向下一个腰椎间隙，新生儿童为腰椎第 4～5 间隙，并做好标记（图 5－1）。③消毒与麻醉：自中心向周围常规皮肤消毒（消毒范围为进针点及其周围 15cm 直径内的皮肤）、打开穿刺包、戴无菌手套、铺无菌孔巾、穿刺部位局部麻醉。④穿刺：术者先用左手拇指尖紧按住两个棘突间隙的皮肤凹陷，右手持穿刺针，于穿刺点刺入皮下，使针垂直于脊背平面或针尖略向头侧倾斜，并缓慢推进，穿刺针尖斜面向上（减少穿刺后头痛），每次推进时先将针芯插入，当感到阻力突然减低时，针已穿过硬脊膜，再进少许即可。一般成人进针为 4～6cm。⑤测颅内压及留取脑脊液：拔出针芯，可见脑脊液滴出。接测压管，让患者双腿慢慢伸直，可见脑脊液在测压管内随呼吸波动，记录脑脊液压力（正常脑脊液压力为 80～180mmH$_2$O），若压力大于 300mmH$_2$O 则不宜放液，将测压管液体做生化及常规。取下测压管用无菌试管接 2～4ml 脑脊液送检查。⑥常用的取脑脊液标本检查顺序

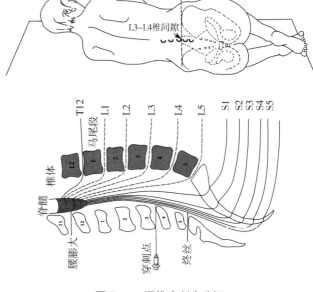

图 5－1　腰椎穿刺点选择

如下：第一管为脑脊液细菌学检查（革兰染色、真菌染色、细菌及真菌培养），第二管为脑脊液生化检查（糖、蛋白、寡克隆带及髓鞘碱性蛋白等），第三管为脑脊液常规检查，第四管为脑脊液特异性检查

如结核聚合酶链反应（PCR）等。⑦插入针芯，拔出穿刺针，穿刺点以碘伏消毒后盖上无菌纱布，用胶布固定。术毕后，嘱患者去枕平卧4~6小时。

（2）压力　穿刺成功后用压力管在患者放松状态下测定的压力即为初压。放出一定量脑脊液后再测的压力为终压。侧卧位正常压力一般成人为80~180mmH$_2$O，如>200mmH$_2$O提示颅内压增高，<70mmH$_2$O提示颅内压降低。压力增高见于颅内占位性病变、脑水肿、脑梗死或脑出血急性期、脑外伤、颅内感染、蛛网膜下腔出血、静脉窦血栓形成、癫痫持续状态、心力衰竭、良性颅内压增高及中毒性疾病等；压力降低主要见于短期内重复腰椎穿刺术、脱水、休克、脊髓蛛网膜下腔梗阻、脑脊液漏、外伤性及自发性低颅压等。考虑存在脊髓病变等情况导致的椎管阻塞时，可选用压颈试验和压腹试验等压力动力学检查，但颅压增高或怀疑后颅窝肿瘤者应避免进行压力动力学检查，以免发生脑疝。

5. 并发症及其防治

（1）低颅压综合征　指侧卧位腰椎穿刺脑脊液压力在60mmH$_2$O以下。患者于坐起后头痛明显加剧，平卧或头低位时头痛即可减轻或缓解。多因穿刺针过粗、穿刺技术不熟练或术后起床过早，使脑脊液自脊膜穿刺孔不断外流。故应使用细针穿刺，放液量不宜过多，一般为2~4ml，不超过10ml。术后去枕平卧至少4~6小时。一旦出现低颅压症状，应多饮水和卧床休息，严重者可每日滴注生理盐水1000~1500ml。

（2）脑疝形成　在颅内压增高时，如腰椎穿刺放脑脊液过多、过快，可在穿刺时或术后数小时内发生脑疝，造成意识障碍、呼吸骤停甚至死亡。因此，须严格掌握腰椎穿刺指征。怀疑后颅窝占位病变者应先做影像学检查明确诊断，有颅内高压征兆者可先使用脱水剂后再做腰椎穿刺。如腰椎穿刺测压力>300mmH$_2$O，应不放或少放脑脊液，并即刻给予脱水治疗以降低颅内压。

（3）神经根痛　如针尖刺伤马尾神经，会引起暂时性神经根痛，一般不需要特殊处理。

（4）其他　包括少见的并发症，如感染、出血等。

二、脑脊液检查

1. 常规检查

（1）性状　正常脑脊液为无色透明。均匀一致的血性脑脊液常提示为蛛网膜下腔出血，逐渐变淡的血性脑脊液可能为穿刺损伤出血；不透明脑脊液考虑细菌感染（如化脓性脑膜炎），严重者可呈米汤样；静止后出现纤维蛋白膜常见于结核性脑膜炎。

（2）细胞数　正常脑脊液无红细胞，可见白细胞，总数为(0~5)×10^6/L，以单核细胞为主。白细胞数明显增加且以多核细胞为主，见于急性化脓性脑膜炎；白细胞数轻度或中度增加，且以单核细胞为主，见于病毒性脑炎；淋巴细胞数或单核细胞数增加为主，多见于亚急性或慢性感染；嗜酸性粒细胞数增加为主，见于寄生虫感染。

2. 生化检查

（1）蛋白质　正常人脑脊液蛋白质含量为0.15~0.45g/L。脑脊液蛋白明显增高常见于化脓性脑膜炎、结核性脑膜炎、吉兰-巴雷综合征、中枢神经系统恶性肿瘤、脑出血、蛛网膜下腔出血及椎管梗阻等，尤以椎管阻塞时增高显著。脑脊液蛋白降低见于腰椎穿刺或硬膜损伤引起脑脊液丢失、恶病质及营养不良者。

（2）糖　正常成人脑脊液正常值为2.5~4.4mmol/L，<2.25mmol/L为异常。糖含量明显降低见于化脓性脑膜炎，轻至中度降低见于结核性或真菌性脑膜炎（特别是隐球菌性脑膜炎）以及脑膜癌。糖含量增高见于糖尿病。

（3）氯化物　正常脑脊液含氯化物120~130mmol/L。氯化物含量降低常见于结核性、细菌性、真菌性脑膜炎及全身性疾病引起的电解质紊乱患者，尤以结核性脑膜炎最为明显。高氯血症患者脑脊液的氯化物含量也可增高。

> **⇒ 案例引导**
>
> **临床案例**　患者，男，23岁，因"剧烈头痛伴恶心、呕吐3日"入院。既往体健，无吸烟饮酒史，发病前1周患者有咳嗽、发热病史。查体：体温：38.5℃，余生命体征平稳，心肺听诊未见异常。腹软、无压痛。双下肢无浮肿。神经系统查体：神清，言语清楚流利，脑神经查体未见异常，四肢肌力、肌张力、腱反射正常，病理反射未引出，双侧深浅感觉正常，颈阻阳性（下颌距离胸骨2横指）、克尼格征阳性。外院行头部CT未见异常，血常规：白细胞计数12×10^9/L，中性粒细胞百分比76%。本院脑电图为广泛轻度异常，颅脑MRI未见异常；腰穿颅压为240mmH$_2$O，脑脊液无色透明，脑脊液白细胞数50×10^6/L、单核细胞百分比80%、蛋白0.4g/L、糖3mmol/L、氯123mmol/L。
>
> **病情分析**　根据感染诱因后出现头痛伴恶心、呕吐，伴发热，查体无局灶性神经功能体征。结合脑膜刺激征阳性，考虑为脑膜炎可能性大；脑脊液显示压力增高，白细胞数轻度增高，以单核细胞为主，蛋白基本正常，无明显糖、氯降低，故考虑为病毒性脑膜炎。
>
> **问题**　该患者的脑脊液改变如何与结核性脑膜炎相鉴别？

3. 特殊检查

（1）细胞学检查　为病理、病因诊断提供客观依据。中性粒细胞增多见于化脓性感染；淋巴细胞增多见于病毒性感染；混合性细胞增多见于结核性脑膜炎；嗜酸性粒细胞增高见于中枢性寄生虫感染。脑脊液中发现肿瘤细胞对于中枢神经系统肿瘤和转移瘤有确定诊断价值。

（2）免疫球蛋白（immunoglobulin，Ig）　正常脑脊液免疫球蛋白主要以IgG为主，为避免血浆IgG水平与血-脑屏障破坏对脑脊液IgG水平的影响，将脑脊液IgG指数及中枢神经系统24小时IgG合成率作为中枢神经系统内自身合成的免疫球蛋白标志。脑脊液免疫球蛋白含量增高见于中枢神经系统炎性反应（细菌、病毒、螺旋体及真菌等感染）、多发性硬化、中枢神经系统血管炎等疾病。

（3）寡克隆区带（oligoclonal bands，OB）　为脑脊液免疫球蛋白定性指标。一般临床上检测的是IgG-OB，是诊断多发性硬化的重要辅助指标，但并非多发性硬化的特异性改变，也可见于其他神经系统感染性疾病。

（4）病原学检查　腰椎穿刺脑脊液检查是诊断中枢神经系统感染最为重要的检查手段，病原学检查可以确定中枢神经系统感染的类型。主要包括病毒学检测、新型隐球菌检测、结核杆菌检测、寄生虫抗体检测、其他细菌学检查等。常规病原体筛查阴性时，可进一步行脑脊液病原学二代测序等新技术检查以提高病原学检出率。

（5）脑脊液特殊蛋白及抗体检查　克-雅病的脑脊液14-3-3蛋白检查，脑脊液髓鞘碱性蛋白，视神经脊髓炎免疫球蛋白，副肿瘤综合征相关抗体检查如抗Hu抗体、抗Yo抗体、抗Ri抗体等。

第二节　神经系统影像学检查

神经系统影像学检查是中枢神经系统疾病诊断中重要的、有时是不可或缺的辅助检查手段，通过影像学检查，可以帮助定性与定位诊断，同时对治疗与预后提供一定参考价值。神经系统影像学检查，主要包括头颅与脊柱X线平片、脑血管造影技术、CT、MRI及放射性核素检查。

一、X 线平片

X 线平片主要用于头颅骨、脊椎疾病的诊断，是神经系统基本的检查手段之一。

1. 头颅 X 线检查　头颅平片包括正位和侧位，还可有颅底、内听道、视神经孔、舌下神经孔及蝶鞍等特殊部位摄片。头颅平片主要观察颅骨的厚度、密度及各部位结构，颅缝的状态，颅底的裂和孔，蝶鞍及颅内钙化灶等。

2. 脊柱 X 线检查　通常包括前后位、侧位和斜位。脊柱 X 线检查主要观察脊柱的生理弯曲，椎体有无发育异常、骨质破坏、骨折、脱位、变形或骨质增生，椎间孔有无扩大、椎间隙有无狭窄等。

二、数字减影血管造影

数字减影血管造影（digital subtraction angiography，DSA）是将 X 线投照人体所得到的光学图像，经影像增强视频扫描及数模转换，最终经数字化处理后，骨骼、脑组织等影像被减影除去，而充盈造影剂的血管图像保留，产生实时动态的血管图像。在脑血管疾病的诊断和治疗方面，具有重要的实用价值。

1. 全脑血管造影术　全脑血管造影是经肱动脉或股动脉插管，在颈总动脉和椎动脉注入含碘造影剂（碘普罗胺等），然后在动脉期、毛细血管期和静脉期分别摄片，造影剂可显示颅内动脉、毛细血管和静脉的形态、分布和位置。

（1）适应证　颅内、外血管性病变，例如动脉狭窄、动脉瘤、动静脉畸形、颅内静脉系统血栓形成等；自发性脑内血肿或蛛网膜下腔出血病因检查；观察颅内占位性病变的血供与邻近血管的关系及某些肿瘤的定性。

（2）禁忌证　碘过敏者（需经过脱敏治疗后进行或使用不含碘的造影剂）；有严重出血倾向或出血性疾病者；严重心、肝或肾功能不全者；脑疝、脑干功能衰竭者。

2. 正常脑血管 DSA 表现　常规脑血管造影常根据颅骨的自然标志来描述脑血管形态及走行。DSA 已将颅骨及软组织影减去，仅显示脑血管影像（图 5 - 2）。

DSA 被认为是血管成像的金标准，但其费用较昂贵，为有创性检查，有放射性辐射。DSA 和其他血管成像技术如 CT 血管成像、磁共振血管成像具有一定的互补性。

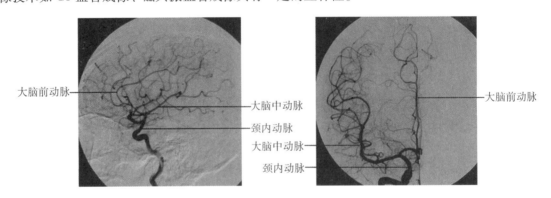

图 5 - 2　颈内动脉 DSA 影像

3. 血管性病变 DSA 表现

（1）颅内动脉瘤　DSA 可清楚地显示动脉瘤的形状和发生的部位。其形态可分为三种，即囊性动脉瘤、梭形动脉瘤和夹层动脉瘤。造影可发现瘤体周围脑动脉粗细不均，呈痉挛状态。巨大动脉瘤伴血栓形成时，可见瘤体内充盈缺损。

（2）脑动静脉畸形　动静脉畸形的供应动脉可为单一增粗的动脉，也可见多支动脉供血。供应动脉常扩张迂曲，而病变周围的脑动脉可因"盗血"现象而显影很差。引流静脉可分为三组，即浅表引流、深部引流和双向引流。

（3）动脉粥样硬化　DSA可清楚显示其狭窄的部位、程度以及有无溃疡形成。动脉狭窄或闭塞多发生在颈内动脉起始部，可见动脉迂曲，管腔不规则狭窄。出现溃疡时，可见狭窄区有龛影形成。

三、电子计算机断层扫描

电子计算机断层扫描（computed tomography，CT）是利用各种组织对X线的不同吸收系数，通过计算机处理获得断层图像，是以电子计算机数字成像技术与X线断层扫描技术相结合的医学影像技术。由于CT检查具有方便、迅速、安全、密度分辨率高等优点，具有较高的病变部位诊断准确性，因此其对中枢神经系统疾病具有重要的诊断价值。目前临床常用的有64排螺旋CT、256排螺旋CT等。

1. CT扫描技术

（1）普通扫描　又称为头颅CT平扫，是不注射造影剂的CT扫描，幕上扫描通常采用层厚10mm连续扫描（图5-3），后颅窝及特殊部位病变扫描则采用5mm以下薄层扫描。

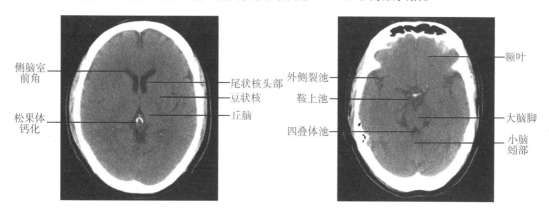

侧脑室前角　尾状核头部　豆状核　丘脑　松果体钙化

外侧裂池　鞍上池　四叠体池　额叶　大脑脚　小脑蚓部

图5-3　正常头颅CT平扫

（2）增强扫描　CT增强扫描是先经静脉注射对比剂再行CT扫描的检查方式，通常在CT平扫之后进行，成人通常静脉注射60%的含碘造影剂60~100ml，儿童剂量为2ml/kg。CT增强扫描可使病灶与邻近正常组织的密度对比差异增大，提高病变的检出率及定性诊断的准确率。CT增强扫描主要用于脑肿瘤、颅内感染及脑血管疾病（如动脉瘤、血管畸形）等。

（3）CT血管成像（computerized temography angiography，CTA）　经快速注射含碘造影剂（3~35ml/s），采用螺旋CT在受检者靶血管造影剂强化达到高峰期间进行连续快速体积扫描，并以三维重建方式重建靶血管立体影像（图5-4）。CTA可显示脑动脉瘤、动静脉畸形，也可发现血管狭窄，显示血管壁上的钙化斑块；能明确颅内肿瘤与邻近血管的关系，如血管移位、受压及侧支循环形成，也可部分显示肿瘤滋养动脉，有利于术前肿瘤准确定位。

（4）CT灌注成像（CT perfusion imaging，CTP）　是在静脉注射造影剂后对选定兴趣层面行同层动态扫描，以获得脑组织造影剂浓度的变化，从而反映了组织灌注量的变化。通过软件分析数据后，可同时获得多个脑CTP图像，包括脑血流量（cerebral blood flow，CBF）、脑血容量（cerebral blood volume，CBV）、达峰时间（time to peak，TTP）及平均通过时间（mean transit time，MTT）。CTP能够动态反映脑组织的血流灌注，基于CTP图像的RAPID等软件还可自动划定核心梗死区域与低灌注区域，

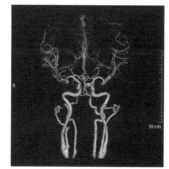

图5-4　颅内动脉血管CTA

并计算容积及其比值，有助于超早期发现脑缺血，判断脑梗死的缺血半暗带，明确病变范围和选择治疗方案。

2. CT 在颅脑疾病诊断上的临床应用　CT 的密度分辨力高，能显示常规 X 线检查无法显示的器官及其病变，检查方便，成像速度快，对颅脑疾病具有很高的诊断价值。对于神经系统疾病，CT 扫描主要用于脑出血、脑梗死、脑肿瘤、脑积水、脑萎缩及某些椎管内疾病的诊断。特殊情况下，还可用碘造影剂增强组织显影，以明确诊断。

（1）脑出血　CT 为脑出血首选检查手段，可诊断早期脑出血呈高密度影像（图 5-5），其 CT 表现和病程有关。新鲜血肿为边缘清楚、密度均匀的高密度病灶，血肿周围可有低密度水肿带，随着病程进展，高密度灶向心性缩小，周边低密度带增宽，约 4 周后变成低密度灶。

（2）脑梗死　脑梗死的 CT 影像为低密度病灶（图 5-6），低密度病灶的分布与血管供应区分布一致，但是脑梗死发生后 24 小时内，由于梗死灶尚未完全形成，CT 扫描也往往不能发现明显异常。继发出血时可见高、低密度混杂。超早期（6 小时之内）脑梗死的患者，可行 CTP 和 CTA 检查，以区分梗死组织和缺血半暗带，显示缺血区供血动脉的狭窄或闭塞，明确脑梗死的原因。CTP 和 CTA 联合检查对于超早期脑梗死的诊断和治疗有重要价值。

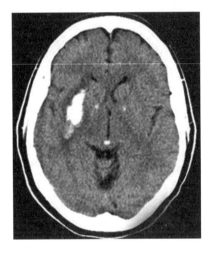

图 5-5　脑出血的头颅 CT 图像

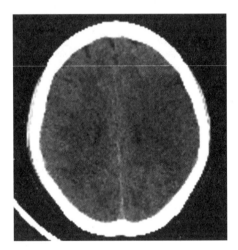

图 5-6　脑梗死的头颅 CT 图像

（3）蛛网膜下腔出血　CT 为蛛网膜下腔出血首选检查方法，安全、灵敏，并可早期诊断。主要表现大脑外侧裂池、前纵裂池、鞍上池、桥小脑角池、环池和后纵裂池高密度出血征象，出血量大可出现脑内出血或脑室出血，伴脑积水或脑梗死，可对病情进行动态观察。CT 血管造影可发现动静脉畸形或动脉瘤。

（4）颅脑损伤　其主要表现为脑出血、脑挫伤及脑水肿，骨窗可发现颅骨骨折，CT 不仅能清楚显示这些病理改变，而且可以定位、定量和评价病情的严重程度。

（5）脑肿瘤　CT 是目前脑肿瘤检查的基本技术，表现为在垂体、脑桥小脑角、皮层等部位出现囊变、坏死、钙化等病灶，病灶周围可有水肿带环绕，病灶数目和灶周水肿的大小也是判断病灶性质的依据；增强后出现不同程度的强化的病变特点是最重要的诊断依据。某些特殊颅内肿瘤诊断通常需要结合其他检查。

（6）颅内感染性疾病　常需增强扫描。脑炎在 CT 上表现为界限不清的低密度影或不均匀混合密度影；脑脓肿呈环状薄壁强化；脑囊虫环形强化；结核球及其他感染性肉芽肿表现为小的结节状强化；结核性脑膜炎可因颅底脑池增厚而呈片状强化。

四、磁共振成像

磁共振成像（magnetic resonance imaging，MRI）是 20 世纪 80 年代初用于临床的生物磁学核自旋成像技术。MRI 主要由磁体系统、谱仪系统和电计算机图像重建系统组成。MRI 能显示人体任意断面的解剖结构，对软组织的分辨率高，无骨性伪影，可清楚显示脊髓、脑干和后颅窝等病变。而且 MRI 没有电离辐射，但 MRI 检查时间较长，并且体内有金属置入物、植入心脏起搏器的患者不能接受 MRI 检查。

1. MRI 技术及应用　目前 MRI 常用的有 T1 加权像与 T2 加权像、FLAIR 像、增强扫描、磁共振灌注成像、磁共振弥散成像、磁共振血管成像等技术。

（1）磁共振加权像　T1 加权像（T1 weight imaging，T1WI）可清晰显示解剖细节，T2 加权像（T2 weight imaging，T2WI）更有利于显示病变，MRI 的信号对比度来源于患者体内不同组织产 MR 信号的差异（图 5 - 7）。

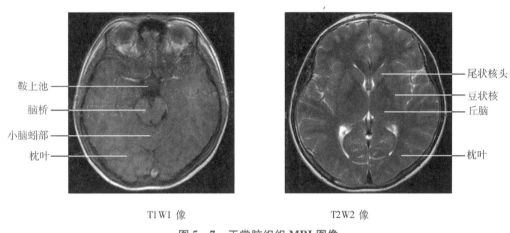

鞍上池
脑桥
小脑蚓部
枕叶

尾状核头
豆状核
丘脑
枕叶

T1W1 像　　　　　　　　　　　T2W2 像

图 5 - 7　正常脑组织 MRI 图像

（2）液体衰减翻转恢复序列（fluid - attenuated inversion recovery，FLAIR）　可以清晰地显示侧脑室旁及脑沟裂旁的病灶，对于脑梗死、脑白质病变、多发性硬化等病变敏感性较高，已经成为临床常用的成像技术。

（3）增强扫描　是指静脉注入造影剂后进行的 MRI 扫描，产生有效的对比效应，增加对肿瘤及炎症病变的敏感性。

（4）磁共振血管成像（magnetic resonance angiography，MRA）　MRA 是利用"流空效应"的成像技术，可以不应用造影剂。临床主要用于颅内血管狭窄或闭塞、颅内动脉瘤、脑血管畸形等的诊断（图 5 - 8）。但 MRA 的缺点是信号变化复杂，易产生伪影，对末梢血管的评估准确性不如 CTA 和 DSA。

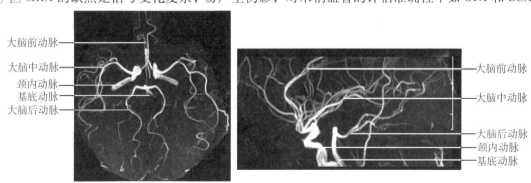

大脑前动脉
大脑中动脉
颈内动脉
基底动脉
大脑后动脉

大脑前动脉
大脑中动脉
大脑后动脉
颈内动脉
基底动脉

图 5 - 8　颅内动脉 MRA

（5）MRI 弥散成像（diffusion - weighted imaging，DWI）　　DWI 可早期诊断超急性脑梗死，发病 2 小时内即可显示缺血病变，DWI 异常区域可反映脑组织坏死区，对超急性脑梗死的诊断价值远优 CT 和常规的 T2WI。目前超急性和急性脑梗死的诊断，DWI 已属不可缺少的手段（图 5 - 9）。

（6）MRI 灌注成像（perfusion - weighted imaging，PWI）　　PWI 是反映随时间的改变，脑组织微循环的灌注情况。PWI 低灌注区可反映脑组织缺血区。常用于超急性和急性期脑梗死的诊断，临床中 DWI 和 PWI 联合应用对脑缺血半暗带的临床界定具有重要意义，DWI 与 PWI 比较不匹配区域提示为脑缺血半暗带，是治疗时间窗或半暗带存活时间的客观影像学依据，可为临床溶栓治疗以及脑保护治疗提供依据（图 5 - 9）。

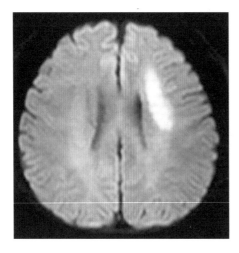 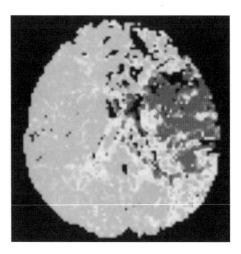

DWI：左侧侧脑室前角高信号　　　　　　　　　　PWI：左侧颞、顶叶低灌注

图 5 - 9　急性脑梗死的弥散及灌注成像

（7）磁共振波谱成像（magnetic resonance spectroscopy，MRS）　　MRS 是一种利用磁共振现象和化学位移作用进行一系列特定原子核及其化学物分析的方法，是目前唯一能够进行活体组织内化学物质无创性检测的方法，MRI 提供的是正常和病理组织的形态信息，而 MRS 则可以提供组织的代谢信息。目前临床上较为常用的指标包括 NAA 波（N - 乙酰天门冬氨酸）、Cho 波（胆碱）、Cr 波（肌酸）、Lac 波（乳酸）及 MI 波（肌醇），用于代谢性疾病（如线粒体脑病）、脑肿瘤、癫痫等疾病的诊断与鉴别诊断。

（8）MR 磁敏感加权成像（susceptibility weighted imaging，SWI）　　也称高分辨血氧水平依赖静脉成像（HRBV），是以 T2 * 加权梯度回波序列作为序列基础，根据不同组织间的磁敏感性差异提供图像对比增强图像。SWI 这种独特的数据采集和图像处理过程，大大提高了强度图像的对比，对顺磁性物质，如脱氧血红蛋白和含铁血黄素，均高度敏感，使得 SWI 可以清楚地显示微小出血灶。在实际中，SWI 对出血灶的显示率可达 100%，其敏感性显著超过 CT，非常有利于脑出血的早期诊断。因此 SWI 在临床上多用于各类脑微出血及静脉性梗死的诊断。

（9）磁共振弥散张量成像（diffusion tensor imaging，DTI）　　DTI 是一种定量分析的 MRI 技术，其基础理论是水分子的布朗运动。DTI 可实现活体观察组织结构的完整性和连通性，可用于对各种疾病如肿瘤、脑白质病变、多发性硬化、脑梗死等引起的白质纤维束的损害程度及范围的判断。

（10）功能磁共振成像（functional magnetic resonance imaging，fMRI）　　借助快速 MRI 扫描技术，测量人脑在视觉活动、听觉活动、局部肢体活动以及思维活动时，相应脑功能区脑组织的血流量、血流速度、血氧含量和局部灌注状态等的变化，并将这些变化显示于 MRI 图像上。目前主要用于癫痫患者手术前的评估、认知功能的研究等。

2. MRI 在神经系统疾病诊断中的临床应用　　MRI 具有提供冠状位、矢状位和横位三维图像，图像清晰度高，无放射性损害及颅骨伪影，可清楚显示幕下病变（脑干及后颅窝病变）等优点。MRI 广泛应用于脑梗死、脑炎、脑肿瘤、脱髓鞘疾病、脑白质病变、脑变性疾病、颅脑先天发育畸形和颅脑外伤等诊断；对脊髓病变如脊髓肿瘤、脊髓空洞症、椎间盘脱出、脊椎转移瘤和脓肿等诊断更有明显的优势。

（1）脑血管病变　①脑梗死：可见长 T1、长 T2 信号，FLAIR 高信号，急性期 DWI 高信号（图 5-10）。②脑出血：脑出血不同时期 MRI 信号不相同，主要与含氧血红蛋白、脱氧血红蛋白、正铁血红蛋白和含铁血黄素的变化有关。

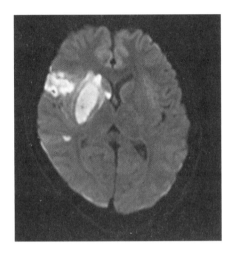
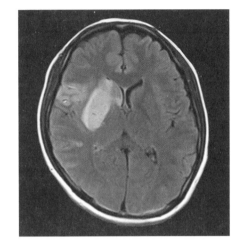

DWI　　　　　　　　　　　　　　　　FLAIR

图 5-10　急性脑梗死 DWI 和 FLAIR

⊕ 知识链接

不同时期脑梗死磁共振特点

超急性期：发病 12 小时内，血管正常流空消失，T1 和 T2 信号变化不明显，DWI 可出现高信号；急性期：发病后 12～24 小时，梗死灶信号呈等 T1 或稍长 T1、长 T2 信号，DWI 可高信号；起病后 1～3 天：长 T1、长 T2 信号，FLAIR 高信号，DWI 高信号，出现水肿和占位效应，可并发梗死后出血；病程 4～7 天：水肿及占位效应明显，显著长 T1、长 T2 信号，FLAIR 高信号，DWI 信号开始降低；病程 1～2 周：水肿及占位效应逐渐消退，病灶呈长 T1 信号，T2 信号继续延长，FLAIR 高信号，DWI 信号继续降低，T2WI 信号强于 DWI 信号；2 周以上：由于囊变与软化，T1 与 T2 更长，FLAIR 高信号，边界清晰，呈扇形，出现局限性脑萎缩征象，脑室扩大、脑沟加宽。

（2）脑肿瘤　在发现低分化的、比较小的肿瘤以及转移瘤方面优于 CT。其信号强度与肿瘤的含水量有关，但瘤内和瘤周的出血、水肿、坏死、囊变、钙化等改变，可影响肿瘤的信号强度和特征。MRI 增强扫描、MRS 均有助于肿瘤的诊断，特别是对胶质细胞瘤、软脑膜、硬脑膜和脊膜转移瘤的诊断有很大帮助。

（3）颅内动脉瘤和血管畸形　MRI 可发现多种脑血管异常，利用流空效应可发现动静脉畸形，不仅可显示血管畸形的部位和大小，有时还能显示其供应动脉及引流静脉；MRI 还可发现中等大小以上的动脉瘤，但小于 1cm 者易漏诊。MRA 在诊断闭塞性脑血管疾病方面优势较大，可以发现颅内和颅外较大血管分支病变，但观察小动脉分支并不可靠。

（4）脑白质病变和脱髓鞘病　MRI 在观察白质结构方面非常敏感，如脑白质营养不良和多发性硬化。多发性硬化的典型 MRI 表现为脑室周围的白质内存在与室管膜垂直的圆形病灶，在 T2WI 上为高信号，T1WI 为稍低或低信号。

（5）颅内感染　在诊断单纯疱疹脑炎时头颅 MRI 扫描非常敏感，典型表现为颞叶、海马及边缘系统的长 T2 信号。脑膜炎急性期 MRI 可显示脑组织广泛水肿，脑沟裂及脑室变小，有时可见脑膜强化；慢性结核性脑膜炎常有颅底脑膜的明显强化。

（6）神经系统变性疾病　MRI 在诊断痴呆时比 CT 有优越性，可用海马容积测量法测量海马萎缩的程度，其程度与阿尔茨海默病的严重程度相关；橄榄脑桥小脑萎缩（OPCA）可见脑桥和小脑的萎缩。

五、放射性核素显像

放射性核素显像显示脑结构和形态变化不明显或无变化，但能有效地反映其异常的功能代谢变化，包括单光子发射计算机断层（single photon emission computed tomography，SPECT）和正电子发射计算机断层（position emission computed tomography，PET）。

1. SPECT　是静脉注射可通过血-脑屏障的放射性显像剂，显示局部脑血流的分布，应用设备采集信息和重建图像。由于脑组织摄取和清除显像剂的量与血流量成正比，从而可获得脑各部位局部血流量（regional cerebral blood flow，rCBF）的断层图像。主要临床应用：①短暂性脑缺血发作，患者在没有脑组织结构的改变时 CT 和 MRI 往往正常，而 SPECT 却可发现相应区域内局部脑血流量降低；②癫痫，发作病灶区的 rCBF 增高，而在发作间歇期 rCBF 降低，在癫痫病灶定位可与脑电图联合应用；③痴呆，阿尔茨海默病患者典型表现是对称性颞顶叶 rCBF 降低、额颞叶痴呆则呈双侧额叶低灌注；④锥体外系疾病，帕金森病可见纹状体的 rCBF 降低，亨廷顿病可见到额、顶和尾核的 rCBF 降低。

2. PET　主要使用正电子放射性核素及其标记化合物，显示脑代谢和功能的图像（如局部脑葡萄糖代谢、氨基酸代谢、氧代谢）、脑血流分布、脑内生理或病理分子的分布和水平。常用脑显像包括脑葡萄糖代谢显像，神经递质、受体和转运蛋白显像，脑血流灌注显像。主要临床应用：①癫痫，PET 能帮助确定癫痫患者在发作间歇期的代谢减低区，因此，有助于外科手术切除癫痫病灶的定位；②痴呆，PET 可用于痴呆的诊断，阿尔茨海默病的葡萄糖代谢显像（^{18}F-FDG）可表现为单侧或双侧颞顶叶代谢减低，β 样淀粉蛋白和磷酸化 tau 蛋白示踪剂可显示脑内的老年斑和神经原纤维缠结部位和水平，已用于阿尔茨阿海默病的诊断和研究；③帕金森病，联合应用多巴胺转运蛋白（dopamine transporter，DAT）和多巴胺 D2 受体（dopamine D2 receptor，D2R）显像能完整地评估帕金森病的黑质-纹状体通路变性程度，对帕金森病的早期诊断、鉴别诊断和病情严重程度评估均有一定价值；④肿瘤，主要用于脑肿瘤放射治疗后组织坏死与肿瘤复发或残存的鉴别诊断，前者表现为代谢减低，后者则为代谢增高。在检查脑部原发性肿瘤方面也很有价值，能敏感地发现早期病灶，帮助判断肿瘤的恶性程度。目前越来越多的示踪剂被研发出来，用于检测脑内特定分子水平，发挥类似在体活检的作用，对大脑疾病具有良好的诊断前景。

第三节　神经电生理检查

神经电生理检查是以检查中枢及周围神经系统的功能为主的辅助检查。神经系统的功能和结构检查是互补的，因此神经电生理检查在神经系统疾病诊断中也具有不可或缺的作用。例如脑电图测定脑的自发电活动，诱发电位反映中枢神经系统对刺激的反应性，而头颅 CT 和 MRI 提供的信息以脑结构改变为主，当神经功能障碍不伴有可检测到的脑结构改变时，神经电生理检查对定位及定性诊断具有决定性作用。

一、脑电图

脑电图（electroencephalography，EEG）是脑生物电活动的检查技术，通过测定自发性节律的生物电活动以了解脑功能状态。尽管神经影像学技术发展在很多方面替代了电生理检查，但 EEG 仍是癫痫诊断的重要组分。对评价全身代谢中毒性脑病、缺血缺氧性脑病、颅脑外伤的损伤程度及预后判断、睡眠障碍以及某些特殊疾病如克－雅病等，EEG 仍具有重要的诊断价值，同时 EEG 也是脑死亡判断的重要指标。

1. 电极的安放　目前国际脑电图学会建议使用国际 10～20 系统电极放置法，其特点是电极的排列与头颅大小及形状成比例，电极名称与脑解剖分区相符。放置方法：以顶点为圆心，分向颞侧的各等分点（分 10 等份）引直线，然后以矢状线各等分点为半径作同心圆，按相交点确定电极放置位置（图 5－11）。参考电极通常置于双耳垂或乳突。共放置 21 个电极，可根据需要增减电极。电极可采用单极和双极的连接方法。

2. 脑电图波形

（1）正常波形　大于 14Hz 为快波，小于 8Hz 为慢波。①α 波：频率 8～13Hz，波幅为 20～100μV，主要分布在枕部和顶部。②β 波：频率 14～25Hz，波幅 5～20μV，主要分布在额叶和颞叶。③θ 波：频率 4～7Hz，波幅 100～150μV，可见于大脑半球前部。④δ 波：频率 0.5～3Hz，振幅 20～200μV，成人睡眠时可出现，清醒时无此波（图 5－12）。

（2）异常波形　①棘波：突发一过性顶端为尖的波形，持续 20～70ms，主要成分为负相，波幅多变，典型棘波上升支陡峭，下降支可有坡度，见于癫痫。②尖波：波形与棘波相似，仅时限宽于棘波，为 70～200ms，常为负相，波幅 100～200μV，常见于癫痫。③棘慢波综合：一个棘波继之以一个慢波，易为过度换气诱发，常见于典型失神发作。④多棘波：两个以上高幅双相棘波呈节律性出现，常见于肌阵挛及强直阵挛发作。⑤尖慢复合波：一个尖波及其后的慢波组成，见于癫痫发作。⑥多棘慢复合波：一个以上棘波随之一个慢波，频率 2～3Hz，常为散在单个出现，两侧同步对称，常见于肌阵挛癫痫（图 5－12）。

3. 脑电图的描记和诱发试验　脑电图的描记要在安静、闭目、觉醒或睡眠状态下进行记录，房间温度不宜过高或过低。常采用诱发试验提高脑电图的阳性率。

（1）睁闭眼诱发试验　主要用于了解 α 波对光反应的情况，方便易行，是常规的诱导方法。

（2）过度换气　其原理是让患者加快呼吸频率和深度，引起短暂性呼吸性碱中毒，可以记录常规检测中难以记录到的不典型异常表现。

（3）闪光刺激方法　是 EEG 的常规检查项目之一，特别是对光敏性癫痫具有重要价值。

（4）睡眠诱发试验　通过自然或药物引起睡眠诱发脑电图异常，主要用于清醒时脑电图正常的癫痫患者，不合作的儿童及精神异常患者。

4. 正常脑电图

（1）正常成人 EEG 在清醒、安静放松状态下，闭眼以 α 波为主，睁眼 β 波为主；部分正常人在大脑半球前部可见少

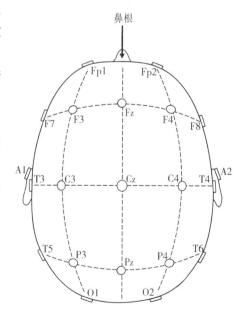

图 5－11　国际 10～20 系统电极位置

量 θ 波，入睡后可见 δ 波。

（2）儿童 EEG 以慢波为主，随着年龄的增加慢波逐渐减少，而 α 波逐渐增多，14～18 岁接近于成人脑电波。

（3）睡眠 EEG 从困倦期开始 α 节律逐渐消失，到慢波出现，继而出现睡眠纺锤波（12～14Hz），深睡期出现高波幅慢波（δ 波），逐渐清醒时 EEG 变为以低波幅 θ 波和间歇出现的低波幅 α 波为主的混合频率脑电图，清醒时转为 α 波脑电图。

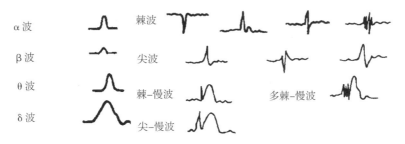

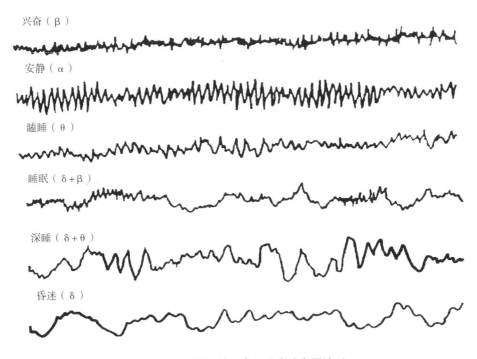

图 5 - 12　常见的正常及异常脑电图波形

5. 异常脑电图

（1）弥漫性慢波　背景活动为弥漫性慢波，是常见的异常表现，无特异性。见于各种病因所致的弥漫性脑损害、缺氧性脑病、脑膜炎、中枢神经系统变性病、脱髓鞘性脑病等。

（2）局灶性慢波　是局部脑实质功能障碍所致，见于局灶性癫痫、单纯疱疹性脑炎、脓肿、局灶性硬膜下或硬膜外血肿等。

（3）三相波　通常为中至高波幅、频率 13～26Hz 的负 - 正 - 负波或正 - 负 - 正波。主要见于克雅病、肝性脑病和其他原因所致的中毒代谢性脑病。

（4）癫痫样放电　主要为棘波、尖波、3Hz 棘慢波综合、多棘波、尖慢复合波、多棘慢复合波、高幅失律。

6. 脑电图的临床应用　EEG检查主要用于癫痫的诊断、分类和病灶的定位；区别脑部器质性或功能性病变和弥漫性或局限性损害的辅助检查，以及脑炎、中毒性和代谢性等各种原因引起的脑病等的辅助诊断；判断脑部疾病预后，例如脑死亡。

二、脑磁图

脑磁图（magntoencephalography，MEG）是一种无创性探测大脑电磁生理信号的脑功能检测技术，它能探测到来源于大脑的极微弱磁场，与MRI和EEG相比，MEG具有更高的时间分辨率（1毫秒以下）和空间分辨率（2~3mm）。MEG还可与MRI和CT等解剖学影像信息结合进行脑功能区定位和癫痫放电的病灶定位，有助于难治性癫痫的外科治疗。MEG还用于颅脑外伤脑功能评估、脑功能区确定及外科术前评估及脑高级功能的研究等多方面，但由于其费用较高，因此目前尚未得到广泛推广，相信随着神经精神科学的进一步发展，医学界对MEG诊断优势将不断挖掘和认识。

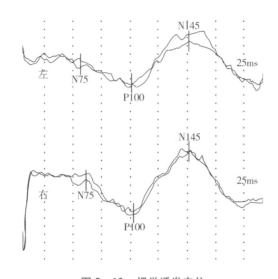

图5-13　视觉诱发电位

三、诱发电位

诱发电位（evoked potential，EP）是神经系统在感受外来或内在刺激时产生的生物电活动。绝大多数诱发电位的波幅仅1~20μV，难以检测，利用重复多次同样刺激，使与刺激有固定时间关系（锁时）的诱发电活动逐渐增大而显露。目前能对视觉、听觉和躯体感觉等感觉通路以及运动通路、认知功能进行检测。

1. 躯体感觉诱发电位（somatosensory evoked potential，SEP）　是刺激肢体末端感觉神经，在躯体感觉上行通路不同部位记录的电位。SEP能评估周围神经及其近端（例如神经根）、脊髓后索、脑干、丘脑及皮质感觉区的功能状态。常用的刺激部位为上肢的正中神经和尺神经，下肢的胫后神经和腓总神经等。SEP可用于各种感觉通路受损的诊断和客观评价，主要用于吉兰-巴雷综合征、颈椎病、多发性硬化、亚急性联合变性等，还可用于脑死亡的判断和脊髓手术的监护等。

2. 视觉诱发电位（visual evoked potential，VEP）　是对视神经进行光刺激时，经头皮记录的枕叶皮质产生的电活动，主要受视力、性别和年龄的影响。VEP按平均潜伏期将波命名为N75、P100和N145，P100是分析VEP时最常用的波形（图5-13）。VEP在临床中主要起到协助诊断的作用，特别是对多发性硬化患者可提供早期视神经损害的客观诊断依据。

3. 脑干听觉诱发电位（brainstem auditory evoked potential，BAEP）　指耳机传出的短声波刺激

听神经，经头皮记录的电位，不受被试者意识状态的影响。由 5 个波组成，依次以罗马数字命名为 Ⅰ、Ⅱ、Ⅲ、Ⅳ 和 Ⅴ（图 5 - 14）。主要用于评价听力，辅助脑桥小脑角肿瘤、多发性硬化、脑死亡的诊断及进行手术监护等。

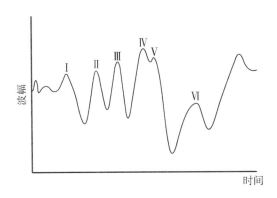

图 5 - 14 脑干听觉诱发电位

4. 运动诱发电位（motor evoked potential，MEP） 指经颅刺激大脑皮质运动细胞、脊神经根及周围神经运动通路，在相应的肌肉上记录的复合肌肉动作电位，包括电刺激以及磁刺激，主要检测指标为各段潜伏期和中枢运动传导时间。MEP 在临床中主要应用于运动通路病变的诊断，如多发性硬化、肌萎缩侧索硬化、脊髓型颈椎病、脑血管病等。

5. 事件相关电位（event - related potential，ERP） 是一种特殊的脑诱发电位，指大脑对某种信息进行认知加工（注意、记忆和思维等）时，通过叠加和平均技术在头颅表面记录的电位，与刺激有相对固定时间间隔（锁时关系）和特定位相的生物电反应。ERP 主要反映认知过程中大脑的电生理变化，经典的 ERP 成分包括 P1、N1、P2、N2、P3（P300），其中 P300 电位目前应用最广泛，其检测方法及临床应用如下。

（1）检测方法 刺激模式由两种及以上不同概率的刺激序列以特定或随机方式组成，其中靶刺激为小概率、不规则出现的刺激，其余为非靶刺激。被试者选择关注靶刺激，经过叠加后，其中约在靶刺激呈现后 200～500 毫秒内出现的正性电位称为 P300 电位。

（2）P300 电位应用 P300 潜伏期与年龄呈正相关，P300 检查临床应用于各种大脑疾病（包括痴呆、帕金森病、抑郁症、乙醇中毒等）引起的认知功能障碍的评价。对精神性疾病或假性痴呆 P300 也具有一定的诊断和鉴别诊断意义，有学者将 P300 电位用于测谎研究。

四、肌电图和神经传导速度

肌电图（electromyography，EMG）和神经传导速度（nerve conduction velocity，NCV）是神经系统的重要辅助检查，两者通常联合应用于脊髓前角细胞及以下病变，主要用于周围神经、神经 - 肌肉接头和肌肉病变的诊断。

1. 肌电图 常规 EMG 是指用同心圆针电极记录的肌肉安静状态下和不同程度随意收缩状态下各种电活动的一种技术。

（1）正常 EMG ①静息状态：观察插入电位，针电极插入肌肉时引起的短暂电位发放，即插入电位，停止移动针电极时插入电活动也迅速消失，于 300ms 左右恢复静息状态。②轻收缩状态：观察运动单位动作电位（motor unit action potential，MUAP），单个前角细胞支配的所有肌纤维同步放电的总和，不同肌肉各有其不同的正常值范围。③大力收缩状态：观察募集现象，即观察肌肉在大力收缩时运动电位的多少及其发放频率的快慢。

（2）异常 EMG　①插入电位的改变：插入电位减少或消失见于严重的肌肉萎缩、肌肉纤维化等；插入电位的延长或增多提示肌肉易激惹或肌膜不稳定，见于失神经支配的肌肉或炎性肌病。②异常自发电位：包括纤颤电位、正锐波、束颤电位等。③肌强直放电（myotonia discharge）：多见于肌肉自主收缩或受机械刺激后，见于各种原因所致的肌强直。④异常 MUAP：见于神经源性损害及肌源性损害。⑤异常募集相：包括单纯相、病理干扰相、混合相。

（3）EMG 的临床应用　EMG 主要用于神经源性损害和肌肉源性损害的诊断及鉴别诊断，结合神经传导速度的结果，有助于对脊髓前角细胞、神经根和神经丛病变进行定位。四肢、胸锁乳突肌和脊肌 EMG 对运动神经元病的诊断有重要价值。

2. 神经传导速度（nerve conduction velocity，NCV）　是用于评定周围神经传导功能的一项诊断技术，通常包括运动神经传导速度（motor nerve conduction velocity，MCV）和感觉神经传导速度（sensory nerve conduction velocity，SCV）。

（1）测定方法　①MCV 测定：刺激电极置于神经干，记录电极置于肌腹，参考电极置于肌腱；地线置于刺激电极和记录电极之间。MCV 的计算：神经传导速度（m/s）= 两点间距离（cm）×10/两点间潜伏期差（ms）（图 5 – 15）。②SCV 测定：刺激手指或脚趾末端，顺向性地在近端神经干收集（顺向法），或刺激神经干而逆向地在手指或足趾末端收集（逆向法）；地线固定于刺激电极和记录电极之间。SCV 计算：记录潜伏期和感觉神经动作电位，用刺激电极与记录电极之间的距离除以潜伏期为 SCV。

（2）异常 NCV 及临床意义　MCV 和 SCV 异常表现为传导速度减慢和波幅降低，前者主要反映髓鞘损害，后者为轴索损害。

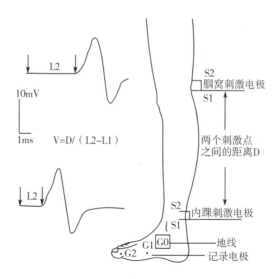

图 5 – 15　运动神经传导速度计算方法

（3）NCV 的临床应用　NCV 的测定用于各种原因的周围神经病的诊断和鉴别诊断，能够发现周围神经病的亚临床病灶，能区分是轴索损害还是髓鞘脱失；结合 EMG 可以鉴别前角细胞、神经根、周围神经及肌源性损害等。

3. F 波与 H 反射

（1）F 波　是以超强电刺激神经干在 M 波后的一个较晚出现的小的肌肉动作电位，F 波可以反映运动神经近端的功能，对神经根病变的诊断有重要的价值，其出现率与潜伏期是临床应用指标，F 波的出现率为 80% ~100%。F 波出现率的减少或潜伏期延长均提示神经传导异常，F 波有助于周围神经病的早期诊断、病变部位的确定。临床用于吉兰 – 巴雷综合征、遗传性运动感觉神经病、神经根型颈椎病等的诊断。

（2）H反射　是利用较小电量刺激神经，冲动经感觉神经纤维向上传导至脊髓，再经单一突触连接传入下运动神经元而引发肌肉电活动。临床意义及应用：H反射相对稳定地出现于正常成人S1根所支配的肌肉，其他部位则较少见。若H反射消失则表示该神经根或其相关的反射弧病损。临床用于吉兰-巴雷综合征、腰椎病、腰骶神经根病变的诊断。

4. 重复神经电刺激（repeating nerve electric stimulation，RNES）　指超强重复刺激神经干后在相应肌肉记录复合肌肉动作电位，是检测神经-肌肉接头功能的重要手段。可根据刺激的频率分为低频（≤5Hz）和高频（10~30Hz）RNS。

（1）测定方法　刺激电极置于神经干，记录电极置于该神经所支配的肌肉，地线置于两者之间。临床通常选择面神经支配的眼轮匝肌、腋神经支配的三角肌、尺神经支配的小指展肌。高频刺激通常选用小指展肌。

（2）正常值的计算和异常值的判断　正常人低频刺激波幅减低在10%~15%（图5-16A），高频刺激波幅减低在30%以下，而波幅增加在50%以下。低频波幅减低>15%（部分定为10%）（图5-16B）和高频刺激波幅减低>30%为异常，称为波幅递减；高频刺激波幅增加>100%为异常，称为波幅递增。

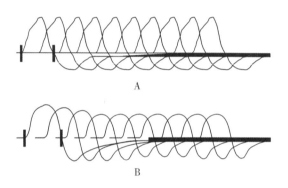

图5-16　正常及异常低频重复神经电刺激（RNS）（左尺神经记录，2Hz）
A. 低频RNS波幅无递减；B. 低频RNS波幅递减。

（3）RNS的临床意义　RNS可检测神经-肌肉接头的功能状态，主要用于重症肌无力的诊断以及与兰伯特-伊顿肌大力综合征（Lambert-Eaton syndrome）的鉴别。重症肌无力表现为低频或高频刺激波幅递减，而后者表现为低频刺激波幅递减，高频刺激波幅递增。

⇒ 案例引导

临床案例　患者，男，50岁，主诉：双手麻木6天，进行性四肢无力4天。患者6天前感冒后逐渐出现双手麻木，4天前出现双上肢无力，逐渐加重并累及双下肢，伴吞咽困难，无抽搐，无晨轻暮重。外院诊断为"低钾"并予输液治疗（不详）后无好转。患者既往体健。查体：血压125/85mmHg，神清，两肺呼吸音清，未闻啰音，心率78次/分，律整。双软腭抬举差，咽反射减弱，双上肢近端肌力2级，远端肌力1级，双下肢肌力2级，四肢末端深浅感觉减退，腱反射减弱，病理征阴性。血常规：白细胞计数$8.0×10^9$/L，中性粒细胞百分比73.1%，血红蛋白163g/L，血小板计数$180×10^9$/L；血生化：钾4.5mmol/L。

病情分析　患者可疑因感染起病，逐渐出现四肢弛缓性瘫痪，伴有脑神经损伤及末梢型感觉障碍，血钾正常，除外低钾型周期性瘫痪，考虑吉兰-巴雷综合征可能性大。

问题　为进一步明确诊断，患者接下来应做的辅助检查有哪些？

第四节　头颈部血管超声检查

头颈部血管超声是目前临床常用的血管筛查手段，具有简便、快捷、无创、无辐射的特点，在神经内科广泛使用，但对操作者的技术水平要求较高。

一、颈动脉超声检查

颈动脉超声检查是广泛应用于临床的一项无创性检测手段，可客观检测和评价颈部动脉的结构、功能状态和血流动力学的改变。对头颈部血管病变，特别是缺血性脑血管疾病的诊断具有重要的意义。测量血管通常包括双侧颈总动脉、颈内动脉颅外段、颈外动脉、椎动脉颅外段、锁骨下动脉、无名动脉等。

1. 颈动脉彩色多普勒超声观察指标

（1）二维图像的检测指标　①血管的位置：有无变异、移位、受压及动静脉畸形等。②血管壁结构：内膜状态，动脉硬化斑块的位置、大小、形状及超声性质，有无夹层动脉瘤等。③血管内径的测量。

（2）彩色多普勒血流显像检测指标　①血流方向；②彩色血流的显像与血管病变的观察。

2. 临床应用

（1）颈动脉粥样硬化　表现为内膜不均匀增厚、斑块形成、血管狭窄或闭塞等，血管的残余管径及血流动力学参数变化，计算血管狭窄的程度（图5-17）。

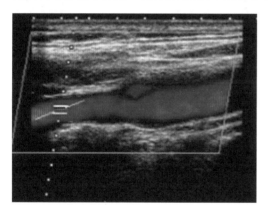
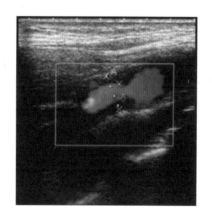

正常超声显像　　　　　　　　　　　　　　　狭窄超声显像

图5-17　颈动脉超声显像

（2）锁骨下动脉盗血综合征　超声显示病变血管狭窄，患侧椎动脉血流方向部分或完全逆转。

（3）动脉瘤　动脉血管壁局部薄弱和结构破坏后的永久性异常或膨出，夹层动脉瘤可见真腔与假腔，假腔内血流灌注与血栓形成造成真腔管径减小，血管狭窄。

（4）大动脉炎　表现为血管壁内膜、中膜及外膜结构分界不清，动脉内膜和中膜结构融合，外膜表面粗糙，管壁均匀性增厚，管腔向心性狭窄等。

二、经颅多普勒超声检查

经颅多普勒超声（transcranial doppler，TCD）是利用颅骨薄弱部位为检查声窗，应用多普勒效应研究脑底动脉主干血流动力学变化的一种无创性检测技术。TCD无创伤、快速、简便，可早期发现颅脑血管病变的存在，动态观测血管病变产生的血流动力学变化。

1. 检测方法和检测指标

（1）颅内动脉检测方法　最常用的检查部位是颞窗、枕窗和眶窗。颞窗是探测脑底动脉的主要窗口，可以探测到大脑中动脉、大脑前动脉、大脑后动脉、颈内动脉终末段和前后交通动脉；枕窗为天然的颅孔，可探测椎动脉颅内段、小脑后下动脉和基底动脉；眶窗位于闭合眼睑上方，可探测到眼动脉和颈内动脉虹吸段。

（2）颅外段颈动脉检查方法　在锁骨上窝颈总动脉搏动处检测颈总动脉，在下颌角水平检测颈内动脉起始段和颈外动脉，可以通过颞浅动脉压迫试验对颈内外动脉进行鉴别。

（3）TCD 检测参数　包括频谱形态、血流方向、血流速度、血管搏动指数和声频信号等。

2. 临床应用

（1）颅内动脉狭窄或闭塞　颅内动脉狭窄的 TCD 变化：①节段性血流速度异常，狭窄段血流速度升高，提示被检血管狭窄；狭窄近端血流速度正常或相对降低，狭窄远端血流速度明显降低；②血流频谱异常，出现湍流或涡流频谱，基底部"频窗"消失；③血流声频粗糙，严重时出现"乐性血管杂音"；④两侧血流速度不对称，当双侧同名动脉血流速度比较相差超过 30% 时应考虑血管狭窄性病变。颅内动脉闭塞的 TCD 变化：患侧闭塞血管血流信号消失，相邻动脉血流速度可代偿性升高，若脑膜支侧支循环建立，可获得双向多支低流速低搏动性血流信号频谱（图 5-18）。

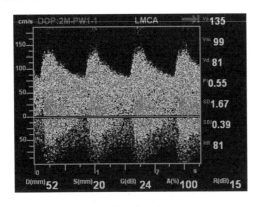
正常超声显像

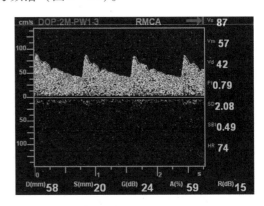
狭窄超声显像

图 5-18　大脑中动脉 TCD 血流频谱

（2）颅外段颈内动脉狭窄或闭塞　颅外段颈内动脉狭窄的 TCD 变化：①患侧动脉的血流速度异常增快，高于健侧 15 倍以上。患侧颅内段大脑前、中动脉血管血流速度降低。当前、后交通动脉开放时，健侧大脑前动脉、患侧大脑后动脉血流速度相对升高；②患侧动脉可以探测到湍流或涡流频谱；③患侧血流声频粗糙；④由于前交通动脉开放，患侧大脑前动脉血流方向由负向转变为正向，颅外段颈内动脉血流信号消失。颅内动脉的血流动力学变化同颅外段颈内动脉狭窄时 TCD 变化基本一致。

（3）脑血管痉挛　TCD 的变化：①多支血管血流速度增高，无节段性血流速度异常；②血流频谱异常，血流频谱峰形尖锐，可出现湍流频谱。因此 TCD 能为偏头痛的诊断提供依据。

（4）脑动脉血流中微栓子的监测　TCD 可以探测到在脑血流中经过的固体颗粒，通常大脑中动脉是检测微栓子的监测血管，可用发泡试验检测反常性栓塞。进行微栓子检测的目的是了解缺血性卒中的栓塞机制，临床适应证包括心源性栓塞疾病、潜在动脉 - 动脉栓塞源性疾病、反常性栓塞（右向左分流）等。

在患者休息时和进行标准 Valsalva 动作时，使用注射手振生理盐水作为增强剂，可查出心脏右向左的分流和肺动静脉分流。研究提示，反常性栓塞可能是存在卵圆孔未闭引起的不明原因脑梗死的发病机制。

分级量表对分流量进行分级。对卵圆孔未闭进行诊断性检查的标准适应证包括卒中、TIA、无症状脑梗死的患者，并且无明显颈动脉疾病，无易形成栓塞的心律失常。注射手振生理盐水后，微泡将随着静脉血流从肘前静脉流到右心房。当受检患者不存在右向左的分流时，微泡将进入右心室，沿肺动脉进入肺循环，而不会进入体循环动脉里。所以 TCD 显示屏上将不会有频谱的变化。

第五节　其他相关检查

一、病理检查

病理检查的主要目的是明确病因，得出病理诊断，并且通过病理检查的结果进一步解释临床和神经电生理的改变，为治疗提供依据。但是受取材的部位、大小和病变分布等限制，病理结果阴性，也不能排除诊断。

1. 脑活组织检查（biopsy of brain tissue）　是通过取材局部脑组织进行病理检查的一种方法，可为某些脑部疾病的诊断提供重要的依据，但脑活检可能造成脑功能缺失。根据病变的部位不同，取材方式分为手术活检和立体定向穿刺活检，脑活检后的标本可用于各种组化染色及病毒分离和病毒抗原检测等。脑活检主要用于脑感染性疾病的病因诊断，遗传代谢性疾病如脑白质营养不良、神经节苷脂沉积病等的诊断，颅内占位性病变的病理诊断以及不明原因的进行性痴呆的诊断等。

2. 神经活组织检查　目前最常用的神经活组织检查是腓肠神经活组织检查，有助于确定周围神经病变的性质和病变程度的判断，是周围神经疾病病因诊断的重要依据。取材后，根据诊断的要求，进行常规组织学染色及组化染色等。但由于周围神经病的病因复杂，腓肠神经活检不一定能全面反映神经病理的变化及程度。神经活组织检查主要用于各种原因所致的周围神经病的诊断，儿童的适应证还可包括疑诊异染性脑白质营养不良、肾上腺脑白质营养不良和球形细胞脑白质营养不良（Krabbe disease）等。近年来发现检测皮肤中的神经纤维对于神经系统退行性疾病具有一定的诊断价值。

3. 肌肉活组织检查　是临床常用的病理检查手段。肌肉活检的取材，慢性进行性病变时应选择轻至中度受累的肌肉，急性病变应选择受累较重甚至伴疼痛的肌肉。原则上选择肌肉丰富、操作简便、损伤较轻的肱二头肌作为取材部位，其次是股四头肌、三角肌和腓肠肌等。肌肉活检标本可根据需要进行处理和染色，光镜或电镜下观察。主要的临床适应证：肌肉疾病的诊断与鉴别诊断；鉴别神经源性或肌源性肌损害；确定伴有肌无力的系统性疾病是否有肌肉组织受累、肌肉间质有无血管炎症或异常物质沉积等。

二、基因诊断技术

基因诊断（gene diagnosis）又称分子诊断，指运用分子生物学的技术方法来分析受检者的某一特定基因的结构（DNA 水平）或功能（RNA 水平）是否异常，以此来对相应的疾病进行诊断，是重要的病因诊断技术之一。基因诊断可以弥补神经系统遗传性疾病临床表型诊断的不足，利于早期诊断，并为遗传病的分类提供新的方法和依据，为遗传病的治疗提供新的出路。常有的基因诊断的方法包括核酸分子杂交技术、聚合酶链反应扩增技术（poly-merase chain reaction，PCR）、基因测序（Sanger 测序、高通量测序等）、基因芯片等。

目前基因诊断主要用于单基因遗传病。基因诊断在神经系统遗传性疾病中的应用主要包括：①单基因遗传病的诊断、鉴别诊断及病因的确定依据，Duchenne 型进行性肌营养不良、亨廷顿病、遗传性脊髓小脑共济失调、脊髓性肌萎缩等；②为表型多样性疾病的基因分型提供依据，脊髓小脑共济失调主要为基因分型；③对单基因和多基因遗传性疾病易感人群进行早期诊断和干预依据检测 Wilson 病基因和阿尔茨海默病的载脂蛋白 E 基因；④神经系统遗传性疾病的产前诊断和咨询。

目前神经系统辅助检查种类很多，主要包括脑脊液检查、结构影像学检查、功能影像学检查、血管方面的检查、电生理检查、基因诊断、病理检查。作为一名临床医生必须熟悉各种检查的适应证及优缺点，才能更好地应用辅助检查为疾病的诊疗服务。在临床应用中，应根据病史、症状及体格检查的结果来选择相应的辅助检查，为临床诊断提供帮助。

选择辅助检查应掌握的原则：①临床医生应熟悉各项辅助检查的适应证及优缺点；②辅助检查应有利于神经系统疾病的定位和定性诊断；③必须建立在病史询问，详细的体格检查基础上；④不能以辅助检查代替临床思维，做出相应的诊断。

目标检测

答案解析

1. 单选：脑脊液外观呈均匀血性，离心后上清液呈淡红色或黄色最常见于（　　）

   A. 穿刺损伤所致　　　　　　　　B. 正常脑脊液

   C. 脑肿瘤　　　　　　　　　　　D. 蛛网膜下腔出血

   E. 结核性脑膜炎

2. 单选：下列是腰椎穿刺后头痛典型表现的是（　　）

   A. 直立时头痛　　　　　B. 恶心和呕吐　　　　　C. 闪烁性盲点

   D. 畏光　　　　　　　　E. 压迫感

3. 单选：颅内动脉瘤的诊断最有意义的检查是（　　）

   A. 头颅 CT　　　　　　B. 超声多普勒　　　　　C. 脑电图

   D. 头颅 X 线平片　　　E. 脑血管造影

4. 单选：女患，38 岁，头痛半月。患者于坐起后头痛明显加剧，平卧或头低位时头痛即可减轻。神经系统检查无异常，头颅 CT 及 MRI 平扫未见异常。为明确诊断应选择的检查为（　　）

   A. 脑电图　　　　　　　　　　　B. 经颅多普勒超声

   C. 腰椎穿刺　　　　　　　　　　D. CT 灌注成像

   E. SPECT

5. 单选：男患，65 岁，5 年来进行性四肢肌力减退，并出现双侧舌肌及上下肢肌肉萎缩伴肌纤颤。双膝反射亢进，双 Babinski 征阳性，感觉正常。家族史（-）。不饮酒。患者应进行的检查是（　　）

   A. 诱发电位　　　　　　　　　　B. 颈椎 X 线

   C. 肌电图　　　　　　　　　　　D. 神经传导速度

   E. 血清肌酸磷酸激酶（CPK）

6. 简述腰椎穿刺术的适应证及操作流程。

7. 哪些神经系统辅助检查可用于检查神经结构，哪些可用于检查神经功能，哪些可用于病因检查？

（王延江）

书网融合……

本章小结

微课

题库

第六章　神经系统疾病的诊断原则

📖 **学习目标**

1. **掌握**　神经系统疾病的定向诊断、定位诊断和定性诊断原则。
2. **熟悉**　神经系统疾病定位诊断注意问题及不同部位病变的临床特点、病因学分类等。
3. **了解**　临床思维的注意事项。
4. 学会神经系统疾病定向、定位及定性诊断能力，具备正确临床思维方法。

神经系统疾病的诊断是临床医师对患者病情进行调查研究的过程，依靠临床医师运用所学知识进行正确分析、综合和推理。临床医师必须仔细了解病史和进行详尽体格检查与神经系统检查，全面掌握病情的发展过程，然后再结合必要的辅助检查做出正确的临床诊断。

神经系统疾病诊断的基本方法分为三部分：①定向诊断，即确定某种疾病是否为神经系统疾病或病变是否累及神经系统；②定位诊断，即解剖诊断，是从神经系统损害后出现的症状和体征，结合神经解剖推断其受损的部位；③定性诊断，即确定病变的病理性质和原因。然后密切观察病情演变并进一步行辅助检查，确定最后的诊断。

第一节　诊疗程序

一、定向诊断

定向诊断确定是否是神经系统疾病。一些内、外、妇、儿科疾病常合并神经系统损害，一些骨、关节、周围结缔组织等疾病，其症状也可类似神经系统疾病。如昏迷患者，可能为糖尿病高渗性昏迷，也可能是急性脑卒中、脑炎、颅高压导致。有时一种疾病在某一阶段属于内科范畴，另一阶段属于神经科范畴，如一氧化碳中毒引发的昏迷，其迟发脑病阶段即可归为神经内科疾病。因此临床医师确定神经系统疾病诊断时，首先应有整体观念，避免只重视局部而忽视整体。要全面了解病情和病损可能累及的器官和系统、确定诊断方向，这样才能作出正确的诊断。

二、定位诊断

根据临床表现及症状体征，结合神经解剖学、生理学和病理学等知识，分析疾病的损害部位。

1. 大脑半球病变　主要依据大脑皮质功能区以及皮质下神经核和传导束损害的症状、体征进行判断。可出现中枢性偏瘫、偏身感觉障碍（内囊型、丘脑型、皮质型）、偏盲等局灶性症状，也可有高级神经活动障碍（意识障碍、精神症状、失语等）以及癫痫发作。

大脑各个脑叶病变各有其不同的特点。①额叶：损害主要为随意运动障碍、部分性癫痫发作以及精神、智能障碍等方面的症状，②颞叶：损害主要表现为精神障碍（情感障碍为主，可有复杂部分性癫痫发作）、视野缺损及感觉性失语等，③顶叶：损害主要表现为对侧偏身深、浅感觉障碍，两点辨别觉、定位觉和实体觉障碍，体象障碍（偏身失认症、幻肢症）、Gerstmann 综合征、失读症和顶叶性肌萎缩等。④枕叶：损害主要表现为视野缺损和皮质盲。表现为中枢性同向偏盲，伴有黄斑回避现象，即黄斑部视力不受损。光与色的幻视（如闪光、亮点、条带等）的定位常在枕叶。

2. 基底核病变 基底核包括尾状核、豆状核（苍白球和壳核）、丘脑底核、杏仁核和屏状核等结构，为锥体外系重要组成部分，主要是调节机体的运动功能。基底核病变时主要表现为肌张力障碍、运动异常和震颤等。

3. 间脑病变 间脑位于大脑和中脑之间，由丘脑、丘脑下部和第三脑室组成。丘脑病变可出现对侧半身深浅感觉缺失、自发性疼痛、感觉过敏或过度、睡眠障碍等。丘脑下部病变可引起内分泌和代谢障碍（肥胖、尿崩症、高钠血症、性早熟或性功能不全、血糖升高或降低）、自主神经功能障碍（中枢性高热或低温、血压升高或降低、心动过速、胃肠道出血、汗液、唾液、泪液、皮脂腺等分泌障碍等）。

4. 脑干病变 脑干由中脑、脑桥和延髓三部分组成。脑干内有第Ⅲ～Ⅻ对脑神经核、下行的锥体束和上行的感觉传导纤维通过。脑干病变的典型特征是交叉性症状，即同侧的周围性脑神经瘫痪、对侧的中枢性偏瘫和偏身感觉障碍。脑干受累的具体部位是根据受损脑神经的平面来判断的。动眼神经（Ⅲ）的交叉性瘫痪病变在中脑（Weber综合征）；三叉神经（Ⅴ）、展神经（Ⅵ）、面神经（Ⅶ）的交叉性瘫痪病变在脑桥（Millard-Gubler综合征）；舌咽神经（Ⅸ）、迷走神经（Ⅹ）、副神经（Ⅺ）、舌下神经（Ⅻ）的交叉性瘫痪病变在延髓（Wallenberg综合征）。

5. 小脑病变 小脑的功能是维持身体平衡，协调肌肉运动和调节肌张力。小脑蚓部损害主要引起头部和躯干的共济运动失调，小脑半球损害引起同侧肢体的共济运动失调，上肢较重。有时可出现小脑性（爆破性）语言、眼球震颤和辨距不良。

6. 脊髓病变 脊髓是脑和脊神经之间各种运动、感觉和自主神经传导的枢纽，也是脊髓反射的中枢。脊髓受损节段的定位，主要依据感觉障碍的最高平面、运动障碍及深浅反射的改变而定。脊髓的横贯性损害可出现损害平面以下运动、感觉、反射及自主神经（膀胱、直肠括约肌）功能障碍，表现为截瘫（胸、腰、骶段脊髓损害）或四肢瘫（颈段脊髓损害）、传导束型感觉障碍和尿便障碍。脊髓的单侧损害，可出现脊髓半切综合征，表现为病变平面以下对侧痛、温觉减退或丧失，同侧上运动神经元性瘫痪和深感觉减退或丧失。脊髓的部分性损害可仅有锥体束和前角损害症状（如肌萎缩侧索硬化症），亦可仅有锥体束及后索损害症状（亚急性脊髓联合变性），或可因后角、前联合受损仅出现节段性痛觉和温度觉障碍，但轻触觉保留，呈分离性感觉障碍（脊髓空洞症）。

7. 周围神经病变 由于脊神经多为混合神经，受损后出现相应支配区内运动、感觉和自主神经症状。受损后临床特点：①下运动神经元瘫痪；②感觉障碍（包括刺激症状及破坏性症状），感觉受损范围与受损的周围神经支配区一致，但常比解剖学上支配区略小，这是因为每个神经支配区的边缘常由该神经及其相邻的神经双重支配，前根或后根损害分别出现根式分布的运动和感觉障碍；多发性神经炎出现四肢远端的运动和感觉障碍；③自主神经功能障碍，如血管舒缩障碍、汗液分泌障碍、营养障碍。

8. 肌肉病变 包含肌肉、神经-肌肉接头，受损后只出现运动障碍，表现为受累肌无力、肌萎缩或肥大、肌张力减低、腱反射减弱或消失、无病理反射和感觉障碍，可有肌强直、假性肌肥大、肌痛。

在定位诊断时，除要掌握以上单个解剖部位病损的临床特点外，还要明确病损部位的数量（局灶性还是多灶性损害）和分布（弥散性还是系统性损害）。局灶性病变只累及神经系统的一个局限部位，如桡神经麻痹、面神经麻痹。多灶性病变分布在两个或两个以上的部位，如视神经脊髓炎、多发性硬化等。弥散性病变指比较弥散地侵犯两侧对称部位，如多发性肌炎、急性感染性多发性神经根神经炎、各种原因引起的代谢性脑病及中毒性脑病等。系统性病变指病变选择性损害某些系统或传导束，如运动神经元病、亚急性联合变性等。定位诊断原则上尽量以一个局限病灶来解释临床症状和体征，如不合理，则考虑病变为多灶性、弥散性或系统性。

⇒ 案例引导

　　临床案例　患者，男，57岁，主因"突发视物双影，右肢麻木力弱5小时"入院。有高血压及冠心病史10余年。入院查体：体温36.8℃，心率92次/分，血压160/90mmHg，心肺腹未发现异常。神经系统检查：意识呈嗜睡状态，双眼球不同轴，左眼球内收位，右眼球居中位，左眼外展不能，左侧周围性面瘫，伸舌右偏，右上下肢肌力Ⅲ级，右侧肢体痛觉减退，右侧Babinski征阳性。

　　问题　怎样对患者进行定位诊断？为明确诊断需要做哪些辅助检查？该病变部位应在何处？此病可称作哪种综合征？可能是哪一个动脉阻塞导致？

三、定性诊断

　　定性诊断是确定疾病病因（性质）的诊断。首先，在已确定病变部位的基础上，依据该部位常见的病理损害，结合病史推测病变的性质。在定性诊断时，须特别重视起病急缓和病程特点，即是突发起病（如卒中、外伤）、急性或亚急性起病（如感染），还是慢性或隐匿性起病（如肿瘤、变性、遗传）；病情是进行性加重（如肿瘤、变性），还是逐渐好转（如脑血管病、炎症），是否是反复发作性起病（如癫痫、偏头痛、周期性瘫痪）。根据上述初步分析，选择针对性的辅助检查（如脑脊液检测、CT或MRI、寄生虫抗体或虫卵检测、重金属检测、基因分析等）明确病变的性质和原因。神经系统疾病常见的病变性质有以下几种。

　　1. 感染性　神经系统感染性疾病多呈急性或亚急性起病，于病后数日至数周达高峰，常有发热等全身感染的表现。血象和脑脊液检查有炎症性改变，应有针对性地进行微生物学、血清学、寄生虫学检查，常可查出病因，如病毒、细菌、寄生虫引起的脑炎、脑膜炎、脑脓肿、脑囊虫病、脑肺吸虫病、脑血吸虫病等。

　　2. 血管性　脑和脊髓的血管性疾病多突发起病，症状可在数秒、数分钟、数小时达高峰，以后逐渐稳定、好转、留有后遗症或病情恶化、死亡。CT、MRI可确定是出血性病变还是缺血性病变，MRA、DSA可确定受累的血管。应注意与动脉硬化相关的疾病及其严重程度，如高血压、心脏病、动脉硬化、大动脉炎、糖尿病、高胆固醇血症，重视有无心肌梗死或短暂性脑缺血发作史。

　　3. 脱髓鞘性　神经系统脱髓鞘性疾病多为急性或亚急性起病，有多个病灶，病程特点为缓解与复发交替，症状时轻时重。常见的有多发性硬化、视神经脊髓炎、急性播散性脑脊髓炎等。脑脊液、MRI和视听诱发电位检查有助于确定诊断。

　　4. 中毒性　神经系统中毒性疾病是由各种有害物质引起的神经系统损害的疾病，可急性起病（急性中毒）或慢性起病（慢性中毒）。根据接触史和现场环境调查，可确定哪种物质中毒。常见的神经系统中毒有工业中毒（职业中毒）、农药中毒、药物中毒、食物中毒、生物毒素中毒、CO中毒、乙醇中毒等。

　　5. 变性　神经系统变性疾病是一组迄今病因未明的慢性、进行性发展的神经系统退行性疾病。临床表现为慢性起病，缓慢进展，病情进行性加重，常选择性地侵犯神经组织的某一系统，如选择性运动系统受累（运动神经元病）、黑质纹状体系统受累（帕金森病）；也可有弥散性损害，如阿尔茨海默病（Alzheimer's disease，AD），病变主要侵犯双侧大脑皮质。

　　6. 肿瘤性　神经系统肿瘤性疾病起病多较缓慢，症状逐渐进展和加重，颅内肿瘤常有头痛、呕吐、视神经盘水肿、颅高压和局灶性神经系统受损的表现。脊髓肿瘤可有脊髓压迫症状、椎管阻塞和脑脊液蛋白增高。颅内和脊髓转移性癌（如来自肺癌、肝癌、乳腺癌、胃癌、淋巴瘤、白血病等）患者的脑脊液细胞学检查可有阳性发现，有的可确定肿瘤的性质。神经影像学检查有助于神经系统肿瘤的定性。

7. 外伤性 神经系统外伤性疾病常为突发起病，多有明确外伤史，神经系统受损症状即刻出现，且有颅骨、脊柱或其他部位的外伤。X 线、CT 等影像学检查可帮助发现颅脑、脊柱或脊髓的损伤，定性不难。亦有神经系统外伤经过一段时间后发病者，如慢性硬膜下血肿、外伤性癫痫等。

8. 遗传性 神经系统遗传性疾病呈慢性起病，进行性加重，多有家族史。属常染色体显性遗传的疾病：结节性硬化症、神经纤维瘤病、小脑 - 视网膜血管瘤、脑面血管瘤病、遗传性舞蹈病、腓骨肌萎缩症、面肩肱型肌营养不良症、先天性肌强直等；属常染色体隐性遗传的疾病：肝豆状核变性、脊肌萎缩症、异染型白质营养不良等。属 X - 连锁隐性遗传的有假肥大型肌营养不良症、脊髓延髓性肌萎缩（肯尼迪病）等。

9. 先天性 神经系统先天性疾病多慢性起病，其病理过程在胎儿期已发生，大多数患者在出生时就有症状，如先天性脑积水、脑性瘫痪等；但有的在小儿及成年期才出现神经症状，随着年龄的增长，病情逐渐达到高峰，症状明显后则有停止的趋势，如骶骨裂、小头畸形、枕颈部畸形等。

10. 代谢和营养障碍性 代谢和营养障碍性疾病多起病缓慢，病程较长，在全身症状的基础上出现比较固定的症状。常见的代谢和营养障碍性疾病有维生素 B_1 缺乏（多发性神经病、Wernicke 脑病）、维生素 B_{12} 缺乏（脊髓亚急性联合变性）、糖尿病（多发性神经病）、尿毒症（多发性神经病、惊厥、全脑症状）、肝性脑病、肺性脑病、血卟啉病（多发性神经病、脑病）等。有些代谢性疾病也是遗传性疾病，故要仔细询问家族史，如肝豆状核变性为常染色体隐性遗传；常染色体隐性遗传雷夫叙姆病（Refsum disease），多发性神经病、色素性视网膜炎、共济失调、神经性耳聋）为植烷酸合成障碍，可经检查证实。

⇒ 案例引导

> **临床案例** 患者，女性，15 岁，因"头痛、呕吐伴寒战、高热 2 天"入院。查体：体温 40℃，脑膜刺激征阳性。头颅 CT：未见异常。血常规：白细胞计数 16.7×10^9/L，中性粒细胞百分比 90%。腰椎穿刺：脑脊液压力 280mmH$_2$O，脑脊液灰白色混浊，糖 1.9mmol/L，氯化物 114 mmol/L，蛋白 2.8g/L，白细胞计数 7200×10^6/L，中性粒细胞百分比 92%，淋巴细胞百分比 6%。
>
> **问题**：该患者最可能的病因诊断是什么？为明确诊断还需做哪些辅助检查？

第二节　临床思维的注意事项 🄴微课

神经系统疾病的定位及定性诊断，向来是医学生进入临床阶段的难点。如果确定了神经系统疾病的病变部位，就可将诊断缩小在较小的范围内，结合病史及辅助检查，作出定性诊断。在思考诊断的过程中，应注意以下几点。

1. 明确是否是神经系统疾病 神经系统病变首先要区别是原发于神经系统的疾病，还是继发于其他系统疾病的并发症。如左上肢活动受限，要确认是因随意肌收缩无力（瘫痪）所致的"不能动"，还是患者畏惧肢体局部软组织感染后疼痛的"不敢动"。又如下肢疼痛，应先除外下肢软组织损伤、骨关节病或脉管炎所致的疼痛，再考虑为神经痛。

2. 遵照"一元论"原则 定位、定性诊断中通常要遵循一元论原则，即尽量用一个病灶或一种原因去解释患者的全部临床表现与经过。若难以解释或解释不合理时，再考虑多病灶或多原因的可能。同样，先考虑常见病、器质性疾病及可治性疾病，再考虑少见病或罕见病、功能性疾病及目前缺乏有效治疗的疾病。

3. 详细采集病史，重视第一手资料 学会与患者沟通，详细采集病史，仔细问诊及查体，是医学生进入临床的第一门课程。获得诊断疾病的第一手资料十分重要，仔细询问病史与全面体格检查是临床医师的基本功。

4. 合理使用辅助检查 辅助检查的选择应体现临床思维的针对性和目的性。作为临床支持或排除诊断的手段，辅助检查应服从于临床思维而不可盲目检查。CT、MRI 等检测技术的问世，确实深化了临床医师对疾病的认识，甚至使以往只有尸检方可确诊的疾病，如宾斯旺格病（Binswanger disease），在患者生前就可以获得诊断。但应当指出，影像学检查不能取代认真、细致的问诊、查体及临床思维。另外，对一些价格昂贵或有创性的特殊检查，在选择时尚需考虑费用 – 效益（cost – benefit）比或危险 – 效益（risk – benefit）比。

5. 整体观念 神经系统是人体的一部分，神经系统疾病可造成其他系统或器官的损害，反之机体其他系统的诸多疾患也可导致神经系统的损害或功能障碍。在定性诊断中，要有全局整体观念，考虑到其间的因果关系。

6. 循证医学 在循证医学的观点已被广泛接受的今天，临床医师也要与时俱进，更新知识，在诊断过程中重视证据、重视调查研究，使主观思维更符合客观实际，将循证医学的观点与患者个体情况相结合，提高诊治水平。

7. 注意心理因素对患者的影响 许多神经系统疾病患者就诊，并不是因为存在器质性疾病，而是出于一种恐惧心理：怕瘫痪、怕失去记忆和理智、怕孤独、怕疼痛、怕死。因此，神经系统疾病患者也许比其他疾病患者更需要这样的临床医生：他不只是看到某一症状或疾病，更要看到心理因素对患者的影响，医生在诊疗过程中的每一步都应注意给患者自信和希望。

目标检测

答案解析

1. 神经系统疾病诊断的基本步骤是什么？
2. 简述如何进行神经系统定位诊断。
3. 神经系统病变按其损害的部位或病灶的分布，主要分为哪几种类型？
4. 从定性诊断的角度神经系统疾病主要分为哪几大类？
5. 在神经系统疾病诊断的临床思维过程中，应注意哪几个方面？

（武晓玲）

书网融合……

本章小结

微课

题库

第七章　头　痛

PPT

📖 学习目标

1. 掌握　偏头痛、丛集性头痛、紧张性头痛的临床表现、诊断、鉴别诊断及治疗原则。

2. 熟悉　头痛疾患的国际分类；偏头痛的分型；药物过度使用性头痛、低颅压性头痛的临床表现、诊断、鉴别诊断及治疗原则。

3. 了解　引起头痛的病因及发病机制。

4. 学会头痛的诊疗思路，具备鉴别原发性头痛和继发性头痛的能力。

第一节　概　述

头痛（headache）是临床常见的症状，通常指局限于头颅上半部，包括眉弓、耳轮上缘和枕外隆突连线以上部位的疼痛，主要是由于颅内、外痛敏结构内的痛觉感受器受到刺激，经痛觉传导通路传导到大脑皮质而引起。根据病因可分为原发性和继发性两类。原发性头痛不能归因于某一确切病因，多为良性病变，也可称为特发性头痛，常见如偏头痛、紧张性头痛；继发性头痛可由各种颅内、颅外病变及全身疾病引起，为器质性病变所致。

🌐 知识链接

颅内外痛敏结构

颅外痛敏结构：头皮、皮下组织，帽状腱膜及颅骨骨膜；头颈部血管、肌肉和颅外动脉；第2和第3颈神经、眼、耳、牙齿、鼻窦、口咽部和鼻腔黏膜等。颅内痛敏结构包括颅底硬脑膜、硬脑膜动脉（如脑膜中动脉）、颅内静脉窦（如上、下矢状窦）；三叉神经（Ⅴ）、舌咽神经（Ⅸ）和迷走神经（Ⅹ）；颈内动脉颅内段、Willis 环及其分支；脑干中脑导水管周围灰质和丘脑感觉中继核等。

1. 分类　国际头痛协会（the International Headache Society，IHS）分别在 1988 年和 2004 年制定国际头痛疾病分类（the International Classification of Headache Disorders，ICHD）第一版和第二版，2013 年推出国际头痛分类 ICHD – Ⅲ beta 版，2018 年正式推出第三版国际头痛疾病分类（ICHD – Ⅲ）（表 7 – 1）。

表 7 – 1　头痛疾患的国际分类

第一部分　原发性头痛

1. 偏头痛

2. 紧张性头痛

3. 三叉神经自主神经性头痛

4. 其他原发性头痛

续表

第二部分　继发性头痛

5. 缘于头颈部损伤的头痛

6. 缘于头颈部血管病变的头痛

7. 缘于非血管性颅内病变的头痛

8. 缘于某一物质或某一物质戒断的头痛

9. 缘于感染的头痛

10. 缘于内环境紊乱的头痛

11. 缘于头颅、颈、眼、耳、鼻、鼻窦、牙齿、口或其他颜面部结构病变引起的头面痛

12. 缘于精神疾病的头痛

第三部分　痛性脑神经病变，其他颜面部疼痛和其他类型头痛

13. 痛性脑神经病变，其他颜面部疼痛

14. 其他类型头痛：未分类头痛；无特征性头痛

2. 诊断步骤

（1）病史采集　头痛的特征（部位、性质及程度），有无伴随症状及体征（畏光、畏声等提示原发性头痛；发热、抽搐、偏瘫、意识障碍等提示继发性头痛），头痛的时间因素（起病年龄、发作频率、持续及复发时间），加重或诱发因素，缓解因素，头痛的诊治史（含完整的用药史），社会心理因素（职业、家庭、心理状况等），家族史，手术、外伤史等。

（2）体格检查　着重神经系统和头颅、五官、颈部的检查，有助于发现引起头痛的病变部位。

（3）辅助检查　神经影像学或脑脊液等辅助检查可为诊断提供客观依据。

3. 防治原则　继发性头痛以病因治疗为主，原发性头痛避免诱发因素。药物治疗包括急性发作期的止痛治疗和缓解期的预防性治疗两大类；非药物干预手段如按摩、理疗、生物反馈治疗、认知行为治疗和针灸等有一定疗效；指导患者保持健康的生活方式，树立正确的防治观念。

第二节　偏头痛 ℮ 微课

偏头痛（migraine）是临床常见的原发性头痛，其特征是发作性，多为偏侧、中重度、搏动样头痛，一般持续 4~72 小时，可伴有恶心、呕吐，光、声刺激或日常活动均可加重头痛，安静环境、休息可缓解。偏头痛多起病于儿童和青春期，中青年期达发病高峰，女性多见，男女患者比例为 1：（2~3），常有遗传背景，目前我国偏头痛患病率为 987/10 万。

【病因】

偏头痛的病因尚不明确，可能与下列因素有关。

1. 内因

（1）遗传因素　约 60% 的偏头痛患者有家族史，而且其亲属出现偏头痛的风险是一般人群的 3~6 倍，遗传因素可能是引起偏头痛原因之一。

（2）内分泌和代谢因素　女性发病多于男性，青春期可发病，月经期容易发作，并且妊娠期或绝经后偏头痛发作减少或停止，所以内分泌和代谢是可能的发病原因之一。

（3）卵圆孔未闭与偏头痛　偏头痛在卵圆孔未闭（patent foramen ovale，PFO）患者中发病率高于普通人群，偏头痛患者中 PFO 发生率也高于普通人群。PFO 是成人心房内血液由右向左分流（right - to - left shunt，RSL）常见的原因，它可以使全身的一些静脉代谢产物绕过肺循环直接由未闭合的卵圆孔进

入体循环，这可能是易感个体偏头痛的触发因素。但是 PFO 与偏头痛之间的关系尚不明确。

2. 外因　主要与周围环境的改变、过度疲劳、某些食物和药物、强光刺激、应激以及应激后的放松、睡眠过度或过少等因素有关，这些因素均可诱发偏头痛发作。

【发病机制】

偏头痛的发病机制尚不十分清楚，目前主要有以下学说。

1. 血管学说　认为偏头痛是原发性血管性疾病。颅内血管收缩引起偏头痛先兆症状，随后颅外、颅内血管扩张导致搏动性头痛产生。压迫颈动脉、使用血管收缩剂麦角生物碱如麦角胺可缓解头痛支持这一理论。

2. 神经学说　认为偏头痛是原发性神经功能紊乱性疾病。偏头痛先兆是由皮层扩布性抑制（cortical spreading depressing，CSD）引起。另外，许多有效抗偏头痛药物通过激动或部分激动 5 - 羟色胺（5 - HT）受体而发挥作用，这提示神经功能紊乱参与偏头痛的发作过程。

3. 三叉神经血管学说　认为三叉神经节损害可能是偏头痛产生的神经基础。当三叉神经节及其纤维受刺激后，可引起 P 物质、降钙素基因相关肽（calcitonin gene - related peptide，CGRP）和其他神经肽释放增加。这些活性物质作用于邻近的脑血管壁，可引起血管扩张而出现搏动性头痛，还可使血管通透性增加，血浆蛋白渗出，产生无菌性炎症，并刺激痛觉纤维传入中枢，形成恶性循环。

【临床表现】

偏头痛发作时的临床表现可分为前驱期、先兆期、头痛期和恢复期。前驱期可有疲劳、注意力难以集中、对光和（或）声敏感、恶心、打哈欠、面色苍白和颈部僵硬感等不适症状。先兆期可出现可逆的局灶性脑功能异常症状，表现为视觉性、感觉性或语言性等阳性症状（如闪光、亮点、亮线、针刺感）和（或）阴性症状（如视野缺损、麻木感），通常持续 5～30 分钟（不超过 60 分钟）。头痛期主要表现为中至重度搏动性头痛，多位于颞部，也可位于前额、枕部或枕下部，单侧或双侧头痛，伴感知觉增强，表现为对光线、声音和气味敏感，喜欢黑暗、安静的环境，可持续 4～72 小时，且影响生活和工作。恢复期症状通常发生在头痛缓解后的 48 小时内，包括疲劳、注意力难以集中、筋疲力尽、易怒、不安等症状。并非所有患者或所有发作均具有上述四期，同一患者可有不同类型的偏头痛发作，2018 年 IHS 制定的偏头痛分型见表 7 - 2。

表 7 - 2　国际头痛协会偏头痛分型

1.1 无先兆偏头痛	1.4 偏头痛的并发症
1.2 有先兆偏头痛	1.4.1 偏头痛持续状态
1.2.1 典型先兆偏头痛	1.4.2 不伴脑梗死的持续先兆
1.2.1.1 典型先兆伴头痛	1.4.3 偏头痛性脑梗死
1.2.1.2 典型先兆不伴头痛	1.4.4 偏头痛先兆诱发的痫性发作
1.2.2 脑干先兆偏头痛	1.5 很可能的偏头痛
1.2.3 偏瘫型偏头痛	1.5.1 很可能无先兆偏头痛
1.2.3.1 家族性偏瘫型偏头痛	1.5.2 很可能有先兆偏头痛
1.2.3.1.1 家族性偏瘫性偏头痛 1 型	1.6 可能与偏头痛相关的发作性综合征
1.2.3.1.2 家族性偏瘫性偏头痛 2 型	1.6.1 反复胃肠道功能紊乱
1.2.3.1.3 家族性偏瘫性偏头痛 3 型	1.6.1.1 周期性呕吐综合征
1.2.3.1.4 其他家族性偏瘫性偏头痛	1.6.1.2 腹型偏头痛
1.2.3.2 散发性偏瘫性偏头痛	1.6.2 良性阵发性眩晕
1.2.4 视网膜性偏头痛	1.6.3 良性阵发性斜颈
1.3 慢性偏头痛	

1. 无先兆偏头痛 最常见的偏头痛类型，约占80%，常与月经有明显的关系，发作频率高。患者会出现反复发生的头痛，每次持续4～72小时。头痛的典型特征为偏侧分布、搏动性、中或重度疼痛，伴随恶心和（或）畏光、畏声、出汗、全身不适、头皮触痛等症状。严重时可影响日常工作和生活，常需服用镇痛药物治疗。

2. 有先兆偏头痛 约占偏头痛患者的10%。临床表现：①前驱症状，发作前可有倦怠、注意力不集中和打哈欠等症状；②先兆症状，在头痛之前或头痛发生时，出现反复发作、可逆的、持续数分钟的局灶性神经系统症状，最常见为视觉先兆；③头痛，在先兆同时或先兆后出现，表现为一侧或双侧额颞部或眶后搏动性头痛，可伴有恶心、呕吐、畏光或畏声等伴随症状，睡眠、呕吐后头痛缓解，持续时间可达72小时。

（1）典型先兆偏头痛 为最常见的有先兆偏头痛类型，先兆表现为完全可逆的视觉、感觉或言语症状，但无肢体无力表现。与先兆同时或先兆后1小时内出现符合偏头痛特征的头痛，即为典型先兆偏头痛。视觉先兆的典型表现为闪光性暗点，如注视点附近出现"之"字形闪光，并逐渐向周边扩展，随后出现"锯齿形"暗点。有些患者可能仅有暗点，而无闪光。感觉先兆表现为以面部和上肢为主的针刺感、麻木感或蚁行感。

（2）脑干先兆偏头痛 先兆症状明显且明确起源于脑干，但无肢体无力。临床可见构音障碍、眩晕、耳鸣、听力减退、复视、共济失调、意识障碍、双侧同时出现的感觉异常。在先兆同时或先兆60分钟内出现符合偏头痛特征的头痛，常伴恶心、呕吐。

（3）偏瘫型偏头痛 临床少见。先兆除必须有肢体无力症状外，还应包括视觉、感觉和言语三种先兆之一，先兆症状持续5分钟至24小时，症状呈完全可逆性，在先兆同时或先兆60分钟内出现符合偏头痛特征的头痛。如在偏瘫性偏头痛患者的一级或二级亲属中，至少有一人具有包括运动无力的偏头痛先兆，则为家族性偏瘫型偏头痛；若无，则称为散发性偏瘫型偏头痛。

（4）视网膜型偏头痛 反复发生的完全可逆的单眼视觉障碍，包括闪烁、暗点或失明，并伴偏头痛发作，在发作间期眼科检查正常。与脑干先兆偏头痛视觉先兆症状常累及双眼不同，视网膜型偏头痛视觉症状仅局限于单眼，且缺乏起源于脑干的神经缺失或刺激症状。

3. 慢性偏头痛 每月头痛15天或以上，持续3个月以上，且每月至少有8天的头痛具有偏头痛性头痛特点。

4. 偏头痛并发症

（1）偏头痛持续状态 偏头痛发作持续时间≥72小时，而且疼痛程度较严重，但其间可有因睡眠或药物应用获得的短暂缓解期。

（2）无脑梗死的持续先兆 指先兆症状在一次发作症状持续1周以上，而无脑梗死的影像学证据，多为双侧性。

（3）偏头痛性脑梗死 一种或多种偏头痛先兆症状持续≥1周，伴随神经影像学检查证实的相应区域的缺血性脑病变。

（4）偏头痛先兆诱发的痫样发作 极少数情况下偏头痛先兆症状可触发痫性发作，而且痫性发作发生在先兆症状中或后1小时以内。

【诊断】

根据偏头痛发作类型、家族史和神经系统检查，通常可作出临床诊断。颅脑CT、CTA、MRI、MRA检查可以排除脑血管疾病、颅内动脉瘤和占位性病变等颅内器质性疾病。下面介绍HIS（2018年）偏头痛诊断标准。

1. 无先兆偏头痛诊断标准

（1）符合（2）~（4）特征的至少 5 次发作。

（2）头痛发作（未经治疗或治疗无效）持续 4 ~ 72 小时。

（3）至少有下列中的 2 项头痛特征　①偏侧分布；②搏动性；③中或重度头痛；④日常活动（如步行或上楼梯）会加重头痛，或头痛时会主动避免此类活动。

（4）头痛过程中至少伴有下列 1 项　①恶心和（或）呕吐；②畏光和畏声。

（5）无法归因于 ICHD - Ⅲ 的其他头痛疾患。

2. 有先兆偏头痛诊断标准

（1）符合（2）~（4）特征的至少 2 次发作。

（2）先兆至少有下列中的 1 种表现　①视觉症状；②感觉症状；③言语症状；④运动症状；⑤脑干症状；⑥视网膜症状。

（3）至少满足以下 3 项　①至少 1 种先兆症状逐渐进展≥5 分钟；②两种或多种症状相继出现；③每个先兆症状持续 5 ~ 60 分钟；④至少 1 个先兆症状是单侧的；⑤至少有一个先兆症状是阳性症状；⑥头痛伴随先兆或在先兆发生 60 分钟内发生头痛。

（4）无法归因于 ICHD - Ⅲ 的其他头痛疾患。

【鉴别诊断】

1. 丛集性头痛（cluster headache）　是较少见眼眶周围发作性剧烈疼痛，持续 15 分钟至 3 小时，发作从隔天 1 次到每日数次（可多达 8 次）。本病具有反复密集发作的特点，但始终为单侧头痛，常伴有同侧结膜充血、流泪、流涕、前额和面部出汗和 Horner 征等。

2. 紧张型头痛　是双侧枕部或全头部紧缩性或压迫性头痛，常为持续性，很少伴有恶心、呕吐，部分病例也可表现为阵发性、搏动性头痛。多见于青、中年女性，情绪障碍或心理因素可加重头痛症状。

3. Tolosa - Hunt 综合征　又称痛性眼肌麻痹，为阵发性眼球后及眶周的顽固性胀痛、刺痛或撕裂样疼痛，伴随动眼、滑车和（或）展神经麻痹，眼肌麻痹可与疼痛同时出现或疼痛发作后两周内出现，MRI 或活检可发现海绵窦、眶上裂或眼眶内有肉芽肿病变。本病持续数周后能自行缓解，但易复发，适当的糖皮质激素治疗可使疼痛和眼肌麻痹在 72 小时内缓解。

【治疗】

偏头痛的治疗目的是减轻或终止急性发作期的头痛、缓解伴发症状，以及预防头痛复发。治疗包括药物治疗和非药物治疗两个方面。

1. 发作期的治疗　在症状起始时立即服药，完全止痛。药物选择基于头痛程度、功能受损程度、既往对药物的反应及患者的个体情况而定。药物包括非特异性药物和特异性药物：非特异性药物主要有非甾体抗炎药（non - steroial anti - inflammatory drugs，NSAIDs）和阿片类药物，特异性药物主要有麦角类制剂和曲普坦类药物。偏头痛的治疗常用药物见表 7 - 3。

（1）轻 - 中度头痛　单用 NSAIDs 可有效，如无效再用偏头痛特异性治疗药物。阿片类药物对确诊偏头痛急性期有效，但具有成瘾性，不用于常规治疗。

（2）中 - 重度头痛　可直接选用偏头痛特异性治疗药物以尽快改善症状，但过度使用会引起药物过量使用性头痛。

表 7 - 3 偏头痛特异性治疗药物

药物	用法用量（每次）	日最大剂量（mg）	半衰期（小时）
麦角类制剂			
麦角胺	1~2mg 口服/舌下含服/直肠给药	6	2.0
二氢麦角胺	1~2mg 肌注	4	2.5
	1~3mg 口服	9	
曲普坦类			
舒马曲普坦	6mg 皮下注射	12	2.0
	25~100mg 口服	300	
那拉曲普坦	2.5mg 口服	5	5.0~6.3
利扎曲普坦	5~10mg 口服	30	2.0
佐米曲普坦	2.5~5mg 口服	10	3.0
阿莫曲普坦	6.25~12.5mg 口服	25	3.5

（3）伴随症状 突出的伴随症状主要是恶心、呕吐，药物的不良反应常见，可以合用镇吐剂等药物；有烦躁者可给予苯二氮䓬类药促使患者镇静和入睡。

2. 预防性治疗 包括非药物预防性治疗和药物预防性治疗。非药物预防性治疗：避免诱发因素，饮食因素如酒精、味精、巧克力、酪胺、富含亚硝酸盐肉类等；睡眠不足、疲劳等；情绪变化如紧张、焦虑；药物有硝酸甘油、利血平、西洛他唑等。

药物预防性治疗：常用药物有 β 受体阻断剂、钙离子阻滞剂、抗癫痫药、抗抑郁药等，其中普萘洛尔、氟桂利嗪、丙戊酸、阿米替林为常用药物。药物治疗应从小剂量单药开始，缓慢加至合适剂量，同时注意副作用。对每种药物的治疗观察期为 4~8 周，若预防性治疗有效，需持续约 6 个月，之后可缓慢减量或停药。若预防性治疗无效，可增加药物剂量；否则，应换用第二种预防性治疗药物。

适用于：①头痛频繁发作；②急性期药物治疗无效，或患者存在无法耐受的药物副作用和禁忌证；③频繁、持续时间长的不适先兆，特殊类型偏头痛；④每月使用急性期治疗 6~8 次以上，连续 3 个月；⑤偏头痛发作持续 72 小时以上；⑥患者的生活质量、工作或学业严重受损；⑦患者意愿。

3. 辅助治疗 中医治疗（中药、针灸、推拿）。偏头痛属于中医"头风""脑风"等范畴，中医药治疗偏头痛的安全性已得到广泛认可，与西药合用可取得更好的效果。中医经典名方如血府逐瘀汤、通窍活血汤等可用于偏头痛预防治疗。针灸治疗偏头痛，一般在疼痛发作之初、痛势未甚时治疗。推拿对偏头痛有一定疗效，头面部和颈项部的不同穴位推拿按摩可缓解疼痛。

【预后】

大多数偏头痛患者的预后良好。偏头痛可随年龄的增长而症状逐渐缓解，部分患者可在 60~70 岁时偏头痛不再发作。

⇒ 案例引导

临床案例 患者，女，28 岁，因"间断头痛 2 年"为入院。2 年前患者无明显诱因出现头痛，以左侧额颞部为主，严重时可累及右侧，呈搏动性，伴恶心、呕吐，影响工作，睡眠或口服"止痛药"后症状缓解，发作时不喜亮光，对声音敏感，症状呈发作性，共发作 9 次，发作前双眼无闪光、视物模糊等，每次发作均无发热、肢体活动障碍、心慌等。既往体健，母亲有头痛病史。查体未见异常；眼底、眼压、脑电图正常；头颅 CT、MRI、MRA 未见异常。

讨论 青年女性，反复发作性头痛，单侧为主，可波及双侧，头痛较剧烈，呈搏动性，伴恶心呕吐，畏光畏声，无神经系统阳性体征，影像学及相关检查无异常，考虑为原发性头痛中的偏头痛，可给予预防性及特异性药物治疗。

问题 患者偏头痛属于哪一型？特异性治疗药物有哪些？

第三节　丛集性头痛

丛集性头痛（cluster headache）是一种原发性神经血管性头痛，是三叉神经自主神经性头痛中最常见的类型，表现为一侧眼眶周围发作性剧烈疼痛，有反复密集发作的特点，伴有同侧眼结膜充血、流泪、瞳孔缩小、眼睑下垂及头面部出汗等自主神经症状，常在一日内固定时间发作（夜间多见），表现刻板，丛集性发作可持续数周至数月。平均发病年龄约为 25 岁，可有家族史，男性患病率常为女性 3 倍以上。

【发病机制】

丛集性头痛的发病机制尚不明确。丛集性头痛患者发作期 CGRP 明显增高，提示三叉神经血管复合体参与丛集性头痛的发病。丛集性头痛发作存在昼夜节律性和同侧颜面部的自主神经症状，推测可能与日周期节律的控制中心和自主神经活动中枢 - 下丘脑的神经功能紊乱有关。丛集性头痛存在家族史及亲属患病率增高现象，提示可能存在遗传易感性。

【临床表现】

在某个时期内突然出现一系列的剧烈头痛，突发突止，无先兆症状。表现为眼眶、眶上、颞部或球后，严格局限于偏侧的剧烈头痛，呈尖锐、爆炸样、非搏动性剧痛，可伴有烦躁、痛苦与不安。疼痛时常伴有同侧颜面部自主神经功能症状，表现为结膜充血、流泪、流涕等副交感亢进症状，前额和面部出汗、瞳孔缩小、上睑下垂和（或）眼睑水肿，常伴坐卧不安、摇晃或敲击头部，较少伴有恶心、呕吐。头痛发作频率不一，但在每天相同时间发作，发作与夜间睡眠有关，少数午睡后发作。头痛持续 15 分钟至 3 小时不等，每次发作症状和持续时间基本相同。在发作期饮酒或使用血管扩张药可诱发头痛发作，头痛发作期可持续数周至数月（常为 2 周~3 个月），在此期间患者头痛呈一次接一次地成串发作，故称丛集性头痛。发作后缓解期持续数月至数年。

【诊断】

ICHD - Ⅲ诊断标准。

1. 至少 5 次符合标准 2~4 的发作。

2. 位于单侧眼眶、眶上和（或）颞部的严重或剧烈疼痛，持续 15~180 分钟（未经治疗）。

3. 符合下列 1 项或 2 项。

（1）至少下列 1 项头痛症状和体征　①结膜充血和（或）流泪；②鼻塞和（或）流涕；③眼睑水肿；④前额和面部出汗；⑤瞳孔缩小和（或）上睑下垂。

（2）感觉不安或烦躁。

4. 发作频率为隔日 1 次到每日 8 次。

5. 不能用 ICHD - Ⅲ的其他诊断更好地解释。

【鉴别诊断】

1. 症状性偏头痛（symptomatic migraine）　属于继发性头痛，常见于脑血管病、颅内占位、颅内感染等疾病引起的头痛。无典型偏头痛发作过程，可有神经系统症状，影像学检查可显示病灶。

2. 偏头痛　好发于青少年女性，头痛前可有先兆症状，头痛常呈搏动性，恶心、呕吐和双侧畏光等常见，发作时头痛不一定限于一侧，程度相对较轻而持续时间较长，且缺乏明显的时间模式和丛集效应。

【治疗】

1. 急性发作期治疗 终止发作主要依靠吸入纯氧及肠外应用曲普坦类药物，包括吸氧疗法、曲普坦类药物经喷鼻吸入和麦角类制剂静脉注射等方法，可迅速缓解头痛。其中吸氧疗法为头痛发作时首选的治疗措施，给予吸入纯氧，流速 6～12L/min，10～20 分钟，可有效阻断头痛发作。常规镇痛剂对丛集性头痛无效。

2. 预防性治疗 丛集性头痛发作历时较短，但疼痛程度剧烈，因此预防性治疗对丛集性头痛尤为重要。预防性药物包括维拉帕米、锂制剂和糖皮质激素等。

第四节　紧张型头痛

紧张型头痛（tension－type headache）是双侧枕部或全头部紧缩性或压迫性头痛。约占头痛患者的 40%，是临床最常见的慢性头痛。

【病因及发病机制】

病理生理学机制尚不清楚，目前认为"周围性疼痛机制"和"中枢性疼痛机制"与紧张型头痛的发病有关。

1. 周围性疼痛机制 认为由于颅外周围肌肉或肌筋膜结构收缩或缺血、细胞内外钾离子转运异常、炎症介质释放增多等，引起肌筋膜组织痛觉敏感度明显增加，导致颅外周围肌肉或肌筋膜结构紧张和疼痛，是导致发作性紧张性头痛的机制。

2. 中枢性疼痛机制 认为，脊髓后角、三叉神经核、丘脑、皮质等功能异常，导致对触觉、电和热刺激的痛觉阈值明显下降，易产生痛觉过敏；在慢性紧张性头痛患者中神经影像学证实有参与疼痛处理的区域（包括扣带回前部、岛叶、额叶皮质、海马旁回等）灰质结构容积减少，提示存在中枢神经系统结构的改变；神经递质及炎性因子代谢紊乱参与紧张性头痛的产生和维持。以上几点认为慢性紧张性头痛与中枢疼痛调节机制异常有关。此外，应激、紧张、抑郁、睡眠障碍、肌肉紧张等可诱发或加重紧张性头痛。

【临床表现】

多在 20 岁左右发病，随着年龄的增长患病率增加，女性稍多见。头痛部位不定，可为双侧、单侧、全头部、颈项部、双侧枕部、双侧颞部等不同部位，呈持续性钝痛，有束带感或紧箍感，或患者描述为压迫感或沉重感，可伴有头昏、失眠、焦虑或抑郁等症状，常无恶心、呕吐、畏光或畏声等症状，头痛期间日常生活与工作常不受影响。查体可发现疼痛部位肌肉触痛或压痛点，颈肩部肌肉有僵硬感，局部按摩感觉舒适。

【诊断】

根据患者的临床表现，排除颅颈部疾病如颈椎病、占位性病变和炎症性疾病等，通常可以确诊，根据触诊颅周肌肉是否有压痛，可分为与颅周肌肉紧张有关的紧张性头痛和与颅周肌肉紧张无关的紧张性头痛两类。IHS（2018 年）最新紧张性头痛诊断标准如下。

1. 偶发性紧张性头痛诊断标准

（1）平均每月发作 <1 天（每年发作 <12 天），至少发作 10 次以上且符合诊断标准（2）～（4）。

（2）头痛持续 30 分钟至 7 天。

（3）至少有下列中的 2 项头痛特征　①双侧分布；②性质为压迫性或紧箍性（非搏动样）；③轻或

中度头痛；④日常活动（如步行或上楼梯）不会加重头痛。

（4）符合下列 2 项　①无恶心和呕吐；②畏光、畏声中不超过一项。

（5）不能归因于 ICHD－Ⅲ 的其他疾病。

2. 频发性紧张性头痛诊断标准

（1）平均每月发作 1～14 天，持续 3 个月以上（每年发作≥12 天而 <180 天），至少发作 10 次以上且符合诊断标准（2）～（4）。

（2）头痛持续时间 30 分钟至 7 天。

（3）至少有下列中的 2 项头痛特征　①双侧头痛；②性质为压迫感或紧箍样（非搏动样）；③轻或中度头痛；④日常活动（如步行或上楼梯）不会加重头痛。

（4）符合下列 2 项　①无恶心和呕吐；②畏光、畏声中不超过一项。

（5）不能归因于 ICHD－Ⅲ 的其他疾病。

3. 慢性紧张性头痛诊断标准

（1）头痛平均每月发作≥15 天，3 个月以上（每年发作≥180 天）并符合诊断标准（2）～（4）。

（2）头痛持续 30 分钟至 7 天。

（3）至少有下列中的 2 项头痛特征　①双侧头痛；②性质为压迫感或紧箍样（非搏动样）；③轻或中度头痛；④日常活动（如步行或上楼梯）不会加重头痛。

（4）符合下列 2 项　①畏光、畏声、轻度恶心中不超过一项；②无中、重度恶心、呕吐。

（5）不能归因于 ICHD－Ⅲ 的其他疾病。

【鉴别诊断】

1. 药物过度使用性头痛　属于继发性头痛，头痛发生与药物有关，可呈类偏头痛样或同时具有偏头痛和紧张性头痛性质的混合性头痛，头痛在药物停止使用后 2 个月内缓解或回到原来的头痛模式。

2. 三叉神经痛　中老年多见，主要表现在三叉神经分布区反复出现电击样、针刺样、刀割样、撕裂样剧烈疼痛，持续数秒至数十秒，一般不超 2 分钟，突发突止，常有扳机点。常由触摸、咀嚼、吞咽冷或热液体以及冷风促发，患者常因恐惧疼痛不敢洗脸、刷牙，影响精神状态。神经系统检查一般无明显阳性体征。

【治疗】

1. 药物治疗　急性发作期药物治疗：可使用镇痛药物，一般选用非甾体抗炎药，如布洛芬，首次剂量 800mg；阿司匹林常用剂量为 650mg，但不良反应明显。预防性治疗：适用于频发性和慢性紧张性头痛患者，药物治疗以抗抑郁药为主，也可采取中药等辅助对症治疗。

2. 非药物疗法　包括物理治疗（针灸、推拿、按摩、运动等）、心理治疗生物反馈等也可改善部分患者的临床症状。

第五节　药物过度使用性头痛

药物过度使用性头痛（medication overuse headache，MOH）是指头痛患者在长期规律过度使用镇痛药物之后出现的慢性头痛。曾称反跳性头痛、药物介导的头痛。MOH 是仅次于偏头痛和紧张性头痛后第三大常见的头痛类型。

【病因及发病机制】

药物过度使用性头痛的发病机制尚不清楚，可能与个体、遗传、内分泌及神经递质失常、疼痛调控通路异常等多种因素有关。个人因素包括低收入、低教育水平、女性、原有的头痛类型等，多合并焦虑、抑郁。

【临床表现】

好发于女性，多见于30岁以上，有原发性头痛病史，主要以偏头痛和紧张型头痛最常见。头痛几乎每天都发作，发作时可伴有恶心、呕吐、气喘、坐立不安、焦虑、注意力分散、遗忘和易激惹，患者常见情绪障碍或药物滥用的家族史。能终止头痛的药物均可引起 MOH，但无头痛的患者，如关节炎、癌症患者，过度服用镇痛药并不增加发生头痛的风险。此外，不同种类药物所致 MOH 也各有不同的特点，如阿片类、含巴比妥类的复方镇痛药导致 MOH 的风险较高，而曲普坦类药物的过度使用发展为 MOH 所需的时间短、剂量小。

【诊断】

HIS（2018年）最新诊断标准如下。

（1）原有头痛患者出现每月头痛≥15天。

（2）在超过3个月定期规律过度使用头痛急性期（症状）的治疗药物。

（3）其他 ICHD－Ⅲ的诊断不能更好解释。

对于规律过度用药有如下解释：每月使用麦角胺、曲普坦、阿片类或复合镇痛药≥10天；每月使用单一成分镇痛药≥15天或并无过度使用单一成分药物，但是合计麦角胺、曲普坦及阿片类药物使用天数≥15天。

【治疗】

1. 非药物治疗 MOH 患者往往认为镇痛药物是缓解头痛不可或缺的，认知－行为疗法有助于患者重新认识疼痛，并学会应对躯体及心理上的不适，避免头痛发作前预先使用镇痛药物，限制镇痛药物的使用频率，同时避免使用含巴比妥类和阿片类镇痛药。

2. 撤药治疗 撤药是 MOH 治疗的基础，撤药方案包括突然撤药和逐步撤药。一般情况下可以突然停药，但是对过度使用阿片类和巴比妥类，尤其苯二氮䓬类则需缓慢停药，有助于减少戒断症状发生。主要的撤药反应包括头痛加重、恶心、呕吐、低血压、心率减慢、睡眠障碍、烦躁不安、焦虑、紧张等。一般情况下可在门诊接受治疗，对于过度使用阿片类、巴比妥类或苯二氮䓬类，出现严重的药物并发症、撤药反应或之前撤药治疗失败者建议住院治疗。

3. 预防性治疗 可减少头痛发作频率从而减少镇痛药物的摄入，但给予时机还待验证，目前临床证据倾向于尽早给予。在开始使用这些治疗之前建议停止过度使用药物。预防性治疗的药物一般根据患者的背景头痛类型（如偏头痛、紧张性头痛）来选择，托吡酯、肉毒杆菌毒素 A 局部注射治疗可能有效。

4. 治疗戒断症状 常见戒断症状包括头痛加重、恶心、呕吐、心悸、坐立不安、焦虑、睡眠障碍，戒断症状多持续2~10天，一般不超过4周。停用不同种类的药物所发生戒断性头痛程度、持续时间各异。戒断症状处理主要是对症处理，同时可给予除导致患者 MOH 以外的其他镇痛药，优先选择长效非甾体抗炎药物。

5. 预后 MOH 预后和性别、原发性头痛类型、过度使用药物种类、药物戒断后头痛频率和药物使用情况及睡眠治疗有关，病程长、紧张型头痛或偏头痛合并紧张型头痛的患者容易复发。

第六节 低颅压性头痛

低颅压性头痛（intracranial hypotension headache）是脑脊液压力降低（< 60mmH$_2$O）导致的头痛，多为体位性，患者常在直立 15 分钟内出现头痛或头痛明显加剧，卧位后头痛缓解或消失。

【病因及发病机制】

低颅压性头痛根据病因分为硬脊膜穿刺术后头痛、脑脊液漏性头痛和自发性（特发性）低颅压性头痛。硬脊膜穿刺术后头痛常发生于腰椎穿刺后 5 天内，多因脑脊液漏所致。脑脊液漏性头痛缘于手术或外伤导致持续性脑脊液渗漏。自发性病因不明，可能与血管舒张障碍引起脑脊液分泌减少或吸收增加有关，脑脊液压力正常后头痛缓解。

【临床表现】

头痛以双侧枕部或额部多见，也可为颞部或全头痛，但很少为单侧头痛，呈轻至中度钝痛或搏动样疼痛。头痛与体位有明显关系，立位时出现或加重，卧位时减轻或消失，头痛多在变换体位后 15～30分钟内出现。可伴有颈部疼痛或僵硬、恶心、呕吐、畏光、耳鸣、听力改变等。患者可出现视物模糊或视野缺损、面部及肢体麻木等症状。部分病例可并发硬膜下出血，极少数病例可出现小脑性共济失调、帕金森样症状、认知和行为改变、大小便失禁等。

【辅助检查】

1. 脑脊液检查 腰椎穿刺脑脊液压力 <60mmH$_2$O；部分病例压力测不出，呈"干性穿刺"。脑脊液生化正常，细胞数可有轻度增加。

2. 神经影像学检查 颅脑 MRI 检查可正常，也可表现为弥漫性硬脑膜强化、硬膜下积液、脑静脉窦扩大、脑下垂、垂体充血增大、小脑扁桃体下疝等。

3. 脊髓造影和放射性核素脑池造影检查 能准确定位脑脊液漏出的部位。

【诊断】

低颅压性头痛的诊断标准：有或没有体位性头痛的临床特点，但头痛的发生和低颅压或脑脊液漏在时间上密切相关，满足以下 2 条中的至少 1 条：①腰椎穿刺测定脑脊液压力低于 60mmH$_2$O；②颅脑影像学显示脑下垂或硬脑膜强化，或脊柱影像可见硬膜外脑脊液。

【鉴别诊断】

本病需要与其他体位相关的头痛相鉴别，包括脑或脊髓肿瘤、脑室梗阻、静脉窦血栓等。

【治疗】

1. 病因治疗 针对病因进行治疗，如控制感染、纠正脱水和糖尿病酮症酸中毒等。对手术或创伤后存在脑脊液漏者可行漏口修补术等。

2. 药物治疗 可用苯甲酸咖啡因 500mg，皮下或肌内注射，或加入 500～1000ml 乳化林格液缓慢静脉滴注。

3. 自体硬膜外血贴疗法 适用于腰椎穿刺后头痛和自发性低颅压性头痛。

4. 对症治疗 包括卧床休息、补液（2000～3000ml/d）、穿紧身裤和束腹带，给予适量镇痛剂等。

⇒ 案例引导

　　临床案例　患者，女，23岁，因"剖腹产后5天，头痛4天"就诊。患者5天前因孕足月入院，剖宫产顺利生产1女婴，4天前出现坐位或站位头痛，全头胀痛不适，卧位后头痛减轻，无恶心、呕吐，无发热及肢体麻木无力，神经系统查体无阳性体征，腰椎穿刺脑脊液压力50mmH$_2$O。

　　讨论　该病例为剖宫产脊椎麻醉（腰麻）后出现头痛，头痛与体位有关，腰穿发现颅压低，诊断为低颅压性头痛，嘱患者避免头抬高，增加水的摄入，给予补液、对症止痛等措施，也可给予自体硬膜外血贴治疗。

　　问题　低颅压性头痛的常见病因有哪些？

答案解析

目标检测

1. 简述原发性头痛的防治原则。
2. 简述偏头痛先兆期的症状特点。
3. 简述偏头痛预防性治疗药物及药物使用原则。
4. 简述偏头痛与丛集性头痛的鉴别诊断要点。
5. 试述紧张性头痛的发作期和预防性治疗原则。
6. 简述药物过度使用性头痛的诊断标准。
7. 低颅压头痛的病因分类有哪些？
8. 名词解释：慢性偏头痛。
9. 名词解释：偏头痛持续状态。
10. 名词解释：Tolosa – Hunt 综合征。

（杜敢琴）

书网融合……

本章小结

微课

题库

第八章　脑血管疾病

PPT

📖 学习目标

1. 掌握　脑血管病的危险因素、诊断步骤及预防措施；缺血性卒中、短暂性脑缺血发作、脑出血、蛛网膜下腔出血的临床表现、诊断及治疗原则。

2. 熟悉　缺血性卒中、短暂性脑缺血发作病因、脑出血的病因及发病机制。

3. 了解　蛛网膜下腔出血的病因及病理生理机制；静脉窦及静脉血栓、Moyamoya 病的病因、临床表现、诊断及治疗。

4. 学会常见脑血管疾病的临床相关诊疗知识和操作，具备救治各种常见脑血管疾病的能力。

第一节　概　述

脑血管疾病（cerebrovascular disease, CVD）是指由于各种原因导致脑血管病变所引起的脑部病变，是神经系统的常见病及多发病。是当今威胁人类健康的三大疾病之一，具有高发病率、高致残率、高死亡率和高复发率的特点。卒中（stroke）指急性脑血管疾病，是急性起病迅速出现局限性或弥漫性脑功能缺失症状、体征的临床事件，包括脑出血、脑梗死和蛛网膜下腔出血等一组临床综合征。

【流行病学】

据 2008 年世界卫生组织公布的数据显示，卒中继缺血性心脏病之后成为第二大致病因，每年造成 570 万例死亡，占全球所有死亡的 97%。我国也是受脑血管疾病威胁较大的国家之一。2008 年卫生部公布了中国新的死因顺位，与之前的中国死因顺位不同，卒中（13664/10 万）首次已经超过恶性肿瘤（13588/10 万），成为中国第一死因。2019 年全球疾病负担研究（GBD）数据显示，我国 2019 年卒中发病率约 201/10 万，其中缺血性卒中发病率约 145/10 万，出血性卒中发病率约 45/10 万，缺血性卒中患病率约 1700/10 万，出血性卒中患病率约 306/10 万，死亡病例约 194 万，约 2/3 遗留不同程度的残疾，给社会及家庭带来沉重的负担。

【脑血管病的分类】

根据起病急缓，分为急性脑血管病和慢性脑血管病。急性脑血管病临床上以动脉血管的病变为主，分为两大类：缺血性脑血管病和出血性脑血管病。前者依据发作形式和病变程度分为缺血性卒中和短暂性脑缺血发作；后者根据出血部位不同，主要分为脑出血和蛛网膜下腔出血。静脉血管的病变以颅内静脉和静脉窦血栓形成较常见。慢性脑血管病包括血管性痴呆等。我国脑血管疾病分类方法可参考最新修订的《中国脑血管疾病分类（2015 年）》（表 8 – 1）。

表 8 - 1　中国脑血管疾病分类（2015 年）

一、缺血性脑血管病	（4）脑叶出血
（一）短暂性脑缺血发作	（5）脑干出血
1. 颈动脉系统（包括一过性黑矇）	（6）小脑出血
2. 椎 - 基底动脉系统	（7）脑室出血（无脑实质出血）
（二）脑梗死（急性缺血性脑卒中）	（8）多灶性脑出血
包括：脑动脉和入脑前动脉闭塞或狭窄引起的脑梗死	（9）其他
1. 大动脉粥样硬化性脑梗死	2. 脑血管畸形或动脉瘤脑出血
（1）颈内动脉闭塞综合征	3. 淀粉样脑血管病脑出血
（2）大脑前动脉闭塞综合征	4. 药物性脑出血（溶栓、抗凝、抗血小板治疗及应用可卡因等）
（3）大脑中动脉闭塞综合征	5. 瘤卒中
（4）大脑后动脉闭塞综合征	6. 脑动脉炎脑出血
（5）椎 - 基底动脉闭塞综合征	7. 其他原因脑出血
（6）小脑后下动脉闭塞综合征	8. 原因未明
（7）其他	（三）其他颅内出血
2. 脑栓塞	1. 硬膜下出血
（1）心源性	2. 硬膜外出血
（2）动脉源性	三、头颈部动脉粥样硬化、狭窄或闭塞（未导致脑梗死）
（3）脂肪性	（一）头颈部动脉粥样硬化
（4）其他（反常栓塞、空气栓塞）	（二）颈总动脉狭窄或闭塞
3. 小动脉闭塞性脑梗死	（三）颈内动脉狭窄或闭塞
4. 脑分水岭梗死	（四）大脑前动脉狭窄或闭塞
5. 出血性脑梗死	（五）大脑中动脉狭窄或闭塞
6. 其他原因脑梗死	（六）大脑后动脉狭窄或闭塞
7. 原因未明脑梗死	（七）基底动脉狭窄或闭塞
（三）脑动脉盗血综合征	（八）椎动脉狭窄或闭塞
1. 锁骨下动脉盗血综合征	（九）多发性脑动脉狭窄或闭塞
2. 颈动脉盗血综合征	（十）其他头颈部动脉狭窄或闭塞
3. 椎 - 基底动脉盗血综合征	四、高血压脑病
（四）慢性脑缺血	五、颅内动脉瘤
二、出血性脑血管病	（一）先天性动脉瘤
不包括：外伤性颅内出血	（二）动脉粥样硬化性动脉瘤
（一）蛛网膜下腔出血	（三）感染性动脉瘤
1. 动脉瘤破裂	（四）外伤性假性动脉瘤
（1）先天性动脉瘤	（五）其他
（2）动脉硬化性动脉瘤	六、颅内血管畸形
（3）感染性动脉瘤	（一）脑动静脉畸形
（4）其他	（二）海绵状血管瘤
2. 脑血管畸形	（三）静脉性血管畸形
3. 中脑周围非动脉瘤性蛛网膜下腔出血	（四）颈内动脉海绵窦瘘
4. 其他原因	（五）毛细血管扩张症
5. 原因未明	（六）脑 - 面血管瘤病
（二）脑出血	（七）颅内 - 颅外血管交通性动静脉畸形
1. 高血压脑出血	（八）硬脑膜动静脉瘘
（1）壳核出血	（九）其他
（2）丘脑出血	七、脑血管炎
（3）尾状核出血	（一）原发性中枢神经系统血管炎

续表

（二）继发性中枢神经系统血管炎	（六）脑静脉血栓形成
1. 感染性疾病导致的脑血管炎	（七）其他
2. 免疫相关性脑血管炎	十、无急性局灶性神经功能缺损症状的脑血管病
3. 其他	（一）无症状性脑梗死
八、其他脑血管病	（二）脑微出血
（一）脑底异常血管网症（Moyamoya 病）	十一、脑卒中后遗症
（二）肌纤维发育不良	（一）脑梗死后遗症
（三）脑淀粉样血管病	（二）脑出血后遗症
（四）伴有皮层下梗死及白质脑病的常染色体显性遗传性脑动脉病（CADASIL）和伴有皮层下梗死及白质脑病的常染色体隐性遗传性脑动脉病（CARASIL）	（三）蛛网膜下腔出血后遗症
	十二、血管性认知障碍
	（一）非痴呆性血管性认知障碍
（五）头颈部动脉夹层	（二）血管性痴呆
（六）可逆性脑血管收缩综合征	1. 多发梗死性痴呆
（七）其他	2. 关键部位的单个梗死痴呆（如丘脑梗死）
九、颅内静脉系统血栓形成	3. 脑小血管病性痴呆（包括皮质下动脉硬化性脑病、脑白质病变、脑淀粉样血管病、脑微出血）
（一）上矢状窦血栓形成	
（二）横窦、乙状窦血栓形成	4. 脑分水岭梗死性痴呆（低灌注性痴呆）
（三）直窦血栓形成	5. 出血性痴呆（如丘脑出血、SAH、硬膜下血肿）
（四）海绵窦血栓形成	6. 其他
（五）大脑大静脉血栓形成	十三、脑卒中后情感障碍

【危险因素】

与脑血管病发生有密切因果关系的因素称为危险因素。其可以是一种疾病或生理状态如高血压、糖尿病等，也可以是一种生活方式或环境因素如吸烟、肥胖等。脑血管病的危险因素又可分为可干预与不可干预两种。

1. 可干预的危险因素 系指可以控制或治疗的危险因素。主要包括以下疾病。①高血压：脑血管疾病的发生与收缩压、舒张压和平均动脉压呈直线关系，高血压患者群的脑卒中危险性是正常人群的3～6倍。②糖尿病：脑血管病最常见的危险因素。糖尿病患者发生缺血性脑血管病的危险性是普通人群的2～3倍。③脂代谢紊乱：脑血管病的重要危险因素，包括低密度脂蛋白及载脂蛋白 B 与 A1 比值（ApoB/ApoA1）等指标。④心脏病：各种心脏病，如心房颤动、感染性心内膜炎、心瓣膜病、急性心肌梗死均可引起脑血管疾病。⑤短暂性脑缺血发作（TIA）：其既是一种脑血管疾病，也是一种危险因素，30% 的脑梗死患者在发病前曾有过 TIA 的病史，或33% 的 TIA 患者病情进展或再发生完全性卒中。⑥颅内外动脉狭窄：缺血性脑血管病的潜在危险因素。当狭窄程度加重或发生血流动力学改变时，则可发生缺血性脑血管病。⑦脑血管疾病史：曾患过脑血管病者的复发率明显升高。可干预的危险因素还包括生活方式或环境因素，包括吸烟、缺乏运动、腹型肥胖、不良饮食习惯、过量饮酒及精神压力过大等。

2. 不可干预的危险因素 系指不能控制和治疗的危险因素包括：①年龄，是最重要的独立危险因素，如 55 岁以后，每增加 10 岁，脑血管疾病发病率增加 1 倍以上；②性别，男性脑血管疾病的危险度较女性高，且男性脑血管疾病的病死率也较女性高；③遗传，家族中有脑血管疾病的子女发生脑血管疾病的可能性明显升高；④种族，如黑种人脑血管疾病的发生率明显高于白种人。

在所有危险因素中，大约90% 的卒中归因于高血压、高血脂、吸烟、缺乏运动、肥胖、心脏疾病、饮食、酒精、糖尿病和精神压力过大 10 个危险因素。其中，高血压是最重要的危险因素。

【诊断】

脑血管病的诊断依赖于准确的病史采集、临床及辅助检查。但脑血管病的诊断与其他疾病存在一些差异。

1. 病史采集 根据临床是否需要对脑血管病患者进行紧急处理，可以采取有针对性的病史采集策略。系统的病史采集对于判断脑血管病的病因、发病机制以及采取个体化的诊断和治疗是必不可少的。在脑血管病的病史采集中，应着重下列几点（表 8 - 2）。

（1）起病情况 需要询问确切的起病时间；起病时患者是在安静的状态还是在活动或紧张状态；是急性起病还是逐渐起病；有无脑血管病的先兆发作——TIA；患者有多少次发作，如为多次发作，应问清首次发作的详细情况，以及最近和最严重的发作情况，每次发作后有无意识障碍、智力和记忆力改变、说话及阅读或书写困难、运动及感觉障碍、视觉症状、听力障碍、平衡障碍以及头痛、恶心、呕吐等症状。

（2）前驱症状及近期事件 在脑血管病的形成过程中，常有脑血液循环从代偿阶段到失代偿阶段的变化过程，代偿阶段的改变表现在临床上就是本病的前驱症状。如能仔细询问这些前驱症状，找到症状的诱发因素以及病因线索，给予合理治疗，有时可避免或延缓完全性卒中的发生或可减缓病情进展。

（3）伴随疾病 患者有无高血压、糖尿病、心脏病、高血脂、吸烟和饮酒情况、贫血等。

（4）用药情况 对脑血管病患者的病史询问服用药物情况，有些药物可诱发低血压和 TIA，如降压药物，吩噻嗪类衍生物；有的药物可并发脑内出血，如抗凝剂；有时可并发高血压危象和脑血管病。还有一些药物如酒精、降血糖药物、孕酮类避孕药等也可引起脑血管病，故在询问脑血管病患者时，要仔细询问服用药物情况。

表 8 - 2 脑血管病病史的主要组成

症状发生	伴随疾病	药物使用
近期事件	高血压	抗凝剂
卒中	糖尿病	胰岛素
心肌梗死		降压药
外伤		
手术		
出血		

2. 快速判断卒中方法 急诊处理时，由于时间紧迫，难以进行详细的病史采集，当患者或家属主诉以下情况时，常提示卒中的可能：①症状突然发生；②一侧肢体（伴或不伴面部）无力、笨拙、沉重或麻木；③一侧面部麻木或口角歪斜，说话不清或理解语言困难，双眼向一侧凝视；④一侧或双眼视力丧失或模糊；⑤视物旋转或平衡障碍；⑥既往少见的严重头痛、呕吐；⑦上述症状伴意识障碍或抽搐。

3. 临床严重程度的评估 准确记录患者的病情严重程度，是有效观察患者病情变化的前提。临床上，常采取一些量表来记录患者的病情。如美国国立卫生研究院卒中量表（NIHSS）是一个省时方便、可信有效且内容较全面的综合性脑卒中量表，它所评定的神经功能缺损范围大，在脑血管病的病情判断中被广泛采用（表 8 - 3）。

表 8 - 3　美国国立卫生研究院卒中量表（简表）

检查项目	名称	反应和评分
1A	意识水平	0—清醒
		1—嗜睡
		2—昏睡
		3—昏迷/无反应
1B	定向力提问（2 个问题）	0—回答都正确
		1—一个问题回答正确
		2—两个问题回答都不正确
1C	指令反应（2 个指令）	0—两个任务执行正确
		1—一个任务执行正确
		2—两个任务都不执行
2	凝视	0—水平运动正常
		1—部分凝视麻痹
		2—完全凝视麻痹
3	视野	0—无视野缺损
		1—部分偏盲
		2—完全偏盲
		3—双侧偏盲
4	面部运动	0—正常
		1—轻微面肌无力
		2—部分面肌无力
		3—完全单侧面瘫
5	运动功能（臂）	0—无漂移
	a. 左	1—不到 5 秒即漂移
	b. 右	2—不到 10 秒即落下
		3—不能对抗重力
		4—不能活动
6	运动功能（腿）	0—无漂移
	a. 左	1—不到 5 秒即漂移
	b. 右	2—不到 5 秒即落下
		3—不能对抗重力
		4—不能活动
7	肢体共济失调	0—无共济失调
		1—一个肢体共济失调
		2—两个肢体共济失调
8	感觉	0—无感觉缺失
		1—轻度感觉缺失
		2—重度感觉缺失
9	语言	0—正常
		1—轻度失语
		2—重度失语
		3—缄默或完全失语
10	发音	0—正常
		1—轻度构音障碍
		2—重度构音障碍
11	感觉消退或忽视	0—无
		1—轻度（丧失一种感觉模态）
		2—重度（丧失两种感觉模态）

【辅助检查】

1. 影像学检查 最近几年来脑血管病的影像学检查得到了长足的进步。尤其在急性期，早期、快速的影像学检查对急性脑血管病患者的诊治至关重要。脑血管病的影像学检查需要注意，不仅需要进行结构影像学的评估，还应进行血管影像学与灌注影像学的评估。

（1）头颅 CT（computed tomography） 平扫 CT 由于应用广泛、检查时间短、检查费用较低，以及可准确检出蛛网膜下腔出血和脑实质出血等优点，仍是评估急性脑血管病最常用的影像学方法。平扫 CT 还有助于提示由于动脉再灌注损伤而出现的出血转化。多模式 CT 通常包括 CT 平扫（noncontrast CT，NCCT）、CT 灌注成像（CT perfusion，CTP）和 CT 血管造影（CT angiography，CTA）。CTP 有助于显示脑血管病患者病灶周围和全脑血流情况。CTA 有助于显示颈内动脉、大脑中动脉、大脑前动脉、基底动脉和大脑后动脉的血管狭窄或闭塞状况，显示颅内动脉瘤和其他血管畸形。

（2）磁共振成像（magnetic resonance imaging，MRI） 在急性脑血管病中，MRI 平扫用于明确有无新梗死灶，排除脑内出血以及其他病变。MRI 因为限制因素较多，一般不作为脑内出血的首选检查。

在急性脑血管病，尤其是缺血性脑血管病中，多模式 MRI 可以提供更多信息，增加了脑血管病诊断的准确性。多模式 MRI 通常包括 T1 加权成像（T1 - weighted magnetic resonance imaging，T1WI）、T2 加权成像（T2 - weighted magnetic resonance imaging，T2WI）、液体衰减翻转恢复序列（fluid attenuated inversion recovery，FLAIR）、MR 血管成像（MR angiography，MRA）、弥散加权成像（diffusion weighted imaging，DWI）和灌注加权成像（perfusion weighted imaging，PWI）。MRA 能显示潜在的脑动脉形态异常。FLAIR 由于抑制了脑脊液的信号，皮质和脑室旁病灶的显示较清楚，DWI 在检测缺血性卒中时尤其敏感，DWI 和 PWI 异常信号的不匹配有助于缺血半暗带的判定。

此外，对比剂增强磁共振血管成像（contrast enhanced magnetic resonance angiography，CEMRA）用以显示主动脉弓至颅内动脉的形态异常。磁共振静脉成像（magnetic resonance venography，MRV）用于显示上矢状窦、直窦、横窦、乙状窦及大脑大的狭窄或闭塞的部位和程度。高分辨磁共振（high resolution MRI，HR - MRI）是近年来发展起来的动脉管壁的成像方法，可很好地评价管腔内径、管腔外径、斑块的形态以及斑块的成分（脂核、出血、薄或破裂的纤维帽），与组织学符合度很高，因此可以准确地评价斑块的负荷和稳定性。

（3）超声检查 颈动脉彩色超声检查和经颅多普勒超声检查用于筛查动脉血管内病变。

（4）数字减影血管造影（digital subtraction angiography，DSA） DSA 能动态全面地观察主动脉弓至颅内的血管形态，包括动脉和静脉，是脑血管检查的金标准。

目前，随着影像学技术的快速发展，影像学资料可以为急性脑血管病，尤其是缺血性卒中患者的个体化治疗方案提供越来越多的依据。

2. 神经血管检查 神经血管学检查是临床脑血管病检查的最基本内容，是血管检查的开始。标准的临床神经血管检查：①供血动脉相关的触诊，主要是颈动脉和桡动脉的触诊，获得动脉搏动强度和对称性的信息（图 8 - 1）；②双上肢血压的同时测量，了解双上肢血压的一致性（图 8 - 2）；③脑血管的听诊，选择钟形听诊器对脑动脉主要体表标志进行听诊，主要听诊区包括颈动脉听诊区、椎动脉听诊区、锁骨下动脉听诊区和眼动脉听诊区，了解血管搏动的声音对称性以及有无杂音。听诊时要注意找到准确的体表标志，杂音的最强部位，通过适当加压可以判断（图 8 - 3）。

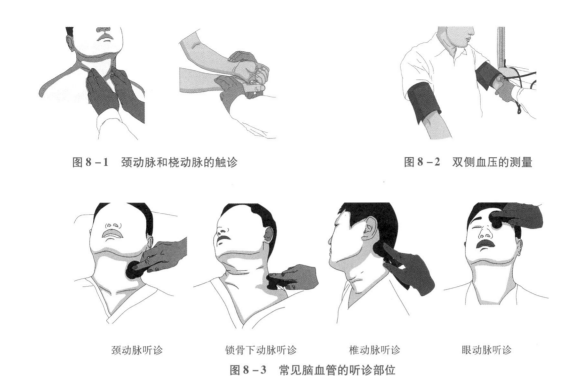

图8-1　颈动脉和桡动脉的触诊　　　　　　　　　图8-2　双侧血压的测量

颈动脉听诊　　　　锁骨下动脉听诊　　　　椎动脉听诊　　　　眼动脉听诊

图8-3　常见脑血管的听诊部位

【治疗原则】

急性脑血管病起病急、变化快、异质性强，其预后与医疗服务是否得当有关。在急性脑血管病的处理时，应注意：①遵循循证医学与个体化分层相结合的原则；②按照正确的时间顺序提供及时的评价与救治措施；③系统性，即应整合多学科的资源，如建立组织化的卒中中心或卒中单元（stroke unit）系统模式。

1. 临床指南　循证医学是通过正确识别、评价和使用最多的相关信息进行临床决策的科学。循证医学与传统医学相比，特点是以科学研究所获得的最新和最有力的证据为基础，开展临床医学实践活动。以循证医学为指导，能够保证临床决策的规范化。但再好的证据也不一定适合所有患者。临床决策的最高原则仍然是个体化。

2. 急诊通道　急性脑血管病是急症，及时的治疗对于病情的发展变化影响明显。缺血性卒中溶栓治疗的时间窗非常短暂。脑卒中发病后能否及时送到医院进行救治，是能否达到最好救治效果的关键。发现可疑患者应尽快直接平稳送往急诊室或拨打急救电话由救护车运送至有急救条件的医院。在急诊时，应尽快采集病史、完成必要的检查、做出正确判断，及时进行抢救或收住院治疗。

3. 卒中单元　卒中单元是一种多学科合作的组织化病房管理系统，旨在改善住院卒中患者管理，提高疗效和满意度。卒中单元的核心工作人员包括临床医生、专业护士、物理治疗师、职业治疗师、语言训练师和社会工作者。它为卒中患者提供药物治疗、肢体康复、语言训练、心理康复和健康教育。由于脑血管病表现多样，并发症多，涉及的临床问题复杂，所以在临床实践中，卒中单元是卒中治疗的最佳途径。多学科的密切合作和治疗的标准化是产生疗效的主要原因。

【预防】

脑血管病的预防包括一级预防和二级预防。

1. 一级预防　脑血管病的一级预防是指发病前的预防，即通过早期改变不健康的生活方式，积极主动地控制各种危险因素，从而达到使脑血管病不发生或推迟发病年龄的目的。

2. 二级预防　脑卒中的复发率高，可导致已有的神经功能障碍加重，使死亡率明显增加。首次卒中后 6 个月内是卒中复发危险性最高的阶段，所以在卒中首次发病后应尽早开展二级预防工作。二级预防的主要目的是预防或降低再次发生卒中的危险，减轻残疾程度，提高生活质量。针对发生过一次或多次脑血管意外的患者，通过寻找脑卒中发生的原因，治疗可逆性病因，纠正所有可预防的危险因素，这在相对年轻的患者中显得尤为重要。此外，要通过健康教育和随访，提高患者对二级预防措施的依从性。

第二节　缺血性卒中 　🄴微课

缺血性卒中又称脑梗死，是各种原因导致脑动脉血流中断，局部脑组织缺氧缺血性坏死，而出现相应神经功能缺损。我国脑血管病患者中约 80% 为缺血性卒中。

【病因及发病机制】

多种原因可导致缺血性卒中的发生，如动脉硬化、血管炎、心脏病、血流动力学改变、血液病、血液流变学改变、各种栓子、外伤、药物、肿瘤、先天性血管病等。目前国际上应用广泛的缺血性卒中病因分型为 TOAST 分型，虽然后续发表了 SSS - TOAST、韩国改良 TOAST 分型和 A - S - C - O 分型以及 2011 年我国提出了中国缺血性卒中病因亚型（Chinese Ischemic Stroke Subclassification，CISS）分类对 TOAST 分型进行了改进，但因分类操作复杂，未得到广泛应用。TOAST 分型将缺血性卒中病因分为以下几种。

1. 动脉粥样硬化　颈部或颅底大动脉粥样硬化是脑梗死的首要病因。动脉粥样硬化影响大、中弹性肌动脉。在脑循环中，颈动脉主干起始部、颈部主干分叉上方的颈内动脉、颈内动脉海绵窦段、大脑中动脉起始部、椎动脉起始部和入颅处、基底动脉是好发部位。大、中动脉粥样硬化可通过。①动脉 - 动脉栓塞机制：易损斑块脱落，形成血栓 - 斑块栓塞物阻塞远端血管（图 8 - 4A）。②血流动力学机制：大、中动脉严重狭窄，导致远端脑组织供血不足，发生脑梗死（图 8 - 4B）。③闭塞穿支动脉：大、中动脉的粥样硬化斑块可以覆盖穿支动脉的开口部，使之狭窄或闭塞而发生脑梗死（图 8 - 4C）。

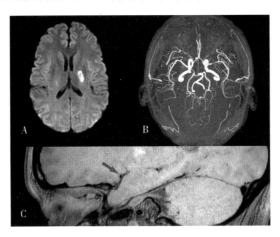

图 8 - 4　动脉粥样硬化卒中的发病机制

A. 左侧基底核区脑梗死（动脉 - 动脉栓塞）；B. 左侧大脑中动脉 M1 段狭窄（血流动力学改变）；C. 高分辨磁共振显示左侧大脑中动脉 M1 段前壁斑块形成

2. 心源性栓塞　这一类别包括由多种可以产生心源性栓子的疾病引发的脑栓塞。常见的心源性栓子高度、中度危险因素见表 8 - 4。

表 8-4　心源性栓子来源

高度危险的栓子来源	中度危险的栓子来源
机械心脏瓣膜	二尖瓣脱垂
二尖瓣狭窄伴心房颤动	二尖瓣环状钙化
心房颤动	二尖瓣狭窄不伴心房颤动
病态窦房结综合征	心房间隔缺损
4 周之内的心肌梗死	卵圆孔未闭
左心房或左心耳血栓	心房扑动
左心室血栓	单独出现的心房颤动
扩张型心肌病	生物心脏瓣膜
左心室区段性运动功能不良	非细菌性血栓性心内膜炎
左心房黏液瘤	充血性心力衰竭
感染性心内膜炎	左心室区段性运动功能减退
	4 周之后，6 个月之内的心肌梗死

3. 小动脉疾病　长期高血压引起脑深部白质及脑干穿通动脉病变和闭塞。

4. 其他原因　存在其他特殊疾病（如血管相关性疾病、感染性疾病、遗传性疾病、血液系统疾病、血管炎等）的证据，这些疾病与本次卒中相关，且可通过血液学检查、脑脊液（CSF）检查以及血管影像学检查证实，同时排除了大动脉粥样硬化或心源性卒中的可能性。

5. 病因不明（隐源性）　不能归于以上类别的缺血性卒中：①未发现能解释本次缺血性卒中的病因；②多病因，发现两种以上病因，但难以确定哪一种与该次卒中有关；③无确定病因，未发现确定的病因，或有可疑病因但证据不够强，除非再做更深入的检查。

⊕ **知识链接**

缺血性卒中病因分型

目前最为广泛使用的分型系统就是急性卒中 Org10172 治疗试验（trial of Org10172 in acute stroke treatment，TOAST）分型。随着医学影像技术的进步与流行病学研究的发展，学者陆续提出改良 TOAST 的分型，包括 SSS-TOAST 分型、CCS-TOAST 分型、韩国改良-TOAST 分型、ASCO 分型及 ASCOD 分型，我国也提出了自己的分型——CISS 分型。TOAST 分型简单易行，改良分型虽然准确但操作繁杂，因此目前临床应用及临床研究中使用最广泛的仍为 TOAST 分型。缺血性卒中病因分型的演变过程也是对缺血性卒中病因探索和制订个体化诊疗策略的过程。

【病理生理机制】

1. 脑血流障碍　脑血流有储备机制，包括结构学储备和功能学储备。结构学储备主要指侧支循环的开放：1 级侧支开放（脑底 Willis 环）和 2 级侧支开放（眼动脉、软脑膜动脉侧支等）；功能学储备中重要的 Bayliss 效应是指当局部血管严重狭窄或闭塞致血流量下降时，血管床扩张使局部血容量增加以维持正常灌注压的血流储备机制。血管狭窄程度较轻时，脑血管的血流储备作用能够保证脑血流量维持在相对正常水平，当血管狭窄到一定程度或者由于突发的血管闭塞，血流储备作用失代偿或无法代偿时，脑血流量明显下降，导致症状的产生。

2. 神经细胞缺血性损害　脑组织对缺血、缺氧损害非常敏感，完全阻断血流 30 秒脑代谢即发生改变，1 分钟后神经元功能活动停止，脑动脉闭塞缺血超过 5 分钟可发生脑梗死。不同脑组织对缺血的敏感性不同，轻度缺血时仅有某些神经元丧失，完全持久缺血时各种神经元、胶质细胞及内皮细胞均坏死。急性脑梗死病灶由中心坏死区及周围的缺血半暗带（ischemic penumbra）组成，坏死区的细胞发生了不可逆的损害，但缺血半暗带如果血流迅速恢复使脑代谢改变，损伤仍然可逆，神经细胞仍可存活并恢复功能。保护缺血半暗带的神经元是治疗急性脑梗死的关键。

脑动脉闭塞造成脑缺血后，如果血管再通，氧与葡萄糖等的供应恢复，脑组织的缺血损伤理应得到恢复。但实际上不尽然，存在一个有效时间即再灌注时间窗（time window）问题。如再通超过再灌注时间窗这个时限，则脑损伤继续加剧，此现象称为再灌注损伤（reperfusion damage）。再灌注损伤的机制比较复杂，可能与下列因素有关：①启动新的自由基连锁反应，氧自由基的过度形成，导致神经细胞损伤；②细胞内游离钙增多，引起一系列病理生理过程；③兴奋性氨基酸的细胞毒作用。

【临床表现】

动脉硬化性脑梗死多见于中老年，中青年以动脉炎多见，多在安静或睡眠中发病，一般在发病数小时或 1~2 日达到高峰。一般患者意识清楚，如果发生大面积脑梗死或基底动脉血栓形成时，可出现意识障碍。缺血性卒中的临床表现取决于阻塞的动脉分支、侧支循环、梗死灶的大小和部位，不同患者之间存在差异，但主要脑动脉及其分支阻塞的临床表现具有较好的一致性，可归纳为典型的神经血管综合征（neurovascular syndrome），下面对重要的神经血管综合征的典型临床表现作以介绍。

1. **大脑前动脉闭塞综合征**　大脑前动脉的卒中相对较少，这可能是由于来自颅外血管或心脏的栓子更易进行脑血流口径较大的大脑中动脉系统，而较少进入大脑前动脉系统有关。另外，通常单侧大脑前动脉闭塞，由于前交通动脉的侧支循环的代偿，症状表现常不完全。主干闭塞引起对侧下肢的偏瘫或感觉障碍，上肢较轻，一般无面瘫。可有小便难控制。偶见双侧大脑前动脉由一条主干发出，当其闭塞时可引起两侧大脑半球内侧面梗死，表现为双下肢瘫、尿失禁、有强握等原始反射及精神症状。

2. **大脑中动脉闭塞综合征**　大脑中动脉是缺血性卒中最易受累的血管。不同血管受累临床表现也不相同。

（1）主干闭塞　导致病灶对侧中枢性面舌瘫与偏瘫（均等性）、偏身感觉障碍及偏盲（三偏）；优势半球受累出现完全性失语症，非优势半球出现体象障碍。

（2）皮质支上部分支闭塞　导致病灶对侧面部、手及上肢轻偏瘫和感觉缺失，下肢不受累，伴 Broca 失语（优势半球）和体象障碍（非优势半球），无同向性偏盲。

（3）皮质支下部分支闭塞　较少单独出现，导致对侧同向性偏盲，下部视野受损严重；可出现对侧皮质感觉受损，如图形觉和实体辨别觉明显受损，病觉缺失、穿衣失用和结构性失用等，无偏瘫；优势半球受累出现 Wernicke 失语，非优势半球出现急性意识模糊状态。深穿支闭塞导致病变出现皮质下失语。

3. **颈内动脉完全闭塞综合征**　颈内动脉闭塞约占缺血性卒中的 1/5。可以没有任何症状，或引起类似大脑中动脉主干闭塞的综合征，闭塞的速度、部位，脑底动脉环的功能和侧支循环是其决定因素。当眼动脉缺血时，有同侧眼一过性失明。

4. **大脑后动脉闭塞综合征**　一侧大脑后动脉闭塞引起对侧同向性偏盲，上部视野损伤较重，黄斑视力可不受累（黄斑视觉皮质代表区为大脑中、后动脉双重血液供应）。与大脑中动脉梗死引起的视力障碍不同，大脑后动脉闭塞时上象限视野受累更重。中脑水平大脑后动脉起始处闭塞，可见眼球运动障碍，如垂直性凝视麻痹、动眼神经瘫、核间性眼肌麻痹、眼球水平凝视。优势半球枕叶受累可出现命名性失语、失读，不伴失写。这是由于胼胝体病变使右侧视觉皮层与左侧半球语言中枢间的联络中断。双侧大脑后动脉闭塞可导致皮质盲、记忆受损（累及颞叶），不能识别熟悉面孔（面容失认症），幻视和行为异常。

5. **基底动脉闭塞综合征**　主干闭塞常引起广泛的脑干、小脑梗死，表现为四肢瘫、双侧眼球注视麻痹、昏迷，可迅速死亡。

其不同部位的旁中央支和长旋支闭塞，可导致脑干或小脑不同水平的梗死，表现为各种综合征，多有交叉性体征，包括同侧脑神经周围性瘫、对侧中枢性偏瘫或偏身感觉障碍。

（1）Weber 综合征　又称动眼神经交叉瘫综合征，病变部位在中脑基底部，表现为病灶侧动眼神经麻痹。对侧面下部、舌及肢体瘫痪。

（2）Benedikt 综合征　又称动眼神经和锥体外交叉综合征，病变部位在中脑被盖部，表现为病灶侧动眼神经麻痹，对侧半身不自主运动，如震颤、舞蹈、手足徐动等。

（3）Parinaud 综合征　又称导水管综合征，病变部位在中脑背侧，表现为眼球垂直性凝视麻痹，双眼上视不能。

（4）Foville 综合征　又称脑桥基底内侧综合征或脑桥旁正中综合征。病变部位在脑桥基底内侧，表现为两眼向病灶侧凝视不能、周围性面瘫，对侧肢体偏瘫。

（5）Millard – Gubler 综合征　又称脑桥基底外侧综合征。病变部位在脑桥基底外侧，表现为病灶侧面神经及展神经麻痹，可有两眼向病灶侧凝视不能，对侧舌及肢体瘫痪。

（6）闭锁综合征　病变部位在双侧脑桥中下部腹侧基底部。表现为意识清楚，但四肢和面部瘫痪，不能张口说话和吞咽，可用瞬目和眼球上下运动表示"是"与"否"与周围人交流思想。

（7）基底动脉尖综合征（top of the basilar syndrome）　基底动脉尖端分出小脑上动脉和大脑后动脉，闭塞后表现如下。①眼球运动及瞳孔异常：一侧或双侧动眼神经部分或完全麻痹、眼球上视不能（上丘受累）及一个半综合征，瞳孔对光反应迟钝而调节反应存在，类似阿 – 罗瞳孔（顶盖前区病损）。②意识障碍：一过性或持续数天，或反复发作〔中脑及（或）丘脑网状激活系统受损〕。③严重记忆障碍（颞叶内侧受损）。④对侧偏盲或皮质盲（枕叶受损）。

（8）Wallenberg 综合征　又称延髓背外侧综合征，病变部位在延髓背外侧。表现为交叉性感觉障碍、患侧软腭麻痹、构音及吞咽障碍、咽反射减弱或丧失；眩晕、恶心、呕吐及眼球震颤（前庭神经下核受损）；病灶侧 Horner 征及同侧肢体和躯干共济失调。

【辅助检查】

1. 结构影像学检查　包括头部 CT 和 MRI。

（1）头部 CT　在 6 小时内的影像学征象常不明显，在缺血性卒中 24 ~ 48 小时后，可显示梗死区域为边界不清的低密度灶。急性脑梗死 6 小时显示左侧大脑皮质肿胀，脑沟消失，皮层下的灰白质交界区显示不清；左侧岛叶密度减低，与外囊分界不清，提示出现"岛带征"（图 8 – 5A）。左侧大脑半球大面积低密度影，侧脑室受压变形，中线移位明显（图 8 – 5B）。此外，CT 检查对明确病灶、脑水肿和有无出血性梗死有很大价值，但对于小脑或脑干的病灶常显示不清。

（2）头部 MRI　一般在发病 6 ~ 12 小时后可见在 T1 加权像呈低信号，T2 加权像呈高信号（图 8 – 6），出血性梗死显示其中混杂 T1 高信号。弥散加权成像（DWI）及 ADC 系数成像可早期诊断缺血性卒中，在发病 2 小时内显示缺血病变，为早期治疗提供重要信息。

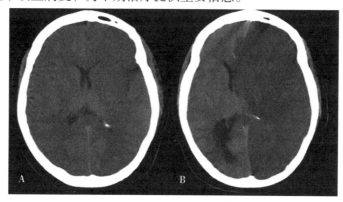

图 8 – 5　急性脑梗死的 CT 所见

A. 梗死后 6 小时；B. 梗死后 12 小时

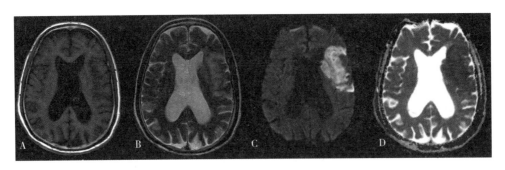

图 8 – 6　急性脑梗死（左侧半球）MRI 所见

A. 加权像低信号；B. T2 加权像高信号；C. DWI 呈高信号；D. ADC 呈低信号

2. 血管检查　主要包括目前常用的颈动脉双功能超声、TCD、CTA、MRA、DSA 等，脑血管检查的目的是了解血管的畅通性（正常、狭窄、闭塞或再通），还包括对血管壁的了解（斑块的性质、大小、溃疡或微栓子脱落等）。

3. 灌注影像学检查　主要包括常用的 CT 灌注成像（CTP）、磁共振灌注成像（MRPWI）、较少应用的单光子发射计算机断层成像（SPECT）以及新的检查技术融合灌注成像技术（fusion CT image）。灌注影像检查为识别缺血半暗带以及临床溶栓治疗提供依据。

⊕ **知识链接**

缺血半暗带的评估及临床意义

缺血半暗带是指血流灌注下降、细胞电活动丧失和部分蛋白合成障碍，但能量代谢保留以及结构尚完整的脑组织，如果一定时间内血流灌注恢复，则神经细胞的功能可恢复。急性缺血的脑组织分成三个区域：核心坏死区、环绕核心周边有缺血坏死危险组织（缺血半暗带）以及外周低灌注区。对急性缺血性卒中而言，缺血半暗带是临床治疗的靶点，要挽救这部分组织，应在一定时间内进行恰当的治疗，即治疗时间窗。缺血半暗带具有时间依赖性和个体差异性。当前临床评估缺血半暗带有两种常用模式：①使用 PWI 和 DWI 进行匹配的磁共振模式；②使用 CT 灌注成像和 CTA 的原始图像进行匹配的 CT 模式。

4. 其他脑影像检查　包括磁共振纤维束成像、功能磁共振成像等，这些特殊的检查对于判断预测患者预后、帮助选择适宜的康复手段、对功能区作用以及解释临床现象等方面起到了重要作用。

5. 其他检查　对于可疑心源性栓塞者可行超声心动图、经食道超声心动图检查。对于可疑镰状细胞病、高同型半胱氨酸血症、高凝状态等，可行相应的血液检查。

【诊断】

缺血性卒中应作为一个综合征，而不是疾病来诊断。全面和详细地对缺血性卒中进行评估，有助于选择合适的治疗，提高治疗效果，减少并发症。缺血性卒中的诊断可分为下列 7 个步骤。

1. 初步诊断　首先要判断患者是否为卒中，是缺血性卒中、出血性卒中、还是静脉系统血栓形成。通过上述典型的症状，结合 CT 或 MRI 检查并不困难。误诊为卒中的常见疾病有癫痫、意识障碍、晕厥、中毒和代谢性疾病（包括低血糖）、脑肿瘤、硬膜下血肿等。

2. 急性缺血性卒中的病理生理学　判断结构学储备和功能学储备的情况。结构学储备主要指侧支循环的开放：1 级侧支开放（脑底 Willis 环）和 2 级侧支开放（眼动脉、软脑膜侧支等）；功能学储备是指当局部血管严重狭窄或闭塞致血流量下降时，血管床扩张使局部血容量增加以维持正常灌注压的血流储备机制称 Bayliss 效应。

3. 伴发或血管病变诊断　应判断病变的部位，如心脏、大动脉、主动脉弓、颈部血管、颅内血管；寻找血管损伤的原因，如①心脏病变：附壁血栓、心房颤动、瓣膜病、卵圆孔未闭、心内膜炎等；②血管病变：动脉粥样硬化重度以上狭窄或轻中度狭窄、动脉粥样硬化斑块破裂、夹层动脉瘤、血管痉挛、纤维肌发育不良、动脉炎等。

4. 评估全身危险因素　①传统危险因素：如高血压、吸烟、糖尿病、血脂异常；②易栓症：抗磷脂抗体综合征、红细胞增多症、血小板增多症、高纤维蛋白原血症、蛋白 C 缺乏症、蛋白 S 缺乏症、抗凝血酶Ⅲ缺乏症、凝血酶变异；③其他危险因素：高同型半胱氨酸血症。

5. 确定发病机制　准确判断卒中的不同发病机制。病灶分布在大脑前动脉、大脑中动脉及大脑后动脉的两个以上流域时，应依据病情考虑颈内动脉、主动脉弓甚至心源性栓子引起的脱落；当蛛网膜下腔出血、原发性或继发性脑出血、脑外伤后继发的脑梗死，考虑为血管痉挛；当由于血流动力学异常、低灌注压加上重度血管狭窄造成，且在 CT 或 MRI 上梗死灶分布于血管供血区交界区域时，考虑为血流动力学异常或分水岭梗死。

6. 确定严重程度　①临床依据：主要依据美国国立卫生院卒中量表评分（NIHSS）来判断卒中的严重程度。②影像学证据：依据梗死部位及梗死面积大小来判断。

7. 个体因素　在卒中的诊断中，重视患者的自身因素对诊断和治疗决策也有十分重要的影响。包括年龄、既往功能状态、并发症、伴发疾病、心理、社会、经济、价值取向等多方面。

【鉴别诊断】

1. 脑出血　缺血性卒中急性期有时与脑出血的临床表现相似，但情绪激动、活动中起病、病情进展快、发病时血压明显升高常提示脑出血，CT 检查发现高密度出血灶可明确诊断。

2. 颅静脉及静脉窦血栓形成　各年龄组均可发病，常无高血压、动脉粥样硬化、冠心病等病史，多为亚急性或慢性起病，症状和体征主要取决于静脉（窦）血栓形成的部位、性质、范围以及继发性脑损害的程度等因素，包括高颅压综合征和神经系统局灶综合征，结合 CT、MR、CTV、MRV 影像学表现，尤其 DSA 检查可明确诊断。

3. 硬膜下血肿或硬膜外血肿　多有头部外伤史，病情进行性加重，出现急性脑部受压的症状，如意识障碍、头痛、恶心、呕吐等颅高压症状，瞳孔改变及偏瘫等。某些硬膜下血肿，外伤史不明确，发病较慢，老年人头痛不重，应注意鉴别。头部 CT 检查在颅骨内板的下方，可发现局限性梭形或新月形高密度影，骨窗可见颅骨骨折线脑挫裂伤等。

4. 颅内占位性病变　颅内肿瘤或脑脓肿等也可急性起病，引起局灶性神经功能缺损，头部 CT 及 MRI 检查有助于明确诊断。

5. 其他　需要与癫痫发作（Todd 麻痹）、代谢性疾病（低血糖）、中毒、功能性疾病、复杂型偏头痛、周围性眩晕和多发性硬化等疾病相鉴别。

【治疗】

急性缺血性卒中作为神经内科的急症之一，临床早期诊断和超早期治疗可挽救患者的神经功能，急性期的正确处理可降低患者的死亡率、致残率，提高患者的生存率。治疗应依据患者的年龄、病因、发病时间、发病机制、缺血性卒中类型、病情程度和基础疾病等确定个体化的治疗方案；对卒中的危险因素如高血压、糖尿病和心脏病等采取有效、分层的干预性措施；密切监控患者的血压、呼吸等生命体征，保证充足营养和水分，及时纠正水电解质及酸碱代谢紊乱，预防和处理并发症。

1. 一般治疗

（1）对症处理　主要是对症处理，包括维持生命体征，管理呼吸、心脏、体温、血压、血糖和营养支持等。①吸氧与呼吸支持：轻症、无低氧血症的卒中患者并不常规给予 3L/min 的低流量吸氧；对大面积梗死或者脑干卒中等病情危重患者、合并低氧血症患者、气道功能严重障碍者应给予气道支持（气管插管或切开）及辅助呼吸。②心脏监测和处理：缺血性卒中急性期 24 小时内应常规进行心电图检查，必要时进行心电监护，以便早期发现心脏病变并进行相应处理。③体温管理：发热主要源于下丘脑体温调节中枢受损、并发感染（如吸入性肺炎、泌尿系统感染）、吸收热、脱水，或潜在的卒中病因，如感染性心内膜炎，因此对体温升高的患者应明确发热原因，如存在感染应给予抗生素治疗；对体温高于 38℃ 的患者应给予针对病因的治疗和退热措施，包括物理降温和药物治疗，同时进行规律地监测体温。④营养支持：卒中后由于呕吐、吞咽困难可引起脱水及营养不良，可导致神经功能恢复减慢。应重视卒中后水电解质平衡及营养状况评估，必要时给予补液和营养支持。开始进食前，必须评价患者的吞咽功能，估计发生误吸的风险。

（2）血压管理　①高血压管理：缺血性卒中患者急性期血压升高在临床上是常见的，应对患者进行密切监测血压，发生于缺血性卒中后 24 小时之内的高血压可以不予处理，如发病 72 小时内，收缩压 ≥200mmHg 或者舒张压 ≥110mmHg，或者伴有急性冠脉综合征、急性心力衰竭等其他需要治疗的并发症时，需要给予缓慢降压处理，且卒中发病 24 小时内，降压幅度一般不超过原有血压水平的 15%。此外，准备溶栓者应使血压保持在 180/100mmHg 以下，伴有严重心功能不全、主动脉夹层、心肌梗死、血压升高引起的肾脏供血不足、高血压脑病及梗死后出血转化等需要降压管理。②低血压管理：虽然急性卒中患者出现低血压并不常见，但仍有部分患者出现这种情况并且可能会导致神经功能加重和预后不良。一方面应为患者补充足够的液体，必要时可采用扩容升压措施。同时需增加心排血量。尤其是低血流动力学型卒中，如果单纯补液效果不好，可考虑使用升压药物。需找出低血压的原因，如主动脉夹层、血容量减少以及继发于心肌梗死、心肌病、心律失常等所致的心排血量减少等。

（3）血糖管理　约 40% 的患者存在卒中后高血糖，可以是原有糖尿病的表现或应激反应，高血糖促进缺血组织厌氧代谢和乳酸酸中毒，从而加重症状；同时也增加了溶栓后出血的危险，对预后不利。血糖超过 10mmol/L 时给予胰岛素治疗，将血糖控制在 7.7～10mmol/L。开始使用胰岛素应 1～2 小时监测血糖一次。

脑卒中后低血糖发生率较低，但低血糖可直接导致脑缺血损伤和水肿加重，影响患者预后，血糖低于 3.36mmol/L 时给予 10%～20% 葡萄糖口服或注射治疗。

2. 特异性治疗　特异性治疗指针对缺血损伤病理生理机制中某一特定环节进行的干预。近年研究热点为改善脑血液循环的多种措施（如溶栓、抗血小板、抗凝、降纤、扩容等方法）及神经保护的多种药物治疗。

（1）溶栓治疗　溶栓治疗是目前最重要的恢复血流措施，重组组织型纤溶酶原激活剂（recombinant tissue – type plasminogen activator，rt – PA）和尿激酶（urokinase，UK）是我国目前使用的主要溶栓药。目前认为有效抢救半暗带组织的时间窗为 4.5 小时内（rt – PA）或 6 小时内（UK）。

1）适应证　①年龄 18～80 岁；②发病 4.5 小时以内（rt – PA）或 6 小时内（尿激酶）；③有急性脑梗死导致的神经功能缺损症状；④CT 无早期大面积脑梗死影像学改变，排除颅内出血；⑤患者或家属签署知情同意书。

2）禁忌证　①既往有颅内出血，包括可疑蛛网膜下腔出血；近 3 个月有头颅外伤史；近 3 周内有胃肠或泌尿系统出血；近 2 周内进行过大的外科手术；近 1 周内有在不易压迫止血部位的动脉穿刺；②近 3 个月内有脑梗死或心肌梗死史，但不包括陈旧小腔隙梗死而未遗留神经功能受损体征；③严重心、肝、肾功能不全或严重糖尿病患者；④体检发现有活动性出血或外伤（如骨折）的证据；⑤已口服抗凝药，且国际标准化比值（INR）>1.7；48 小时内接受过肝素治疗凝血酶原时间［（PT）>15 秒，活化部分凝血活酶时间（APTT）>40 秒]；⑥血小板计数 <100×10⁹/L，血糖 <2.7mmol/L；⑦血压升高：收缩压≥180mmHg 或舒张压≥100mmHg；⑧妊娠；⑨不合作。

3）常用溶栓药物　①rt – PA：对缺血性卒中发病 3 小时内和 3~4.5 小时的患者，应根据适应证严格筛选，尽快静脉给予 rt – PA 溶栓治疗。使用方法：rt – PA 一次用量 0.9mg/kg，最大剂量≤90mg，10% 的剂量静脉推注，其余剂量在约 60 分钟持续静脉滴注。②UK：常用剂量 100 万 ~ 150 万 IU，溶于生理盐水 100~200ml，在 30 分钟内静脉滴注。卒中患者必须在具有确诊卒中和处理出血并发症条件的医院接受 rt – PA 或 UK 溶栓治疗。

4）溶栓并发症　①梗死灶继发性脑出血或身体其他部位出血；②致命的再灌注损伤和脑水肿；③溶栓后再闭塞。

5）动脉溶栓疗法　发病 6 小时内因大脑中动脉闭塞导致的严重卒中且不适合静脉溶栓的患者，发病 24 小时内因后循环动脉闭塞导致的严重脑卒中且不适合静脉溶栓的患者，经过严格选择后可在有条件的医院进行动脉溶栓。常用药物为 rt – PA 和 UK，与静脉溶栓相比，可减少用药剂量，需要在 DSA 直视下进行。动脉溶栓的适应证、禁忌证及并发症与静脉溶栓基本相同。

（2）抗血小板聚集治疗　常用抗血小板聚集药物包括阿司匹林和氯吡格雷。不符合溶栓适应证且无禁忌证的缺血性卒中患者应在发病后尽早给予口服阿司匹林 100~300mg，每日 1 次。急性期后可改为预防剂量（50~150mg/d）；溶栓治疗者，阿司匹林等抗血小板药物应在溶栓 24 小时后开始使用；对不能耐受阿司匹林者，可考虑选用氯吡格雷等抗血小板治疗；对于急性非心源性非致残性缺血性卒中或小卒中，NIHSS 评分≤3 分，可考虑氯吡格雷（负荷剂量 300mg 继之 75mg/d）联合阿司匹林（75mg/d，21 天后停用）的治疗方案。

（3）抗凝治疗　主要包括肝素、低分子肝素和华法林。对大多数急性缺血性卒中患者，不推荐无选择地早期进行抗凝治疗；关于少数特殊患者的抗凝治疗，可在谨慎评估风险、效益比后慎重选择。

（4）神经保护治疗　主要的神经保护剂包括自由基清除剂、阿片受体阻断剂、电压门控性钙通道阻断剂、兴奋性氨基酸受体阻断剂和镁离子等，可通过降低脑代谢、干预缺血引发细胞毒性机制等减轻缺血性脑损伤。但大多数神经保护剂在动物实验中。显示有效，尚缺乏多中心、随机双盲的临床试验研究证据

（5）其他药物治疗　①降纤治疗：对不适合溶栓并经过严格筛选的脑梗死患者，特别是高纤维蛋白血症者可选用降纤治疗，疗效尚不明确，可选药物包括降纤酶、巴曲酶、安克洛酶和蚓激酶等，使用中应注意出血并发症。②扩容治疗：对一般缺血性卒中患者，不推荐扩容；对于低血压或脑血流低灌注所致的急性脑梗死如分水岭梗死可考虑扩容治疗，但应注意可能加重脑水肿、心力衰竭等并发症，此类患者慎用扩容治疗。③中药制剂：动物实验证明，单一成分中药或多种药物组合制剂如丹参、川芎、三七、葛根素、银杏叶制剂和脉络宁等可降低血小板聚集、改善脑血流和降低血黏滞度，有一定的神经保护作用。临床应用显示对改善缺血性卒中预后有所裨益，但目前尚无大样本随机对照研究对临床疗效及安全性进行评价。

3. 介入及外科治疗

（1）颈动脉内膜剥脱术（carotid endarterectomy，CEA）　临床研究证实 CEA 降低了同侧颈内动脉严重狭窄（70%~99%）患者再发致残性卒中或死亡的风险，伴有中度同侧颈内动脉狭窄（50%~69%）患者也可能从 CEA 中获益。对于轻或中度狭窄（<50%）的患者，手术风险大于获益。在发生脑血管事件后，CEA 应尽早进行（在最近一次缺血事件发生后 2 周内）。建议症状性颈动脉狭窄（70%~99%）的患者在围术期并发症（所有卒中和死亡）发生率 <6% 的医院施行。

（2）介入治疗　颈动脉血管成形及支架植入术（carotid artery stenting，CAS）是近年来出现的颈动

脉粥样硬化狭窄的治疗方法之一。研究证实 CAS 治疗症状性颈动脉狭窄的效果与 CEA 相当。对于症状性颈动脉高度狭窄（>70%）的患者，可根据患者的具体情况和医院条件考虑行相应血管内治疗。研究显示，症状性颅内动脉狭窄的患者强化内科治疗（阿司匹林联合氯吡格雷双联抗血小板、降压及强化降脂）优于血管成形及支架植入术，因此颅内支架可在强化内科治疗无效的情况下由有经验的介入医生操作治疗，应慎重选择。

（3）机械取栓治疗　血管内机械取栓术作为一种治疗急性脑梗死的新方法，能显著提高大血管闭塞的再通率。发病 6 小时内的急性前循环大血管闭塞性梗死患者，在没有大面积梗死早期征象，有充分的侧支循环代偿情况下，可选择使用机械取栓治疗。机械取栓可在足量静脉溶栓基础上实施，但如果患者有静脉溶栓指征时，机械取栓不应妨碍静脉溶栓。对于基底动脉闭塞患者，目前尚缺乏相关研究。机械取栓需要在有一定经验的医疗机构进行。

⊕ 知识链接

缺血性卒中的机械取栓治疗

最新的循证医学证据表明，早期机械取栓可以大大改善急性缺血性卒中患者 90 天功能预后，同时不增加任何颅内出血和死亡的风险，机械取栓是继 tPA 溶栓治疗之后被证实有效的血管再通治疗方法，并被最新的国内外指南推荐。目前我国指南建议：急性缺血性卒中患者在静脉 tPA 治疗的基础上，满足下面条件，应该使用基于可回收支架的血管内取栓治疗：①卒中前 mRS 评分 0 ~ 1 分；②发病 4.5 小时的急性缺血性卒中按照指南接受静脉 tPA 治疗；③颈内动脉或大脑中动脉近段（M1）病因性闭塞；④年龄≥18 岁；⑤NIHSS 评分≥6 分；⑥Alberia 卒中项目早期 CT 评分≥6 分；⑦能在 6 小时内启动治疗。

（4）外科治疗　幕上大面积脑梗死伴有严重脑水肿、占位效应及脑疝形成征象者，可行去骨瓣减压术；小脑梗死压迫脑干病情加重时，可行后颅窝减压术以挽救生命。

4. 急性期并发症的处理

（1）脑水肿和颅内压增高　诸如颈内动脉或大脑中动脉的大血管闭塞或者小脑半球梗死的患者，出现严重颅内压升高及致命脑水肿的风险最大。脑水肿的高峰通常在卒中发生后 2 ~ 5 天。脑水肿及颅内压增高的急性期处理可根据患者病情需要选择内科与外科方法。

（2）出血转化　脑梗死出血转化发生率为 8.5% ~ 30%，其中有症状的为 1.5% ~ 5%。心源性脑栓塞、大面积脑梗死、占位效应、早期低密度征、年龄大于 70 岁、应用抗栓药物（尤其是抗凝药物）或溶栓药物等会增加出血转化的风险。

脑梗死一旦发生出血转化应立即停用抗栓治疗等致出血药物；与抗凝和溶栓相关的出血处理参见本章第四节脑出血。对需要抗栓治疗的患者，可于出血转化病情稳定后 7 ~ 10 天开始抗栓治疗；对于心源性卒中再发血栓风险相对较低或全身情况较差者，可用抗血小板药物代替华法林。

（3）癫痫　缺血性卒中后癫痫的早期发生率为 2% ~ 33%。目前缺乏脑卒中后是否需要预防性使用抗癫痫药或治疗卒中后癫痫的证据，不推荐预防性应用抗癫痫药物。但是频繁的癫痫发作可以加剧卒中导致的脑损伤，并且癫痫本身尤其是癫痫持续状态就是神经系统急症，除了进行基本的生命支持，建议紧急情况下按癫痫持续状态治疗原则处理。尚无证据确定是否在一次孤立的痫性发作之后就应该开始抗癫痫药物治疗。脑卒中后 2 ~ 3 个月再发的癫痫，建议按癫痫常规治疗，即进行长期药物治疗。

（4）吞咽困难　脑卒中患者急性期入院时约 50% 存在吞咽功能障碍，为防治卒中后肺炎和营养不良，需重视吞咽困难的评估和处理。

（5）肺炎 约56%卒中患者合并肺炎，是卒中患者死亡的主要原因之一，15%～25%脑卒中患者死于细菌性肺炎，误吸是主要原因。意识障碍、吞咽困难是导致误吸的主要危险因素。应早期评估和处理吞咽困难和误吸问题，对意识障碍患者要特别注意预防肺炎，使患者采用适当的体位，经常翻身叩背以防止误吸。确诊肺炎后应给予抗生素治疗和呼吸支持，但不建议预防性使用抗生素。

（6）排尿障碍与尿路感染 排尿障碍在卒中早期很常见，主要包括尿失禁与尿潴留。住院期间40%～60%中重度卒中患者发生尿失禁，29%发生尿潴留。尿路感染主要继发于因尿失禁或尿潴留留置导尿管的患者，约5%出现败血症，与卒中预后不良有关。对排尿障碍进行早期评估和康复治疗。尿失禁者应尽量避免留置尿管，可定时使用便盆或便壶，白天每2小时1次，晚上每4小时1次。尿潴留者应测定膀胱残余尿，排尿时可在耻骨上施压加强排尿，必要时可间歇性导尿或留置导尿。间断性放置导尿管和酸化尿液可减少尿路感染，一旦发生应及时根据细菌培养和药敏试验应用敏感抗生素，但不推荐预防性使用抗生素。

（7）深静脉血栓形成（deep vein thrombosis，DVT）和肺栓塞 DVT的危险因素包括静脉血流淤滞、静脉系统内皮损伤和血液高凝状态。高龄、严重瘫痪及心房颤动者发生DVT的比例更高，症状性DVT发生率为2%。DVT最重要的并发症为肺栓塞（pulmonary embolism，PE）。应鼓励患者尽早活动，抬高下肢，避免下肢尤其瘫痪侧静脉输液。预防DVT的措施包括药物及物理方法，如普通肝素（UFH）、低分子肝素（LMWH）、弹力袜和间歇气囊加压装置。对于DVT及PE高风险且无禁忌证者，可给予低分子肝素或普通肝素，有抗凝禁忌证者给予阿司匹林治疗。可联合加压治疗（长筒袜或血栓泵）和药物预防DVT。对于无抗凝和溶栓禁忌证的DVT或PE患者，首先建议肝素抗凝治疗，症状无缓解的近端DVT或肺栓塞患者可给予溶栓治疗。拟接受药物治疗预防DVT及肺栓塞的患者，应该评估其出血风险增加的程度。

（8）水电解质平衡紊乱 卒中时由于神经内分泌功能紊乱、进食减少、呕吐及脱水等原因常并发水电解质紊乱，主要包括低钾血症、低钠和高钠血症。应对脑卒中患者常规进行水电解质监测并及时加以纠正，纠正低钠和高钠血症均不宜过快，防止发生脑桥中央髓鞘溶解症和加重脑水肿。

5. 卒中单元 卒中单元是组织化管理住院脑卒中患者的医疗模式，将传统治疗脑卒中的各种独立方法，如药物治疗、肢体康复、语言训练、心理康复、健康教育等组合成一种综合的治疗系统。Cochrane系统评价已证实卒中单元明显降低了脑卒中患者的病死率和残疾率。收治脑卒中患者的医院应尽可能建立卒中单元，所有急性缺血性卒中患者应尽早、尽可能收入卒中单元。

6. 康复治疗 卒中患者病情稳定（生命体征稳定，症状体征不再进展）后应尽早介入康复治疗，考虑到患者的体力、耐力和心肺功能情况，遵循个体化原则，制订短期和长期治疗计划，分阶段、因地制宜地选择治疗方法，对患者进行针对性运动、感觉、认知、情感、语言、吞咽、尿便等功能障碍的康复，降低致残率，增进神经功能恢复，减轻功能上的残疾，提高生活质量，早日重返社会。

【预后】

本病的病死率为5%～15%，致残率达50%以上。存活者中40%以上可复发，且复发次数越多病死率和致残率高。

⇒ **案例引导**

临床案例 患者，女，45岁，因"右侧肢体无力伴言语不利6小时"就诊。患者于2小时前活动中突发右侧肢体无力伴言语不能，行走不能，右上肢抬举困难，自感讲话笨拙，无肢体抽搐，无意识障碍。既往史：否认高血压、糖尿病、冠心病及烟酒史。神经系统查体：神清，混合型失语。右侧中枢性面舌瘫，右侧肢体肌力0级，左侧肢体肌力正常，四肢肌张力正常，双侧腱反射正常存在。双侧病理征未引出。

辅助检查　①头 CT：左侧大脑中动脉供血分布区大片状低密度影。②头 MR：DWI 序列显示左侧大脑中动脉供血分布区可见大片状高信号，相应 ADC 值降低，相应 T2WI 信号升高；提示急性期脑梗死。③MRA：左侧大脑中动脉 M1 段闭塞。④心电图：心房颤动。

问题　该缺血性卒中患者的 TOAST 病因分型是哪种？应给予何种抗栓治疗？

第三节　短暂性脑缺血发作

短暂性脑缺血发作（transient ischemic attack，TIA）是指由血管原因所致脑、脊髓或视网膜缺血引起的短暂性、局限性神经功能障碍，不伴有急性梗死。人们逐步认识到 TIA 是一种早期缺血性卒中发生风险很高的疾病，早期的诊断及治疗可以大大减少缺血性卒中发生的风险。

【病因及发病机制】

目前 TIA 的病因与发病机制仍不十分清楚，可能与下列因素有关。

1. 微栓塞　微栓塞型 TIA 又分为动脉 - 动脉源性和心源性。其发病基础主要是动脉或心脏来源的栓子进入脑动脉系统引起血管阻塞，如栓子破碎移向远端或自发溶解则形成微栓塞型 TIA。

2. 血流动力学改变　血流动力学型 TIA 是在动脉严重狭窄基础上因血压波动而导致的远端一过性脑缺血，血压低于脑灌注代偿的阈值时发生 TIA，血压升高脑灌注恢复时症状缓解。

【临床表现】

TIA 多发生于中老年人（50~70 岁），男性较多，常合并高血压、糖尿病、高脂血症和心脏病等。发病突然，迅速出现局限性神经功能缺失症状。临床症状最长不超过 24 小时，通常 2~15 分钟完全恢复正常，不遗留后遗症。

1. 根据发病机制不同　血流动力型与微栓塞型 TIA 临床表现不完全相同，不同发病机制引起的 TIA 临床表现见表 8-5。

表 8-5　血流动力学改变型与微栓塞型 TIA 的临床鉴别要点

临床表现	血流动力学型	微栓塞型
发作频率	较密集	较稀疏
持续时间	较短暂	较长
临床症状	较刻板	较多变

2. 因受累的血管不同　TIA 可有下列临床表现。

（1）颈内动脉系统 TIA　大脑半球受累时可出现对侧肢体无力或偏瘫、对侧面部或肢体麻木，眼部受累时可出现同侧偏盲或单侧盲，颈交感纤维受累出现 Horner 征，优势半球病变时可出现失语。

（2）椎 - 基底动脉系统 TIA　脑干或小脑受累时可出现眩晕、恶心、呕吐、吞咽困难、构音障碍、共济失调、双侧或交叉性瘫痪等，枕叶受累时可出现闪光暗点、一侧或双侧皮质性盲或视野缺损。少数可出现猝倒发作（drop attack）和短暂性全面遗忘症（transient global amnesia，TGA）。猝倒发作表现为迅速转头时双下肢突然无力而跌倒，意识清楚，可自行站起，可能由于脑干网状结构缺血使肌张力降低所致。短暂性全面遗忘症是指一过性逆行性遗忘为主的临床综合征，常在 24 小时内缓解，多数认为是大脑后动脉的颞支或椎 - 基底动脉缺血，累及边缘系统如海马、穹窿和乳头体等与近记忆、短时记忆有关的结构。但是，单独的眩晕、平衡失调、耳鸣、闪光暗点、短暂性遗忘及猝倒发作通常并不是由 TIA 引起。

【辅助检查】

1. 头 CT 及 MRI　无急性期梗死灶，少数可在 DWI 上出现一过性缺血表现。

2. DSA 检查 可以明确颅内外血管狭窄情况。

3. 超声检查 可以发现颈部的动脉粥样硬化性斑块。

4. 其他检查 如经胸超声心动图和（或）经食管超声心动图、血管内超声等有助于发现潜在的心脏或血管病变。

【诊断及鉴别诊断】

1. 诊断 ①短暂的、可逆的、局部的脑血液循环障碍，可反复发作，少者 1~2 次，多至数十次。多与动脉粥样硬化有关，也可以是脑梗死的前驱症状；②可表现为颈内动脉系统和（或）椎-基底动脉系统的症状和体征；③每次发作持续时间通常在数分钟至 1 小时左右，症状和体征应该在 24 小时以内完全消失。另外，不属于 TIA 的症状：不伴有后循环（椎-基底动脉系）障碍其他体征的意识丧失、强直性和（或）阵挛性痉挛发作、躯体多处持续进展性症状、闪光暗点。TIA 的诊断均是回忆性诊断，症状持续时间越长，最后诊断是 TIA 的可能性越小。

2. 鉴别诊断

（1）部分性癫痫 特别是单纯部分发作，常表现为持续数秒至数分钟的肢体抽搐，从躯体的一处开始，并向周围扩展，多有脑电图异常，CT 或 MRI 检查可发现脑内局灶性病变。

（2）梅尼埃病 发作性眩晕、恶心、呕吐与椎-基底动脉 TIA 相似，但每次发作持续时间往往超过 24 小时，伴有耳鸣、耳阻塞感、听力减退等症状，除眼球震颤外，无其他神经系统定位体征。发病年龄多在 50 岁以下。

（3）心脏疾病 阿-斯综合征，严重心律失常如室上性心动过速、室性心动过速、心房扑动、多源性室性期前收缩、病态窦房结综合征等，可因阵发性全脑供血不足，出现头昏、晕倒和意识丧失，但常无神经系统局灶性症状和体征，心电图、超声心动图等常有异常发现。

（4）其他 颅内肿瘤、脓肿、慢性硬膜下血肿、脑内寄生虫等亦可出现类 TIA 发作症状，原发或继发性自主神经功能不全亦可因血压或心律的急剧变化出现短暂性全脑供血不足，出现发作性意识障碍，应注意排除。

【治疗】

TIA 是急症，TIA 发病后 2~7 天内为卒中发生的高风险期，对 TIA 患者进行紧急评估与干预可以减少卒中的发生，不能因为 TIA 症状的轻微和可逆性而忽视治疗。然而并非所有 TIA 患者均发生卒中，因此筛选出卒中发生的高危人群，并进行积极的内、外科治疗不但能有效地减少卒中风险而且能够避免不必要的医疗资源浪费。ABCD2 评分是应用最为广泛的危险分层工具（表 8-6），如果患者在症状发作 72 小时消失内并存在以下情况之一者，建议入院治疗：①ABCD2 评分≥3 分；②ABCD2 评分 0~2 分，但不能保证系统检查 2 天之内能在门诊完成的患者；③ABCD2 评分 0~2 分，并有其他证据提示症状由局部缺血造成。

表 8-6 TIA 的 ABCD2 评分

因素	条件	分值
年龄	≥60 岁	1
血压	收缩压≥140mmHg 和（或）舒张压≥90mmHg	1
临床特征	偏侧肢体无力	2
	言语障碍但无偏侧肢体无力	1
	其他	0
症状持续时间	≥60 分钟	2
	10~59 分钟	1
	<10 分钟	0
既往糖尿病史	有	1

1. 药物治疗

（1）抗血小板治疗 对于非心源性栓塞性 TIA 患者，阿司匹林（每日 50～325mg）或氯吡格雷（每日 75mg）单药治疗均可以作为首选抗血小板药物；阿司匹林单药抗血小板治疗的推荐剂量为每日 75～150mg。联合应用阿司匹林（25mg）＋缓释型双嘧达莫（200mg）每日 2 次或西洛他唑 100mg，每日 2 次，作为阿司匹林和氯吡格雷的替代治疗药物。发病在 24 小时内，具有高卒中复发风险（ABCD2 评分≥4 分）的急性非心源性 TIA，给予氯吡格雷（首次剂量 300mg，后改为每日 75mg）联合阿司匹林（每日 75mg）治疗 21 天后改为阿司匹林或氯吡格雷单药治疗，较阿司匹林单药能更好地降低发病后 90 天以及 1 年的缺血性卒中发生风险，且不增加出血风险，但阿司匹林联合氯吡格雷长期应用会增加出血风险而不改善预后，故应慎重长期使用。

（2）抗凝治疗 心源性栓塞性 TIA 患者，应首选抗凝治疗，目前国际上应用较多的是口服华法林，目标剂量是维持 INR 在 2.0～3.0。对于伴有心房颤动的 TIA 患者，新型口服抗凝剂可作为华法林的替代药物。新型口服抗凝剂包括达比加群酯、利伐沙班、阿哌沙班以及依度沙班，选择何种药物应考虑个体化因素。

（3）溶栓治疗 对于新近发生的符合经典事件定义的 TIA 患者，虽神经影像学发现明确脑梗死病灶，但目前不作为溶栓治疗的禁忌证。在临床症状再次发作时，若临床已明确诊断为脑梗死，可按照卒中指南进行溶栓治疗。

（4）其他 对有高纤维蛋白原血症的 TIA 患者，可选用降纤治疗。对老年 TIA 并有抗血小板聚集剂禁忌证或抵抗性者可选用活血化瘀中药制剂治疗。

2. 外科治疗 对于伴有症状性颈动脉狭窄的 TIA 患者，如无创性影像学证实颈内动脉管腔狭窄超过 70%，或者血管造影证实超过 50%，并且预期围术期卒中或者死亡率低于 6% 时，可考虑选择颈动脉内膜剥脱术或颈动脉支架植入术进行治疗。如果无禁忌证，颈动脉内膜剥脱术或颈动脉支架植入术应在患者发病后 2 周内完成。当颈内动脉管腔直径狭窄低于 50% 时，除非有特殊情况，不应使用颈动脉内膜剥脱术或颈动脉支架植入术进行治疗。对于伴有椎动脉颅外段、锁骨下动脉疾病和头臂干狭窄以及颅内动脉狭窄的 TIA 患者，应首选强化药物治疗，如果药物治疗后症状仍反复发生，则可以考虑进行动脉支架治疗。

3. 危险因素控制 请参见本章第二节缺血性卒中。

【预后】

传统观点认为 TIA 是良性、可逆性脑缺血综合征，复发风险低于脑梗死。然而，研究表明，TIA 患者早期发生卒中的风险很高，TIA 患者 7 天内的卒中风险为 4%～10%，90 天卒中风险为 10%～20%。因此，TIA 是严重的、需紧急干预的卒中预警事件，是最为重要的急症，同时也是缺血性卒中二级预防的最佳时机。

⇒ 案例引导

　　临床案例 患者，男，46 岁，因反复发作性言语不清、右侧肢体无力、麻木 3 天入院。每次症状持续约 1 小时后完全缓解，未遗留神经功能缺损症状。查体：血压 140/85mmHg；神经系统查体未见异常。既往史：糖尿病 10 年规律胰岛素治疗，血糖控制良好；不吸烟、不饮酒，否认高血压及冠心病史。

　　辅助检查 ①头 CT，未见明显异常；②头 MRI，DWI 序列显示左侧基底核区高信号，直径 13mm，相应 ADC 值降低，提示左侧基底核区腔隙性梗死；③MRA，颅内动脉未见明显狭窄；④颈部血管超声，未见明显异常；⑤经胸超声心动图，左室舒张功能减低。⑥心电图，窦性心律，未见异常。

　　问题 请给出该患者的最终诊断。

第四节 脑出血

脑出血（intracerebral hemorrhage，ICH）是指自发性（非外伤性）脑实质内出血。

【病因及发病机制】

高血压是脑出血最常见的原因，称作高血压性脑出血。其他原因包括脑淀粉样血管病、动静脉畸形、动脉瘤、血液病、凝血功能异常、脑动脉炎、药物滥用、原发或转移性肿瘤、抗凝或溶栓治疗等。应尽可能明确病因，以利治疗。

高血压性小动脉硬化和破裂是本病最常见的发病机制。高血压性脑出血好发于基底核区。基底核区的出血向内侵入内囊和丘脑或破入侧脑室，向外直接破入外侧裂和脑表面；丘脑出血多数向下侵入下丘脑，甚至中脑，向内破入侧脑室；脑干或小脑出血可直接破入蛛网膜下腔或第四脑室；脑出血破入脑室，尤其进入第四脑室时产生铸型，导致急性阻塞性脑积水，颅内压急剧升高。脑出血形成的血肿腔周围组织因静脉回流受阻和直接压迫作用而出现缺血性水肿和点状出血。血肿及水肿造成占位、压迫效应；严重者使同侧脑组织向对侧或向下移位形成脑疝，最后导致死亡。

【临床表现】

常发生于中老年人，男性略多见，北方多于南方，冬春季发病较多，多有高血压病史，常在剧烈的情绪激动、用力排便、饱餐、剧烈运动时发生，数分钟到数小时达高峰。高血压性脑出血的出血部位以壳核最多见，其次为丘脑、尾状核、脑叶、脑桥、小脑和脑室等，偶见中脑出血，延髓出血罕见。因出血部位及出血量不同而临床表现各异。小量出血者，可不产生任何症状和体征；大量出血者，出血区的脑组织遭到破坏，临近脑组织受压、移位，出现严重的症状和体征。

1. 基底核区出血 出血经常波及内囊。通常突然发病，急性或亚急性出现意识障碍，造成对侧偏瘫、偏身感觉丧失和同向性偏盲，如果优势侧半球受累则可出现失语。出血量超过30ml，可伴有意识障碍，双眼可向病灶侧凝视，可见海马沟回疝的体征（同侧动眼神经麻痹）或上部脑干压迫的体征（深大的、不规则或间歇性呼吸，同侧瞳孔散大固定和去脑强直），以及中枢性高热等。

（1）壳核出血 眼球同向性向病灶侧注视，并可造成局限性神经系统体征，如弛缓性偏瘫、偏身痛温觉丧失、同向性偏盲、全面性失语（优势侧半球受累）或半侧忽视（非优势侧半球受累）。

（2）尾状核出血 特点是头痛、恶心呕吐和各种行为异常（如定向力下降或朦胧），偶尔伴有明显的短时间近记忆力丧失、短暂的凝视麻痹和对侧偏瘫，但不伴语言障碍。

（3）丘脑出血 丘脑出血的特征是上视麻痹、瞳孔缩小和对光反射丧失，有时伴有会聚麻痹。除了特征性的眼球运动异常，丘脑出血经常造成邻近结构损害，出现眼球向病灶对侧注视、失语（优势侧半球受累）、偏瘫（多为下肢重于上肢）和对侧半身深浅感觉减退，感觉过敏或自发性疼痛。当出血位于侧后方，偏瘫不重时，可出现丘脑性共济失调，此时通常伴有感觉障碍或感觉运动异常（如偏身共济失调，偏身感觉障碍或感觉障碍性共济失调性偏瘫），感觉障碍常较重、失语行为异常在丘脑出血较常见，优势侧半球出血的患者，常常为经皮质感觉性或混合性失语，非优势侧出血时，常可出现疾病忽视、视空间障碍、语法运用障碍、触觉、听觉、视觉缺失等；上视麻痹和眼球固定、瞳孔缩小和对光反应迟钝最为常见。

2. 脑干出血

（1）脑桥出血 出血量少时可意识清楚，可出现交叉性瘫痪、偏瘫或四肢瘫，眩晕、复视、眼球不同轴，可表现为 Foville 综合征、Millard - Gubler 综合征和闭锁综合征；出血量大时，患者迅速进入昏迷，双侧针尖样瞳孔，呕吐咖啡样胃内容物，中枢性高热及中枢性呼吸障碍，四肢瘫痪和去大脑强直，多在48小时内死亡。

（2）中脑出血　突然出现复视、眼睑下垂；一侧或两侧瞳孔扩大、眼球不同轴、水平或垂直眼震、同侧肢体共济失调，也可表现 Weber 综合征或 Benedikt 综合征。严重者很快出现意识障碍、去大脑强直。

（3）延髓出血　较少见，轻症表现为不典型的 Wallenberg 综合征，严重者出现突然意识障碍，生命体征不平稳，多很快死亡。

3. 小脑出血　起病突然，发病时神志清楚，眩晕明显，频繁呕吐，枕部疼痛，无肢体瘫痪，瞳孔往往缩小，一侧肢体笨拙，行动不稳，共济失调，眼球震颤。出血量少者，主要表现为上述小脑受损症状；出血量较多者，病情迅速加重，意识模糊或昏迷，瞳孔散大，中枢性呼吸障碍，最后死于枕大孔疝。

4. 脑室出血　小量脑室出血常有头痛、呕吐、脑膜刺激征，一般无意识障碍及局灶性神经缺损体征。大量脑室出血常起病急骤、迅速出现昏迷，频繁呕吐，针尖样瞳孔，眼球分离斜视或浮动，四肢弛缓性瘫痪，可有去脑强直、呼吸深，鼾声明显，体温明显升高，多迅速死亡。

5. 脑叶出血　神经功能缺损通常比较局限且多变。以顶叶最常见，其次为颞叶、枕叶、额叶，也可多发脑叶出血。较大的脑叶出血会累及两个或多个脑叶，出现严重的神经功能缺损和意识障碍。

（1）额叶出血　前额痛、呕吐、痫性发作较多见，对侧偏瘫、共同偏视、精神障碍，优势半球出血时可出现运动性失语。

（2）顶叶出血　偏瘫较轻，而偏侧感觉障碍显著，对侧下象限盲，优势半球出血时可出现混合性失语。

（3）颞叶出血　表现为对侧中枢性面舌瘫及上肢为主的瘫痪，对侧上象限盲，优势半球出血时可出现感觉性失语或混合性失语；可有颞叶癫痫、幻嗅、幻视。

（4）枕叶出血　对侧同向性偏盲，并有黄斑回避现象，可有一过性黑矇和视物变形，多无肢体瘫痪。

【辅助检查】

对疑似脑出血患者，应尽快行头部 CT 或头部 MRI 检查明确诊断。出血量小的患者及非高血压引起者临床表现常不典型，通过上述影像学方法可以明确。为进一步查找脑血管基础病变时，可进一步检查 MRA、MRV、CTA 及 DSA 等。

1. 头部 CT　为首选检查。新鲜血肿在 CT 上常见圆形或卵圆形的均匀高密度区，边界清楚，也可显示血肿部位、大小、形态，是否破入脑室，血肿周围有无低密度水肿带及占位效应（图8-7、图8-8）。

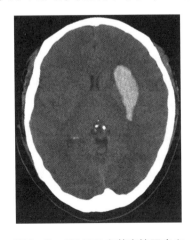

图8-7　CT 显示左基底核区出血

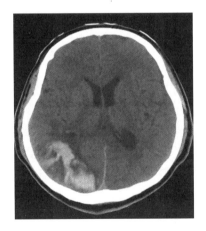

图8-8　CT 显示右脑叶出血

2. 头部 MRI 急性期对幕上及小脑出血的价值不如 CT。MRI 对于脑干出血的检测优于 CT。脑出血后随着时间的延长，完整红细胞内的含氧血红蛋白（HbO_2）逐渐转变为去氧血红蛋白（DHb）及正铁血红蛋白（MHb），红细胞破碎后，正铁血红蛋白析出呈游离状态，最终成为含铁血黄素。上述演变过程从血肿周围向中心发展，因此出血后的不同时期血肿的 MRI 表现也各异。在 MRI 图像上，其表现随血肿内血红蛋白的病理生理变化而产生一系列特征性改变。

3. 数字减影脑血管造影检查 应用于确诊脑血管畸形，Moyamoya 病、血管炎等，尤其是血压正常的年轻患者应考虑行该项检查。

4. 其他辅助检查 血常规、尿常规、便常规、肝肾功能、凝血功能、心电图等。

【诊断】

根据活动或情绪激动时突然发病，迅速出现头痛、呕吐、意识障碍及偏瘫、失语等脑部局灶体征，头颅 CT 检查发现高密度病灶，多可明确脑出血的诊断。此外，还应尽可能明确病因，并给予治疗。以下为常见的病因及诊断线索。

1. 高血压性脑出血 50 岁以上者多见，有高血压，常见的出血部位是壳核、丘脑、小脑和脑桥。

2. 脑淀粉样血管病 多见于老年患者或家族性脑出血的患者，多无高血压病史，常见的出血部位是脑叶，病灶多发或复发者更有助于诊断。

3. 脑血管畸形出血 年轻人多见，常见的出血部位是脑叶，影像学检查可发现血管异常影像。

4. 瘤卒中 脑出血前即有神经系统局灶症状，出血部位常位于非高血压脑出血典型部位，影像学上早期显示血肿周围明显水肿。

5. 抗凝治疗所致脑出血 近期应用抗凝剂治疗，常见脑叶出血，多有继续出血的倾向。

6. 溶栓治疗所致脑出血 近期曾应用溶栓药物，出血多位于脑叶或原有的脑梗死病灶附近。

【鉴别诊断】

1. 脑梗死 小量脑出血的临床表现与脑梗死非常相似，大面积脑梗死引起的严重表现也酷似脑出血，仅仅通过症状和体征难以鉴别。尽早进行头颅 CT 扫描可以很容易鉴别。

2. 蛛网膜下腔出血 可表现为头痛、呕吐、意识障碍、脑膜刺激征。其与脑出血的鉴别点在于蛛网膜下腔出血一般没有局限性神经功能障碍。但如果蛛网膜下腔出血合并动脉痉挛导致局限性神经功能障碍者，则不易与脑出血鉴别。借助头颅 CT 扫描可以很容易鉴别。

3. 高血压性脑病 表现为血压突然急剧升高并伴有明显的头痛、呕吐、眩晕、视神经盘水肿，甚至有意识障碍等；其与脑出血有时不易鉴别。但高血压性脑病没有明确的局限性神经功能障碍，降血压治疗后症状明显好转，CT 扫描可明确。

4. 瘤卒中 即脑恶性肿瘤发生的出血，其主要区别在于新鲜血肿周围在 CT 扫描上显示明显的水肿，而一般的脑出血早期水肿不明显。增强 CT 或增强 MRI 扫描可发现颅内肿瘤。

5. 中毒与代谢性疾病 突发的大量脑出血导致患者迅速进入深昏迷状态，未及见到明显的局限性神经功能障碍表现，与中毒或严重代谢性疾病相似。主要从病史，相关实验室检查提供线索，头颅 CT 可以确定有无脑出血。

【治疗】

一旦诊断明确要绝对卧床 2 ~ 4 周。根据出血部位及出血量决定具体治疗方案。治疗原则是降低颅内压，控制高血压，防治并发症，早期功能锻炼。病情变化时要及时复查头 CT。

1. 降低颅内压 降低颅内压的手段有脱水剂及手术去除血肿缓解压力。用内科方法降颅压治疗应当是一个平衡和逐步的过程。注意抬高床头、镇痛和镇静。更强的措施包括渗透性利尿剂（甘露醇和高张盐水）等。使用甘露醇注意水电解质平衡和心、肾功能情况。

2. 外科治疗 要根据出血部位、病因、出血量及患者年龄、意识状态、全身状况决定，手术宜在早期进行。基底核区中等量以上出血（壳核出血≥30ml，丘脑出血≥15ml），小脑出血，直径≥3cm 或≥10ml 者，如神经功能继续恶化或脑干受压和（或）脑室梗阻引起脑积水，以及重症脑出血或脑室铸型者，应尽快手术清除出血；合并脑血管畸形、动脉瘤者应积极处置。用各种机械装置和（或）内镜进行的微创血凝块抽吸等治疗仍然有待临床试验的进一步证明。脑叶血块距离脑表面1cm 者，可以考虑用标准开颅术清除幕上脑出血。

3. 血压管理 控制高血压要根据患者年龄、病前有无高血压、病后血压情况、保证脑灌注等多种因素确定最适血压水平。一般来说，如果收缩压 >200mmHg 或平均动脉压 >150mmHg，要考虑用持续静脉药物积极降低血压；如果收缩压 >180mmHg 或平均动脉压 >130mmHg，并有疑似颅内压升高的证据，可用间断或持续的静脉给药降低血压，要保证脑灌注压在 60～80mmHg 以上。降血压不能过快，要加强监测。

4. 其他 一般应用 H_2 受体阻滞药物或质子泵抑制剂治疗或预防应激性溃疡；病情重、意识障碍、吞咽困难者，应积极防治肺部、泌尿系统感染等。

【预防】

治疗后要定期随访，对危险因素进行有效控制。治疗高血压是减少脑出血风险最重要的措施，可能对于复发性脑出血也是如此。同时，应控制吸烟、过度饮酒等危险因素。

【预后】

脑出血预后与出血量、出血部位及有无并发症等因素有关，脑干、丘脑、大量脑室出血以及伴有蛛网膜下腔出血的脑实质出血的患者预后较差，总体病死率为35%～52%。

第五节 蛛网膜下腔出血

多种病因所致脑底部或脑及脊髓表面血管破裂的急性出血性脑血管病，血液直接流入蛛网膜下腔，又称原发性蛛网膜下腔出血（subarachnoid hemorrhage，SAH）；因脑实质内出血，血液穿破脑组织流入蛛网膜下腔者，称为继发性蛛网膜下腔出血。

【病因及发病机制】

在蛛网膜下腔出血的各种原因中，动脉瘤占大多数；其他还有动静脉畸形、脑底异常血管网病、高血压动脉硬化、血液病、肿瘤、炎性血管病、感染性疾病、抗凝治疗后、妊娠并发症、颅内静脉系统血栓、脑梗死等；有少数找不到明确病因。

动脉瘤好发于脑动脉分叉处。由于这些部位的动脉在血管壁成熟期发育障碍而使内弹力层和中膜的肌层不完整，在血流的冲击下渐渐向管外膨胀突出而形成囊状动脉瘤。少数动脉瘤是由于高血压动脉硬化，脑动脉中纤维组织代替肌层，内弹力层变性断裂和胆固醇沉积于内膜，经过血流冲击逐渐扩张形成梭形的动脉瘤。动静脉畸形是在原始血管网期发育障碍而形成的，其血管壁发育不全，厚薄不一，多位于大脑中动脉和大脑前动脉供血区的脑表面。这些动脉瘤壁或血管畸形的管壁发展到一定程度后，血压突然升高，在血流冲击下发生破裂。炎性病变、脑组织梗死、肿瘤血液凝血功能低下时也可直接破坏脑动脉壁，导致管壁破裂。如病因和发病诱因持续存在，尤其在纤维蛋白溶酶活性达高峰，易使破裂口的血块溶解时，容易发生再出血。

【病理生理机制】

蛛网膜下腔出血后，脑池和脑沟内血细胞沉积、血凝块积贮。48小时后，血细胞破裂、溶解释放出大量含铁血黄素，可见不同程度的局部粘连，可继发一系列颅内、外的病理生理过程。

1. 颅内容量增加 血液流入蛛网膜下腔，使颅内容量增加，引起颅内压增高，严重者出现脑疝。

2. 阻塞性脑积水 血液在颅底或脑室发生凝固，造成脑脊液回流受阻，导致急性阻塞性脑积水，颅内压增高，甚至脑疝形成。

3. 化学性炎性反应 血细胞崩解后释放的各种炎性或活性物质，导致化学性炎症，进一步引起脑脊液增多而加重高颅压，同时也诱发血管痉挛导致脑缺血或梗死。

4. 下丘脑功能紊乱 由于急性高颅压或血液及其产物直接对下丘脑的刺激，引起神经内分泌紊乱，出现血糖升高、发热、应激性溃疡、低钠血症等。

5. 自主神经功能紊乱 急性高颅压或血液直接损害丘脑下部或脑干，导致自主神经功能紊乱，引起急性心肌缺血和心律失常。

6. 交通性脑积水 血红蛋白和含铁血红素沉积于蛛网膜颗粒，导致脑脊液回流的缓慢受阻而逐渐出现交通性脑积水和脑室扩大，引起认知功能障碍和意识障碍等。

【临床表现】

1. 发病年龄 任何年龄均可发病，30～60岁为多见。脑血管畸形破裂多发生在青少年，先天性颅内动脉瘤破裂则多在青年以后，老年以动脉硬化而致出血者为多。

2. 发病形式 发病急，多有明显诱因，如剧烈运动、过劳、激动、用力排便、咳嗽、饮酒等。极少数在安静状态下发病。

3. 临床症状 发病年龄、病变部位、破裂血管的大小、发病次数不同，临床表现各异。轻者可无明显症状和体征，重者突然昏迷并在短时间内死亡。

（1）头痛 突然发生的剧烈头痛，可呈暴烈样或全头部剧痛，其始发部位常与动脉瘤破裂部位有关。

（2）恶心、呕吐 头痛严重者多伴有恶心呕吐，面色苍白，全身出冷汗，呕吐多为喷射性、反复性。

（3）意识障碍 半数患者可有不同程度的意识障碍，轻者有短暂意识模糊，重者则出现昏迷。部分患者可有全身性或局限性癫痫发作。精神症状可表现为淡漠、嗜睡、谵妄、幻觉、妄想、躁动等。

（4）脑膜刺激征 表现为颈项强直，Kernig征及Brudzinski征均呈阳性，有时脑膜刺激征是蛛网膜下腔出血唯一的临床表现。

（5）脑神经麻痹 以一侧动眼神经麻痹最为常见，系动脉瘤压迫动眼神经或者脑疝压迫动眼神经所致。

（6）偏瘫 部分患者可发生短暂或持久的肢体偏瘫、单瘫、四肢瘫，常为继发脑血管痉挛或继发脑梗死的表现。

（7）其他 可有感觉障碍、眩晕、共济失调等。

4. 眼底改变 眼底检查可见视网膜出血，视网膜前即玻璃体膜下片状出血，这一征象的出现常具有特征性意义。

5. 并发症

（1）再出血 是蛛网膜下腔出血致命的并发症。出血后1个月内再出血的危险性最大。20%的动脉瘤患者于发病后10～14天可发生再出血，使死亡率增加约1倍。再出血原因多为动脉瘤再次破裂，常在病情稳定情况下，突然再次出现剧烈头痛、呕吐、抽搐发作、昏迷甚至去脑强直及神经系统定位体征，脑膜刺激征明显加重，复查头 CT 可见脑沟裂池内高密度影增多。

（2）脑血管痉挛 是死亡和伤残的重要原因。早期脑血管痉挛出现于出血后，历时数分钟至数小时缓解；迟发脑血管痉挛于出血后 3～5 天开始发生，5～14 天为高峰期，2～4 周后逐渐减少，可出现继发性脑梗死。

（3）低钠血症 低钠血症可能由抗利尿激素的异常分泌（血管内容量正常或增加）或大脑电解质耗竭（血管内容量低）引起。

（4）脑积水 急性脑积水于发病后 1 周内发生，与脑室及蛛网膜下腔中积血量有关，轻者仅有嗜睡、近记忆受损等，重者可出现昏睡或昏迷，可因脑疝而死亡。

【辅助检查】

蛛网膜下腔出血是一种急症，经常被误诊。患者有急性发病的剧烈头痛时，要高度怀疑蛛网膜下腔出血。怀疑蛛网膜下腔出血时，应当进行头颅 CT 扫描。如果 CT 扫描结果阴性，需要腰穿查脑脊液。在有蛛网膜下腔出血的患者中，应当进行选择性脑血管造影，以明确动脉瘤的存在和颅内血管解剖情况。当传统的血管造影不能及时进行时，可以考虑行 MRA 和 CTA 检查。

1. 头颅 CT 检查 可见蛛网膜下腔高密度影，多见于大脑外侧裂、前纵裂池、后纵裂池、鞍上池和环池等。CT 可显示出血量、血液分布，前后比较时可进行动态观察以判断有无再出血及出血吸收情况（图 8 - 9）。

2. 脑脊液检查 常见均匀的血性脑脊液，压力增高，蛋白含量增高，糖和氯化物水平多正常。

3. 数字减影血管造影（DSA） 是确定蛛网膜下腔出血病因的主要手段，可明确出血的原因及其部位。如可确定动脉瘤位置、大小、形态及其他病因如动静脉畸形、Moyamoya 病等（图 8 - 10）。

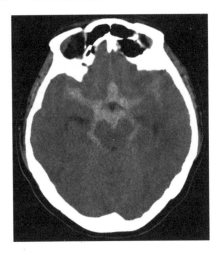

图 8 - 9　CT 显示蛛网膜下腔出血

头部 CT 可见鞍上池、环池高密度影

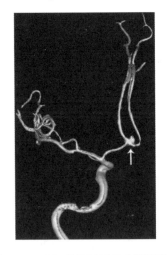

图 8 - 10　3D 成像显示前交通动脉瘤

4. TCD 可以测量颅底大血管的血流速度，对观察蛛网膜下腔出血后血管痉挛有价值。

【诊断】

根据突然发生的剧烈头痛、恶心、呕吐和脑膜刺激征阳性，患者无局灶性神经缺损体征，伴或不伴意识障碍；头颅 CT 发现沿着脑沟、裂、池分布的出血征象，脑脊液呈均匀一致血性，脑压增高，可以确诊本病。DSA 可明确动脉瘤、动静脉畸形及烟雾病等其他病因。

最初出血的严重程度要迅速明确，因为这是动脉瘤性蛛网膜下腔出血后最有用的结局预后指标。用非外伤性蛛网膜下腔出血的 Hunt - Hess 量表确定神经缺损的程度，有助于判断预后和指导治疗（表 8 -

7）。Hunt – Hess 分级 ≤ Ⅲ级，多早期行手术夹闭动脉瘤或介入栓塞治疗。

表 8 – 7　Hunt – Hess 量表

分级	神经功能状态
Ⅰ	无症状
Ⅱ	严重头痛或颈项强直，无神经功能缺损
Ⅲ	昏睡，极轻的神经功能缺损
Ⅳ	昏迷，中 – 重度偏瘫
Ⅴ	深昏迷，去大脑状态

【鉴别诊断】

1. 脑出血　可见头痛、呕吐、意识障碍等。原发性脑室出血与重症蛛网膜下腔出血患者临床难以鉴别，小脑出血、尾状核头出血等因无明显肢体瘫痪易与蛛网膜下腔出血混淆。以上情况根据头颅 CT 鉴别。

2. 颅内感染　可有头痛、呕吐、脑膜刺激征。但颅内感染多呈慢性或亚急性起病，有前驱发热或全身感染征象，脑脊液检查呈明显的炎性改变，脑 CT 扫描提示蛛网膜下腔没有血性高密度影。

3. 脑肿瘤　少部分脑肿瘤患者可发生瘤卒中，形成瘤内或瘤旁血肿并合并蛛网膜下腔出血；癌瘤颅内转移、脑膜癌或中枢神经系统白血病也可见血性脑脊液。根据详细病史、头部 CT 及 MRI 可以鉴别。

4. 偏头痛　可有剧烈头痛和呕吐。但多长期反复发作，查体无脑膜刺激征，头颅 CT 及脑脊液检查没有异常发现。

【治疗】

治疗原则是预防再出血，降低颅内压，控制血压，防治并发症，去除病因。

1. 预防再出血　绝对卧床 4~6 周，避免一切可能引起血压和颅压增高的诱因，如咳嗽、便秘等。头痛、烦躁者可给予镇痛、镇静药物。可以使用止血药物（抗纤溶剂）。

2. 降颅压治疗　常用药物是甘露醇和甘油果糖。

3. 控制血压　应当管理和控制血压以平衡卒中风险、高血压相关的再出血风险和维持脑灌注压。

4. 血管痉挛的预防和处理　口服或静脉应用尼莫地平能减少动脉瘤性蛛网膜下腔出血引起的结局不良。其他钙通道阻滞剂，无论口服或是静脉给药，其价值仍不确定。脑血管痉挛的治疗随破裂动脉瘤的早期管理开始，在多数情况下，需要维持正常循环血容量和避免低血容量。症状性脑血管痉挛可行的治疗方法是容量扩张、诱导高血压和血液稀释（^{3}H 治疗）。还可选用脑血管成形术和/或选择性动脉内血管扩张器治疗，与 ^{3}H 治疗同时或在其之后或替代 ^{3}H 治疗，视临床情境而定。

5. 低钠血症和容量收缩的治疗　蛛网膜下腔出血后，一般应避免给予大容量低张液体和静脉给予容量收缩。在某些新近蛛网膜下腔出血的患者中，可以组合应用中心静脉压、肺动脉楔压、液体平衡和体重以监测容量状态的。可用等张液纠正容量收缩。醋酸氟氢可的松和高张盐水可用于纠正低钠血症。在某些情况下，为了维持正常容量状态，可能需要减少补液。

6. 脑积水的治疗　建议在蛛网膜下腔出血后慢性脑积水的有症状患者中，进行临时或持续脑脊液分流。脑室引流术对急性蛛网膜下腔出血后脑室扩大和意识障碍的患者是有益的。

7. 癫痫　不建议常规长期使用抗癫痫药，但在有危险因素的患者中，如有癫痫发作史、实质血肿、梗死或大脑中动脉动脉瘤的，可给予抗癫痫治疗。

8. 放脑脊液疗法　腰椎穿刺放脑脊液，每次缓慢放出少量（10~20ml），一般每周 2 次，有助于降低颅内压和减少脑脊液中的血液成分，以减轻头痛和减少脑疝和正常颅压脑积水的发生率。需注意诱发脑疝、颅内感染、再出血的危险性。

9. 破裂脑动脉瘤的手术和血管内治疗　动脉瘤一旦明确，应当进行手术夹闭或血管内弹簧圈栓塞，以降低动脉瘤性蛛网膜下腔出血后再出血的发生率。有破裂动脉瘤的患者，由经验丰富的脑血管外科和血管内治疗专家团队判定，技术上神经外科夹闭或血管内弹簧圈栓塞都可行的话，血管内弹簧圈栓塞更有益。

【预后】

蛛网膜下腔出血总体预后较差，病死率高达45%，致残率高。预后与病因、出血部位、出血量、有无并发症等有关。

【预防】

高血压与动脉瘤性蛛网膜下腔出血之间的关系尚不确定。建议使用降压药物治疗高血压以预防缺血性卒中、脑出血和心、肾以及其他终末器官损害。此外，为减少蛛网膜下腔出血风险，应当戒烟。在某些高危人群中筛查未破裂动脉瘤的价值尚不确定，新的无创性成像可用于筛查，但当临床上必须明确是否有动脉瘤存在时，导管血管造影仍是金标准。

第六节　其他脑血管病

一、颅内静脉窦血栓形成

脑静脉及静脉窦血栓形成（cerebral venous thrombosis，CVT）是一种罕见的疾病，占所有卒中的不到1%。每年男女发病比例1.5∶5。由于临床症状的多样性，且亚急性或慢性发病，常被忽视甚至误诊。

【病因及发病机制】

大多数CVT与各种原因所致的凝血机制异常有关，少数与外伤及硬膜穿刺有关，约有1/5的患者原因不明，导致血凝异常的原因如下。

1. 血液高凝状态　多与产褥期及妊娠有关。

2. 遗传因素　蛋白S缺乏，抗凝血酶Ⅲ缺乏，凝血因子Ⅱ、因子Ⅳ突变等。

3. 血流动力学异常　脱水、休克、恶病质、血小板病、红细胞增多症、弥散性血管内凝血等。

4. 全身性疾病　系统性红斑狼疮、贝赫切特症（白塞病）、肾病综合征、血管炎、抗心磷脂抗体综合征等。

5. 药物　口服避孕药、皮质类固醇等。

6. 感染及肿瘤　中耳炎、鼻窦炎、牙脓肿、肿瘤栓子、脑膜癌病等。

【临床表现】

头痛是CVT最常见的症状，几乎占所有病例的90%。头痛可能急性发作（暴烈性头痛），临床上可能与蛛网膜下腔出血所致的头痛难以鉴别。脑静脉及静脉窦血栓形成患者局灶性或全身性癫痫发作较动脉性卒中患者更常见，几乎占所有病例的40%，而围产期CVT患者，发病率更高达76%。局灶性神经系统体征（包括局灶性癫痫发作）在CVT中很普遍，包括中枢性运动和感觉缺失症、失语症、偏盲，占所有病例的40%～60%。具有局灶性神经系统体征和头痛的患者中，癫痫发作、意识改变的CVT经常发生。单纯颅内高压症状，即头痛、呕吐、视神经盘水肿所致的视物模糊占CVT患者的20%～40%。住院患者中15%～19%有昏迷，常见于广泛静脉窦血栓形成或深静脉血栓形成，双侧丘脑受累。CVT

所有临床症状中，住院期间昏迷是预后不良的最有力预兆。

脑静脉和静脉窦闭塞可由于血栓形成、静脉炎或肿瘤等引起。皮层和皮层下静脉的闭塞可引起局灶性神经功能缺损症状和体征。较易发生血栓形成的硬脑膜窦的部位有横窦、海绵窦和上矢状窦。较少发生血栓形成的是直窦和 Galen 静脉。

1. 横窦血栓形成　横窦血栓形成常继发于中耳炎或乳突炎。婴幼儿和儿童常见。血栓可以在感染的急性期发生，也可以在感染进入慢性期发生。发病前常有发热和寒战，约 50% 的患者出现败血症，常见的为溶血性链球菌性败血症。少数患者可出现皮肤、黏膜瘀点或肺、关节和肌肉的感染性栓塞。

横窦血栓典型的症状是发热、头痛、恶心和呕吐。后者是由于颅内高压引起，右侧横窦闭塞时更易出现。横窦闭塞引起的局灶性症状少见，偶可出现因浅静脉回流受阻引起的乳突区肿胀，颈部颈动脉区域的压痛。约 50% 的患者可出现视神经盘水肿。常见于双侧横窦闭塞，也可见于单侧闭塞。可能是由于横窦的不对称累及引起。婴儿患者由于颅内压增高可出现骨缝裂开或囟门突出。

少数患者可出现昏睡或昏迷。也可以发生抽搐。偏瘫后出现杰克逊氏癫痫发作可能提示感染扩散至半球的引流静脉。复视可由于颅内压增高或颞骨岩部炎症影响到第 VI 对脑神经。如外直肌麻痹（第 VI 对脑神经受累）和面部疼痛（第 V 对脑神经受累）称岩骨尖综合征（Gradenigo syndrome，格拉代尼戈综合征）。颈静脉炎症如果扩散，穿过颈静脉孔，可引起第 IX、X、XI 对脑神经受累。

2. 海绵窦血栓形成　多继发于眼眶、鼻窦、面部上 1/2 部的化脓性感染。起初感染在单侧窦内，之后迅速通过环状窦扩散至对侧。海绵窦也可继发于其他硬脑膜窦炎症的扩散。其他非化脓性原因，如肿瘤、外伤或动静脉畸形引起的海绵窦血栓少见。

化脓性感染引起的血栓常急性起病。患者可出现发热。由于眼眶内压力增高，可引起眼球或眼眶疼痛。眼眶水肿可引起眼球突出，结膜或眼球水肿。眼静脉回流受阻时出现视神经盘水肿，在视盘角周围可见多发大小不等的出血。角膜浑浊不清或出现溃疡。海绵窦血栓形成时，会导致第 II、III、IV、V_{1-2}、VI 等脑神经受损，表现为眼睑下垂、眼球运动受限或固定、复视、瞳孔散大、对光反射消失。视力正常或中度受损。

3. 上矢状窦血栓形成　上矢状窦血栓形成较少由于感染引起，感染可继发于鼻腔或横窦、海绵窦炎症的扩散。上矢状窦血栓形成也可由于骨髓炎、硬膜外、硬膜下的感染引起。在婴幼儿，上矢状窦血栓形成多是由全身脱水所引起，也可以由外伤或肿瘤（硬脑膜瘤）所引起。成人上矢状窦血栓形成多与口服避孕药、怀孕、溶血性贫血、镰状细胞性贫血、血小板减少症、溃疡性结肠炎、糖尿病、贝赫切特病等有关。偶有成人发生不明原因的非化脓性上矢状窦血栓形成。

常见症状包括全身虚弱、发热、头痛和视神经盘水肿。局部症状包括前额及头皮前半部分的水肿、前部或后顶部静脉扩张。非化脓感染性血栓形成可没有神经系统局灶性症状和体征，只表现为颅内压增高症状。但是，血栓扩散至大的脑静脉时，由于脑内出血可引起突发的局灶性神经功能缺损症状。这些静脉的受累，常是由于化脓扩散所致，但是非化脓性的患者也有相当一部分引起静脉受累。营养不良或恶病质婴幼儿如出现颅内压增高征象和局部性神经缺损症状，均应排除是否存在上矢状窦血栓形成。

4. 其他硬脑膜窦血栓形成　下矢状窦、直窦、Galen 静脉血栓形成很少单独发生。这些部位的血栓常继发于化脓性或非化脓性的横窦、上矢状窦或海绵窦血栓形成。下矢状窦、直窦、Galen 静脉血栓形成的症状常由于其他重要硬脑膜窦血栓形成的症状所掩盖。Galen 静脉血栓形成可引起大脑半球、基底核或侧脑室部位的出血。

【辅助检查】

DSA 被认为是诊断 CVT 的金标准（图 8-11），可以直接显示血栓形成的部位和轮廓。头 CT 及 MRI 的征象如空 delta 征、高密度三角征、脑水肿、信号异常可以提示 CVT。脑脊液检查可发现脑脊液压力增高，白细胞数、蛋白增高。

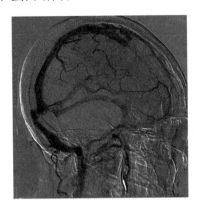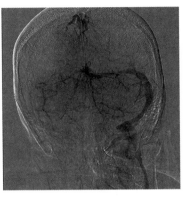

图 8 – 11　颅内静脉窦血栓形成 DSA 表现

DSA 静脉期右侧横窦、乙状窦、上矢状窦前部未显影，余静脉窦显示正常

【治疗】

1. 治疗原发病　由于中耳炎、乳突炎等化脓性疾病引起者，应积极控制感染。

2. 抗凝治疗　没有抗凝禁忌证的脑静脉及静脉窦血栓形成患者应该积极给予抗凝治疗，脑静脉及静脉窦血栓形成伴颅内出血不是肝素治疗的禁忌证。采用皮下注射低分子肝素对于脑静脉及静脉窦血栓形成来说更有效更安全。

3. 溶栓治疗　目前仍缺乏有力的证据表明 CVT 患者需采用全身性或局部溶栓治疗。对于重症、病情不断恶化及抗凝治疗无效的患者，主张使用溶栓治疗。溶栓药物的选择主要有尿激酶或 rt – PA。

4. 介入治疗　包括血管介入静脉内导管机械性溶栓及血管成形术等。

5. 对症治疗　包括抗癫痫治疗、颅高压的处理、精神症状的控制、镇痛治疗等。

【预后】

CVT 总体预后较好，死亡率低于 10%，预后不良多与高龄、伴颅内出血、癫痫、深静脉血栓形成、中枢神经系统感染、肿瘤有关。

二、脑底异常血管网

脑底异常血管网（Moyamoya 病）是由于双侧颈内动脉远端、大脑前动脉和大脑中动脉起始部狭窄或闭塞，脑底大量小血管形成侧支循环。Moyamoya 病的命名是由于在血管造影时，脑底大量小血管影，好似吸烟时吐出的烟雾。

Moyamoya 病好发于婴幼儿、儿童、青少年（约半数以上发病年龄不超过 10 岁）。Moyamoya 病可能具有遗传因素。但多数为散发，部分患者有动脉粥样硬化、镰状细胞性贫血或既往有基底脑膜炎的患者。因此目前烟雾病是指影像学表现酷似"烟雾"的一类病，而不是指临床或病理表现。儿童患者多表现为缺血性卒中，成人多表现为脑内、硬膜下或蛛网膜下出血。

头颅 CT 或 MRI 无异常表现，也可表现为脑梗死或脑出血，其梗死、出血表现易与其他脑血管疾病混淆。

MRA 可清楚地显示颈内动脉末端狭窄和颅底烟雾状血管形成等 Moyamoya 病特征性影像表现。脑血管造影是 Moyamoya 病诊断的金标准（图 8 – 12），其基本表现是双侧颈内动脉末端闭塞伴颅底烟雾状血管形成，也可以在大脑后动脉出现相似改变。

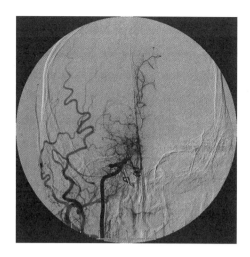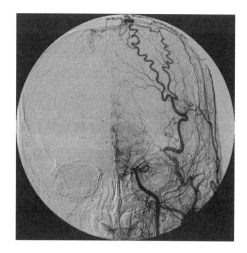

图 8 – 12　Moyamoya 病双侧颈总动脉 DSA 表现

颈外动脉分支未见异常，颈内动脉颅内段近乎闭塞，大脑前、中动脉未显影，

于闭塞远端可见烟雾状细小杂乱血管影

儿童或中青年患者不明原因的卒中、反复交替性发作 TIA、脑室出血、脑出血合并脑梗死、脑叶出血或梗死、非原位再出血等患者需考虑 Moyamoya 病，及早进行相关检查。根据医疗设备的条件，可首选 TCD 筛查，怀疑颅内血管病变时，进一步行 CTA、MRA 或 DSA 确诊。

Moyamoya 病的治疗较为困难。外科手术方式可分为直接血管重建和间接血管重建。直接血管重建采用颅内外血管直接吻合，包括颞浅动脉 – 大脑中动脉血管吻合术（STA – MCA），枕动脉 – 大脑中动脉血管吻合术等；间接血管重建主要包括脑 – 颞肌贴敷术（EMS）、脑 – 颞肌 – 动脉贴敷术（EDAMS）、脑 – 硬脑膜 – 动脉贴敷术（EDAS）、多颅骨钻孔术等，但效果仍有待进一步评价。

三、硬脑（脊）膜动静脉畸形

硬脑（脊）膜动静脉畸形多见于女性，颅后窝部位常见，幕上较少。硬脑脊膜动静脉畸形可引起脑神经（多发生于第Ⅲ、Ⅶ、Ⅷ和Ⅻ对脑神经）受累的症状和中枢系统受累的表现。后者是由于颅内静脉高压、脑脊液回流减少、静脉窦血栓形成或少量的蛛网膜下腔出血引起。因受累部位不同，可出现癫痫、瘫痪、脑干或小脑损伤等症状。部分患者发生蛛网膜下腔出血或视神经盘水肿或头痛症状。发生于脊髓的硬脑脊膜动静脉畸形常可引起下肢的进行性瘫痪。硬脑（脊）膜动静脉畸形诊断通常依赖详细的全脑、脊髓血管造影。治疗采用选择性硅酮或其他物质栓塞可能有效，必要时行外科手术。部分患者可由于硬脑脊膜动静脉畸形发生自发性血栓使症状缓解。多数患者预后良好。

目标检测

答案解析

1. 颈内动脉系统和椎 – 基底动脉系统 TIA 的主要临床表现有何不同？
2. 脑梗死急性期静脉溶栓的适应证是什么？
3. 脑梗死不同动脉闭塞的临床表现如何？
4. 脑出血的治疗原则是什么？

5. 蛛网膜下腔出血的并发症有哪些？如何预防？

（王伊龙）

书网融合……

本章小结　　　　　微课　　　　　题库

第九章　神经系统变性疾病

学习目标

1. **掌握**　运动神经元病、阿尔茨海默病的临床表现、诊断要点。
2. **熟悉**　运动神经元病、阿尔茨海默病的治疗方法；多系统萎缩的分型和临床表现。
3. **了解**　运动神经元病、阿尔茨海默病的病因、发病机制；痴呆的分类及临床表现。
4. 学会神经变性疾病分类及临床表现、诊断要点，具备神经系统变性病基本定位定性诊断能力。

第一节　概　　述

神经系统变性病（neurological degenerative diseases）是一组原因不明的神经系统慢性进行性疾病，是神经组织在衍化、发育、成熟、衰老等过程中发生于分子生物学水平的一系列复杂变化，进而表现出结构和功能等方面的障碍。它包括一大类常见的慢性病，如阿尔茨海默病、帕金森病、运动神经元病和多系统萎缩等。在当前老龄化社会进程中，神经系统变性疾病已成为一个备受关注的热点领域。

神经系统变性病的临床表现主要分为两种，运动功能障碍和记忆与认知功能障碍。神经系统变性疾病的基本病理改变：①神经系统特定部位的神经元萎缩或脱失。除神经元脱失外，尚可出现继发性脱髓鞘改变；②胶质细胞反应即变性物质引起胶质增生和细胞吞噬反应；③无明显的特异性组织反应和细胞反应。很多变性疾病选择性地损害特定的解剖部位和具有特定生理功能的神经元，如肌萎缩侧索硬化主要累及皮质－脑干－脊髓的运动神经元；某些遗传性共济失调疾病主要累及小脑的浦肯野（Purkinje）细胞。当有些变性疾病进展到相当严重的程度时或在有些尚不明了的因素影响下，可能失去选择性损害某一系统的特性，变成多个系统的神经元损害，如多系统萎缩（multiple system atrophy，MSA）。变性疾病中少数患者有家族遗传史。从病程来看，变性疾病的起病十分隐匿。临床上大部分变性疾病均可造成双侧肢体的对称性损害，但疾病早期可不对称受累。目前尚无有效的办法能阻止神经系统变性疾病的进展。但随着对发病机制的研究不断深入，相信在不久的将来，神经生物学的一些突破将使我们有希望揭开神经系统变性疾病的奥秘，并找到有效的临床治疗方法。

第二节　运动神经元病

运动神经元病（motor neuron disease，MND）是一组病因未明，选择性侵犯脊髓前角细胞、脑干后组运动神经元、皮质锥体细胞及锥体束的慢性进行性变性疾病。临床表现上、下运动神经元受损的症状和体征并存，表现为肌无力、肌萎缩、延髓麻痹及锥体束损害的不同组合。因患者逐渐出现肌肉萎缩和无力，以致瘫痪，故俗称"渐冻人"。通常感觉系统和括约肌功能不受累。多中年发病，病程为2~6年，亦有少数病程较长者。男性多于女性，发病率为(1.5~2.7)/10万，患病率为(2.7~7.4)/10万。

临床上，运动神经元病一般可分为以下四种类型：①肌萎缩侧索硬化（amyotrophic lateral sclerosis，

ALS）；②进行性肌萎缩（progressive muscular atrophy，PMA）；③进行性延髓麻痹（progressive bulbar palsy，PBP）；④原发性侧索硬化（primary lateral sclerosis，PLS）。但有学者认为上述四种类型可能是 ALS 的不同阶段，PMA 和 PBP 最终都会进展为 ALS。ALS 是 MND 中最常见和最易识别的表型。

【病因及发病机制】

1869 年，Jean-Martin Charcot 报道了第 1 例 MND 的病例，但本病病因至今仍然不明。研究主要集中在铜锌超氧化物歧化酶基因突变、兴奋性氨基酸毒性、神经营养因子障碍及环境因素、感染及免疫因素等。

1. 分子遗传机制 家族性 ALS 占全部 ALS 的 5%~10%，多为常染色体显性遗传。20% 的家族性 ALS 和 2% 散发性 ALS 患者存在铜/锌超氧化物歧化酶-1（superoxide dismutase l，SOD-1）基因突变，该基因位于人染色体 21q22.1~22.2，是最早克隆的 ALS 致病基因。近年来，研究者又发现 1 号染色体上 TAR DNA 结合蛋白（TDP-43）基因突变与家族性和散发性 ALS 均相关，9 号染色体上的 *C90rf72* 基因非编码区 GGGGCC 六核苷酸重复序列与 25% 左右的家族性 ALS 有关。这些研究为揭示 ALS 的发病机制带来了新的希望。

2. 兴奋性氨基酸毒性 内源性和外源性的兴奋性氨基酸与 MND 的发生有关。已发现 ALS 患者血清和脑脊液中谷氨酸（Glu）和天门冬氨酸（Asp）的浓度升高，脊髓侧角处 GLu 浓度增高。异常聚集的谷氨酸过度刺激谷氨酸受体，早期引起细胞膜去极化，导致细胞水肿，如果这种刺激持续存在，导致细胞内钙离子超载，激活一系列蛋白酶和蛋白激酶，使蛋白质的分解和自由基的生成增加，脂质过氧化过程加强，神经元即自行溶解。

3. 环境因素及神经营养障碍 许多与 ALS 发病相关的环境因素被发现，包括重金属、杀虫剂，除草剂、外伤、饮食及运动等；ALS 患者的脊髓前角神经元的一些营养因子减少，如 NT3、CNTF、NGF、GDNF、IGF 等，提示神经营养因子减少可能是致病因素。

4. 感染和免疫因素 有学者认为 ALS 发病与朊病毒、人类免疫缺陷病毒（HIV）有关。免疫功能测定有发现 ALS 患者脑脊液免疫球蛋白升高，血中 T 淋巴细胞数目和功能异常，免疫复合物形成，抗神经节苷脂抗体阳性，甚至检测到乙酰胆碱受体的抗体，推测 ALS 的血清可能对前角细胞等神经组织存在毒性作用。

【病理】

最显著的特征是运动神经元选择性丢失，大脑运动皮层区大锥体神经元数量减少，轴突变短、断裂和紊乱。在其相邻皮质，包括运动前区、感觉皮质和颞叶皮层也可见到神经元胞体萎缩和数量减少。延髓以下皮质脊髓束在内的神经纤维髓鞘分解脱失，脊髓前角细胞及脑干神经元明显减少，脑干运动神经核中以舌下神经核变性最为突出，疑核、三叉神经运动核、迷走神经背核和面神经核也有改变，动眼神经核则很少被累及。支配膀胱、直肠括约肌的腰骶 Onuf 核一般不受累。光镜下脊髓前角细胞变性脱失，以颈髓明显，胸腰髓次之；ALS 患者的神经元细胞胞质内有一种泛素化包涵体，研究发现其主要成分为 TDP-43，是 ALS 的特征性病理改变。

锥体束的变性往往自远端向近端发展，出现脱髓鞘和轴突变性。有时还可见到其他传导束的变化，如皮质的联系纤维、后纵束、红核脊髓束以及脑干和脊髓内其他传导束。肌肉呈现失神经支配性萎缩。在亚急性与慢性病例中可见肌内神经纤维的萌芽，可能为神经再生的证据。由于反复的失神经和神经再生，在病变后期可见大小不等的失神经纤维聚集在一起，呈肌群萎缩，为典型神经源性肌萎缩。晚期，体内其他组织如心肌、胃肠道平滑肌亦可出现变性改变。

【临床表现】

本病多于中年发病，男性多于女性。通常隐匿起病，病程进展缓慢，偶见亚急性进展者，最后死于并发症。由于损害部位的不同，临床表现为肌无力、肌萎缩和锥体束征的不同组合。其中常见的 MND

是肌萎缩侧索硬化。

1. 肌萎缩侧索硬化　本病最为多见，也称经典型。常于成年期发病，30 岁以前发病者极少，男性多于女性，本病多为散发。本病主要侵犯脊髓前角细胞和锥体束，故临床上可出现上、下运动神经元损害并存的特征。颈膨大的前角细胞往往最先受累，故首发症状常为手指运动不灵活及无力，大小鱼际肌萎缩，骨间肌凹陷，蚓状肌萎缩，造成手掌屈肌肌腱之间出现沟凹，双手可呈鹰爪形，逐渐延及前臂、上臂和肩胛带肌群。随着病程的延长，肌无力和萎缩扩展至躯干和颈部，最后累及面肌和咽喉肌。少数病例肌萎缩和无力从下肢或躯干肌开始。受累部位常有明显肌束颤动。双上肢肌萎缩，肌张力不高，但腱反射亢进，Hoffmann 征阳性；双下肢痉挛性瘫痪，肌萎缩和肌束颤动较轻，肌张力高，腱反射亢进，Babinski 征阳性。患者一般无客观的感觉障碍，但常有主观的感觉症状，如麻木等。括约肌功能常保持良好。患者意识始终保持清醒。延髓麻痹一般发生在本病的晚期，在少数病例可为首发症状。舌肌常先受累，表现为舌肌萎缩、束颤和伸舌无力。随后出现腭、咽、喉、咀嚼肌萎缩无力，以致患者构音不清，吞咽困难，咀嚼无力。由于同时有皮质延髓束受损，故可有假性延髓性麻痹。面肌中口轮匝肌受累最明显。眼外肌一般不受影响。预后不良，多在 3～5 年内死于呼吸肌麻痹或肺部感染。

2. 进行性肌萎缩　多于青壮年发病，男性多于女性，起病年龄多在 30 岁左右，略早于 ALS。起病隐袭，常以颈膨大首先受累，病变侵及脊髓前角细胞和脑干运动神经核，出现下运动神经元损害的症状和体征。首发症状常为单手或双手小肌肉萎缩、无力，逐渐累及前臂、上臂、肩胛带肌、颈肌、躯干肌及下肢、全身肌群。少数病例肌萎缩可从下肢开始。受累肌肉萎缩明显，肌张力降低，可见肌束颤动，腱反射减弱，病理反射阴性。一般无感觉和括约肌功能障碍。本型进展缓慢，病程可达 10 年以上或更长。晚期发展至全身肌肉萎缩、无力，生活不能自理，累及呼吸肌时出呼吸麻痹合并肺部感染而死亡。

3. 进行性延髓麻痹　多在 40 岁以后起病，可为首发症状，但通常在肌萎缩侧索硬化症晚期出现。病变早期侵及延髓的舌下神经核，疑核，临床表现为核下性延髓麻痹，出现构音不清、声音嘶哑、吞咽困难、饮水呛咳、咀嚼无力。舌肌明显萎缩，并有肌束颤动，唇肌、咽喉肌萎缩，咽反射消失。有时同时伴有双侧皮质脑干束受累，出现强哭强笑，下颌反射亢进，从而真性和假性延髓麻痹共存。病情进展较快，多在 1～2 年内因呼吸肌麻痹或肺部感染而死亡。

4. 原发性侧索硬化　临床上罕见。多在中年以后发病，起病隐袭。临床表现为痉挛性瘫痪，病变常先侵及下胸段皮质脊髓束，表现双下肢对称性僵硬、乏力，肌张力增高，腱反射亢进，病理反射阳性，行走时出现痉挛或剪刀样步态。以后缓慢进展，逐渐累及双上肢。一般无肌萎缩和肌束颤动，无感觉障碍，括约肌功能不受累。如果皮质延髓束发生变性，可出现假性延髓麻痹表现。强哭、强笑，并有口吃与吞咽困难，舌狭长而强直，动作受限，下颌反射亢进，可存活较长时间。

既往认为 MND 是一种纯运动系统的疾病，没有智能、感觉系统、锥体外系及自主神经系统损害的表现。但是，目前临床研究发现一部分 MND 患者出现了运动系统以外的表现，如痴呆、锥体外系症状、感觉异常和膀胱直肠功能障碍等，少部分患者中还可出现眼外肌麻痹。有研究表明高达 50% 的 ALS 患者存在认知和行为改变，15% 的 ALS 患者伴有额颞叶痴呆，习惯上，将伴有这些少见表现的 MND 称为不典型 MND。其确切发病机制仍不清楚，可能 MND 患者伴有其他疾病，或者 MND 疾病累及其他系统。

【辅助检查】

1. 肌电图　是本病诊断最重要的一项辅助检查，可提供疾病早期即已广泛发生的运动神经元变性的客观证据。被检肌肉有明显的纤颤电位，肌肉收缩时运动单位减少，波幅增高，出现广泛的正锐波、纤颤波和巨大电位。早期运动和感觉传导速度均正常，而随着病情进展，可以出现复合肌肉动作电位（CAMP）幅度下降，只有部分患者传导速度减慢，但不低于正常的 70%，感觉神经传导一般正常。ALS 患者往往在延髓、颈、胸与腰骶不同神经节段所支配的肌肉出现进行性失神经支配和慢性神经再生支配现象。胸锁乳突肌、胸段椎旁肌和腹直肌肌电图异常对诊断有重要意义。

2. 脑脊液检查　腰穿压力正常或偏低，脑脊液检查正常或蛋白有轻度增高，免疫球蛋白可能增高。

3. 血液检查　血常规无异常。血清肌酸磷酸激酶活性正常或者轻度增高。免疫功能检查，包括细胞免疫和体液免疫均可能出现异常。

4. 神经影像学检查　主要用于鉴别诊断，排除其他结构性病变导致的锥体束或下运动神经元损害。

5. 肌肉活检　可见神经源性肌萎缩的病理改变。

【诊断】

ALS 早期临床表现多样，缺乏特异的生物学确诊指标。详细的病史、细致的体格检查和规范的神经电生理检查对于早期诊断具有关键性作用，影像学等其他辅助检查在鉴别诊断中具有一定价值。临床诊断过程中，确定上、下运动神经元受累范围是诊断的关键步骤，根据患者所出现症状、体征的解剖病位，通常将受累范围分为脑干、颈段、胸段和腰骶段 4 个区域。

世界神经病学联盟于 1994 年在西班牙首次提出该病的 El Escorial 诊断标准；2000 年又发表此标准的修订版，将"实验室支持拟诊 ALS"引入诊断级别并删除"疑诊"；2008 年，Awaji 标准取消了"实验室支持拟诊 ALS"，仍然保持确诊、拟诊、可能 3 个诊断级别。中华医学会神经病学分会于 2012 年在 Awaji 基础上更新诊断标准如下。

1. ALS 诊疗基础条件

（1）病情进行性发展　经过病史、体格检查或电生理检查，证实临床症状或体征在一个区域内进行性发展，或从一个区域发展到其他区域。

（2）临床、神经电生理或病理检验证实有下运动神经元受累证据。

（3）临床体检证实有上运动神经元受累证据。

（4）排除其他疾病。

2. ALS 诊断分级

（1）临床确诊 ALS　通过临床或神经电生理检查，证实在 4 个区域中至少有 3 个区域存在上、下运动神经元同时受累的证据。

（2）临床拟诊 ALS　通过临床或神经电生理检查，证实在 4 个区域中至少有 2 个区域存在上、下运动神经元同时受累的证据。

（3）临床可能 ALS　通过临床或神经电生理检查，证实仅有 1 个区域存在上、下运动神经元同时受累的证据，或者在 2 个或以上区域仅有上运动神经元受累的证据。已经行影像学和实验室检查排除了其他疾病。

【鉴别诊断】

MND 需要与其他以上运动神经元和（或）下运动神经元病变为主要症状的疾病鉴别。

1. 脊髓型颈椎病　脊髓型颈椎病可以表现为手肌无力和萎缩伴双下肢痉挛，而且颈椎病和 ALS 均易发于中年以上的人群，两者容易混淆。胸锁乳突肌及胸椎椎旁肌针极肌电图检查可帮助鉴别，如发现失神经现象、超过一个神经根分布区的广泛性肌束颤动均支持 ALS 诊断。颈椎 X 线片、CT 或 MRI 显示颈椎骨质增生、椎间孔变窄、椎间盘变性或脱出，甚至硬脊膜囊受压，有助于鉴别。但出现这种影像学改变并不能排除 ALS。

2. 延髓和脊髓空洞症　临床上也常有双手小肌肉萎缩，肌束颤动，可进展为真性延髓性麻痹，也可出现锥体束征。但临床进展缓慢，常合并其他畸形，且有节段性分离性感觉障碍，MRI 可显示延髓或脊髓空洞，有助于鉴别。

3. 多灶性运动神经病（multifocal motor neuropathy，MMN）　属于自身免疫相关周围神经病，因有明显的肌无力和肌萎缩伴肌束颤动，而腱反射正常易与 ALS 混淆。节段性运动神经传导测定可显示有多灶性运动传导阻滞，血清抗 GMI 抗体滴度升高，静脉注射免疫球蛋白有效，可与之鉴别。

4. 包涵体肌炎（IBM）　　继颈椎病性脊髓病后最容易与 ALS 混淆的疾病。两者的共同症状为上肢远端肌萎缩，腱反射减弱，无感觉障碍和感觉异常（IBM 合并周围神经病除外）。IBM 患者早期主要表现为指屈肌无力及股四头肌受累，肌电图及肌肉活检可与 ALS 鉴别。

5. 脊肌萎缩症（spinal muscle atrophy，SMA）　　是一组遗传性疾病，大部分为隐性遗传，与 5 号染色体上的运动神经元存活基因相关。临床上以进行性对称性近端肌无力萎缩为主要表现，选择性累及下运动神经元，无上运动神经元受累体征。

【治疗】

对于运动神经元病目前尚无特效治疗，当前病因治疗的发展方向包括抗兴奋性氨基酸毒性、神经营养因子、抗氧化和自由基清除、新型钙通道阻滞剂、抗细胞凋亡、基因治疗及神经干细胞移植。

依达拉奉（edaravone）是继利鲁唑之后获批的第二个治疗 ALS 的药物，通过清除自由基，延缓疾病进展；用法：60mg/天，静脉滴注，采用给药与停药组合，每 28 天为 1 个疗程，其中第一个疗程连续用药 14 天，停药 14 天；第二个疗程起用药 5 天，停药 2 天，再用药 5 天，停药 16 天；可重复第二个疗程至第六个疗程。依达拉奉的使用需要专科医生评估，主要针对发病 2 年以内，肺功能 FVC > 80% 的 ALS 患者，用药过程中需定期检测肾功能。

利鲁唑（riluzole）是第一个获得 FDA 批准能延长 ALS 患者生命的治疗药物，口服易透过血 – 脑屏障。主要通过抑制突触前 GLu 的释放，阻滞兴奋性氨基酸受体以及抑制神经末梢和神经体上的电压依从性钠通道而发挥效应。每次 50mg，每天 2 次，服用 18 个月，能延缓病程、延长延髓麻痹患者的生存期。也有试用泼尼松、环磷酰胺等治疗本病，但必须定期复查血象和肝功能，用药后延髓麻痹症状在部分病例中可改善，但对四肢无力、肌萎缩的患者帮助不大。

对症治疗包括针对吞咽、呼吸、构音、痉挛、疼痛、营养障碍等并发症和伴随症状的治疗。吞咽困难者应鼻饲饮食。有呼吸衰竭者可行气管切开并机械通气。在对症治疗的同时，要充分注意药物可能发生的不良反应。临床应用时需仔细权衡利弊、针对患者的情况个体化用药。

【预后】

运动神经元病的预后因不同的疾病类型和发病年龄而不同。原发性侧索硬化进展缓慢、预后较好；部分进行性肌萎缩患者的病情可以维持较长时间稳定，但不会改善；肌萎缩侧索硬化、进行性延髓麻痹以及部分进行性肌萎缩患者的预后差，病情持续性进展，多于 5 年内死于呼吸肌麻痹或肺部感染。

⇒ **案例引导**

　　临床案例　患者，45 岁，双手肌萎缩 1 年，加重伴四肢力弱 3 个月。查体：意识清，言语流利，双侧额纹鼻唇沟对称，伸舌居中，可见舌肌萎缩及肌纤颤。双手远端肌力 4 级，近端肌力 5 级弱，双下肢肌力 5 级弱。双手骨间肌及大小鱼际肌肌肉萎缩，以右侧为著，四肢肌腹略显松弛，可见束颤，深浅感觉未发现异常。四肢腱反射亢进，双侧 Babinski 征阳性。

　　问题　此患者应该做哪项检查辅助诊断？如肌电图显示神经源性改变，可见纤颤电位和正锐波，神经传导速度正常，考虑哪种疾病可能性大？

第三节　阿尔茨海默病 Ｅ微课

阿尔茨海默病（Alzheimer disease，AD）是发生于老年和老年前期、以进行性认知功能障碍和行为损害为特征的中枢神经系统退行性病变。临床上表现为记忆障碍、失语、失用、失认、视空间能力损害、抽象思维和计算力损害、人格和行为改变等。AD 是老年期最常见的痴呆类型，占老年期痴呆的 50% ~70%。

知识链接

阿尔茨海默病的由来

1907 年德国精神病学家 Alois Alzheimer 在法兰克福精神病院观察了一名 51 岁女性患者。该患者多疑，记忆障碍，言语不正常，阅读时经常能无缘无故地跳过一些句子，读起来语调完全没有抑扬顿挫。在书写测验时，她会反复书写同一个音节，而完全忽略其他音节；当她讲话时，常常是使用杂乱无章的词句，应用似是而非的表达方式。有时，不能理解向她提出的任何问题。找不到回自己住处的路，病情逐渐恶化，四年半后死亡。患者死后病理检查显示：大脑皮质萎缩，神经原纤维缠结。因其发病于老年前期，早期认为这是一种和老年痴呆不同的疾病，于 1910 年将这种病命名为阿尔茨海默病。

【流行病学】

AD 发病率随年龄逐渐增高。流行病学调查显示，65 岁以上老年人，年龄每增加 5 岁，AD 的发病率就会增加 1 倍；85 岁老年人中，20% ~50% 患有 AD。

本病通常为散发，女性多于男性，女性患者的病程通常较男性患者长。约 10% 的患者可有明确的家族史。如果家族中有先证者，则一级亲属有较高患病风险，尤以女性为著。研究发现，AD 的社会人口学危险因素主要有高龄、女性、丧偶、低教育和低经济水平。此外，双生子研究发现，如一方患 AD，同卵双生的另一方患病率为 43%，而双卵双生的另一方患病率为 8%，较普通人群患病率显著增高。

【病因及发病机制】

1. 遗传因素　AD 大致分为两类：一类为相对罕见的早发性家族遗传性，已确定 3 个致病基因；另一类为常见的散发性，发病年龄为 65 岁以上。现已发现 21 号染色体的淀粉样前体蛋白（amyloid precursor protein，APP）基因、位于 14 号染色体的早老素 1（presenilin 1，PS－1）基因及位于 1 号染色体的早老素 2（presenilin 2，PS－2）基因突变是家族性 AD 的主要病因。*PS* 基因变异是早发型 AD 常染色体显性遗传最常见的特征。而载脂蛋白 E（apolipoprotein E，APOE）基因与散发性 AD 及晚发家族性 AD 均有关联，晚发型 AD 与 *APOEε*4 等位基因的联系已被证实。

2. β－淀粉样蛋白（β－amyloid，Aβ）　大量研究支持 Aβ 与 AD 发病有关。目前已经发现 *APP* 基因、*PS－1* 基因、*PS－2* 基因的突变使 Aβ 产生增多。新近的研究表明，Aβ 的异常沉积，不仅在神经元细胞外，同时也发生在神经元内。细胞内 Aβ 的沉积可以引起 tau 蛋白的过度磷酸化、细胞内的神经纤维丝缠结、细胞内的突触丧失和神经元死亡等。然而，近些年以 Aβ 假说为依据研发的新药以失败告终，提示 Aβ 假说有待进一步探究，以明确细胞内外 Aβ 形成与 AD 病理生理间的关联。

3. 神经血管假说　2005 年，Zlokovic 首次提出神经血管假说，认为血管的异常增生以及神经血管的衰退可能导致了神经血管的解耦联、血管的退化、脑的低灌注以及神经组织的炎性反应，最后出现血－脑屏障的功能减退，从而导致神经外围环境的化学物质失衡，Aβ 通过血－脑屏障清除率下降以及神经元的损伤或丢失。神经血管学说为预防 AD 发生提供了一个潜在的干预靶点。

【病理】

主要是脑萎缩，患者的脑回变窄、脑沟宽，脑室变大。脑萎缩通常始于内嗅皮层，随病情进展逐渐扩展至海马、内侧颞叶、额顶区，颞叶特别是海马区萎缩明显。组织病理学上的典型病理改变是神经炎性斑（嗜银神经轴突包绕 Aβ 而形成）、神经原纤维缠结（由过度磷酸化的微管 tau 蛋白于神经元内高度螺旋化形成）、神经元缺失、淀粉样血管变性，另外，还可见海马神经元颗粒空泡变性，胶质增生、神经毡细丝等（图9-1）。

1. 神经炎性斑又称老年斑（senile plaque，SP）　是AD的主要病变之一，位于细胞外，其核心成分是含有40~43个氨基酸的Aβ，周围是变性的轴突、树突、类淀粉纤维、胶质细胞突起和小胶质细胞组成的冠状物。AD患者的大脑皮质、海马、某些皮质下神经核如杏仁核、前脑基底神经核和丘脑存在大量的SP。HE、Bielschowsky及嗜银染色下形似菊花。SP在脑内的分布并不均匀，个体间差异较大，但总体上以海马、颞叶及额叶为集中区域。这与最早的临床表现即短时记忆障碍有关。

2. 神经原纤维缠结（neurofibrillary tangle，NFT）　是AD的另一主要病理改变，位于神经元胞质内，其主要成分是异常磷酸化的微管相关蛋白tau蛋白。正常情况下，tau蛋白与微管结合，维持细胞骨架的稳定，在AD脑内，tau蛋白异常磷酸化，与微管结合位点减少，异常磷酸化的tau蛋白自身结合，形成双股螺旋状细丝，最终导致形成NFTs。NFTs在脑内分布有一定模式，以海马最多，其次是杏仁核和颞叶，晚期可扩展至颞叶和颞顶联合皮层，其分布脑区和密度与痴呆的程度相关。

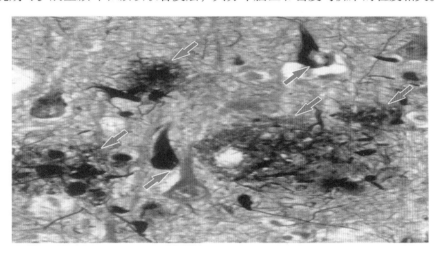

图9-1　阿尔茨海默病脑内病理表现

A. 老年斑（红色箭头）；B. 神经原纤维缠结（蓝色箭头）

3. 广泛神经元缺失　是AD的第三大病理特点。神经毡广泛，神经元缺失，代之以星形胶质细胞增生和小胶质细胞增生。

4. 其他病理特征　包括海马锥体细胞的颗粒空泡变性，轴突、突触异常断裂和血管淀粉样变等。

【临床表现】

AD通常隐匿起病，进行性发展，主要表现为认知功能减退和非认知性神经精神症状。按照最新分期，AD包括两个阶段：痴呆前阶段和痴呆阶段。

1. 痴呆前阶段　此阶段分为轻度认知功能障碍发生前期（pre-mild cognitive impairment，pre-MCI）和轻度认知功能障碍期（mild cognitive impairment，MCI）。AD的pre-MCI期没有任何认知障碍的临床表现或者仅有极轻微的记忆力减退主诉，这个概念目前主要用于临床研究。AD的MCI期，即AD源性MCI，主要表现为记忆力轻度受损，学习和保存新知识的能力下降，其他认知域，如注意力、执行能力、语言能力和视空间能力也可出现轻度受损，但不影响基本日常生活能力，达不到痴呆的程度。

2. 痴呆阶段　即传统意义上的AD，此阶段患者认知功能损害导致了日常生活能力下降，根据认知损害的程度大致可以分为轻、中、重三度。

（1）轻度　近事记忆减退是本病的首发症状，并因此引起同事及家人的注意。患者对新近发生的事易遗忘，难以学习新知识，忘记约会和事务安排。随着病情的进展，可出现远期记忆减退，即对发生已久的事情和人物的遗忘。部分患者出现视空间障碍，外出后找不到回家的路，不能精确地临摹立体图。面对生疏和复杂的事物容易出现疲乏、焦虑和消极情绪，还会表现出人格方面的障碍，如不爱清洁、不修边幅、暴躁、易怒、自私多疑。此期病程持续 3 年左右。

（2）中度 随着痴呆的进展，记忆障碍日益严重，工作、学习新知识和社会接触能力减退，变得前事后忘，特别是原已掌握的知识和技巧出现明显的衰退。出现逻辑思维、综合分析能力减退，言语重复、计算力下降，明显的视空间障碍，如在家中找不到自己的房间，还可出现失语、失用、失认等，有些患者还可出现癫痫、强直－少动综合征。此时患者常有较明显的行为和精神异常，情绪波动不稳，恐惧、激越、幻觉、妄想观念、睡眠障碍，少数患者白天嗜睡，晚上活动。出现明显的人格改变，甚至做出一些丧失羞耻感的行为。

（3）重度 重度患者一般不知道自己的姓名和年龄，更不认识亲人。还有情感淡漠、哭笑无常、言语能力丧失，以致不能完成日常简单的生活事项如穿衣、进食。终日无语而卧床，与外界（包括亲友）逐渐丧失接触能力。四肢出现僵直或屈曲瘫痪，括约肌功能障碍。此外，此期患者常可并发全身系统疾病的症状，如肺部及尿路感染、压疮以及全身性衰竭症状等，最终因并发症而死亡。

【辅助检查】

1. 实验室检查 血、尿常规，血生化检查均正常。常规脑脊液检查正常，但同时检测脑脊液中 $A\beta_{1-42}$ 和 tau 蛋白可能有特殊意义。近期研究发现：AD 患者中约96% 同时具有 tau 蛋白或 P－tau 蛋白水平的增高和 $A\beta_{1-42}$ 的降低。

2. 脑电图 AD 的早期脑电图改变主要是波幅降低和 α 波节律减慢。继之可出现低和中波幅不规则活动，额叶 θ 波，渐发展为弥漫性低中波幅 θ 波和阵发中高波幅 δ 活动，其异常程度常和痴呆轻重有关。

3. 影像学 头颅 CT 检查示脑萎缩、脑室扩大；头颅 MRI 检查显示的双侧颞叶、海马萎缩（图 9－2）。可通过内侧颞叶萎缩视觉评定量表（MTA－scale）来评分。MTA－scale 分级：0 级，没有萎缩；1 级，仅有脉络膜裂的增宽；2 级，同时伴有侧脑室颞角的扩大；3 级，海马体积中度缩小（高度下降）；4 级，海马体积重度缩小。SPECT 灌注成像和氟脱氧葡萄糖 PET 成像可见顶叶、颞叶和额叶，尤其是双侧颞叶的海马区血流和代谢降低。FDDNP PET 中示踪剂可与在体脑中 Aβ 结合，在活体中显示 AD 中的 SP 中的 Aβ，这种方法比 MRI 对海马体积的测量以及简单的 FDG－PET 发现的颞叶低代谢对 AD 的预测价值更大。

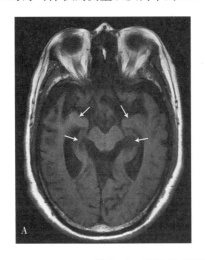 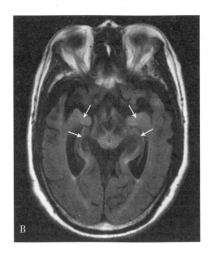

图 9－2 MRI 显示阿尔茨海默病颞叶和海马萎缩

A. T1 加权像：双侧脑室颞角扩大，颞叶萎缩，以内颞叶、海马钩回萎缩明显（箭头）；

B. FLAIR 像：萎缩的内颞叶、海马钩回呈高信号

4. 神经心理学检查 对 AD 的认知评估领域应包括记忆功能、言语功能、定向力、应用能力、注意

力、知觉（视、听、感知）和执行功能七个领域。临床上常用的工具可分为：①大体评定量表，如简易精神状况检查量表（MMSE）、蒙特利尔认知测验（MoCA）、阿尔茨海默病认知功能评价量表（ADAS - cog）、长谷川痴呆量表（HDS）、Mattis 痴呆量表、认知能力筛查量表（CASI）等；②分级量表，如临床痴呆评定量表（CDR）和总体衰退量表（GDS）；③精神行为评定量表，如痴呆行为障碍量表（DBD）、汉密尔顿抑郁量表（HAMD）、神经精神问卷（NPI）；④用于鉴别的量表，Hachinski 缺血量表。应该指出的是，选用何种量表，如何评价测验结果，必须结合临床表现和其他辅助检查结果综合判断。

5. 血清学检查　血叶酸、维生素 B_{12}、甲状腺功能、肿瘤标记物检测（A 级）以排除由于叶酸、维生素 B_{12} 缺乏、甲状腺功能低下以及副肿瘤综合征导致的痴呆。

【诊断】

AD 诊断标准是由美国神经病学、语言障碍和卒中 - 老年性痴呆和相关疾病学会（NINCDS - ADRDA）1984 年制定，2011 年美国国立老化研究所和阿尔茨海默协会对此标准进行了修订，制定了 AD 不同阶段的诊断标准。

1. AD 痴呆阶段的临床诊断标准

（1）很可能的 AD 痴呆

1）核心临床标准　①符合痴呆诊断标准；②起病隐袭，症状在数月至数年中逐渐出现；③有明确的认知损害病史；④多表现为遗忘综合征（学习和近记忆下降，伴 1 个或 1 个以上其他认知域损害或者非遗忘综合征（语言、视空间或执行功能三者之一损害，伴 1 个或 1 个以上其他认知域损害）。

2）排除标准　①伴有与认知障碍发生或恶化相关的卒中史，或存在多发或广泛脑梗死，或存在严重的白质病变；②有路易体痴呆的核心症状；③有额颞叶痴呆的显著特征；④有原发性进行性失语的显著性特征；⑤有其他引起进行性记忆和认知功能损害的神经系统疾病，或非神经系统疾病，或药物过量或滥用证据。

3）支持标准　①在以知情人提供和正规神经心理测验得到的信息为基础的评估中，发现进行性认知下降的证据；②找到致病基因（*APP*、*PS1* 或 *PS2*）突变的证据。

（2）可能的 AD 痴呆　有以下任一情况时，即可诊断。

1）非典型过程　符合很可能的 AD 痴呆诊断标准中的第 1 条和第 4 条，但认知障碍突然发生，或病史不详，或认知进行性下降的客观证据不足。

2）满足 AD 痴呆的所有核心临床标准，但具有以下证据　①伴有与认知障碍发生或恶化相关的卒中史，或存在多发或广泛脑梗死，或存在严重的白质病变；②有其他疾病引起的痴呆特征，或痴呆症状可用其他疾病和原因解释。

2. AD 源性 MCI 的临床诊断标准

（1）符合 MCI 的临床表现　①患者主诉，或者知情者、医师发现的认知功能改变；②一个或多个认知领域受损的客观证据，尤其是记忆受损；③日常生活能力基本正常；④未达痴呆标准。

（2）发病机制符合的 AD 病理生理过程　①排除血管性、创伤性、医源性引起的认知功能障碍；多有纵向随访发现认知功能持续下降的证据；③有与 AD 遗传因素相关的病史。

在临床研究中，MCI 和 Pre - MCI 期的诊断标准还采纳了两大类 AD 的生物标志物。第一类，脑内 Aβ 沉积相关的生物标记物，如脑脊液中 $Aβ_{42}$ 水平下降以及 PET 淀粉样影像阳性；第二类，下游神经元变性或受损相关的生物标记物，包括总的 tau（T - tau）和磷酸化的 tau（P - tau）；颞顶叶皮质 ^{18}F 脱氧葡萄糖（18 fluorodeoxyglucose，FDG）摄取下降；结构性 MRI 影像上表现出的内侧颞叶、基底部、外侧颞叶以及内侧顶叶不成比例地萎缩。研究标准强调首先应符合 AD 痴呆的临床核心标准，再利用生物标记物进行 AD 病因学诊断，以提高诊断准确性。

【鉴别诊断】

1. 血管性痴呆 有脑卒中史，病程波动性进展，局灶神经系统症状和体征，认知功能呈斑片状损害，人格相对保留，头部影像学可见缺血病灶或出血病灶。

2. 额颞叶痴呆 常早期出现自知力丧失，食欲旺盛，常有刻板行为、言语减少、欣快、情感淡漠、自我忽视，执行功能障碍于早期出现且进行性加重，视空间能力、计算能力相对保留。

3. 帕金森病痴呆（PDD） PDD 是指帕金森病患者的认知损害达到痴呆的程度。相对于其他认知领域的损害，PDD 患者的执行功能受损尤其严重。视空间功能缺陷也是常见的表现，其程度较 AD 重。PDD 患者的短时记忆、长时记忆能力均下降，但严重程度比 AD 轻。

【治疗】

AD 患者认知功能衰退目前治疗困难，综合治疗和护理有可能减轻病情和延缓发展。

1. 生活护理 包括使用某些特定的器械等。有效的护理能延长患者的生命及改善患者的生活质量，并能防止摔伤、外出不归等意外的发生。

2. 非药物治疗 包括职业训练、音乐治疗等。

3. 药物治疗

（1）**改善认知功能** ①胆碱能制剂：目前用于改善认知功能的药物主要是胆碱能制剂，包括乙酰胆碱酯酶抑制剂（AChEI）和选择性胆碱能受体激动剂。AChEI 有代表性的药物有多奈哌齐、利斯的明、石杉碱甲等；②NMDA 受体拮抗剂：美金刚能够拮抗 N – 甲基 – D – 门冬氨酸（NMDA）受体，具有调节谷氨酸活性的作用，现已用于中晚期 AD 患者的治疗；③临床上有时还使用脑代谢赋活剂，如吡拉西坦和奥拉西坦等。

（2）**控制精神症状** 很多患者在疾病的某一阶段出现精神症状，如幻觉、妄想、抑郁、焦虑、激越、睡眠紊乱等，可给予抗抑郁药物和抗精神病药物，前者常用选择性 5 – HT 再摄取抑制剂，如氟西汀、帕罗西汀、西酞普兰、舍曲林等，后者常用不典型抗精神病药，如利培酮、奥氮平、喹硫平等。

4. 支持治疗 重度患者自身生活能力严重减退，常导致营养不良、肺部感染、泌尿系感染、压疮等并发症，应加强支持治疗和对症治疗。

【预后】

AD 病程为 5～10 年，少数患者可存活 10 年或更长的时间，多死于肺部感染、泌尿系统感染及压疮等并发症。

⇒ **案例引导**

　　临床案例 患者，62 岁，主因"性格行为改变伴记忆力减退 4 年，定向力障碍 1 年"入院。4 年前家人发现其脾气变化，急躁，不讲礼仪，不讲卫生，固执己见，自私多疑，与以前判若两人，上述症状进行性加重，并出现行为异常，整夜看电视，表情呆板，并且记忆力明显减退。1 年前外出散步时走失，派出所送回，后逐渐不能出门，在家中也经常走错房间，原来熟悉的人见面不认识，近 3 个月上述病情加重，随处乱放物品，即来诊。否认高血压及糖尿病史。入院查体：意识清，言语流利，表情呆板，记忆力、计算力、定向力、理解判断力均下降，四肢肌力 Ⅴ级，肌张力正常，共济运动正常。感觉检查正常，病理征未引出。辅助检查：MMSE 检查 11 分；头颅 MRI 示：脑萎缩，尤以颞叶萎缩明显；实验室检查示血常规、血生化、肿瘤五项、心电图、甲状腺功能均正常。

　　问题 请写出疾病诊断及诊断依据。需要与哪些疾病鉴别？

第四节 额颞叶变性

额颞叶变性（frontotemporal lobar degeneration，FTLD）临床表现为额颞叶痴呆（frontotemproral dementia FTD），是一组以进行性精神行为异常、执行功能障碍和语言损害为主要特征的临床痴呆症候群，神经影像学显示额颞叶萎缩。FTLD 发病年龄在 40～80 岁，以 45～64 岁发病最为常见，患病率为 15/10 万～22/10 万，在神经变性导致的痴呆中排第三位，仅次于 AD 和路易体痴呆。男女患者病率相当，平均生存期 6.6～11.0 年。

【病因、病理及发病机制】

病因尚不明确。有少数家族性聚集病例的报道，考虑部分患者发病与遗传有关。已证实一些基因，如微管相关蛋白 - tau、颗粒蛋白前体、TARDNA 结合蛋白 43、含缬酪肽蛋白、动力蛋白结合蛋白 1、肉瘤融合蛋白和带电荷的多囊泡蛋白 2B 等基因变异以及 C9ORF72 六核苷酸重复扩增与家族性 FTLD 发病相关。

FTLD 大体病理改变为额叶及前颞叶明显萎缩，后部脑区如顶叶，枕叶相对正常。侧脑室前角、颞角呈轻到中度扩大。镜下可见萎缩的脑皮质神经元减少，额颞叶皮层 Ⅱ～Ⅲ 层神经元丢失明显，伴胶质细胞增生，残存的神经元内有微空泡变性。额颞叶皮层下白质有轴索及髓鞘脱失，胶质细胞增生。根据有无特异性包涵体，FTLD 分为两类。①存在 tau 包涵体的 FTLD：典型表现为 Pick 小体，多位于海马齿状回、杏仁核、额颞叶皮层，为孤立的圆形或卵圆形细胞质内嗜银包涵体，tau 蛋白染色阳性；②存在 tau 蛋白染色阴性、而泛素和 TDP - 43 染色阳性包涵体的 FTLD，该包涵体主要位于海马齿状回、额颞叶皮层第Ⅱ层神经元及脑神经运动核的胞质内。

【临床表现】

起病隐匿，进展缓慢。依据患者行为和语言异常表现，FTLD 分为三类亚型：行为变异型额颞叶痴呆（behavioral variant of frontotemporal dementia，bvFTD）、语义性痴呆（semantic dementia，SD）和进行性非流利性失语（progressive non - fluent aphasia，PNFA）。SD 和 PNFA 同属于原发性进行性失语（primary progressive aphasia，PPA）。

1. 行为变异型额颞叶痴呆（bvFTD） 是一种以人格、社会行为和认知功能进行性恶化为特征的临床综合征，约占 FTLD 的 70%，在 FTLD 中最具解剖和病理学异质性，遗传性最强。临床表现为进行性加重的行为异常，人际沟通能力下降，伴有情感反应缺失、自主神经功能减退等。其中行为异常最显著，包括脱抑制、行为动力缺失、强迫性行为、仪式性行为和刻板动作等。部分患者可出现双侧颞叶切除综合征（Kluver - Bucy syndrome），迟钝、淡漠、失认和思维快速变换，口部过度活动、贪食、肥胖，不加选择地往口中塞东西，伴健忘、失语等。

2. 进行性非流利性失语（PNFA） 也称非流畅性/语法错乱性变异型原发性进行性失语，以左侧半球前外侧裂周围的皮质萎缩为主，属于 PPA 一种亚型。以语言输出能力进行性下降为特点，占 FTD 患者的 25%。通常表现为找词困难，命名障碍，逐渐出现词语、语法错误，然后出现理解障碍，可伴失读、失写，有发音错误，言语失用是 PNFA 的特征。PNFA 患者难以构建有语法意义的句子，讲话时多使用缺乏连接词的简单短语，随着病情进展，出现会话性语言理解障碍。

3. 语义性痴呆（SD） 是 PPA 的另一种亚型。多以左侧优势半球颞叶受累为主，典型临床表现为进行性语义障碍，患者言语流畅，没有构音障碍，但内容空洞，缺乏词汇，伴有阅读障碍（可按发音读词，但不能阅读拼写不规则词）和书写障碍。重症和晚期患者视觉信息处理受损（面部失认和物体失认）或其它非语言功能受损。

4. 其他　在临床、病理和遗传方面，FTLD 可与进行性核上性麻痹（PSP）及皮质基底节综合征（CBS）或相关运动神经元病（MND）/肌萎缩侧索硬化（ALS）等神经退行性运动障碍合并存在。

【辅助检查】

额颞叶痴呆的常规检查通常没有特异改变。

1. 实验室检查　缺乏敏感性和特异性俱佳的识别早期 FTLD 的标志物。

2. 影像学检查　可见 CT 或者 MRI 有特征性的额叶和（或）前颞叶萎缩，脑回变窄、脑沟增宽，侧脑室额角扩大，额叶皮质和前颞极皮质变薄，而顶枕叶很少受累。bvFTD 患者右侧额叶及颞叶萎缩；而 PNFA 表现为左侧颞叶非对称性萎缩；SD 早期萎缩局限于左侧颞极、随病情进展可波及右侧颞极、左侧额叶和左侧顶叶皮层。SPECT 多表现为不对称性额、颞叶血流减少；PET 多显示不对称性额、颞叶代谢减低，有利于本病的早期诊断。

3. 神经心理学检查　Addenbrooke 认知功能改良量表（ACE-R）有助于发现 FTLD 患者，而 MMSE 的诊断敏感性差。神经精神量表、剑桥行为量表或额叶行为量表有助于评价行为异常。

【诊断】

1. bvFTD 诊断标准　主要依据临床诊断，目前采用国际 bvFTD 标准联盟的诊断标准（表 9-1）。

表 9-1　bvFTD 诊断标准

Ⅰ　神经系统退行性病变
必须存在行为和（或）认知功能进行性恶化才符合 bvFTD 的标准
Ⅱ　疑似 bvFTD
必须存在以下行为/认知表现（A~F）中的至少 3 项，且为持续性或复发性，而非单一或罕见事件
A 早期去抑制行为（至少存在下列症状 A1~A3 中的 1 个）
　A1 不恰当的社会行为
　A2 缺乏礼仪或社会尊严感缺失
　A3 冲动鲁莽或粗心大意
B 早期出现冷漠和（或）迟钝
C 早期出现缺乏同情/移情（至少存下列症状 C1 或 C2 中的 1 个）
　C1 对他人的要求和感觉缺乏反应
　C2 缺乏兴趣、人际关系或个人情感
D 早期出现持续性/强迫性/刻板性行为（至少存下列症状 D1~D3 中的 1 个）
　D1 简单重复的动作
　D2 复杂强迫性/刻板性行为
　D3 刻板语言
E 食欲亢进和饮食习惯改变（至少存在下列症状 E1~E3 中的 1 个）
　E1 饮食好恶改变
　E2 饮食过量，烟酒摄入量增加
　E3 异食癖
F 神经心理表现：执行障碍合并相对较轻的记忆及视觉功能障碍
（至少存在下列症状 F1~F3 中的 1 个）
　F1 执行功能障碍
　F2 相对较轻的情景记忆障碍
　F3 相对较轻的视觉功能障碍
Ⅲ 可能为 bvFTD 的诊断标准：必须存在下列所有症状（A~C）才符合标准
A 符合疑似 bvFTD 的标准
B 生活或社会功能受损（照料者证据，或临床痴呆评定量表或功能性活动问卷评分的证据）
C 影像学表现符合 bvFTD（至少存在下列 C1、C2 中的 1 个）
　C1 CT 或 MRI 显示额叶和（或）前颞叶萎缩
　C2 PET 或 SPECT 显示额叶和（或）前颞叶灌注或低代谢
Ⅳ　病理确诊为 bvFTD 的诊断标准：必须存在下列 A 标准与 B 或 C 标准中的 1 项
A 符合疑似 bvFTD 或可能的 bvFTD
B 活体组织检查或尸体组织检查有额颞叶变性的组织病理学证据

续表

C 存在已知的致病基因突变

VbvFTD 的排除标准：诊断 bvFTD 时下列 3 项均必须为否定；疑似 bvFTD 诊断时，C 可为肯定

A 症状更可能是由其他神经系统非退行性疾病或内科疾病引起

B 行为异常更符合精神病学诊断

C 生物标记物强烈提示阿尔茨海默病或其他神经退行性病变

注：早期指症状出现后的 3 年内

2. SD 诊断标准（表 9 – 2）

表 9 – 2　SD 的诊断标准

Ⅰ　SD 的临床诊断

必须同时具备下列核心特征

　1. 命名障碍

　2. 词汇理解障碍

必须具有下列其他诊断特征中的至少 3 项

　1. 客体的语义知识障碍（低频率或低熟悉度的物品尤为明显）

　2. 表层失读或失写

　3. 复述功能保留

　4. 言语生成（口语或语法）功能保留

Ⅱ　有影像学结果支持的 SD 的诊断

必须同时具有下列核心特征：

　1. SD 的临床诊断

　2. 影像学检查显示下列结果中的至少一项：

　　a. 显著的前颞叶萎缩；

　　b. SPECT 或 PET 显示有显著的前颞叶低灌注或代谢低下

Ⅲ　具有明确病理证据的 SD

应符合下列 1 以及 2 或 3：

　1. SD 的临床诊断

　2. 特定的神经退行性病变的病理组织学证据（例如 FTLD – tau、FTLD – TDP、AD 或其他）

　3. 存在已知的致病基因突变

3. PIVFA 诊断标准（表 9 –3）

表 9 – 3　PNFA 的诊断标准

Ⅰ　PNFA 的临床诊断

至少具有下列核心特征之一

　1. 语言生成中的语法缺失

　2. 说话费力、断断续续、带有不一致的语音错误和失真（言语失用）

至少具有下列其他特征中的 2 个及以上

　1. 对语法较复杂的句子理解障碍

　2. 对词汇的理解保留

　3. 对客体的语义知识保留

Ⅱ　有影像学检查支持的 PNFA

应具有下列 2 项

　1. 应符合 PNFA 的临床诊断

　2. 影像学检查必须至少具有以下 1 个及以上

　　a. MRI 显示明显的左侧额叶后部和岛叶萎缩

　　b. SPECT 或 PET 显示明显的左额叶后部和岛叶低灌注或代谢低下

Ⅲ　具有明确病理证据的 PNFA

应符合下列 1 以及 2 或 3

　1. 符合 PNFA 的临床诊断

　2. 特定的神经退行性病变的病理组织学证据（例如 FTLD – tau、FTLD – TDP、AD 或其他相关的病理改变）

　3. 存在已知的致病基因突变

【鉴别诊断】

1. 阿尔茨海默病　常早期出现记忆损害，视空间、计算能力早期受累，执行功能大部分患者晚期

才出现，较少伴有刻板行为、欣快等表现。

2. 血管性痴呆 有脑卒中史，病程波动性进展，局灶神经系统症状和体征，认知功能呈斑片状损害，人格相对保留，影像学可见缺血病灶或出血病灶。

3. 感染性及中毒、代谢性疾病 起病隐袭、亚急性起病或急性起病，痴呆可见感染性疾病如人免疫缺陷病毒（HIV）、神经梅毒、脑炎等，维生素 B_{12} 缺乏、甲状腺功能减退、酒精中毒、一氧化碳中毒、重金属中毒等均可出现痴呆。可根据病史、临床表现、脑脊液、实验室检查及影像学等的改变作出诊断。

【治疗】

本病目前尚无有效治疗方法，主要以对症治疗为主。

1. 对症治疗 对于易激惹、好动、有攻击行为的患者可以给予选择性 5 - HT 再摄取抑制剂、非典型抗精神病药物、小剂量安定等。如患者出现 Kluver - Buey 综合征，应注意控制饮食。病程晚期主要是防止呼吸道、泌尿系统感染以及压疮等。有条件者可以由经过培训的看护者给予适当的生活及行为指导和对症处理。

2. 认知障碍的治疗 谷氨酸（NMDA）受体拮抗剂如美金刚可改善精神病性症状、改善额叶行为量表评分，安全性及耐受性良好。而胆碱脂酶抑制剂对 FTLD 无效。

【预后】

预后较差，病程 5 ~ 12 年，多死于肺部感染、泌尿系感染及压疮等并发症。

⇒ **案例引导**

临床案例　患者，男性，42 岁，主因"发作性抽搐 4 年，智能下降，行为异常 2 年"入院。患者 2 个舅舅均在年轻时发现精神异常，诊断"精神病"，均于 40 岁左右去世，死因不详。神经系统检查：意识清，语言刻板、重复，记忆力、定向力、计算力、理解判断力均下降。MMSE 评分：4 分。ADL：58 分，表情淡漠、呆板。行为异常，余神经系统查体未见明显异常。

问题　为明确诊断，最终需要做哪种检查？若头颅 MRI 显示双侧额颞叶萎缩，脑活检病理可见泛素染色阳性神经元，则诊断为哪种疾病？

第五节　路易体痴呆

路易体痴呆（dementia with Lewy bodies，DLB）是最近几年才被推荐作为一个痴呆类型的神经系统变性疾病，临床主要表现为波动性认知障碍、帕金森综合征和以视幻觉为突出表现的精神症状。首篇 LBD 的个案报道发表于 1961 年。近十年来研究认为 LBD 是仅次于阿尔茨海默病的常见痴呆类型，占痴呆的 15% ~ 25%，平均约为 20%。LBD 多见于老年人，偶见于年轻人，男性略多于女性。

【病因及发病机制】

目前病因不明，但路易小体在皮层神经元的产生、聚集与分布与路易体痴呆的出现密切相关。路易体痴呆患者脑内还存在多种神经递质的功能障碍，包括乙酰胆碱、多巴胺、5 - 羟色胺和去甲肾上腺素等，这些递质水平显著下降导致许多神经元回路受损，如多巴胺能神经元丢失，新皮质乙酰胆碱转移酶活性下降，乙酰胆碱不足，多巴胺能 - 胆碱能递质失衡，使患者出现锥体外系运动功能及认知功能障碍等相关的临床症状，但路易体痴呆特征性波动性认知功能障碍的原因仍不清楚。

【病理】

Lewy 体是一种见于神经元内圆形嗜酸性（HE 染色）的包涵体，主要由不溶性 α - 突触核蛋白（α - synuclein）异常聚集而形成。它们弥漫分布于大脑皮质，并深入边缘系统（海马和杏仁核等）、黑质或脑干其他核团。目前尚不清楚 α - 突触核蛋白异常聚集的原因，但研究发现，α - 突触核蛋白由正常可溶状态成为异常折叠的丝状蛋白的因素及过程，是本病发生的中心环节。20 世纪 80 年代通过细胞免疫染色方法发现 Lewy 体内也含有大量泛素蛋白，蛋白酶对泛素依赖性蛋白质的降解作用障碍，同时可促进该病发生，但它却并无 tau 蛋白和淀粉样蛋白。故目前多用 α - 突触核蛋白免疫组化染色以显示常规 HE 染色不易发现的路易小体，用 tau 蛋白免疫组化染色以区别路易小体及神经元内小的球形神经元纤维缠结，后者的 tau 蛋白染色呈阳性。

本病大体病理与阿尔茨海默病相似，但大脑皮层萎缩相对不明显，仅呈轻中度萎缩，枕叶相对不受累及边缘系统萎缩严重。光镜下见黑质、蓝斑等色素细胞丢失，偶有老年斑和神经元纤维缠结，皮层、边缘系统和脑干的神经元胞浆内有路易小体，其 α - 突触核蛋白染色阳性而 tau 蛋白染色阴性。电镜显示更为清楚。

【临床表现】

DLB 发病年龄为 50 ~ 85 岁，临床表现可归结为 3 个核心症状：波动性认知障碍、视幻觉和帕金森综合征。

1. 波动性认知障碍（fluctuating cognition） 认知功能损害常表现为执行功能（executive function）和视空间功能障碍（visuospatial impairment），而近事记忆功能早期受损较轻。视空间功能障碍常表现得比较突出，患者很可能在一个熟悉的环境中迷路，如在吃饭的间隙去洗手间，出来后可能无法找到回自己餐桌的路。

DLB 的临床表现具有波动性。患者常出现突发而又短暂的认知障碍，可持续几分钟、几小时或几天，之后又戏剧般地恢复。在此期间患者认知功能、定向能力、语言能力、视空间能力、注意力和判断能力都有下降。

2. 视幻觉（visual hallucination） 50% ~ 80% 的患者在疾病早期就有视幻觉。视幻觉的内容活灵活现，可以是痛苦恐怖的情景，也可以是愉悦的幻觉。早期患者可以分辨出幻觉和实物。视幻觉常在夜间出现。也可存在听幻觉和嗅幻觉。后期患者无法辨别幻觉，对于旁人否定会表现得很激惹。

3. 帕金森综合征（Parkinsonism） 主要包括运动迟缓、肌张力增高和静止性震颤，与经典的帕金森病相比，DLB 的静止性震颤常常不太明显（详见第十二章第一节）。

4. 其他症状 有睡眠障碍、自主神经功能紊乱和性格改变等。快速动眼期睡眠行为障碍（rapid eye movement sleep behavior disorder）被认为是 DLB 最早出现的症状。患者在快速动眼期睡眠会出现肢体运动和梦呓。自主神经功能紊乱常见的有直立性低血压、性功能障碍、便秘、尿潴留、多汗、少汗、晕厥、眼干、口干等。性格改变常见攻击性增强、抑郁等。

【辅助检查】

1. 实验室检查 DLB 没有特异性的实验室检查方法，因此检查的目的是鉴别诊断。需要进行的检查有血常规、甲状腺功能、维生素 B_{12} 浓度、梅毒抗体、莱姆病抗体、HIV 抗体等。

2. 影像学检查 路易体痴呆患者海马和颞叶萎缩与阿尔茨海默病相比并不明显，其海马及颞叶中部结构相对保留、壳核萎缩、SPECT/PET 灌注及代谢低下，对路易体痴呆诊断均有一定提示意义。多巴胺转运体（DAT）功能显像检查，黑质纹状体系统的多巴胺转运体摄取减少，且多巴胺系统活性的减低程度与临床认知及运动功能的缺损呈良好的相关性。

3. 神经心理学测试 DLB认知功能各方面均有损害，DLB记忆障碍可以不明显，但有明显的视知觉、视空间觉和视觉重建功能障碍。通过画五边形和画钟测试可以发现这些功能障碍。

4. 脑电图检查 多正常，少数背景波幅降低，颞叶α波减少伴短暂性慢波。由于其认知功能障碍具有波动性，脑电节律也可呈现相应的变化。多导睡眠仪（PSG）作为快速眼动期睡眠行为障碍的确诊依据，表现为快速动眼期睡眠期间断性或持续性颏下肌（或）肢体肌张力增高，而脑电图无痫样放电，有一定诊断价值。

【诊断】

2005年McKeith等对DLB诊断标准进行了修订。

1. 诊断DLB必须具备的症状 ①进行性认知功能下降，以致明显影响日常工作和生活；②认知功能以注意、执行功能和视空间功能损害最明显；③疾病早期可以没有记忆损害，但随着病程发展，记忆障碍越来越明显。

2. 三个核心症状 如果同时具备以下三个特点之二则诊断为很可能的DLB，如只具备一个，则诊断为可能的DLB。①波动性认知功能障碍，患者的注意和警觉性变化明显；②反复发作的详细成形的视幻觉；③自发的帕金森综合征症状。

3. 提示性症状 具备一个或一个以上的核心症状，同时还具备一个或一个以上的提示性症状，则诊断为很可能的DLB；无核心症状，但具备一个或一个以上的提示性症状可诊断为可能的DLB。①快速动眼期睡眠障碍；②对抗精神病类药物过度敏感；③SPECT或PET提示基底核多巴胺能活性降低。

4. 支持证据 DLB患者经常出现，但是不具有诊断特异性的症状。①反复跌倒、晕厥或短暂意识丧失；②自主神经功能紊乱（如直立性低血压、尿失禁）；③其他感官的幻觉、错觉；④系统性妄想；⑤抑郁；⑥CT或MRI提示颞叶结构完好；⑦SPECT/PET提示颞叶皮质的代谢率降低；⑧间碘苄胍（MIBG）闪烁扫描提示心肌摄取率降低；⑨脑电图提示慢波，颞叶出现短阵尖波。

5. 不支持DLB诊断的条件 ①脑卒中的局灶性神经系统体征或神经影像学证据；②检查提示其他可导致类似临床症状的躯体疾病或脑部疾病；③痴呆严重时才出现帕金森综合征的症状。

6. 对症状发生顺序的要求 对于路易体痴呆，痴呆症状一般早于或与帕金森综合征同时出现。对于明确的帕金森病患者合并的痴呆，应诊断为帕金森病痴呆。如果需要区别帕金森病痴呆和DLB，则应参照"1年原则"（1–year rule），即帕金森症状出现后1年内发生痴呆，可考虑DLB，而1年后出现的痴呆应诊断为PDD。

【鉴别诊断】

1. 阿尔茨海默病 进行性认知功能减退，表现为学习和保留新信息困难而回忆正常；DLB则为波动性认知功能障碍，视幻觉具体生动，MRI有助于鉴别。

2. 帕金森病痴呆 痴呆出现于帕金森病发病后数年，且为皮层下痴呆，运动障碍症状突出，使用左旋多巴胺后运动障碍症状消失可鉴别。DLB早期即有波动性认知功能障碍，但很少有静止性震颤。

3. 血管性痴呆 有卒中史，突然起病，阶梯样进展，局灶神经系统症状和体征，以及影像学改变可与DLB鉴别。

【治疗】

目前尚无特异性治疗方法，用药主要是对症治疗。

对于改善认知，目前疗效比较肯定的是胆碱酯酶抑制剂，可作为首选药物，多奈哌齐对改善视幻觉有一定作用，利斯的明对改善淡漠、焦虑、幻觉和错觉有效。同时，胆碱酯酶抑制剂对改善运动障碍也有一定效果。美金刚对于临床整体情况和行为障碍有轻度缓解作用。

当胆碱酯酶抑制剂对精神症状无效时，可谨慎选用新型非典型抗精神病药物如奥氮平、氯氮平、喹硫平，这些药物相对安全。经典抗精神病药物如氟哌啶醇和硫利达嗪可用于 AD，但禁用于 DLB。这类药物会加重运动障碍，导致全身肌张力增高，重者可出现抗精神药物恶性综合征（neuroleptic malignant syndrome）而危及生命。选择性 5 – HT 受体再摄取抑制剂对改善情绪有一定作用。

左旋多巴可加重视幻觉，对于改善 DLB 患者的帕金森症状疗效并不显著，故应当慎用。当运动障碍影响日常生活能力时，可酌情从最小剂量、缓慢增量给药。

【预后】

本病预后不佳。寿命预期为 5 ~ 7 年，较 AD 短。患者最终死因常为营养不良、肺部感染、摔伤、压疮等。

第六节　多系统萎缩

多系统萎缩病（multiple system atrophy，MSA）是一组原因未明的神经系统多部位进行性萎缩的变性疾病，临床表现为进行性小脑性共济失调、自主神经功能障碍和帕金森综合征等症状。由 Graham 和 Oppenheimer 于 1969 年首次提出，包括特发性直立性低血压（Idiopathicorthostatic hypotension）、橄榄体脑桥小脑萎缩（olivopontocerebellar atrophy，OPCA）和纹状体黑质变性（striatonigral degeneration，SND）。本病年发病率为 0.6/10 万，但在 50 岁以上人群中，MSA 年发病率则达 3 ~ 5/10 万，平均发病年龄为 54 岁。

【病因及发病机制】

病因不清。1989 年 Papp 等发现少突胶质细胞包涵体（oligodendroglial cytoplasmic inclusions，OCIs）在多系统萎缩的发病过程中起重要作用。OCIs 在多系统萎缩的不同亚类中均有发现，具有较强特异性，其分布范围、密度与病变的严重程度呈正相关，它从病理学上证实了纹状体 – 黑质变性、橄榄体 – 脑桥 – 小脑萎缩和 Shy – Drager 综合征是具有不同临床表现的同一种疾病。因此 OCIs 已成为确诊多系统萎缩的一个标志性病理特征。

MSA 患者很少有家族史，全基因组单核苷酸多态性关联分析显示，α – 突触核蛋白基因（SNCA）rs11931074、rs3857059 和 rs3822086 位点多态性可增加 MSA 患病风险。其他候选基因包括 tau 蛋白基因（MAPT）、Parkin 基因等。环境因素的作用尚不十分明确，有研究提示职业（如有机溶剂、塑料单体和添加剂暴露、重金属接触、从事农业工作）、生活习惯可能增加 MSA 发病风险。

【病理】

MSA 的基本病理学标志是神经胶质细胞胞质内发现嗜酸性包涵体。该包涵体由变性的微管构成，直径 10 ~ 25nm，Gallyas 染色或改良 Bielschowsky 银染法可见其呈棕红或棕褐色的半月形，存在于少突胶质细胞核周围，主要分布在大脑、小脑接近皮层的白质及脑干基底节的白质中。其他特征性病理学发现还有神经元丢失和胶质细胞增生。病变主要累及纹状体 – 黑质系统、橄榄 – 脑桥 – 小脑系统和脊髓的中间内、外侧细胞柱和 Onuf 核。MSA 包涵体的核心成分为 α – 突触核蛋白，因此，MSA 和帕金森病、路易体痴呆、一起被归为突触核蛋白病（synucleinopathy）。

【临床表现】

本病男性略多见，有报道男女比例约 1.3：1，多为中年起病，平均发病年龄 50 岁。通常隐袭起病，病情进展缓慢，无明确家族史。主要临床特点如下。

1. 自主神经功能障碍（autonomic dysfunction）　往往是首发症状，也是最常见的症状之一。常见的临床表现有尿失禁、尿频、尿急和尿潴留、男性勃起功能障碍、直立性低血压、吞咽困难、瞳孔大小不等和 Horner 综合征、哮喘、呼吸暂停和呼吸困难，严重时需气管切开。斑纹和手凉是自主神经功能障碍所致，有特征性。男性最早出现的症状是勃起功能障碍，女性为尿失禁。

2. 帕金森综合征（Parkinsonism） 是 MSA - P 亚型的突出症状，也是其他亚型的常见症状之一。MSA 帕金森综合征的特点主要表现为运动迟缓、肌强直和震颤，双侧同时受累，但可轻重不同。抗胆碱能药物可缓解部分症状，多数对左旋多巴（L - dopa）治疗反应不佳，1/3 患者有效，但维持时间不长，且易出现异动症（dyskinesias）等不良反应。

3. 小脑性共济失调（cerebellar ataxia） 是 MSA - C 亚型的突出症状，也是其他 MSA 亚型的常见症状之一。临床表现为进行性共济失调，多从下肢开始，体格检查可发现下肢受累较重的小脑病损体征，并可伴有明显的构音障碍和眼球震颤，当合并皮质脊髓束和锥体外系症状时常掩盖小脑体征。

4. 其他 ①20% 的患者出现轻度认知功能损害；②常见吞咽困难、发音障碍等症状；③睡眠障碍，包括睡眠呼吸暂停、睡眠异常和快速动眼睡眠行为异常等；④其他锥体外系症状：肌张力障碍、腭肌阵挛和肌阵挛皆可见，手和面部刺激敏感的肌阵挛是 MSA 的特征性表现；⑤部分患者出现肌肉萎缩，后期出现肌张力增高、腱反射亢进和巴宾斯基征，视神经萎缩。少数会出现眼球垂直运动受限或凝视麻痹。

【临床分型】

1. MSA - P 型 以帕金森病样症状为主要表现，即以往所称纹状体 - 黑质变性。

2. MSA - C 型 以小脑症状为主要表现，曾称橄榄体 - 脑桥 - 小脑萎缩。

【辅助检查】

1. 直立倾斜试验 测量平卧位和直立位的血压和心率，站立 3 分钟内血压较平卧时下降 ≥30/15mmHg，且心率无明显变化者为阳性（直立性低血压）。

2. 膀胱功能评价 有助于早期发现神经源性膀胱功能障碍。尿动力学实验可发现逼尿肌反射兴奋性升高，尿道括约肌功能减退，疾病后期出现残余尿增加。膀胱 B 超检测残余尿有助于膀胱排空障碍的诊断。

3. 肛门括约肌肌电图 往往出现失神经改变，此项检查正常有助于排除 MSA。

4. 影像学检查 MRI 发现壳核、脑桥、小脑中脚和小脑等有明显萎缩，第四脑室、脑桥小脑脚池扩大（图 9 - 3）。高场强（1.5T 以上）MRI T2 加权像可见壳核背外侧缘条带状弧形高信号、脑桥基底部"十字征"和小脑中脚高信号。^{18}F - 脱氧葡萄糖 PET 显示纹状体或脑干低代谢。

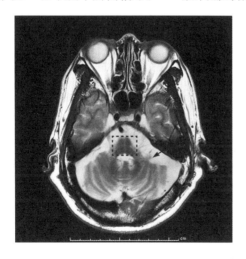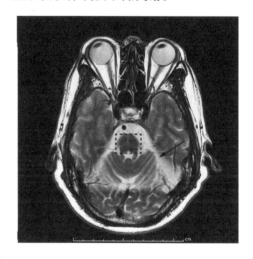

图 9 - 3　多系统萎缩 MRI 表现

T2 加权像脑桥基底部"十字征"（虚线框内）和小脑中脚高信号（箭头所示）

5. 量表评估 多系统萎缩的病程进展较快，严重影响患者的生活质量和寿命。目前评估本病严重程度和监测病情变化多采用欧洲多系统研究组于2004年建立的"统一多系统萎缩评估量表"（unified MSA rating scale UMSARS）。这一量表为神经保护干预治疗临床试验提供了较为可靠的评估手段。

【诊断】

根据成年期缓慢起病、无家族史、临床表现为逐渐进展的自主神经功能障碍、帕金森综合征和小脑性共济失调等症状及体征，应考虑本病。临床诊断可参照2022年修订的MSA诊断标准。

1. 很可能的MSA 成年起病（>30岁）、散发、进行性发展，同时具有以下表现。

（1）自主神经功能障碍 尿失禁伴男性勃起功能障碍，或直立性低血压（站立3分钟内血压较平卧时下降≥30/15mmHg）。

（2）下列两项之一 ①对左旋多巴类药物反应不良的帕金森综合征：表现运动迟缓，伴强直、震颤或姿势反射障碍；②小脑功能障碍：步态共济失调，伴小脑性构音障碍、肢体共济失调或小脑性眼动障碍。

2. 可能的MSA 成年起病（>30岁）、散发、进行性发展，同时具有以下表现。

（1）下列两项之一 ①帕金森综合征：运动迟缓，伴强直、震颤或姿势反射障碍；②小脑功能障碍：步态共济失调，伴小脑性构音障碍、肢体共济失调或小脑性眼动障碍。

（2）至少有1项提示自主神经功能障碍的表现；无其他原因解释的尿急、尿频或膀胱排空障碍，男性勃起功能障碍，或直立性低血压（但未达到MSA标准）。

（3）至少有1项下列表现。

1）可能的MSA-P或MSA-C ①巴宾斯基征阳性，伴键反射活跃；②喘鸣。

2）可能的MSA-P ①进展迅速的帕金森综合征；②对左旋多巴类药物反应不良；③运动症状之后3年内出现姿势反射障碍；④步态共济失调、小脑性构音障碍、肢体共济失调或小脑性眼动障碍；⑤运动障碍之后5年内出现吞咽困难；⑥MRI显示壳核、小脑脑桥脚、脑桥或小脑萎缩；⑦FDG-PET显示壳核、脑干或小脑低代谢。

3）可能的MSA-C ①帕金森综合征（运动迟缓和强直）；②MRI显示壳核、小脑脑桥脚、脑桥萎缩；③FDG-PEF显示壳核低代谢；④SPECT或PET显示黑质纹状体突触前多巴胺能纤维失神经改变。

3. MSA的支持点和不支持点 见表9-4。

表9-4 MSA诊断的支持点和不支持点

支持点	不支持点
口面部肌张力障碍	经典的搓丸样静止性震颤
不相称的颈项前屈	临床符合周围神经病
脊柱严重地前屈和（或）侧屈	非药物所致的幻觉
手足挛缩	75岁以后发病
叹气样呼吸	有共济失调或帕金森综合征家族史
严重的发音障碍	符合DSM-Ⅳ痴呆诊断标准
新发或加重的打鼾	提示多发性硬化的白质损害
手足冰冷	
强哭强笑	
肌阵挛样姿势性或动作性震颤	

【鉴别诊断】

在疾病早期，特别是临床上只表现为单一系统症状时，各亚型需要排除各自的相关疾患。在症状发展完全，累及多系统后，若能排除其他疾病则诊断不难。

1. MSA－P

（1）血管性帕金森综合征（vascular Parkinsonism，VP） 双下肢症状突出的帕金森综合征，表现为步态紊乱，并有锥体束征和假性延髓性麻痹。

（2）进行性核上性麻痹 特征表现有垂直性核上性眼肌麻痹，特别是下视麻痹。

（3）皮质基底核变性（corticobasal degeneration，CBD） 有异己手（肢）综合征（alien hand syndrome）、失用、皮质感觉障碍、不对称性肌强直、肢体肌张力障碍、刺激敏感的肌阵挛等有鉴别意义的临床表现。

（4）路易体痴呆 肌强直较运动缓慢和震颤更严重，较早出现的认知功能障碍，特别是注意力和警觉性波动易变最突出，自发性幻觉、对抗精神病药物过度敏感，极易出现锥体外系等不良反应。

2. MSA－C 应与多种遗传性和非遗传性小脑性共济失调相鉴别。

【治疗】

目前尚无特异性治疗方法，主要是针对自主神经障碍和帕金森综合征进行对症治疗。

1. 直立性低血压 首选非药物治疗，如弹力袜、高盐饮食、夜间抬高床头等。可选用的治疗药物：①血管 α 受体激动剂——盐酸米多君，能迅速升高血压（30～60 分钟），给予 2.5mg，每日 2～3 次，最大剂量是 40mg/d，忌睡前服用（以免卧位高血压）；②9-α 氟氢可的松，可口服，0.1～0.6mg/d，也有改善低血压的效应；③另外有麻黄碱、非甾体抗炎药如吲哚美辛等。

2. 排尿功能障碍 曲司氯铵、奥昔布宁、托特罗定能改善早期出现的逼尿肌痉挛症状。

3. 帕金森综合征 左旋多巴对少数患者有效，多巴胺受体激动剂无显著疗效；帕罗西汀可能有助于改善患者的运动功能；双侧丘脑底核高频刺激对少数 MSA－P 亚型患者可能有效。

4. 其他 肌张力障碍可选用肉毒杆菌毒素。

【预后】

MSA 患者多数预后不良。从首发症状进展到运动障碍（锥体系、锥体外系和小脑性运动障碍）和自主神经系统功能障碍的平均时间为 2 年；从发病到需要协助行走、轮椅、卧床不起和死亡的平均间隔时间分别为 3 年、5 年、8 年和 9 年。MSA 对自主神经系统的损害越重，对黑质纹状体系统的损害越轻，患者的预后越差。

目标检测

答案解析

1. 神经变性疾病概念，基本病理改变是什么？
2. 简述什么是运动神经元病？简述其临床特征及分型。
3. 简述 ALS 病理诊断标准是什么？简述其临床特点。
4. 简述 ALS 的诊断依据是什么？
5. 简述阿尔茨海默病的主要病理特征及临床表现有哪些？
6. 简述什么是路易体痴呆，有哪些临床特征？

7. 简述 MSA 临床表现及主要分型。

（武晓玲）

书网融合……

本章小结

微课

题库

第十章　中枢神经系统感染性疾病

PPT

📖 学习目标

1. 掌握　单纯疱疹病毒性脑炎的临床表现、诊断、鉴别诊断及治疗原则；结核性脑膜炎的临床表现、诊断及鉴别诊断、治疗原则。

2. 熟悉　病毒性脑膜炎、化脓性脑膜炎、隐球菌性脑膜炎的临床表现、诊断及治疗方法。

3. 了解　Creutzfeldt – Jakob 病、神经梅毒、脑囊虫病临床表现、诊断及鉴别诊断。

4. 学会中枢神经系统常见感染性疾病的临床表现及辅助检查，具备鉴别诊断能力。

病原微生物侵犯中枢神经系统的实质、被膜及血管等引起的急性或慢性炎症性（或非炎症性）疾病，即为中枢神经系统感染性疾病。这些病原微生物包括病毒、细菌、立克次体、螺旋体、真菌、寄生虫、朊蛋白等。按感染部位不同可分为：①脑炎、脊髓炎、脑脊髓炎；②脑膜炎、脊膜炎和脑脊膜炎；③脑膜脑炎。病原菌主要通过三种途径进入中枢神经系统：①血行感染；②直接感染，穿透性颅外伤或邻近组织感染后病原体蔓延进入颅内；③神经干逆行感染，嗜神经病毒（neurotropic virus）经神经末梢进入神经干，然后逆行进入颅内。由于中枢神经系统（central nervous system, CNS）不含淋巴组织、巨噬细胞及潜在的免疫活性细胞，故本身的免疫应答能力低下，而外周血中的抗炎细胞和（或）抗体不易通过血 – 脑屏障发挥作用，因此毒力较低的病原体亦可引起 CNS 的严重感染。

第一节　病毒感染性疾病

一、单纯疱疹病毒性脑炎

单纯疱疹病毒性脑炎（herpes simplex virus encephalitis, HSE）是一种由于单纯疱疹病毒（herpes simplex virus, HSV）感染脑实质引起的中枢神经系统感染性疾病，是最常见的病毒性脑炎，占50% ~ 75%。以发热、头痛、呕吐、意识障碍、癫痫、精神异常为主要表现，脑脊液可检出单纯疱疹病毒 DNA 序列。单纯疱疹病毒性脑炎是国内外非流行性脑炎中最常见的类型，占已知病毒性脑炎的20% ~ 68%。HSV 最常累及大脑颞叶、额叶及边缘系统，引起脑组织出血性坏死，故又称为急性坏死性脑炎或出血性脑炎。HSE 呈散发性，见于世界各地，近年来发病日趋增多，最新的统计数字显示，国外年发病率为（2 ~ 4)/100 万，我国尚缺乏准确的流行病学资料。本病发病无季节性，全年均有发生，发病率呈双峰年龄分布（6 个月到 3 岁和 50 岁以上），无明显性别差异。

【病原学及发病机制】

HSV 是嗜神经的 DNA 病毒，分为两个抗原亚型，即 I 型和 II 型，近90% 的 HSE 是由 HSV – I 型引起，只有6% ~ 15% 由 HSV – II 型引起。HSV – I 感染后沿三叉神经各分支经轴索逆行至三叉神经半月节，并在此潜伏。当各种原因致使机体免疫功能低下时，潜伏的病毒被激活，HSV – I 通过嗅神经或三叉神经侵入脑组织，损害额叶眶部、颞叶皮质和边缘系统。HSV – II 主要引起生殖器疱疹，它所致的 HSE 主要见于新生儿，分娩时生殖道分泌物与胎儿接触是导致新生儿感染的主要原因。

【病理】

主要病理改变是脑组织水肿、软化和出血性坏死。弥漫性侵害双侧大脑半球，常呈不对称性分布。以颞叶、边缘系统和额叶最为明显，偶亦可波及枕叶、下丘脑、脑桥与延髓。大脑皮质的坏死常不完全，以皮质浅层和第 3、5 层的血管周围最重，可继发颞叶钩回疝。镜下可见神经细胞广泛地变性和坏死，小胶质细胞增生，血管壁变性、坏死，脑膜和血管周围有大量淋巴细胞浸润形成套袖状。在神经细胞和胶质细胞内有嗜酸性包涵体，电镜下可见包涵体内有 HSV 的 DNA 颗粒和抗原。脑实质出血性坏死和细胞核内包涵体是本病最特征性的病理改变。

【临床表现】

1. 一般情况　四季均可发病，原发感染的潜伏期为 2 ~ 26 天，平均 6 ~ 8 天。多为急性起病，部分患者有口唇疱疹史，体温可高达 38.4 ~ 40.0℃。本病病程长短不一，可持续数日到数月不等。

2. 精神症状　早期以精神症状突出，发生率为 69% ~ 85%，通常在发病后 1 ~ 5 天内迅速进展，多为人格改变、反应迟钝、注意力涣散、言语减少、答非所问、烦躁不安、易激惹、幻听、幻视、欣快和谵妄等，这些可能与颞叶和边缘系统受损有关，部分患者可因精神行为异常为首发或唯一症状而就诊于精神科。

3. 神经症状和体征　可表现为智能障碍、时间和空间定向力差、近事遗忘、肢体瘫痪、多种形式的痫性发作。体征包括偏盲、凝视障碍、瞳孔不等大、展神经麻痹、肌张力增高、偏瘫、共济失调、锥体束征、脑膜刺激征等弥散性或局灶性脑损害表现。严重病例可出现不同程度的意识障碍，甚至昏迷，重症者可因广泛脑实质坏死和脑水肿引起颅内压增高，形成脑疝而死亡。

【辅助检查】

1. 血液检查　外周血白细胞数增高，早期出现轻度中性粒细胞增多，血沉快。

2. 脑脊液检查

（1）常规检查　腰椎穿刺压力增高，脑脊液细胞数正常或轻、中度升高，一般在（10 ~ 200）× 10^6/L，以淋巴细胞为主，早期也可以异形核增多为主，部分患者可见到较多的红细胞（提示有出血性坏死），蛋白质含量正常或轻度升高，一般低于 1.0g/L，糖和氯化物正常。

（2）病原学检查　检测脑脊液中 HSV DNA，用 PCR 可早期快速诊断，敏感性和特异性大于 95%，但在发病早期 72 小时内，HSV DNA 的 PCR 检测可能出现假阴性，建议在发病的第 3 ~ 7 日内重复 PCR 检测。宏基因组二代测序（metagenomic Next Generation Sequencing，mNGS）是一种"无偏倚"的诊断方法，能在没有预先怀疑病原体的情况下检出所有病原体的核酸序列（包含病毒、细菌、真菌、寄生虫等），现在也越来越成为临床上诊断中枢神经系统感染的一种重要方法，可快速检出 HSV DNA。

3. 脑电图　脑电图检查可见 α 波节律消失，弥漫性高波幅慢波背景上的局灶性尖波，多见单侧或双侧颞、额叶异常，以颞叶为中心的周期性同步放电（2 ~ 3Hz）最具诊断价值。

4. 影像学检查　头颅 CT 可正常，也可见一侧或双侧颞叶、海马及边缘系统局灶性低密度影，严重者可有脑室受压、中线移位等占位效应。头部 MRI 典型表现病变侵犯大脑额叶眶面、颞叶、岛叶皮层和扣带回，呈 T1WI 低信号，T2WI/FLAIR 高信号（图 10 - 1），未累及基底核，如伴有出血则可见混杂性高信号。病变区与豆状核之间边界清楚，凸面向外，可如刀切样，称"刀切征"。

5. 脑组织活检　发现神经细胞内有嗜酸性包涵体或电镜下发现 HSV 病毒颗粒可以确诊。亦可用脑组织标本作 PCR 原位杂交等检查病毒核酸或进行病毒分离与培养。

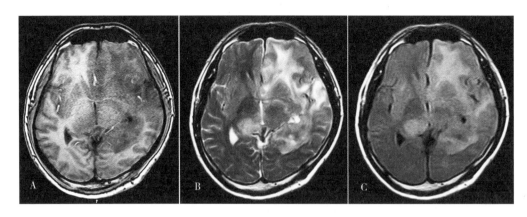

图 10－1　单纯疱疹病毒性脑炎的 MRI 表现

左侧额叶、颞叶，右侧丘脑可见多发大片状异常信号，中线结构向右轻度移位

A. T1 加权像低信号；B. T2 加权像高信号；C. FLAIR 序列呈高信号

【诊断】

由于 HSE 病情凶险，进展迅速，同时有效的抗病毒药物已应用于临床，所以早期准确的诊断对于及时治疗和良好预后非常重要。

1. 临床诊断依据　①口唇或生殖器疱疹史，或其他部位皮肤、黏膜疱疹；②急性或亚急性起病、发热、头痛、精神行为异常、抽搐、意识障碍及早期出现的局灶性神经系统定位体征和（或）伴脑膜刺激征；③脑脊液常规及生化检查符合病毒感染的特点，未检出细菌、真菌，如红细胞增多更支持本病的诊断；④脑电图以颞、额区损害为主的脑弥漫性异常；⑤头颅 CT 或 MRI 发现颞叶、眶额、岛叶皮层病灶或强化；⑥特异性抗病毒药物治疗有效可间接支持诊断。

2. 确诊尚需如下检查　①脑脊液中发现 HSV 抗原或抗体；②脑组织活检或病理发现组织细胞核内包涵体，或原位杂交发现 HSV 病毒核酸；③脑脊液的 PCR 检测发现该病毒 DNA；④脑组织或脑脊液标本 HSV 分离、培养和鉴定阳性；⑤PCR 检查脑脊液中其他病毒，以除外其他病毒所致的脑炎。

【鉴别诊断】

1. 其他病毒性脑炎

（1）带状疱疹病毒性脑炎　本病临床少见，带状疱疹病毒主要侵犯和潜伏在脊神经后根神经节或脑神经的感觉神经节的神经细胞内，极少侵及 CNS。本病是病毒感染后引起的变态反应性脑损害，临床表现意识模糊，共济失调，局灶性脑损害的症状和体征。病变程度相对较轻，预后良好。由于患者多有胸腰部带状疱疹的病史，头颅 CT 无明显出血坏死的表现，血清及脑脊液检出该病毒抗原、抗体和核酸，可资鉴别。

（2）肠道病毒性脑炎　也是病毒性脑炎的常见原因之一。多见于夏秋季，可为流行或散发，临床表现发热、意识障碍、共济失调、反复癫痫发作及肢体瘫痪等。病程初期的胃肠道症状、脑脊液中的病毒分离或 PCR 检查阳性可帮助鉴别。

（3）巨细胞病毒性脑炎　本病临床少见，常见于免疫缺陷如艾滋病 AIDS 或长期使用免疫抑制剂的患者。临床呈亚急性或慢性病程，表现意识模糊、记忆力减退、情感障碍、头痛和局灶性脑损害的症状和体征。MRI 可有弥漫性或局灶性的脑白质异常。因患者有 AIDS 或免疫抑制的病史，PCR 检查脑脊液该病毒阳性而易于鉴别。

2. 自身免疫性脑炎（autoimmune encephalitis，AE）　泛指一类由自身免疫机制介导的脑炎，占脑炎 10% ~ 20%，包括抗 N－甲基－D－天冬氨酸受体（NMDAR）脑炎、边缘性脑炎和其他自身免疫性脑炎综合征，主要症状包括精神行为异常，认知障碍，近事记忆力下降，癫痫发作，言语障碍，运动障碍，意识水平下降与昏迷，自主神经功能障碍等。脑脊液或血液中可检测到自身免疫性抗体，可结合PCR检查与单纯疱疹病毒性脑炎相鉴别。

⊕ 知识链接

抗 NMDAR 脑炎

抗 N-甲基-D-天冬氨酸受体（NMDAR）脑炎是自身免疫性脑炎中最主要的类型，约占AE患者的80%，其临床表现符合弥漫性脑炎，症状表现非常多样。不自主运动在抗 NMDAR 脑炎中比较常见，并且可以非常剧烈，包括口面部不自主运动、肢体震颤、舞蹈样动作，甚至角弓反张。腰椎穿刺检查颅内压正常或者升高，脑脊液白细胞数轻度升高或者正常，少数超过 100×10^6/L，以淋巴细胞为主。脑脊液蛋白轻度升高，寡克隆区带可呈阳性，抗 NMDAR 抗体阳性。少数单纯疱疹病毒性脑炎患者在恢复期重新出现脑炎症状，此时脑脊液病毒核酸转阴而抗NMDAR 抗体阳性，可诊断为抗 NMDAR 脑炎，属于感染后自身免疫性脑炎，病毒感染是自身免疫性脑炎的诱因之一。

3. 急性播散性脑脊髓炎（ADEM） 多在感染或疫苗接种后急性发病，可表现为脑实质、脑膜、脑干、小脑和脊髓等的症状和体征，故症状和体征表现多样，重症患者也可有意识障碍和精神症状。而HSE 为脑实质病变，精神症状突出，智能障碍明显，少数患者可有口唇疱疹史，不会出现脊髓损害体征。

4. 急性脱髓鞘性脑病 急性或亚急性起病，病前可有上呼吸道感染史，轻至中度发热，往往会有精神症状，意识障碍及局灶性神经功能缺失症，易与 HSE 混淆。病变主要在脑白质，癫痫发作甚少，影像学显示病灶在皮质下白质多发低密度灶，多在脑室周围，分布不均，大小不一，新旧并存，脱髓鞘斑块有强化效应。免疫抑制剂治疗有效，病毒学与相关检查阴性为其特征。

【治疗】

早期诊断和治疗是降低本病病死率的关键，主要包括特异性的抗病毒治疗，辅以免疫抑制剂治疗和对症支持治疗。

1. 抗病毒药物治疗

（1）阿昔洛韦（acyclovir） 抑制病毒 DNA 合成，具有很强的抗 HSV 的作用。当临床表现提示或不能排除单纯疱疹病毒性脑炎时，即应尽早给予阿昔洛韦治疗。常用剂量为 15～30mg/（kg·d），分 3 次静脉滴注，连用 14～21 天。国际推荐治疗时间为 21 天，若病情较重可延长治疗时间或再治疗一个疗程。由于其对造血系统和肾脏、肝脏的毒性作用，使用过程中应注意监测患者的肝肾功能和血常规。

（2）更昔洛韦（ganciclovir） 主要用于预防或者治疗免疫功能缺陷患者的巨细胞病毒感染，但对于抗 HSV 也具有更广谱的作用和更低的副作用。用量是 5～10mg/kg，每日 1 次，静脉滴注，疗程 10～14 天。

2. 免疫抑制剂治疗 干扰素具有广谱的抗病毒活性，对宿主细胞损害小，60×10^6 IU，每日 1 次，连续肌内注射 30 日；转移因子可使正常淋巴细胞致敏而转化为免疫淋巴细胞，3mg，皮下注射，每周 1～2 次；对病情危重、头颅 CT 有出血性坏死灶及脑脊液红细胞和白细胞明显增多者可酌情使用肾上腺皮质激素。

3. 对症支持治疗 对高热的患者进行物理降温，抗惊厥、镇静、脱水降颅压等治疗。对重症及昏迷患者，注意维持营养及水、电解质的平衡，保持呼吸道通畅。必要时给予静脉高营养、加强生活护理，预防压疮及呼吸道感染等并发症。

【预后】

本病病程持续数周至数月，未接受抗病毒治疗的 HSE 患者死亡率高达 70%，大多数幸存者会遗留永久性神经系统后遗症。经阿昔洛韦治疗后病死率下降至 20% 以下，少数病例（5%～10%）经治疗1～3 个月又复发。存活者中约 2/3 残留癫痫、精神异常或认知功能障碍等后遗症，极少数甚至成为植物状态。早期诊断和规范的抗病毒治疗可显著降低病死率和致残率，甚至完全恢复至病前状态。

二、病毒性脑膜炎

病毒性脑膜炎（viral meningitis）是一组由各种病毒感染引起的脑膜弥漫性炎症综合征，主要临床表现为发热、头痛、呕吐和脑膜刺激征。本病病程一般较短，并发症少，多呈良性过程。

【病原学及发病机制】

本病大多数为肠道病毒感染，包括脊髓灰质炎病毒、柯萨奇病毒 A 和 B、埃可病毒等，其次为流行性腮腺炎病毒、疱疹病毒和腺病毒感染。腮腺炎病毒多发于冬春季节，常为自限性。疱疹病毒包括单纯疱疹病毒、EB 病毒、巨细胞病毒及水痘-带状疱疹病毒。肠道病毒主要经过粪-口途径传播，少数经呼吸道分泌物传播，大部分病毒在下消化道发生最初的感染，肠道细胞上有与肠道病毒结合的特殊受体，病毒经肠道入血，产生病毒血症，再经脉络丛侵犯脑膜，引发脑膜炎症改变。

【病理】

脑膜弥漫性增厚，镜下见炎性细胞浸润脑膜，炎性细胞也可浸润第四脑室和侧脑室的脉络丛，同时伴有室管膜下的星形细胞增多和增大。

【临床表现】

本病以夏秋季为高发季节，在热带和亚热带地区可终年发病。儿童多见，成人也可罹患。多为急性起病，出现病毒感染的全身中毒症状如发热、头痛、畏光、肌痛、恶心、呕吐、食欲减退、腹泻和全身乏力等，体温一般不超过 40℃。部分患者表现剧烈头痛，部位多在额部或眶后，并伴有恶心、呕吐症状。病程在儿童常超过 1 周，成人可持续 2 周或更长。临床表现可因患者的年龄、免疫状态和病毒种类及亚型不同而异，如幼儿可出现发热、呕吐、皮疹等症状，而颈强直轻微甚至缺如，肠道病毒感染的病毒性脑膜炎可伴有皮肤黏膜表现，包括局部水疱，如手足口病，疱疹性咽峡炎和全身性斑丘疹。神经系统检查可见轻度颈项强直、Kernig 征阳性。

【辅助检查】

1. 脑脊液检查　脑脊液无色透明，压力正常或增高，细胞数轻度增加，可达（10～100）×10⁶/L，早期以多形核细胞为主，8～48 小时后以淋巴细胞为主，糖和氯化物含量正常，蛋白略升高，涂片和培养无细菌发现。

2. 病毒学检查　部分患者脑脊液病毒核酸检测阳性，病毒培养及特异性抗体测试阳性，恢复期血清特异性抗体效价高于急性期 4 倍以上有诊断价值。

3. 影像学检查　脑部 CT 或 MRI 平扫一般无异常，部分患者头部 MRI 增强扫描可见软脑膜细线样强化。

【诊断】

本病诊断主要根据急性起病的全身感染中毒症状、脑膜刺激征、脑脊液淋巴细胞轻中度增高，除外其他疾病等，确诊需脑脊液病原学检查。

【鉴别诊断】

1. 化脓性脑膜炎　多呈暴发性或急性起病，全身感染中毒症状重，颅内压增高症状和脑膜刺激征明显，可有脑实质受累表现，腰椎穿刺颅内压多明显增高，脑脊液外观浑浊或呈米汤样，白细胞计数明显增高，可达 $1000 \times 10^6/L$，以中性粒细胞为主，蛋白含量较高，糖及氯化物含量降低，影像学可见幕上沟回表面软脑膜及蛛网膜线状或条索状强化。而病毒性脑膜炎多无前述变化。

2. 结核性脑膜炎　多起病隐匿，也可亚急性起病，慢性病程，病程常延续数月，可有低热、盗汗等结核中毒症状，脑膜刺激征症状和颅内压明显增高，可伴有脑神经损害，腰椎穿刺颅内压增高可达 $400mmH_2O$ 或以上，脑脊液白细胞轻到中度增多，可多达 $(50 \sim 500) \times 10^6/L$，蛋白明显增高，糖及氯化物下降，典型者影像学可见颅底脑膜及侧裂池呈点状或团块状强化，伴有脑积水。而病毒性脑膜炎多急性起病，无脑神经损害及脑积水表现，脑脊液细胞和蛋白轻度升高，糖及氯化物通常正常。

3. 隐球菌性脑膜炎　起病较急的隐球菌性脑膜炎需与病毒性脑膜炎鉴别，临床表现以间歇性剧烈头痛为特征，脑神经多受累，以视神经受损常见，颅内压显著增高，脑脊液细胞数中度增高，蛋白含量增高，糖、氯化物含量降低，墨汁染色或培养隐球菌阳性可诊断，隐球菌荚膜抗原检测阳性也可协助诊断，影像学检查可见脑膜强化。病毒性脑膜炎无明显高颅压及脑神经受累表现，脑脊液细胞轻到中度增多，蛋白略升高，但糖及氯化物通常正常或下降不明显。

【治疗】

本病是一种自限性疾病，主要是对症治疗、支持治疗和防治并发症。对症治疗如头痛严重者可适当应用镇痛药；癫痫发作可首选卡马西平或苯妥英钠；脑水肿并不常见，若出现可适当应用甘露醇。抗病毒治疗可明显缩短病程和缓解症状，针对单纯性疱疹病毒及 EB 病毒多用阿昔洛韦，更昔洛韦是巨细胞病毒性脑膜炎的首选药物。

【预后】

病毒性脑膜炎是一种良性自限性疾病，病程短，无后遗症，预后好。

第二节　细菌感染性疾病

一、化脓性脑膜炎

化脓性脑膜炎（purulent meningitis）是由化脓性细菌感染所致的脑脊膜炎症，是中枢神经系统常见的化脓性感染。通常急性起病，好发于婴幼儿和儿童。

【病原学及发病机制】

化脓性脑膜炎最常见的致病菌为肺炎球菌、脑膜炎球菌及 B 族溶血性链球菌，其次为金黄色葡萄球菌、大肠埃希菌、变性杆菌、厌氧杆菌、沙门菌及铜绿假单胞菌等。

引起化脓性脑膜炎的途径：①血行感染，继发于菌血症或身体其他部位化脓性病灶；②邻近病灶直接侵犯，如中耳炎或鼻窦炎、开放性脑外伤、颅骨骨折等；③颅内病灶直接蔓延，如脑脓肿破入蛛网膜下腔或脑室；④医源性感染，见于脑脊液引流、脑外科术后等。

不同病原菌引起化脓性脑膜炎的病理改变基本相同。致病细菌经血液循环侵入蛛网膜下腔后，由于脑脊液缺乏有效的免疫防御，细菌大量繁殖，细菌细胞壁抗原成分及某些介导炎性反应的细胞因子刺激血管内皮细胞，促使中性粒细胞进入中枢神经系统，诱发一系列软脑膜的炎性病理改变。

【病理】

基本病理改变是软脑膜、脑膜血管充血和炎细胞浸润。早期可见软脑膜及大脑浅表血管充血、扩张，蛛网膜下腔大量脓性渗出物覆盖脑表面，并沉积于脑沟及脑基底池，也可见于脑室内。后期蛛网膜纤维化、蛛网膜粘连，引起脑脊液吸收及循环障碍，导致交通性或非交通性脑积水。儿童病例常出现硬膜下积液、积脓，偶可见静脉窦血栓形成、脑脓肿。如并发脑动脉炎可见脑梗死或脑软化。镜下可见脑膜有炎性细胞浸润，早期以中性粒细胞为主，后期以淋巴细胞和浆细胞为主，成纤维细胞明显增多，有血栓形成。脑实质中偶有小脓肿存在。

【临床表现】

患者多有发热、寒战或上呼吸道感染表现等。神经系统体格检查可表现为颈项强直，Kernig 征和 Brudzinski 征阳性。但新生儿、老年人或昏迷患者脑膜刺激征常常不明显。患者颅内压增高，表现为剧烈头痛、呕吐、意识障碍等。腰椎穿刺时检测颅内压明显升高，有的甚至形成脑疝。部分患者可出现局灶性神经功能损害的症状，如偏瘫、失语等。部分患者有比较特殊的临床特征，如脑膜炎球菌脑膜炎（又称流行性脑脊髓膜炎）菌血症时出现的皮疹，开始为弥漫性红色斑丘疹，迅速转变成皮肤瘀点，主要见于躯干、下肢、黏膜及结膜，偶见于手掌及足底。

【辅助检查】

1. 血液学检查 血白细胞计数及中性粒细胞百分比明显增加。贫血常见于流感杆菌脑膜炎；血培养早期、未用抗生素治疗者可获得阳性结果，能帮助确定病原菌。

2. 脑脊液检查 脑脊液外观浑浊或稀米汤样，压力增高。镜检白细胞计数增多，常为（10～30）$\times 10^9$/L，以中性粒细胞为主。蛋白质增高，糖含量下降，氯化物降低。将脑脊液离心沉淀，做涂片染色，常能查到病原菌，脑脊液培养后进行药敏实验可作为选用抗生素治疗的依据。

3. 影像学检查 MRI 的 T1 加权像上显示蛛网膜下腔高信号，可不规则强化，T2 加权像脑膜呈高信号。部分患者表现为增强后脑膜和脑皮层增强信号。影像学检查的真正意义在于了解脑膜炎的中枢神经系统并发症，如脑脓肿、脑梗死、脑积水、硬膜下积脓和静脉窦血栓形成等。

【诊断及鉴别诊断】

1. 诊断 根据急性起病的发热、头痛、呕吐，查体有脑膜刺激征，腰椎穿刺示颅内压增高、脑脊液外观浑浊或米汤样，白细胞计数明显升高（大于 1000×10^6/L），即应考虑此病。确诊需要有病原学证据，包括细菌涂片检出病原菌、血细菌培养阳性等。

2. 鉴别诊断

（1）病毒性脑膜炎 脑脊液白细胞计数通常低于 1000×10^6/L，糖及氯化物一般正常或稍低，细菌涂片或细菌培养结果阴性。

（2）结核性脑膜炎 通常亚急性起病，脑神经损害常见，脑脊液检查白细胞计数升高往往不如化脓性脑膜炎明显，病原学检查有助于进一步鉴别。

（3）隐球菌性脑膜炎 通常隐匿起病，病程迁延，脑神经尤其是视神经受累常见，脑脊液白细胞计数通常低于 500×10^6/L，以淋巴细胞为主，墨汁染色可见新型隐球菌，侧流免疫层析法等血清学方法可检测出隐球菌抗原。

【治疗】

1. 抗菌治疗 原则是及早使用抗生素，通常在确定病原菌之前使用广谱抗生素，三代头孢的头孢曲松或头孢噻肟常作为化脓性脑膜炎首选用药，对脑膜炎球菌、肺炎球菌、流感嗜血杆菌及 B 型链球菌引起的化脓性脑膜炎疗效比较肯定。若明确病原菌则应选用敏感的抗生素。①肺炎球菌：对青霉素敏感者可用大剂量青霉素，成人每天 2000 万~2400 万 U，儿童每天 40 万 U/kg，分次静脉滴注。对青霉素耐药者，可考虑用头孢曲松，必要时联合万古霉素治疗。②脑膜炎球菌：首选青霉素，耐药者选用头孢噻肟或头孢曲松，可与氨苄西林或氯霉素联用。对青霉素或 β-内酰胺类抗生素过敏者可用氯霉素。③革兰阴性杆菌：对铜绿假单胞菌引起的脑膜炎可使用头孢他啶，其他革兰阴性杆菌脑膜炎可用头孢曲松、头孢噻肟或头孢他啶，疗程常为 3 周。

2. 激素治疗　根据细菌性脑膜炎的病原菌和病情严重程度决定是否早期应用糖皮质激素。激素可以抑制炎性细胞因子的释放，稳定血-脑屏障。早期糖皮质激素的应用可以降低听力减退或丧失的发生率。对病情较重且没有明显激素禁忌证的患者可考虑应用，但并不能降低细菌性脑膜炎的总体病死率。通常给予地塞米松 10mg，静脉滴注，连用 3~5 天。

3. 对症支持治疗　颅压高者可脱水降颅压。高热者使用物理降温或使用解热剂。癫痫发作者给予抗癫痫药物以终止发作。

【预后】

病死率及致残率较高。预后与病原菌、机体情况和是否及早有效应用抗生素治疗密切相关。少数患者可有智力障碍、癫痫、脑积水等后遗症。

二、结核性脑膜炎

结核性脑膜炎（tuberculous meningitis，TBM）是由结核分枝杆菌引起的脑膜和脊膜的非化脓性炎症性疾病。在肺外结核中大约有 1% 的患者累及神经系统，其中又以结核性脑膜炎最为常见，约占神经系统结核的 70%。近些年来，因结核分枝杆菌的基因突变、抗结核药物研制相对滞后和 AIDS 患者的增多，国内外结核病的发病率及病死率在逐渐增高。

【病原学】

结核病的病原菌为结核分枝杆菌。结核分枝杆菌在分类上属于放线菌目、分枝杆菌科、分枝杆菌属，包括人型、牛型、非洲型和鼠型 4 类。其中人感染结核的致病菌 90% 以上为人型结核分枝杆菌，少数为牛型和非洲型分枝杆菌。结核分枝杆菌具有多形性、抗酸性、生长缓慢、抵抗力强、菌体结构复杂等生物学特性。

【发病机制】

结核感染通过吸入结核分枝杆菌而发生，结核分枝杆菌在肺部引起炎症并导致肉芽肿的形成，肉芽肿包裹结核分枝杆菌形成潜伏感染。当宿主免疫功能低下时，结核分枝杆菌经血播散后在软脑膜下种植，形成结核结节，结节破溃后大量结核分枝杆菌进入蛛网膜下腔，从而引起结核性脑膜炎。

【病理】

脑底处破裂的结核结节周围结节性渗出物在蛛网膜下腔中扩散，至基底池和外侧裂。光镜下渗出物由纤维蛋白网络中带有不同数量细菌的多核细胞、巨噬细胞、淋巴细胞和红细胞组成。渗出物经过的小动脉和中动脉，以及其他一些血管（毛细血管和静脉）可被感染，形成结核性血管炎，导致血管堵塞，引起脑梗死。慢性结脑感染时，结核性渗出物可使基底池、第四脑室流出通路阻塞，引起梗阻性脑积水。

【临床表现】

多起病隐匿，慢性病程，也可急性或亚急性起病，可缺乏结核接触史，症状往往轻重不一，其自然病程发展一般表现如下。①结核中毒症状：低热、盗汗、食欲减退、全身倦怠无力、精神萎靡不振。②颅高压症状：头痛、呕吐和视神经盘水肿，严重时出现去脑强直发作或去皮质状态。③脑实质损害：精神萎靡、淡漠、谵妄或妄想，部分性、全身性癫痫发作或癫痫持续状态，昏睡或意识模糊，肢体瘫痪等；脑实质损伤由血管炎或脑膜和脑实质的炎症反应引起，偏瘫和意识改变是最常见的症状。④脑神经损害：以动眼、展、面和视神经最容易受累，表现为视力减退、复视和面神经麻痹等临床症状。

老年人 TBM 的特点：头痛、呕吐较轻，颅高压症状发生率较低，约半数患者脑脊液改变不典型，但在动脉硬化基础上发生结核性动脉内膜炎而引起脑梗死的较多。

【辅助检查】

1. 血液检查 血常规检查大多正常，部分患者血沉可增快，伴有抗利尿激素异常分泌综合征的患者可出现低钠和低氯血症。

2. 结核菌相关检查 约半数患者皮肤结核菌素试验阳性或胸部 X 线片可见活动性或陈旧性结核感染证据。

3. 脑脊液检查 脑脊液压力增高，部分可达 400mmH$_2$O 或以上，外观无色透明或者微黄，静置后可有薄膜形成；淋巴细胞数显著增多，通常为 $(50 \sim 500) \times 10^6/L$。蛋白中度至重度增高，通常为 0.5 ~ 3.0g/L，糖及氯化物下降，乳酸增高。抗酸染色仅有少部分为阳性，培养出结核分枝杆菌可确诊，但需大量脑脊液和较长时间。

4. CT 及 MR 影像学检查 CT 检查可以发现脑室扩大及少数低密度脑梗死病灶，CT 强化后常见脑膜被强化，尤其常见于基底池、脑干周围、大脑侧裂等。增强的 MRI 比 CT 更敏感。MRI 可发现脑神经增粗、颅底结核渗出物增强，在渗出物覆盖下可出现大范围脑实质损害（图 10 - 2）。

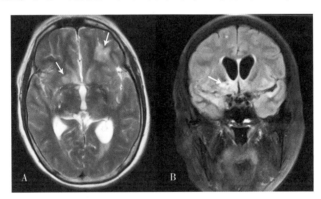

图 10 - 2 结核性脑炎的 MRI 表现

A. T2 加权像见左额叶，右颞叶内侧片状高信号；B. FLAIR 像可见右颞叶内侧片状高信号

【诊断及鉴别诊断】

1. 诊断 根据患者①有结核病史、结核病接触史；②急性或亚急性起病；③主要表现为脑膜刺激征阳性，病程后期可出现复视、肢体瘫痪、昏迷、癫痫发作、脑疝等症状；④外周血白细胞计数增高、血沉增快、皮肤结核菌素试验阳性或胸部影像学可见活动性或陈旧性结核感染证据；⑤典型的脑脊液改变；⑥头颅 CT 或 MRI 可见脑膜强化，也可发现梗阻性脑积水、脑梗死、结核球等。病原学诊断：获得结核分枝杆菌的传统微生物学（抗酸染色、培养）或核酸扩增试验阳性证据时可确诊。结核菌培养是诊断结核性感染的金标准，但阳性率相对较低。针对结核分枝杆菌核酸的检测方法较传统培养或是抗酸染色涂片具有更高的阳性率，如实时荧光定量 PCR、数字 PCR 等，但阳性率也并不理想。宏基因组二代测序在诊断病毒、细菌、真菌和寄生虫感染方面具有一定的优势，常规方法未检测到结核分枝杆菌且怀疑为结核性脑膜炎的患者，行二代测序检测可进一步提高病原学检出率。

2. 鉴别诊断

（1）隐球菌性脑膜炎 亚急性或慢性起病，与 TBM 病程和脑脊液改变相似，TBM 早期临床表现不典型时不易与隐球菌性脑膜炎鉴别，可通过脑脊液墨汁染色、培养或隐球菌荚膜抗原检测寻找隐球菌感染的实验室证据进行区分。

（2）化脓性脑膜炎 重症 TBM 临床表现与化脓性脑膜炎相似，脑脊液细胞数 >1000×10^6/L 和分类中性粒细胞占优势时更难以鉴别。化脓性脑膜炎典型的脑脊液外观为浑浊或米汤样，以中性粒细胞增多为主，糖降低明显，头部 MRI 增强扫描可显示患者病变部位及病变特征的差异，通过脑脊液培养或宏基因组二代测序寻找病原体进行区分，其中宏基因组二代测序对细菌的灵敏度及特异度均较高。

（3）病毒性脑膜炎 轻型或早期 TBM 脑脊液改变和病毒性脑膜炎相似。病毒感染通常有自限性，4 周左右明显好转或痊愈，无脑神经受累和脑积水等表现，病毒性脑炎脑脊液淋巴细胞百分比轻度增高，糖和氯化物含量正常。

（4）脑膜癌病 表现连续数周或数月逐渐加重的头痛，伴有痫性发作及急性局灶性脑损伤，增强 CT 显示大脑半球、小脑等部位的单发病灶，脑脊液检查通常多为正常。

> ⊕ **知识链接**
>
> ### 脑膜癌病
>
> 　　脑膜癌病（meningeal carcinomatosis，MC）是指恶性肿瘤弥漫性或多灶性软脑膜播散或浸润，临床表现为脑、脑神经和脊髓受损的症状，为中枢神经系统转移瘤的一种特殊分布类型，是恶性肿瘤致死的重要原因之一。该病常发生于原发灶确诊后数月、数年，也有 10 余年者。脑膜癌病的发病机制主要是癌瘤弥漫性转移至脑及脊髓蛛网膜下腔。据文献报道有 5 种转移途径：①血源转移到脉络膜血管而达蛛网膜下腔；②血源转移到软脑膜血管而达蛛网膜下腔；③沿神经周围淋巴管及鞘逆行播散；④转移到 Batsons 静脉而达脑、脊髓蛛网膜下腔；⑤沿血管周围淋巴管向心性扩展。

【治疗】

TBM 的治疗原则是早期给药、合理选药、联合用药及系统治疗，只要患者临床症状、体征及实验室检查高度提示本病，即使抗酸染色阴性亦应立即开始抗结核治疗。

1. 抗结核治疗 异烟肼（isonicotinyl hydrazide，INH）、利福平（rifampicin，RFP）、吡嗪酰胺（pyrazinamide，PZA）或乙胺丁醇（ethambutol，EMB）、链霉素（streptomycin，SM）是治疗 TBM 最有效的联合用药方案（表 10-1），儿童因乙胺丁醇的视神经毒性作用、孕妇因链霉素对听神经的影响而尽量不选用。

（1）异烟肼 异烟肼可抑制结核杆菌 DNA 合成，破坏菌体内酶活性，对细胞内、外结核分枝杆菌均有杀灭作用。无论脑膜有无炎症，均能迅速渗透到脑脊液中。单独应用易产生耐药性。主要不良反应有末梢神经炎、肝损害等。

表 10-1 抗结核治疗的药物

药物	儿童日用量（mg/kg, mg）	成人日用量	用药时间（月）	用药途径
异烟肼	10~20，max. 600	300~600mg	12~24	静脉或口服
利福平	10~20，max. 600	450~600mg	6~12	口服
吡嗪酰胺	30~35	25mg/kg	2~3	口服
乙胺丁醇	15~20，max. 1000	15mg/kg	2~3	口服

（2）利福平　利福平与细菌的 RNA 聚合酶结合，干扰 mRNA 的合成，抑制细菌的生长繁殖，导致细菌死亡。对细胞内、外结核分枝杆菌均有杀灭作用。利福平不能透过正常的脑膜，只部分通过炎性脑膜，但对利福平耐药的 TBM 患者的预后明显更差。提示利福平在 TBM 治疗中应居重要地位。但其单独应用也易产生耐药性。主要不良反应有肝毒性、变态反应等。

（3）吡嗪酰胺　在酸性环境中杀菌作用较强，pH 为 5.5 时杀菌作用最强，能杀灭酸性环境中缓慢生长的吞噬细胞内的结核分枝杆菌，对中性和碱性环境中的结核分枝杆菌几乎无作用。吡嗪酰胺能够自由通过正常和炎性脑膜，是治疗 TBM 的重要抗结核药物。主要不良反应有肝损害、关节酸痛、肿胀、强直、活动受限、血尿酸增加等。

（4）链霉素　为氨基糖苷类抗生素，仅对吞噬细胞外的结核分枝杆菌有杀灭作用，为半效杀菌药。主要通过干扰氨酰基 – tRNA 和与核蛋白体 30S 亚单位结合，抑制 70S 复合物的形成，抑制肽链延长、蛋白质合成，致细菌死亡。链霉素能透过部分炎性的血 – 脑屏障，是 TBM 早期治疗的重要药物之一。主要不良反应有耳毒性和肾毒性。

（5）乙胺丁醇　与二价锌离子络合，影响戊糖代谢和脱氧核糖核酸、核苷酸的合成，抑制结核分枝杆菌的生长。对生长繁殖状态的结核分枝杆菌有作用，对静止状态的细菌几乎无影响。主要不良反应有视神经损害、末梢神经炎、变态反应等。

世界卫生组织（WHO）建议应至少选择三种药物联合治疗，常用异烟肼、利福平和吡嗪酰胺，轻症患者治疗 3 个月后可停用吡嗪酰胺，再继续用异烟肼和利福平 7 个月。耐药菌株可加用第 4 种药，如链霉素或乙胺丁醇。利福平不耐药菌株，总疗程 9 个月已足够；利福平耐药菌株需连续治疗 18 ~ 24 个月。

2. 皮质类固醇　用于脑水肿引起颅内压增高，伴局灶性神经体征和蛛网膜下腔阻塞的重症患者，可减轻中毒症状，抑制炎症反应及减轻脑水肿。成人常选用泼尼松 60mg 口服，3 ~ 4 周后逐渐减量，2 ~ 3 周内停药。

3. 降颅内压　颅内压增高者可选用渗透性利尿剂，如 20% 甘露醇、甘油果糖或甘油盐水等，同时需及时补充丢失的液体和电解质，保护肾脏和检测血浆渗透压。

【预后】

预后与患者的年龄、病情、治疗是否及时有关。病死率与高龄、延迟诊断和治疗、用药不合理有关，与患者意识障碍、神经系统体征和脑脊液蛋白增高（>3g/L）呈正相关。老年 TBM 患者临床表现不典型，全身情况差，合并症较多，病死率较高；HIV 感染并发 TBM 的病死率更高。幸存者可能有后遗症，如儿童精神发育迟滞、癫痫发作、视觉障碍和眼外肌麻痹等。

第三节　隐球菌性脑膜炎　e微课

隐球菌性脑膜炎（cryptococcal meningitis，CM）是中枢神经系统最常见的真菌感染，它由隐球菌感染脑膜和（或）脑实质所致。本病发病率虽低，但其临床症状与结核性脑膜炎相似，故而常易误诊。近年来由于广谱抗生素、激素、免疫抑制药的广泛或不适当应用，以及免疫缺陷性疾病及器官移植患者的增加，致使该病患病率不断增高。

【病原学及发病机制】

隐球菌属至少有 30 多个种，其中具有致病性的绝大多数为新型隐球菌和格特隐球菌（过去分别称为新型隐球菌新生变种和新型隐球菌格特变种）。格特隐球菌虽好发于免疫功能正常人群，但有明显地域性，主要在热带、亚热带地区，不过近年来在加拿大和美国北部地区也有发生。我国则以新型隐球菌感染为主，格特隐球菌少见。新型隐球菌呈圆形或卵圆形，广泛分布于自然界，存在于土壤、鸽粪、树木、蜂巢等，新生隐球菌可在鸽子粪便污染的土壤和某些树种中分离出来，鸽子饲养者新型隐球菌感染率较其他人高出数倍，这可能是新生隐球菌的主要生存环境。

相关研究表明隐球菌的隐性感染在人类中普遍存在。隐球菌最初主要通过呼吸道进入肺部，被清除或被肉芽肿包裹作为潜伏感染，或发病致全身播散，感染者发病与否主要取决于宿主免疫功能、隐球菌的数量及毒力。因此，隐球菌作为条件致病菌，通常在宿主免疫力低下时致病，好发于艾滋病（AIDS）、免疫抑制药物使用、恶性肿瘤、特发性 CD4$^+$T 淋巴细胞减少症等，也可发生在免疫功能正常者。对于免疫功能正常的隐球菌病患者，实际上可能存在潜在的免疫功能异常。新型隐球菌虽多由呼吸道吸入，由于新型隐球菌具有嗜神经性，大多数新型隐球菌病患者表现为中枢神经系统感染。

【病理】

病理改变大体显示脑膜广泛性增厚，脑膜血管充血，脑回增宽，脑沟变浅，软脑膜浑浊，尤以脑底部为重。脑皮质在脑沟和脑池可见小肉芽肿、结节和脓肿，深部可见大肉芽肿和囊肿。桥池、视交叉池、小脑延髓池、外侧裂、脑底部及扩张的蛛网膜下腔内，可见黄色黏稠胶样渗出物。镜下早期病变可见脑膜有淋巴细胞、单核细胞浸润，在脑膜、脑池、脑室和脑实质中可见大量隐球菌菌体，部分被多核巨细胞吞噬，但脑实质局部很少有炎症反应。

【临床表现】

非 HIV 感染患者隐球菌性脑膜脑炎的临床表现多种多样。各年龄段均可发病，30~60 岁最常见。大部分患者呈亚急性或慢性发病，部分患者症状可长达数月，约50% 的患者临床表现为发热（低热和中等度发热）、渐进性头痛、精神和神经症状（嗜睡、精神错乱、易激动、定向力障碍、行为改变等）、记忆丧失等。颅内压增高往往比较明显，头痛、恶心呕吐较剧烈，可伴视物模糊、视神经盘水肿；病情进展常常引起脑神经受损症状，以视神经最常见，其次为第Ⅷ、Ⅲ、Ⅶ、Ⅵ脑神经，脑实质受累可出现偏瘫、失语、癫痫发作、痴呆等临床表现。神经系统查体可有脑膜刺激征、眼底水肿、锥体束征等。少部分可伴有肺部或其他部位播散性隐球菌感染。

【辅助检查】

1. 脑脊液　压力增高，外观微混或淡黄色，蛋白含量轻、中度升高。细胞数增多在(10~500)×10^6/L，以淋巴细胞为主，氯化物及葡萄糖多降低。脑脊液墨汁染色涂片和培养发现隐球菌是确诊的重要依据。免疫学方法能直接检测隐球菌荚膜抗原，包括乳胶凝集试验、酶联免疫分析法和侧流免疫层析法，由于其敏感性及特异性高的特点，目前成为诊断隐球菌感染最常用的方法之一。隐球菌荚膜抗原效价的高低能提示疾病的严重程度。

2. 影像学检查　颅脑 CT 缺乏特异性，40%~50% 显示正常，其阳性率与病程的不同阶段有关，病程越长，阳性率越高。颅脑 MRI 可以检测一些病理特征，包括假性囊肿、皮质和腔隙性梗死等。在 HIV 阴性病例中，较大比例的患者有大量占位隐球菌，周围有明显的炎症反应。CT 及 MRI 可帮助诊断梗阻性脑积水。

【诊断及鉴别诊断】

1. 诊断　有长期大量应用激素、免疫抑制剂及免疫低下性疾病史，亚急性或慢性进展的头痛、呕吐、脑神经受损及脑膜刺激征；腰椎穿刺检查提示颅内压增高，脑脊液蛋白定量增高，氯化物及葡萄糖降低者，应考虑本病。通过脑脊液墨汁染色、脑脊液真菌培养和（或）隐球菌荚膜抗原检测对脑脊液仔细评估能明确诊断。

临床确诊需在脑脊液中找到隐球菌，由于其检出率受病灶部位、病程发展阶段等影响，故对可疑或久治不愈、反复发作的脑膜炎，应反复做脑脊液墨汁染色、培养或隐球菌荚膜抗原检测以寻找病原学证据。

2. 鉴别诊断 本病的临床表现、脑脊液常规、影像学特点等与结核性脑膜炎极其相似，故容易误诊。两者鉴别需依靠病原学证据。另外，还应与病毒性脑炎、脑脓肿、颅内肿瘤、脑猪囊尾蚴病（囊虫病）等相鉴别。

【治疗】

1. 抗真菌药物

（1）两性霉素 B 是目前最强的抗真菌药物，通过与真菌细胞膜上的固醇（主要为麦角固醇）结合，造成膜通透性改变、胞内容物流出而使真菌细胞死亡。该药不良反应较大，可引起肾功能异常、低钾血症、高热、寒战、血栓性静脉炎、头痛、恶心、呕吐、血压降低、白细胞或血小板减少等。由于不良反应较多，因此主张与 5 - 氟胞嘧啶联合治疗，以减少用量。目前临床上常用两性霉素 B 脂质体或两性霉素 B 胆固醇硫酸酯复合物，既有两性霉素 B 的抗真菌活性，又可减少两性霉素 B 的毒性。

（2）氟康唑 为广谱抗真菌药，该药易通过血 - 脑屏障，脑脊液中浓度可达血浆中 80% 左右，对隐球菌脑膜炎效果较好。副作用较轻，主要为恶心、呕吐、腹胀、腹泻、肝肾功能损害等。

（3）5 - 氟胞嘧啶 通过阻断真菌核酸合成，抑制真菌生长。单独应用易产生耐药性，与两性霉素 B 并用有协同作用，能减少两性霉素 B 用量，从而降低其毒性作用。

2. 治疗方案 治疗过程分为诱导期和巩固期，对于免疫功能低下者还应进行维持期治疗。诱导期推荐使用低剂量两性霉素 B［0.5 ～ 0.7mg/（kg·d）］联合 5 - 氟胞嘧啶［100mg/（kg·d）］治疗。当诱导治疗大于 4 周且患者病情稳定后进入巩固治疗，巩固治疗推荐使用氟康唑（600 ～ 800mg/d）联合氟胞嘧啶［100mg/（kg·d）］或是两性霉素 B［0.5 ～ 0.7mg/（kg·d）］联合氟胞嘧啶［100mg/（kg·d）］，巩固治疗应不少于 6 周。对免疫功能低下者，维持治疗氟康唑 200mg/d 应不小于 1 年。隐球菌性脑膜炎疗程较长，具体疗程宜个体化，需要结合患者临床症状、体征消失，脑脊液常规、生化恢复正常，脑脊液涂片、培养阴性，可考虑停药。此外，有免疫功能低下基础疾病患者、脑脊液隐球菌涂片持续阳性、隐球菌特异多糖荚膜抗原检测持续高效价，以及颅脑 MRI 示脑实质有异常病灶者疗程均宜相应延长。疗程通常 10 周以上，长者可达 1 ～ 2 年甚至更长，后期可口服氟康唑治疗。

3. 对症及全身支持治疗 对颅内压增高者需要积极降压治疗。常用药物降颅压包括甘露醇、呋塞米、白蛋白、甘油果糖、高渗生理盐水等脱水剂，可联合脑脊液引流降压包括反复腰椎穿刺引流、置管持续外引流、Ommaya 囊植入引流、脑室 - 腹腔分流术等。

【预后】

本病常进行性加重，预后不良，死亡率较高，未经治疗者常在数月内死亡。治疗者也常见并发症和神经系统后遗症，可在数年内病情反复缓解和加重。

⇒ **案例引导**

临床案例 患者，女，40 岁，头痛 3 个月，伴发热 1 个月余。患者入院前 3 个月无明显诱因出现反复头痛，呈全头部持续性胀痛，并逐渐加重，伴呕吐，无发热等不适。1 个月前出现发热，体温最高达 39℃，伴头晕、智力衰退、反应迟钝。既往系统性红斑狼疮病史 20 余年，长期服用"甲泼尼龙片"。神经系统查体：神志清楚、脑神经无异常，四肢肌力 5 级，肌张力正常，感觉及运动正常；病理征未引出；颈强直，颏胸距 3 cm，Kernig 征阳性，Brudzinski 征阴性。腰椎穿刺检查示：颅内压 290mmH$_2$O；脑脊液常规：潘氏试验（＋），白细胞计数 31×10^6/L；脑脊液生化：葡萄糖 0.89mmol/L，氯 121mmol/L，微量蛋白 51.8mg/dL，脑脊液隐球菌墨汁染色阳性。

问题 该患者应诊断为什么疾病？请给出诊断依据以及鉴别诊断。

第四节 朊蛋白病

朊蛋白病是一组由具有传染性的朊蛋白引起的神经系统变性疾病。这类病的特征性病理学改变是脑海绵状变性，故又称海绵状脑病。它是一类人畜共患、中枢神经系统慢性非炎症性致死性疾病。临床表现多样性，多以人格改变起病，主要表现为进行性智力衰退，无发热。

目前已知人类朊蛋白病主要有克罗伊茨费尔特 – 雅各布病（Creutzfeldt – Jakob disease，CJD）、Kuru病、Gerstmann – Sträussler 综合征、致死性家族性失眠症等。CJD 表现为快速进展性痴呆、肌阵挛、共济失调、无动性缄默 99% 患者的病情为进行性发展，往往在起病后 5 个月 ~ 1 年内死亡，死亡率 99.2%，远远高于癌症。

一、Creutzfeldt – Jakob 病

Creutzfeldt – Jakob 病（CJD）是最常见的人类朊蛋白病，主要累及皮质、基底核和脊髓，于 1920 年首先由 Creutzfeldt 报道。1921—1923 年 Jacob 报道了 5 例类似病例。1923 年被命名为 Walther Spielmeyer 病。1940 年又根据其病理特点命名为皮质 – 纹状体 – 脊髓变性，亦称为亚急性海绵状脑病。患者多为中老年人，平均发病年龄为 60 岁。

【病因】

CJD 的病因为外源性朊蛋白感染和内源性朊蛋白基因突变。依据结构不同可分散发型、医源性、遗传型及变异型四种类型，其中以散发型居多，占 80% ~ 90%。散发性 CJD 主要受 PRNP 基因的第 129 位密码子的多态性影响，该密码子编码缬氨酸（V）或蛋氨酸（M），同时也受 2 个具有特殊理化性质的 PrP^Sc 谱图（1 型和 2 型）的影响。据此，可将散发性 CJD 分为 MM1 型、MM2 型、MV1 型、MV2 型、VV1 型和 VV2 型这 6 型，其中 MM1 型和 MV1 型最为常见，占散发性克雅病的 55% ~ 70%；变异性 CJD 的基因型几乎都是 MM 型，而遗传性 CJD 最常见的突变位点则是 102 位点和 200 位点。散发型 CJD 的传播方式尚不清楚。医源性感染可通过角膜移植、置入未充分消毒的脑电极片、肠道外给予人生长激素制剂而传播。遗传型 CJD 是由于 PrP 基因突变导致，形为常染色体显性遗传。变异型 CJD 患者脑组织的动物传染实验证实 CJD 与疯牛病具有相似的种系特异性，因而认为是疯牛传播给人类所致。

【病理】

大体可见脑呈海绵状改变，皮质、基底核和脊髓萎缩变性。显微镜下可见神经细胞丢失，星形细胞增生，细胞质中空泡形成。可发现感染组织内异常 PrP 淀粉样斑块，无炎症反应。变异型 CJD 的病理学以丘脑最明显，而斑块与传统的类型不同，类似 Kuru 型淀粉样蛋白斑块。

【临床表现】

CJD 分为散发型、医源性、遗传型及变异型四种类型，其中以散发型居多，占 80% ~ 90%。

1. 患者多隐匿起病，缓慢进行性发展，临床可分为三期

（1）初期 主要表现为乏力、易疲劳、注意力不集中、失眠、抑郁、记忆困难等。此期易错误诊断为神经症或轻度抑郁症。有时尚伴有头痛、头晕、视力模糊或共济失调等神经症状。

（2）中期 亦称痴呆肌阵挛期。此期记忆障碍尤为突出，常出现患者外出找不到家、迷路、人格改变，直到痴呆。有的患者伴有失语、失认。四肢肌力增高，腱反射亢进，Babinski 征阳性。有的出现多动或癫痫发作、轻偏瘫、视力障碍、小脑性共济失调、肌强直等。少数病例也可出现肢体肌萎缩。此

期约 2/3 患者出现肌阵挛。

（3）晚期　呈现尿失禁，无动性缄默或去皮质强直。往往因压疮或肺部感染而死亡。CJD 患者，85% 于发病后 1 年死亡。少数可于发病后 3 周以内或长至 8 年以上死亡。

2. 变异型 CJD 的特点　发病早（平均约 30 岁），病程较长（＞1 年），小脑必受累，出现共济失调，早期突出的精神异常和行为改变，痴呆发生较晚，通常无肌阵挛和特征性脑电图改变。

【辅助检查】

外周血白细胞数正常，生化检查正常；脑电图检查可见弥漫性、周期性尖 – 慢复合波放电、三相波特征性改变；脑脊液检查可以发现 14 – 3 – 3 蛋白阳性，但在脑卒中后亦可有阳性结果；可通过蛋白质错误折叠循环扩增（protein misfolding cyslic amplication，PMCA）实时震动诱导转化（real – time quaking – induced conversion，RT – QuIC）等方法来检测脑脊液或其他组织中的 PrP^{sc}；头颅 MRI 检查中、晚期可见脑萎缩；MRI 显示两侧基底核区 T2 加权像、DWI 高信号。

⊕ 知识链接

变异型 CJD

变异型 CJD 发病年龄轻，往往以精神症状、行为异常起病，进展较慢，病期为 13 ~ 14 个月。70% 以上的患者头颅 MRI 可见到异常信号，它可分布于丘脑后部、岛叶、海马或顶枕叶，称为丘脑枕征（pulvinar），但脑电图检查没有弥漫性、周期性尖慢复合波的出现。

【诊断】

可采用以下标准：①2 年内发生的进行性痴呆；②肌阵挛、视力障碍、小脑症状、无动性缄默等四项中的其中两项；③脑电图周期性同步放电（三相波）的特征性改变。具备 3 项可诊断为很可能 CJD，仅具备 1、2 项，诊断为可能 CJD，如患者脑活检发现海绵状态和 PrP^{SC}，则确诊为 CJD。

2021 年 Hermann 提出的散发性 CJD 诊断标准（修订版），见表 10 – 2。

表 10 – 2　散发性 CJD 诊断标准

Ⅰ 快速进展性认知功能障碍
Ⅱ A. 肌阵挛；B. 视觉症状或小脑体征；C. 锥体束或锥体外系体征；D. 无动性缄默
（1）确诊散发性 CJD　进行性神经精神综合征和神经病理学或免疫细胞化学或生化确认
（2）很可能的散发性 CJD（通过全面检查排除其他原因）
　　Ⅰ + Ⅱ（任意 2 条）+ 典型脑电图（周期性尖 - 慢复合波）；或
　　Ⅰ + Ⅱ（任意 2 条）+ 典型头颅 MRI（皮质、尾状核等 DWI/FLAIR 高信号）；或
　　Ⅰ + Ⅱ（任意 2 条）+ 脑脊液 14 – 3 – 3 蛋白阳性；或
　　进行性的神经精神综合征和脑脊液或其他组织 RT – QuIC 阳性
（3）可能的散发性 CJD
　　Ⅰ + Ⅱ（任意 2 条）+ 病程 ＜2 年

【鉴别诊断】

阿尔茨海默病、进行性核上性麻痹、多系统萎缩、肝豆状核变性、帕金森病。以上疾病进展缓慢，脑电图无典型周期性三相波，影像学、电生理改变有助于鉴别；多灶性白质脑病有免疫功能低下，白质内广泛多灶脱髓鞘病变；亚急性硬化性全脑炎见于儿童，血清和脑脊液麻疹病毒抗体升高，CT 见皮质萎缩及白质低密度灶。

【治疗】

无有效治疗，90% 患者于起病 1 年内死亡。病情迁延数年者罕见。

二、Kuru 病

Kuru 病是人类发现的第一个致死性朊蛋白病，仅发生于大洋洲巴布亚新几内亚东部的食人尸的土著居民，生食感染本病的大脑是本病的主要传播方式。目前 Kuru 病已经得到基本控制。

Kuru 病的病理变化仅局限于中枢神经系统，并且多集中在小脑。本病以小脑共济失调为首发症状，经历了走动期、久坐期和终末期，最后完全丧失运动功能。本病亦无特效治疗方法，大多数患者于发病后 3~9 个月死亡。

第五节　螺旋体感染性疾病

螺旋体广泛分布于自然界及动物体内，是介于细菌及原虫之间的单细胞微生物。常见的对人体有致病性并可累及神经系统的螺旋体主要有三类，分别是密螺旋体（梅毒）、疏螺旋体（莱姆病）及钩端螺旋体（钩端螺旋体病）。

一、神经梅毒

神经梅毒（neurosyphilis）系由苍白密螺旋体感染人体后出现的大脑、脑膜或脊髓损害的一组临床综合征，是晚期（Ⅲ期）梅毒全身性损害的重要表现。有先天性和后天性之分，后者的主要与不安全性行为、多性伴或性伴感染史，或输血史密切相关。梅毒的发生率在我国曾一度下降。而自 20 世纪 70 年代后发病率呈上升趋势，特别是随着艾滋病和免疫力低下患者增多，神经梅毒患者逐渐增加。

【病原学】

梅毒主要为苍白密螺旋体感染引起，早期损害皮肤和黏膜，晚期侵犯神经系统及心血管系统。大多数通过性接触传染。少数病例是病原体由母体血液经胎盘和脐带进入胎儿体内，为先天梅毒（又称胎传梅毒）。约 10% 未经治疗的早期神经梅毒患者最终发展为神经梅毒。在感染 HIV 的人群中，约 15% 梅毒血清检查阳性，约 1% 患神经梅毒。

【病理】

神经梅毒早期病理改变是脑膜炎，表现为脑膜血管周围淋巴细胞，单核细胞浸润。颅底脑膜炎可侵犯脑神经，容易出现第Ⅲ、Ⅵ及Ⅷ对脑神经麻痹症状。炎症波及脑膜小动脉可引起动脉炎性闭塞，脑或脊髓局灶性缺血坏死。随病情进展，炎症细胞进一步向脑皮质及皮质小血管迁移，导致皮质神经元缺失和胶质细胞增生，此时可在患者脑皮质中检测到梅毒螺旋体。梅毒性脊髓痨可见脊膜及小血管的炎症伴随后根和后索变性。视神经梅毒表现为视神经萎缩，视神经的营养血管炎性反应。

【临床表现】

1. 无症状性神经梅毒（asymptomatic neurosyphilis）　患者无神经系统的症状和体征。诊断主要依据血清和脑脊液检查梅毒相关抗体阳性。

2. 脑脊膜神经梅毒（meningeal syphilis）　主要发生于早期梅毒，多见于梅毒感染 1 年后，可表现为发热，头痛，呕吐、癫痫、偏瘫、脑膜刺激征阳性等脑膜炎症状；或累及脑神经，表现为视力下降、眼肌麻痹，面瘫，听力丧失等；或累及脊膜，表现为截瘫、感觉异常、大小便失禁等。

3. 脑膜血管梅毒（meningovascular syphilis）　可发生于早期或晚期梅毒，但多见于晚期梅毒。表现为闭塞性脑血管综合征，若侵犯脑可出现偏瘫、失语、癫痫样发作等；若侵犯脊髓可出现脊髓梗死，表现为受累神经支配部位弥漫性疼痛、弛缓性瘫痪、痉挛性瘫痪、截瘫、尿便障碍、病变水平以下深感觉缺失和感觉性共济失调，相应节段下运动神经元瘫痪、肌张力减低、肌萎缩等。

4. 脑实质梅毒　常见于晚期，是由螺旋体感染引起的慢性脑膜炎导致的脑萎缩等脑实质器质性病变，可出现进行性恶化的精神和神经系统损害。

（1）麻痹性痴呆　一般发生于梅毒感染后 10～20 年，潜伏期很长。发病年龄以 35～45 岁多见。起病隐袭，表现为精神和行为异常，可出现注意力不集中、健忘、判断力与记忆力减退、认知障碍、痴呆、情绪变化、抑郁、人格改变、妄想、躁狂或精神错乱等，亦可出现瞳孔异常、构音障碍、面部及四肢张力减退和面部、舌及双手不自主运动、癫痫发作、卒中症状、营养障碍等。

（2）脊髓痨　梅毒螺旋体侵犯脊髓后索及后根引起神经细胞变性坏死的一组临床综合征。常表现为双下肢疼痛，呈针刺样或闪电样，浅感觉障碍表现为肢体麻木、发冷、痛温觉减退，深感觉障碍表现为振动觉和关节位置觉减退，感觉性共济失调。神经系统查体可见腱反射减退甚至消失，下肢肌张力低，深浅感觉减退，感觉性共济失调和阿 – 罗瞳孔。自主神经障碍表现为尿潴留。还可出现夏科（Charcot）关节病、视神经萎缩、内脏危象等。

（3）树胶肿性神经梅毒　脑树胶肿表现为颅内肿瘤样症状，可出现头痛、恶心、呕吐、视神经盘水肿、颈项强直等高颅压症状及癫痫发作；脊髓树胶肿可出现截瘫、大小便失禁、受损平面以下感觉消失等。

5. 眼梅毒　见于梅毒感染各期，可累及眼部所有结构，表现为眼睑下垂、眼球活动受限、球结膜充血、视野缺损、视物变形、视物变色、视野变暗、眼前闪光、眼前有漂浮物、复视、视力下降、失明等。

6. 耳梅毒　表现为听力下降、失聪，可伴或不伴耳鸣，为神经梅毒神经系统症状或体征的一部分。

【实验室检查】

1. 非梅毒螺旋体血清学试验阳性　包括性病研究实验室试验（VDRL）、快速血浆反应素试验（RPR）和甲苯胺红不加热血清学试验（TRUST），可用于治疗后的疗效观察。

2. 梅毒螺旋体血清学试验阳性　包括梅毒螺旋体颗粒凝集试验（TPPA）和荧光螺旋体抗体吸收试验（FTA – ABS）。

3. 脑脊液检查有异常发现　白细胞计数≥5×10^6/L（合并 HIV 感染者，白细胞计数常 >20×10^6/L），蛋白量 >500mg/L，且无其他引起这些异常的原因；脑脊液荧光螺旋体抗体吸收试验（FTA – ABS）和或性病研究实验室试验（VDRL）阳性。在没有条件做 FTA – ABS 和 VDRL 的情况下，可以用梅毒螺旋体颗粒凝集试验（TPPA）和快速血浆反应素试验（RPR）/甲苯胺红不加热血清学试验（TRUST）替代。

【诊断及鉴别诊断】

1. 诊断

（1）疑似病例　应同时符合流行病学史、临床表现、实验室检查第 1～3 项中的脑脊液常规检查异常（排除其他引起这些异常的原因）。

（2）确诊病例　应同时符合疑似病例的要求和实验室检查第 3 项中的脑脊液梅毒血清学试验阳性。

2. 鉴别诊断　神经梅毒侵犯部位广泛，脑实质、脑脊髓膜、脊髓、周围神经以及脑血管均可受累，常需要与其他各种原因的脑膜炎、脑炎、脑血管病，各种类型的痴呆，脊髓或周围神经疾病等鉴别。

【治疗】

治疗应遵循早期、规则、足量原则。首选青霉素治疗，剂量为 1800 万～2400 万 U/d，静脉滴注（300 万～400 万 U，每 4 小时 1 次），10～14 日为 1 疗程；必要时，继以苄星青霉素每周 240 万 U，分两侧臀部肌内注射，共 3 次。替代方案：头孢曲松钠，2g，每日 1 次，静脉给药，连用 10～14 日。对青霉素过敏者可选用多西环素，100mg，每日 2 次，连用 30 日。

治疗后每 3 ~ 6 个月做 1 次检查，包括血清学及脑脊液检查。如果最初的脑脊液检查细胞数升高，则应每隔 3 个月复查 1 次脑脊液细胞计数，直到细胞计数正常。如果治疗后 3 个月脑脊液细胞计数不下降，或者 2 年后脑脊液仍未完全恢复正常，则应考虑复治。同时患者配偶或过去数年的所有性伴侣都应通知进行相应的检查和治疗。

【预后】

大多数神经梅毒经积极治疗和监测，均能得到较好转归。35% ~ 40% 的麻痹性痴呆患者不能独立生活，未进行治疗者可于 3 ~ 4 年死亡。脊髓梅毒预后不定，大多数患者可停止进展或改善。

二、神经莱姆病

神经莱姆病（Lyme neuroborreliosis）是由伯氏疏螺旋体（Bolrelia Burgdorferi）引起的神经系统感染。本病通过被感染的中间媒介蜱传播，流行病学调查表明，我国大多数林区都存在莱姆病，经病原学证实，17 个省（市、自治区）存在莱姆病自然疫源地，11 个省（市、自治区）有典型病例存在。本病主要见于林业工人、林区人员和露营者等，任何年龄均可能罹患，无性别差异。

【病原学及发病机制】

伯氏疏螺旋体是一种单细胞的革兰阴性螺旋体。带菌蜱叮咬人体后，螺旋体经蜱唾液进入皮肤，并在局部孵化，60% ~ 80% 的患者在局部皮肤播散，形成慢性游走性红斑（erythema chronicum migrans，ECM），在此期较其他期易从受损皮肤培养出螺旋体。伯氏疏螺旋体进入后数日至数周内，经淋巴管进入淋巴结，或经血液传播至视网膜、脑膜和大脑等，通过循环免疫复合物形成导致血管损伤，引起神经系统损害。

【病理】

莱姆病为全身性疾病，病理主要为多系统炎性改变。神经莱姆病主要表现为脑和脊髓细胞水肿，小血管周围炎症细胞浸润，伴血管壁增生、增厚，脑神经和脊神经轴索、髓鞘破坏，胶原纤维增生，可查到螺旋体。

【临床表现】

1. 全身感染期（Ⅰ期）　蜱叮咬后 3 ~ 32 天，以皮疹、游走性红斑为主要表现，可有头痛、肌痛、颈强直及罕见的面神经瘫痪等，游走性红斑常在 3 ~ 4 周后消失。

2. 心脏、神经系统并发症期（Ⅱ期）　蜱叮咬后数周至数月，神经系统表现为无菌性脑膜炎或波动性脑膜脑炎，常累及脑神经、神经根及周围神经；常同时或先后出现双侧面神经麻痹，心脏方面以房室传导阻滞最常见，也可出现心肌炎、心包炎。

3. 关节炎期（Ⅲ期）　蜱叮咬数月至数年出现，特征是出现慢性关节炎；少数患者可出现慢性脑脊髓病，如认知、记忆障碍；也可出现视神经和括约肌功能异常。

【辅助检查】

1. 脑脊液检查　淋巴细胞增多，蛋白轻度增高，糖含量正常；在病程 4 ~ 5 周后 CSF - IgG 指数增高，可检出寡克隆带，提示鞘内 Ig 合成。

2. 病原学检查　急性期可从血、脑脊液、关节液和皮肤病灶中查到病原体。

（1）血清学检验　间接免疫荧光法（IFA）、酶联免疫吸附试验（ELISA）。

（2）免疫印迹法（Western blotting，WB）　如患者的病程较短，ELISA 结果处于临界或怀疑假阳性时，用 WB 可检出伯氏疏螺旋体特异性抗体，加以证实。

（3）酶联免疫斑点（ELISPOT）试验　可检测血清及脑脊液中伯氏疏螺旋体 IgG 特异性抗体分泌细胞、伯氏疏螺旋体反应性 IFN‑g 分泌性 T 细胞增多，脑脊液中约为外周血 20 倍。

（4）聚合酶链式反应（PCR）检测　约 30% 的病例通常在神经系统疾病的早期采用 PCR 技术可在脑脊液中检测到病原体。

3. 影像学检查　多为正常，慢性期 CT 及 MRI 可见脑部多灶性病变及脑室周围损害，脑室可扩大。

【诊断及鉴别诊断】

1. 诊断　①流行病学史，居住于森林地区或发病前 1 个月曾在野外生活，有蜱叮咬史；②游走性红斑史和其后出现神经系统、心脏病变及关节炎症；③IFA、ELISA 等检查；④抗生素治疗有效；⑤排除其他疾病。

2. 鉴别诊断　本病的皮肤、关节、心脏等多系统病变须与风湿热、类风湿关节炎、结缔组织病等鉴别；神经系统改变须与特发性面神经炎、脑膜炎、脑血管病、脑肿瘤、多发性硬化及精神病相鉴别。血清学试验有助于鉴别。

【治疗】

1. 病因治疗　青霉素 G 可每日 2 000 万 U，分 6 次静脉注射，疗程 14 日，对神经系统、心脏受损者，给予头孢曲松 2g，每日 1 次，静脉滴注，2 周为 1 疗程。对头孢曲松或青霉素过敏者，可用多西环素 100mg，每日 2 次，连用 30 日。

2. 对症治疗　有心脏神经系统受损的患者，可短期应用激素治疗。

3. 手术治疗　慢性关节炎功能显著受限的患者，可行滑膜切除术。

第六节　脑寄生虫病

神经系统寄生虫感染是指寄生虫引起的脑、脊髓及周围神经的损害，可分为中枢神经系统寄生虫感染和周围神经系统寄生虫感染。

一、脑囊虫病

脑囊虫病是由猪带绦虫幼虫（囊尾蚴）寄生脑组织形成包囊所致，50%～70% 囊虫病患者可有中枢神经系统受累。各年龄均可发病，但以成年人多见，婴幼儿罕见。本病在我国东北、华北、西北、山东一带，是最常见的中枢神经系统寄生虫感染，也是我国东北地区症状性癫痫的常见病因之一。

【病原学及发病机制】

人是猪带绦虫的终末宿主。中间宿主主要是猪，当患者患猪囊尾蚴病时，即变为中间宿主。其感染方式：①自体体内感染；②自体体外感染；③异体感染。囊虫病患者自身并无合并绦虫感染，而是食入被绦虫卵污染的水、蔬菜、水果等而被感染，少见的传播方式是肛‑口转移形成自身感染或绦虫节片逆行入胃。

囊尾蚴引起脑病变的机制主要有：①囊尾蚴对周围脑组织的压迫和破坏；②作为异种蛋白引起的脑组织变态反应与炎症；③囊尾蚴阻塞脑脊液循环通路引起颅内压增高。

【临床表现】

1. 脑实质型　临床表现与囊虫位置有关，如在感染之初可表现为急性弥漫性脑炎；脑皮质囊虫可引起部分性或全面性痫性发作；小脑囊虫可引起共济失调。血管受损可引发卒中时出现偏瘫、偏身感觉缺失、偏盲和失语等。极少数患者囊虫数目很多，并分布于额叶或颞叶等部位，可出现精神症状和智能障碍。

2. 蛛网膜型 脑膜的包囊破坏或死亡可引起脑膜刺激症状、交通性脑积水和脑膜炎等表现，包囊在基底池内转化为葡萄状后不断扩大，蛛网膜下腔粘连引起阻塞性脑积水。

3. 脑室型 第四脑室内的包囊可形成球形活瓣，突然阻塞第四脑室正中孔，导致颅内压急剧增高，引起眩晕、呕吐、意识障碍和跌倒，甚至死亡，即布龙征（Brun sign）发作。

4. 脊髓型 非常罕见，引起脊髓蛛网膜炎和蛛网膜下腔完全梗阻。

【辅助检查】

1. 血、脑脊液检查 血常规检查可见嗜酸性粒细胞增多。脑脊液检查颅内压正常或轻度升高，可见淋巴细胞增多、嗜酸性粒细胞增多、蛋白含量升高、糖含量降低等，脑膜炎型更为明显。免疫学检查脑脊液的囊虫补体结合试验、间接血凝试验、囊虫抗体的 ELISA 检测等较有意义。

2. 影像学检查 头部 CT 可见脑实质、脑室内低密度囊虫影或高密度的囊虫钙化影；头颅 MRI 检查 T1 加权成像呈边界清楚的低信号区，T2 加权成像为高信号区（图 10 - 3）。

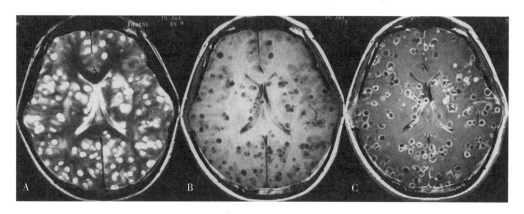

图 10 - 3　脑囊虫病的 MRI 表现

A. T2 加权像，全脑多发密集小圆形高信号（囊虫及头节）；B. T1 加权像，全脑多发密集小圆形低信号
（囊虫及头节）；C. T1 增强像，全脑多发密集小圆形病灶环形强化。

3. 皮下结节病理活检 可确诊体部囊虫，为猪囊尾蚴病诊断提供重要依据。

【诊断】

曾居住在流行病区，有食用感染猪肉绦虫的猪肉或感染肠绦虫病史，并有不明原因的癫痫发作、脑膜炎、颅内压升高或智力减退等表现，查体皮下扪及硬的圆形或椭圆形结节，需考虑猪囊尾蚴病可能。血清和脑脊液囊虫抗体检测、皮下结节的囊虫活检和头部 CT、MRI 有助于诊断。

【治疗】

1. 吡喹酮 系一种广谱的抗蠕虫药物，对囊虫亦有良好的治疗作用。成人每个疗程总剂量是 0.2g/kg，应先从小剂量开始，每日剂量为 200mg，分 2 次口服，根据用药反应逐渐加量，每日剂量不超过 1.8g，直至达到总剂量，2～3 个月后再进行第二个疗程治疗，共治疗 3～4 个疗程。服药后囊虫可出现肿胀、变性及坏死，导致囊虫周围脑组织的炎症反应及变态反应，有的患者可出现程度不等的脑水肿，脑脊液压力与细胞数增高，严重者甚至发生颅内压增高危象。

2. 阿苯达唑（丙硫咪唑） 亦系广谱抗蠕虫药物。从小剂量开始，200mg/d，分 2 次口服，根据用药反应逐渐加量，成人总剂量为 300mg/kg，1 个月后再行第二疗程，共治疗 3～5 个疗程，好转率可达 98%。常见的不良反应有皮肤瘙痒、荨麻疹、头晕、发热、癫痫发作和颅内压增高。

为了减免抗囊虫治疗过程中在体内大量死亡所引起的变态反应，一般均从小剂量开始，逐渐加量。

出现颅内压增高的症状后应及时用甘露醇等脱水药物治疗，还应酌情并用类固醇激素等。对脑室型者、颅内压持续增高及 CT 证实病灶较局限者可考虑手术治疗。

二、脑血吸虫病

脑血吸虫病是血吸虫卵在脑组织中沉积所引起的虫卵性肉芽肿和炎性反应。一般认为主要来源于肺部病灶。大多数是由日本血吸虫引起，虫卵沉积的脑组织发生脑软化，肉芽肿形成，周围脑水肿。本病临床上可分为急性和慢性，均多见于年轻人，男性多于女性。

【病原学】

血吸虫的生活史包括成虫、虫卵、毛蚴、胞蚴、尾蚴、童虫六个阶段。虫卵随粪便入水后，在适宜的温度下孵出毛蚴侵入中间宿主淡水螺（日本血吸虫为钉螺），在螺内经胞蚴发育为尾蚴释放入水，当血吸虫的终宿主人或其他哺乳动物接触疫水后，尾蚴可从皮肤或黏膜侵入宿主体内成为童虫，童虫随血流经肺、心等脏器进入门脉系统发育为成虫，开始合抱而交配产卵。部分产卵异位于脑的小静脉可引起大脑损害，或经血液循环进入脑内。

【临床表现】

本病临床上可分为急性和慢性两型，均多见于年轻人。急性型多在感染后 4~6 周出现症状，表现为脑膜脑炎症状：发热、意识障碍、瘫痪、抽搐、脑膜刺激征、锥体束征等。脑脊液检查正常或蛋白与白细胞计数轻度增高。随着患者体温下降，症状可以有所缓解。慢性型多发生于感染后 3~6 个月，长达 1~2 年，主要症状为癫痫发作，以局限性癫痫多见，也有患者以颅内压增高伴定位体征为主要表现。当虫卵引起脑部动脉栓塞等病变时尚可出现突然的偏瘫和失语。此型患者多无发热。

【辅助检查】

粪便中可找到虫卵或孵化出毛蚴。患者的血白细胞计数增高明显，可见类白血病反应。嗜酸性粒细胞明显增多为本病的特点之一。有时在脑脊液中可以找到虫卵。白细胞计数明显增高，以淋巴细胞为主。皮内试验、环卵沉淀试验（COPT）、间接血凝试验（IHA）、酶联免疫吸附试验（ELISA）等检查都可以应用，其中 COPT 是国内最常用的方法，有较高的敏感性和特异性。而 ELISA 为免疫学中最敏感和特异的方法，阳性率为 95%。CT 和 MRI 检查可见脑和脊髓病灶。

【治疗】

治疗首选吡喹酮，对各期各型血吸虫均有效。具体用法：①慢性血吸虫病，常用两日疗法，每次剂量为 10mg/kg，每日 3 次口服，总剂量为 60mg/kg；儿童体重 <30kg 者，总剂量为 70mg/kg；②急性血吸虫病，总剂量成人为 120mg/kg，儿童为 140mg/kg，3 次/日，口服，连服 4 日，体重超过 60kg 者按 60kg 计算；③晚期血吸虫病，成人总剂量为 90mg/kg，可用 5mg/（kg·d），3 次/日，连服 6 日。

第七节　艾滋病所致神经系统损害

获得性免疫缺陷综合征（acquired immuodeficiency syndrome，AIDS），简称艾滋病，是人类免疫缺陷病毒（HIV）引起的人体细胞免疫缺陷，导致一系列致病菌感染和肿瘤发生的致命性综合征。10%~27% 的艾滋病患者出现神经系统损害综合征。

【病原学及发病机制】

HIV 是反转录病毒科慢病毒亚科中的一种，包括 HIV-1 和 HIV-2 两种，HIV-1 的毒性与致病性均较 HIV – 2 为强。AIDS 的发病机制仍然不清楚 HIV – 1 病毒本身和其代谢产物均具有直接的致病作用，HIV – 1 还具有嗜神经的特点，可在中枢神经系统内长期存活，并直接感染而造成许多损害。

AIDS 特征性的病理生理变化是重度的免疫功能缺陷，HIV – 1 通过其膜上的一种糖蛋白 gp120 与 CD4 阳性的细胞结合，CD4 是 gp120 的受体，在人类 CD4 阳性的细胞主要为辅助性 T 细胞（Th），HIV – 1 进入该种细胞后，随着病毒的不断复制，通过细胞凋亡机制使之破坏，造成严重的免疫缺陷，使机体对许多机会性感染和某些肿瘤的易感性增加。目前证实 AIDS 主要传播途径：①性接触传播；②经血液传播；③母婴传播。高风险人群主要有男男性行为者、静脉注射毒品者、与 HIV 患者有性接触者、多性伴者、性传播感染者。

【临床表现】

1. HIV 原发神经系统感染

（1）急性原发性神经系统感染　初期可无症状，神经系统表现可为 HIV 的首发症状，包括急性可逆性脑病、急性化脓性脑膜炎、单发脑神经炎、急性上升性或横贯性脊髓炎、炎症性周围神经病。

（2）慢性原发神经系统感染　包括 AIDS 痴呆综合征、复发性或慢性脑炎、慢性进展性脊髓病、周围神经病。

2. 机会性中枢神经系统感染

（1）脑弓形体病　较常见，病情进展缓慢，发热、意识模糊、局灶性或多灶性脑病症状和体征，如头痛、脑膜刺激征、脑神经麻痹或轻偏瘫、癫痫发作等。

（2）真菌感染　常见有念珠菌和新型隐球菌感染等所致发热、头痛、呕吐、精神和神经症状。

（3）病毒感染　带状疱疹病毒、巨细胞病毒、单纯疱疹病毒等所致脑膜炎、脑炎和脊髓炎，乳头多瘤空泡病毒引起进行性多灶性白质脑病。

（4）细菌感染　以结核性脑膜炎多见，也可见金黄色葡萄球菌、分枝杆菌等引起脑膜炎。

3. 继发性中枢神经系统肿瘤　原发性淋巴瘤最常见，卡波西肉瘤罕见。

4. 继发性脑卒中　肉芽肿性脑血管炎可引起多发性血管闭塞，非细菌性血栓性心内膜炎继发脑栓塞，血小板减少导致脑出血或蛛网膜下腔出血。

【辅助检查】

HIV 患者的实验室检查主要包括 HIV 抗体检测、HIV 核酸定性和定量检测、CD4$^+$T 淋巴细胞计数、HIV 耐药检测等。HIV – 1/2 抗体检测是 HIV 感染诊断的金标准，HIV 核酸检测也用于 HIV 感染诊断。HIV 抗体检测包括筛查试验和补充试验，HIV 补充试验包括抗体补充试验（抗体确证试验）和核酸补充试验（核酸定性和定量检测）。HIV 核酸定量和 CD4$^+$T 淋巴细胞计数是判断疾病进展、临床用药、疗效和预后的两项重要指标；HIV 耐药检测可为抗逆转录病毒治疗（antiretroviral therapy，ART）方案的选择和更换提供指导。根据病情应进行皮肤、淋巴结、骨髓及胸膜活检、病毒和真菌血培养等检查，以排除机会感染和肿瘤。脑脊液病原学检查可帮助诊断巨细胞病毒感染、弓形体病或进行性多灶性脑白质病（PML），但阴性结果也不能排除。无症状 HIV 常有脑脊液异常，需严格排除其他疾病方可诊断。

【诊断】

需根据流行病学资料、临床表现、免疫学、病毒学检查综合判定，确诊要靠脑活检、HIV 抗原及抗体测定；肌电图和神经传导速度检测有助于诊断周围神经病和肌病。

【治疗】

尽管目前 HIV 感染尚不能治愈，但近年来在控制艾滋病进展、改善患者生活质量及延长寿命等方面已取得显著进步。HIV 感染抗病毒治疗必须求助于艾滋病治疗中心专家，包括抗 HIV 治疗，增强患者免疫功能和处理机会性感染及肿瘤等神经系统并发症，以及心理和社会支持。目前国内抗逆转录病毒药物共有五大类，分别为核苷酸反转录酶抑制剂（nucleotide reverse transcriptase inhibitors，NRTIs）、非核苷类反转录酶抑制剂（nonnucleoside reverse transcriptase inhibitors，NNRTIs）、蛋白酶抑制剂（protease inhibitors，PIs）、整合酶抑制剂（integrase strand tran–sfer inhibitors，INSTIs）及融合抑制剂（fusion inhibitors，FIs）。

【预后】

病情稳定进展或因伴机会性感染急剧恶化，半数 AIDS 患者在 1~3 年内死亡。

目标检测

答案解析

1. 单纯疱疹病毒性脑炎的临床表现有哪些？如何确诊？

2. 病毒性脑膜炎、化脓性脑膜炎、结核性脑膜炎、隐球菌性脑膜炎的脑脊液检查有何区别？

3. 简述结核性脑膜炎的临床表现及治疗。

4. 简述隐球菌性脑膜炎临床表现及治疗。

5. 结核性脑膜炎和隐球菌性脑膜炎如何鉴别诊断？

6. 脑囊虫病的临床类型有哪些？该如何治疗？

7. 神经梅毒如何诊断？治疗原则及治疗方案？

8. AIDS 神经系统损害有哪些？

（林　毅）

书网融合……

本章小结　　　　　微课　　　　　题库

第十一章　中枢神经系统脱髓鞘疾病

PPT

📖 学习目标

　　1. 掌握　多发性硬化及视神经脊髓炎的临床表现、诊断、鉴别诊断及处理原则。

　　2. 熟悉　多发性硬化及视神经脊髓炎的病因、发病机制、病理及其两者的异同；脑桥中央髓鞘溶解症的临床表现、诊断及鉴别诊断。

　　3. 了解　中枢神经系统脱髓鞘疾病的概念、分类及疾病特点；急性播散性脑脊髓炎的临床表现、诊断、鉴别诊断及治疗；脑桥中央髓鞘溶解症的病因、发病机制、辅助检查和治疗方法。

　　4. 学会常见中枢神经系统脱髓鞘疾病的相关理论知识，具备此类疾病的临床诊疗能力。

第一节　概　　述 📱微课

　　中枢神经系统（central nervous system，CNS）的髓鞘（myelin sheath）由包绕在有髓神经纤维轴突外面的少突胶质细胞构成，用于协助生物电信号的跳跃式传导并维持和保护神经元的正常功能。中枢神经系统脱髓鞘疾病（demyelinating diseases）是一组发生在脑和脊髓的以髓鞘变性及脱失为主要病理特征的具有高度异质性的疾病，根据病因又可分为遗传性和获得性两大类。遗传性中枢神经系统脱髓鞘疾病主要是由于参与髓鞘磷脂代谢的酶或结构蛋白的遗传性缺陷所致，属于脑白质营养不良的范畴，如异染性脑白质营养不良（metachromatic leukodystrophy）、肾上腺脑白质营养不良（adrenoleukodystrophy）、球形细胞脑白质营养不良（globoid cell leukodystrophy）等。而获得性中枢神经系统脱髓鞘疾病又分原发性免疫介导的炎性脱髓鞘疾病和继发其他疾病的脱髓鞘疾病。前者包括多发性硬化（multiple sclerosis，MS）、临床孤立综合征（clinically isolated syndrome，CIS）、视神经脊髓炎谱系病（neuromyelitis optic spectrum disorders，NMOSD）、同心圆性硬化（concentric sclerosis）、急性播散性脑脊髓炎（acute disseminated encephalomyelitis，ADEM），后者则可以由缺血、缺氧、中毒、营养缺乏、病毒感染等因素所致。

第二节　多发性硬化

　　多发性硬化（multiple sclerosis，MS）是青年人群中致残性非创伤疾病的常见病因，以中枢神经系统多发局灶性脱髓鞘病变为主要特点的自身免疫性疾病。其特征是临床发作以及神经影像学损伤的空间多发性（dissemination of lesions in space，DIS）及时间多发性（dissemination of lesions in time，DIT），近年来不断发展的磁共振成像（MRI）技术为 MS 的诊断和鉴别诊断提供了重要依据。根据 2017 年 MS McDonald 诊断标准，MS DIS 的影像学标准指脑室周围、皮层或近皮层、幕下或脊髓 4 个区域中至少有 2 个区域有 ≥1 个 T2 像病灶，而 DIT 的影像学标准则是在任何时间同时存在无症状的钆增强与非增强病灶，或与基线相比 MRI 检查可见新的 T2 像和/或钆增强病灶。

【病因及发病机制】

1. 病毒感染与自身免疫反应　MS 病因及发病机制迄今不明，考虑与儿童期某种病毒感染有关，如麻疹病毒、EB 病毒、6 型疱疹病毒、人类嗜 T 淋巴细胞病毒 I 型（HTLV - 1），但人们从未在 MS 患者脑组织中证实或分离出病毒。分子模拟（molecular mimicry）学说认为患者感染的病毒可能与 CNS 髓鞘蛋白或少突胶质细胞存在共抗原性，推测病毒感染后体内 T 细胞激活并生成病毒抗体，可与神经髓鞘的多肽片段，如髓鞘碱性蛋白（myelin basic protein，MBP）发生交叉反应，从而导致脱髓鞘病变。尽管 MS 通常被归类为一种器官特异性 T 细胞介导的自身免疫性疾病，但近年来，B 细胞耗竭疗法治疗 MS 的成功也挑战了标准的 T 细胞自身免疫学说。证明 B 细胞介导的体液免疫也参与了致病过程。

2. 遗传因素　MS 有明显的家族倾向，约 15% 的 MS 患者有一个罹患此病的亲属，单卵双胞胎患 MS 概率是双卵双胞胎的 6 ~ 10 倍。患者的一级亲属患病风险较一般人群高 12 ~ 15 倍。另外，MS 与某些人类白细胞抗原基因型，如 HLA - DRB1 相关联。

3. 环境因素　MS 发病率随纬度增高呈增加趋势，离赤道愈远发病率愈高。MS 高危地区包括美国北部、加拿大、冰岛、英国、北欧、澳洲的塔斯马尼亚岛和新西兰南部，患病率 ≥ 50/10 万。赤道国家发病率小于 1/10 万，亚洲和非洲国家发病率较低，约为 5/10 万。我国属于低发病区。另外，维生素 D 缺乏、吸烟及儿童期肥胖也与疾病的发生有相关性。吸烟、疲劳、换气过度和环境温度升高会使 MS 患者的神经功能短暂恶化，使其很容易与疾病复发相混淆。

【病理】

脱髓鞘斑块呈半透明状、边界清晰，最常见于脑室周围白质、视神经、脑干、小脑和脊髓。病变的特点是广泛的脱髓鞘、神经胶质增生、小胶质细胞活化，不同程度的轴索变性以及由 T 淋巴细胞和巨噬细胞组成的血管周围小灶性炎症浸润。

【临床表现】

起病年龄多在 20 ~ 40 岁，极少见于小于 10 岁的儿童及大于 60 岁的老人，女性多发，亚急性起病多见。85% ~ 90% 的 MS 患者首次发病时表现为临床孤立综合征，例如视神经炎、横贯性脊髓炎或脑干或小脑综合征，随之而来的是复发 - 缓解过程，病程最后通常会进行性加重。症状取决于病变部位和组织破坏程度，从轻微的间歇性发作到严重的持续性或进行性加重不等，往往体征多于症状。其余 10% ~ 15% 的患者发病隐匿并逐渐恶化。

1. 急性视神经炎　是 MS 最常见的表现之一。多表现为急性单侧痛性视力损伤，损伤程度从轻微到严重不等，但完全视力丧失的情况很少见。色盲和中央暗点或其他视野缺陷也很常见。相对性传入性瞳孔缺陷（RAPD）可能是 MS 视神经炎的唯一临床证据，眼底检查通常是正常的，但在 35% 的患者中可观察到视盘肿胀。但即使急性期视力损伤严重，往往也会在第 1 个月内自行恢复。在急性发作消退后通常出现视神经萎缩。

2. 运动症状　肢体无力在 MS 中很常见，并且可能急性发作，也可以慢性进行性加重。下肢比上肢更容易受到影响。但偏瘫并不常见。有时伸性跖反射是锥体束受损的唯一证据。

3. 感觉异常　肢体、躯干或面部针刺感、麻木感、蚁走感、烧灼感及定位不明确的感觉异常，也可以有深感觉异常。

4. 眼肌麻痹　部分患者出现眼肌麻痹及复视，可见水平性或水平加旋转性眼震，复视通常是由展神经损伤或内侧纵束受累引起的核间性眼肌麻痹所致。

5. 共济失调　部分患者有不同程度的共济失调，可出现眼震、意向性震颤、吟诗样语言，即 Charcot 三联征，仅见于晚期 MS 患者。

6. 精神症状　多表现为抑郁、易怒和脾气暴躁，部分患者出现欣快、兴奋，也可表现为淡漠、嗜睡、反应迟钝、智能低下、重复语言、猜疑和被害妄想等，可出现记忆力减退、认知障碍。

7. 发作性症状　指持续时间短暂、可被特殊因素诱发的感觉或运动异常。强直性痉挛、感觉异常、构音障碍、共济失调、癫痫和疼痛不适是较常见的 MS 发作性症状，部分患者出现痛性痉挛。被动屈颈时会诱发出刺痛感或闪电样感觉，自颈部沿脊柱放散至大腿或足部，称为莱尔米特征（Lhermitte sign），是因屈颈时脊髓局部的牵张力和压力升高、脱髓鞘的颈段脊髓后索受激惹所致。

8. 其他症状　膀胱功能障碍，包括尿频、尿急、尿潴留、尿失禁，以及性功能减退，常与脊髓功能障碍合并出现。

多发性硬化还可伴有周围神经损害及其他自身免疫性疾病，如风湿病、类风湿综合征、干燥综合征、重症肌无力等。

【临床分型】

通常按病程将 MS 分为以下 5 型（表 11-1），该分型与 MS 治疗决策有关。

表 11-1　MS 临床分型

复发缓解型 MS（RRMS）	临床最常见，约占 85%，疾病早期出现多次复发缓解，可急性发病或病情恶化，之后完全或部分恢复，两次复发之间病情无进展
继发进展型 MS（SPMS）	RR 型患者经过一段时间可转为此型，进行性加重不再缓解，伴或不伴急性复发
原发进展型 MS（PPMS）	约占 10%，发病后神经功能障碍在相当长的一段时间内逐渐进展
进展复发型 MS（PRMS）	临床罕见，在原发进展病程上伴发急性复发
良性型 MS（BMS）	约占 10%，病程呈现自发缓解

【辅助检查】

1. 脑脊液检查

（1）单个核细胞（mononuclear cell，MNC）　细胞数正常或轻度增高，一般在 15×10^6/L 以内，约 1/3 急性起病或恶化的病例可轻至中度增高，通常不超过 50×10^6/L，超过此值应排除其他疾病可能。脑干严重脱髓鞘时多达或超过 100×10^6/L，脑脊液细胞数增多是衡量疾病活动的指标之一。约 40% MS 病例脑脊液蛋白轻度增高。

（2）IgG 鞘内合成检测　IgG 往往升高。①CSF-IgG 指数（IgG 指数 = IgG-CSF/IgG-S ÷ Alb-CSF/Alb-S）：是 IgG 鞘内合成的定量指标，见于约 70% 以上的 MS 患者。②CSF-IgG 寡克隆区带（OB）：是 IgG 鞘内合成的定性指标，OB 阳性率可达 95% 以上。应同时检测脑脊液和血清 OB，只有 CSF 中存在 OB 而血清阴性才支持 MS 的诊断。

2. 诱发电位　包括视觉诱发电位（VEP）、脑干听觉诱发电位（BAEP）和体感诱发电位（SEP）等，50% ~90% 的 MS 患者可有一项或多项异常。

3. MRI 检查　是检出 MS 病变的主要手段，超过 95% 的新近诊断的 MS 患者存在脑部 MRI 异常。T2 加权成像上，脑病灶通常直径 3~15mm，圆形或卵圆形，位于脑室周围白质、胼胝体、半卵圆中心、近皮层区域、脑桥、第四脑室底、小脑脚或小脑半球，病灶长轴常垂直于脑室壁（图 11-1）；偶尔会有明显水肿、占位效应和环状增强的类瘤样病变；病程长的患者多数可伴室系统扩张、脑沟增宽等脑萎缩征象。复发性 MS 患者每出现一次临床恶化，就会发现 5~10 个新的或扩大的钆增强或 T2 加权像能显示的脑损伤，新损伤在 T1 加权像上呈"黑洞"样低信号。75% ~90% 的 MS 患者可通过 MRI 检测到脊髓病变，颈髓比胸髓更易受累，并且好发于侧索和后索的白质，病变通常占脊髓横截面积的不到一半，并短于两个脊髓节段。连续 MRI 检查还可以动态观察病灶的进展、消退、转归以及评价药物的疗效。

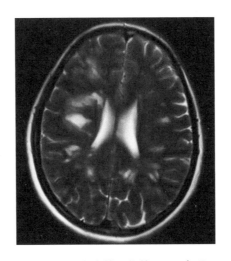

图 11 - 1　多发性硬化的 MRI 表现

头颅脑磁共振 T2 加权像可见双侧脑室旁大小不一与脑室
长轴垂直的类圆形病灶，以及近皮层下白质多发类圆形病灶。

【诊断】

目前采用的 MS 诊断标准完全基于临床资料：①病史和神经系统检查提示，中枢神经系统白质内同时存在两处以上病灶；②起病年龄在 10 ~ 50 岁；③有缓解 - 复发交替的病史，每次发作症状持续 24 小时以上；或呈缓慢进展方式而病程至少 1 年以上；④可排除其他病因。如符合以上四项，可诊断为"临床确诊的多发性硬化"；如①②中缺少一项，可诊断为"临床可能的多发性硬化"；如仅为一个发病部位，首次发病，可诊断为"临床可疑的多发性硬化"。

目前国内外普遍采用的诊断标准是 Poser 诊断标准（表 11 - 2）和 2017 年 McDonald 诊断标准。应注意不能根据任何单一症状或体征诊断 MS，应以提示中枢神经系统不同时间、不同部位病变的全部临床表现作为诊断依据。

表 11 - 2　Poser（1983 年）的诊断标准

诊断分类	诊断标准
临床确诊 MS	①病程中两次发作和两个分离病灶临床证据 ②病程中两次发作，一处病变临床证据和另一部位亚临床证据
实验室支持 MS	①病程中两次发作，一处病变临床证据，CSF OB/IgG（+） ②病程中一次发作，两个分离病灶临床证据，CSF OB/IgG（+） ③病程中一次发作，一处临床证据和一处亚临床证据，CSF OB/IgG（+）
临床可能 MS	①病程中两次发作，一处病变临床证据 ②病程中一次发作，两个不同部位病变临床证据 ③病程中一次发作，一处病变临床证据和另一部位病变亚临床证据
实验室支持可能 MS	病程中两次发作，CSF OB/IgG，两次发作需累及 CNS 不同部位，须间隔至少 1 个月，每次发作需持续 24 小时

⊕ 知识链接

临床孤立综合征及影像孤立综合征

中枢神经系统首次发生的单时相、单一病灶或多病灶的脱髓鞘疾病综合征。临床上包括视神经炎、脑干孤立综合征和脊髓孤立综合征，且临床症状应持续 24 小时以上。大多数临床孤立综合征（CIS）若干年后可能转化为 MS。没有神经系统症状和体征而影像学上发现高度提示 MS 的病损，则称为影像孤立综合征（RIS）。

【鉴别诊断】

1. 急性播散性脑脊髓炎（ADEM） 发病年龄相对年轻，起病快，多发生在感染或疫苗接种后，表现广泛的中枢神经系统病变，出现多灶性神经功能障碍，呈自限性，单相病程。常伴有意识障碍、高热、精神症状等。40%有丘脑病变，可累及胼胝体。

2. Susac 综合征 又称脑、视网膜、耳蜗微血管病，是一种以急性多灶性脑病、视网膜分支动脉阻塞（BRAO）、感音神经性耳聋三联征为典型临床表现的自身免疫性疾病。胼胝体及内囊点片状病灶和视力受损使其很容易与 MS 混淆，但眼底荧光造影及抗血管内皮细胞抗体阳性可予以鉴别。

3. 多发性脑梗死、各种原因引起的血管炎、脑干和脊髓血管畸形伴多次出血 发作可类似 MS 的复发，应通过详尽的病史、MRI 及 DSA 等进行鉴别。

4. 颈椎病脊髓型 可表现进行性痉挛性截瘫伴后索损害，应注意与脊髓型 MS 鉴别，脊髓 MRI 可确诊。

5. 原发性中枢神经系统淋巴瘤 可表现为中枢神经系统多发病灶及复发性，对激素治疗反应好，且脑室旁病损与 MS 斑块极为相似，但脑脊液寡克隆带缺如，脑活检可鉴别。

【治疗】

MS 治疗包括急性期治疗、疾病修正治疗（disease modifying therapy，DMT）及对症治疗。

1. 急性期治疗 抑制炎性脱髓鞘病变进展，防止急性期病变恶化，尽可能减轻残疾程度。

（1）甲泼尼龙（methylprednisolone） 可减轻炎症和水肿。大剂量短程疗法：最常用甲泼尼龙 1g/d 静脉滴注，连用 3~5 日，依据病情直接停药或改为口服泼尼松序贯治疗，每 3 日减半，直至停药，总疗程不超过 3 周。同时常规补钾、补钙及使用抗酸剂保护胃黏膜。

（2）血浆置换（plasma exchange，PE） 在急性复发加重的 MS 患者，即便再次使用大剂量激素冲击，仍推荐同时使用血浆置换，或者作为大剂量激素冲击治疗无反应患者的追加治疗。有研究表明即便是在发生急性脱髓鞘 2 个月后再使用血浆置换治疗仍可以观察到疗效。

（3）静脉滴注大剂量免疫球蛋白（IVIg） 目前疗效不确定，属二线或三线治疗，主要用于妊娠或产后不能使用激素治疗的患者。用法：每日 0.4g/kg，静脉滴注，连用 5 日。

2. 疾病修正治疗（DMT） 减少复发及 MRI 病灶数目，延缓疾病进展，提高生活质量。

（1）对于高度提示 MS 的临床孤立综合征（CIS）患者，以及尚不符合 MS 诊断标准但存在异常 MRI 病灶提示 MS 的患者推荐使用干扰素或醋酸格拉替雷治疗。

（2）对于复发缓解型 MS（RRMS）患者，在众多中效到高效的可用药物中，可以选择干扰素 β-1b、干扰素 β-1a、聚乙二醇干扰素 β-1a、醋酸格拉替雷、特立氟胺、富马酸二甲酯、克拉屈滨、芬戈莫德、奥扎莫德、西尼莫德、那他珠单抗、阿仑单抗、奥瑞珠单抗、奥法妥木单抗治疗，需根据疾病的严重程度及活动程度，与患者及家属充分讨论每种药物的不同安全性、耐受性及可能疗效，来进行治疗方案的选择。针对 RRMS 有两种治疗策略分别是进阶治疗和早期高效治疗。进阶治疗是指初始治疗后监测疾病活动性，如出现进展或再次发作则升级为更高效的治疗，进阶疗法强调的是安全性；而早期高效治疗则是指在诊断 RRMS 后即开始使用具有高效治疗作用的药物来快速控制炎症过程。近年的研究更推荐使用早期高效治疗。

（3）对于存在炎症活动证据（复发和/或 MRI 活动）的继发进展型 MS（SPMS）患者，推荐使用西尼莫德治疗，但也可以考虑使用本其他 DMDs。

（4）对于没有炎症活动证据（复发和/或 MRI 活动）的 SPMS 患者，尤其是年轻患者和近期开始进展的患者，可考虑使用西尼莫德或抗 CD20 单克隆抗体治疗。

（5）对于活动性 SPMS 患者，在没有其他治疗方法的情况下，可考虑使用米托蒽醌治疗。

（6）对于原发进展型 MS（PPMS）患者，可考虑使用奥瑞珠单抗治疗，尤其是对早期和存在活动性（临床和/或放射学）的患者。

3. 对症治疗 减轻神经功能障碍带来的痛苦。

（1）对急性疼痛，卡马西平可能有效；对神经病理性疼痛，度洛西丁、普瑞巴林可能有效；对痉挛性疼痛，可选巴氯芬、替扎尼定治疗。

（2）膀胱、直肠功能障碍可使用抗胆碱药物（如索利那新、奥西布林等）。尿液排空障碍患者可以间断导尿；混合性膀胱功能障碍患者可联合使用抗胆碱药物或抗肌痉挛药物。如出现神经源性膀胱、尿潴留严重，推荐尽早膀胱造瘘。

（3）焦虑抑郁或慢性疲劳综合征　可使用选择性 5 - 羟色胺再摄取抑制剂类药物治疗；心理治疗也有一定的效果。

（4）认知功能障碍缺乏疗效肯定的治疗方法，可使用胆碱酯酶抑制剂治疗。

【预后】

MS 是一种异质性极强的疾病，结局多变。急性发作后患者至少可部分恢复，MS 复发的频率和严重程度难以预测，但女性、发病年龄较小和发病 5 年后几乎没有残疾通常提示预后较好。男性、发病年龄较大、病程早期频繁发作、前两次发作之间间隔短、第一次发作后恢复不完全、快速导致残疾、小脑受累为首发症状以及从发病开始就进行性加重等往往提示预后不良。约半数发病后 10 年只遗留轻度或中度功能障碍，病后存活期可长达 20 ~ 30 年，但少数可于数年内死亡。

⇒ 案例引导

临床案例　患者，女，17 岁，因"反复发作性右眼视力下降 3 年，再发伴行走不稳 2 个月"入院。神经系统查体：右眼视力下降，粗测 1m 指数，右眼 RAPD（＋），余脑神经（－），四肢肌力、肌张力正常，腱反射等叩（＋＋），病理征未引出，感觉共济（－），闭目难立征（＋）。

辅助检查：血生化检查及风湿系列、肿瘤标志物均（－）。

腰椎穿刺脑脊液检查：压力 200mmH_2O，无色清亮，CSF - IgG 45.30mg/L（34mg/L），IgM 4.36mg/L（1.3mg/L），IgA 3.54mg/L（5mg/L），细胞学白细胞 6 个/ml，小淋巴细胞百分比 99%，一般单核细胞百分比 1%，乳酸 1.9mmol/L，CSF OB（＋），血 OB（－）。颅脑 MRI 见图 11 - 2。

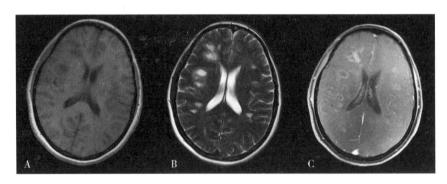

图 11 - 2　侧脑室周围、近皮层白质及颈髓多发点片状长 T1、
长 T2 异常信号，部分白质病灶强化

病情分析　根据患者的临床表现及复发 - 缓解的症状，结合脑脊液检查相关指标及影像学表现，考虑诊断为 MS。

问题　该患者的诊断，根据 Poser 诊断标准属于临床确诊还是实验室确诊？急性期和缓解期治疗方法有哪些？

第三节　视神经脊髓炎谱系疾病

视神经脊髓炎谱系疾病（neuromyelitis optica spectrum disorders，NMOSD）是一组自身免疫介导的以视神经炎（optic neuritis，ON）和纵向延伸的长节段横贯性脊髓炎（longitudinally extensive myelitis，LETM）为主要临床特征的 CNS 炎性脱髓鞘疾病。NMOSD 的发病机制主要与水通道蛋白 4 免疫球蛋白 G（aquaporin4 - IgG，AQP4 - IgG）相关，是不同于 MS 的独立疾病实体。

早在 1894 年，由 Devic 描述了一组视神经和脊髓相继严重受累的病例，最终命名为德维克病（Devic disease），又称视神经脊髓炎（neuromyelitis optica，NMO）。2004 年 Lennon 等发现并证实 AQP4 - IgG 富集于脊髓灰质、中脑导水管脑室周围的星形胶质细胞足突中，直接参与了 NMO 的发病。2006 年 Wingerchuk 将 AQP4 - IgG 纳入 NMO 诊断标准。随着人们对 AQP4 - IgG 研究的不断深入，人们发现某些局限形式的脱髓鞘疾病，如单发或复发性 ON、单发或复发性 LETM、伴有风湿免疫疾病或相关自身免疫抗体阳性的 ON 或 LETM 等，与 NMO 具有相同或类似的发病机制，Wingerchuk 等 2007 年将上述临床表型命名为 NMOSD。2015 年国际 NMO 诊断小组（International Panel for Neuromyelitis Optica Diagnosis，IPND）将经典的 NMO 及局限形式的 NMOSD 整合为广义概念的 NMOSD，并以 AQP4 - IgG 阳性与否制定了分层诊断标准。70% ~80% NMDSD 患者 AQP4 抗体阳性。

【病因及发病机制】

NMOSD 的病因尚未完全明确，可能与维生素 D 缺乏、EB 病毒感染等环境因素及遗传易感性有关，是以体液免疫为主，细胞免疫为辅的 CNS 炎性脱髓鞘疾病。NMOSD 为高复发、高致残性疾病，90% 以上为多时相病程，其中 40% ~60% 在 1 年内复发，约 90% 在 3 年内复发。自然病程患者中，约 50% 在 5~10 年内遗留严重的视觉功能或运动功能障碍。

【病理】

NMOSD 的病变部位主要在视神经、视交叉和脊髓（特别胸段与颈段）以及脑室周边，急性期病变的特点是广泛的脱髓鞘和轴索损伤，以及主要由巨噬细胞、B 淋巴细胞、嗜酸性粒细胞和粒细胞组成的炎细胞浸润，病灶内小血管周围有免疫球蛋白和补体激活产物沉积。髓内病变通常延伸大于 3 个脊柱水平，涉及灰质和白质，且通常伴有坏死。神经胶质增生、囊性变、空洞化和萎缩是慢性脊髓和视神经损伤的特征性病理改变。

【临床表现】

NMOSD 有 6 组核心临床症候：ON、急性脊髓炎、极后区综合征、急性脑干综合征、急性间脑综合征和大脑综合征；同时具有与之相对应的影像学特征性表现（表 11 -3）。

表 11 -3　NMOSD 的临床与 MRI 影像学特征

疾病	临床表现	MRI 影像特征
ON	急性起病，迅速达峰。多为双眼同时或相继发病，伴有眼痛，视功能受损，程度多严重：视野缺损，视力明显下降，严重者仅留光感甚至失明	眼眶：病变节段多大于 1/2 视神经长度，视交叉易受累。急性期视神经增粗、强化，可合并视神经周围组织强化。缓解期视神经萎缩、变细，形成双轨征。也可以为阴性

续表

疾病	临床表现	MRI 影像特征
急性脊髓炎	急性起病，多出现明显感觉、运动及尿便障碍。多有根性疼痛，颈髓后索受累可出现 Lhermitte 征。严重者可表现为截瘫或四肢瘫，甚至呼吸肌麻痹。恢复期易残留较长时期痛性或非痛性痉挛、瘙痒、尿便障碍等	脊髓病变长度多超过 3 个椎体节段，甚至可累及全脊髓。轴位多为横贯性，累及脊髓中央灰质和部分白质，呈圆形或 H 形，脊髓后索亦受累。少数病变可小于 2 个椎体节段。急性期病变肿胀明显，可呈亮斑样、斑片样或线样强化，脊膜亦可强化。缓解期长节段病变可转变为间断、不连续信号。部分可有萎缩或空洞形成
极后区综合征	不能用其他原因解释的顽固性呃逆、恶心、呕吐，亦可无临床症候	延髓背侧为主，轴位主要累及最后区域，矢状位呈片状或线状长 T2 信号，可与颈髓病变相连
急性脑干综合征	头晕、复视、面部感觉障碍、共济失调，亦可无临床症候	脑干背盖部、第四脑室周边、桥小脑脚；病变呈弥漫性、斑片状，边界不清
急性间脑综合征	嗜睡、发作性睡病、体温调节异常、低钠血症等，亦可无临床症候	丘脑、下丘脑、第三脑室周边弥漫性病变，边界不清
大脑综合征	意识水平下降、高级皮层功能减退、头痛等，亦可无临床症候	不符合经典 MS 影像特征，幕上病变多位于皮层下白质，呈弥漫云雾状。可以出现点状、泼墨状病变。胼胝体病变纵向可大于 1/2 全长，多弥漫，边界模糊。病变可沿锥体束走行，包括基底核、内囊后肢、大脑脚。少部分可为 ADEM 或 TDLs 表现，有轻度占位效应

注：NMOSD，视神经炎谱系病；ON，视神经炎；ADEM，急性播散性脑脊髓炎；TDLs，肿瘤样脱髓鞘病变。

【辅助检查】

1. 血清 AQP4 – IgG（NMO 抗体） 是具有高度特异性的诊断标志物，特异度高达 90%，敏感度约 70%。推荐使用基于细胞转染的免疫荧光技术（cell based transfection immunofluorescence assay，CBA）或流式细胞技术进行血清检测。

2. 脑脊液 脑脊液压力与外观正常，细胞数轻度增高，以淋巴细胞为主，一般不超过 100×10^6/L，约 1/3 的患者急性期白细胞计数 $> 50 \times 10^6$/L，以中性粒细胞为主；CSF 蛋白正常或轻度升高，蛋白增高在复发型较单相病程明显，可大于 1g/L；可出现寡克隆区带，CSF IgG 可明显升高。

3. MRI 检查 急性期视神经炎患者视神经或视交叉增粗、肿胀，可见"轨道样"强化，随着病情反复发作及进展视神经变细、萎缩。脊髓 MRI 显示脊髓内条索状的长 T1、长 T2 异常信号，88% 的复发型脊髓纵向融合病变超过 3 个脊柱节段，通常为 6 ~ 10 个节段，病灶多位于脊髓中部，累及大部分灰质及部分白质，可有占位效应及部分强化（图 11 – 3）。部分患者可伴有颅内病变，多在丘脑、第三脑室、导水管、脑桥被盖部及第四脑室周围，往往不强化。

4. 诱发电位 多数患者表现为视觉诱发电位（VEP）的异常，主要表现为 P100 潜伏期延长，波幅降低，少数患者 BAEP 出现异常。

5. 血清其他自身免疫抗体 40% ~ 60% 的 NMOSD 患者可伴有其他自身免疫性疾病抗体阳性。如髓鞘少突胶质细胞糖蛋白（myelin oligodendrocyte glycoprotein，MOG）抗体、抗核抗体、抗 SSA 抗体、抗 SSB 抗体、抗心磷脂抗体及甲状腺相关抗体等。

【诊断及鉴别诊断】

1. NMOSD 的诊断原则 以"病史 + 核心临床症候 + 影像特征 + 生物标记物"为基本依据，以 AQP4 – IgG 作为分层，并参考其他亚临床及免疫学 证据做出诊断，此外还需排除其他疾病可能。目前国内外普遍采用 2015 年国际 NMO 诊断小组（IPND）制定的 NMOSD 的诊断标准及推荐意见（表 11 – 4）。

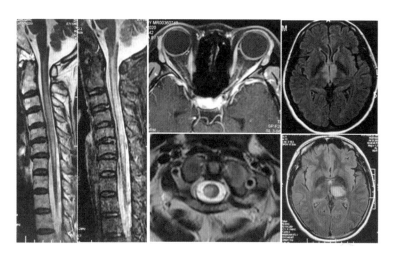

图 11-3 视神经脊髓炎谱系疾病的 MRI 表现

表 11-4 NMOSD 诊断标准（IPND, 2015）及推荐意见

AQP4-IgG 阳性的 NMOSD 诊断标准
　1. 至少 1 项核心临床症候
　2. 用可靠的方法检测 AQP4-IgG 阳性（推荐 CBA 法）
　3. 排除其他诊断
AQP4-IgG 阴性或 AQP4-IgG 未知状态的 NMOSD 诊断标准
　1. 在 1 次或多次临床发作中，至少 2 项核心临床特征并满足下列全部条件
　　（1）至少 1 项临床核心特征为 ON、急性 LETM 或延髓最后区综合征
　　（2）空间多发 2 个或以上不同的临床核心特征
　　（3）满足 MRI 附加条件
　2. 用可靠的方法检测 AQP4-IgG 阴性或未检测
　3. 排除其他诊断

    2. 鉴别诊断　NMOSD 的鉴别诊断至关重要，NMOSD 患者首次发作或病程在某一阶段 AQP4-IgG 检测均可能为阴性。对于早期或临床及影像特征不典型的病例，应该充分完善实验室及其他相关检查，同时与可能疾病相鉴别，并进行动态随访，查找相关支持或排除证据。对合并其他自身抗体阳性患者，如自身免疫性脑炎（autoimmune encephalitis, AE），需结合临床综合评价哪一个是责任致病抗体，切忌唯抗体论。NMOSD 主要与 MS、MOGAD 及 ADEM 等其他炎性脱髓鞘疾病鉴别（表 11-5），另外还要与神经白塞氏病、干燥综合征、急性脊髓炎、代谢性脊髓病、Leber 遗传性视神经变等相鉴别。

表 11-5　NMOSD 与 MS 及 MOGAD 的鉴别

特征	MS	NMOSD（AQP4-IgG 阳性）	MOGAD
生物标志物	CSF 特异性 OB 阳性	血清 AQP4-IgG 阳性	血清 MOG-IgG 阳性
女：男	3:1	(8~9):1	(1~2):1
常见发病年龄	30 岁	40 岁	儿童期较成人常见
病程	复发缓解型或慢性进展型	复发型多见	复发缓解型多见
临床表现	ON、部分性脊髓炎、脑干或小脑症状，认知功能障碍和累及其他 MS 典型脑区的症状	较严重 ON，LETM，极后区综合征，脑干综合征，急性间脑综合征，大脑综合征	复发性 ON，ADEM，脑炎或脑膜脑炎，视神经脊髓炎
脑部 MRI	累及皮层/近皮层、脑室旁、幕下；病灶直径 0.3~2cm；呈卵圆形、圆形、Dawson 指状征；急性期环形或开环强化；煎蛋征	无脑部病变，或不符合经典 MS 病变；累及极后区、四脑室、三脑室、中脑导水管、丘脑、下丘脑、胼胝体；病变弥漫、边界欠清	不符合经典 MS 病变；ADEM，累及皮层、丘脑、下丘脑、大脑脚、脑桥；急性期可伴有脑膜强化

续表

特征	MS	NMOSD（AQP4 - IgG 阳性）	MOGAD
脊髓 MRI	短节段病灶；偏心性病变	长节段病变（多长于 3 个椎体节段）；颈段及颈胸段最多受累；轴位呈横贯性；急性期肿胀明显，亮斑样强化；慢性病变可见脊髓萎缩，病变可不连续，呈空洞样	长节段病灶（长于 3 个椎体节段），部分短节段病灶，累及腰髓和圆锥；轴位呈横贯性
视神经 MRI	短节段或未见异常	病变长（长于视神经1/2），视神经后段或视交叉易受累	病变长，视神经前段易受累
CSF 细胞增多	轻度（<50% 患者）	常见（>70% 患者）	常见（>70% 患者）
治疗	免疫调节剂	免疫抑制剂	免疫抑制剂
预后	致残率高，与疾病进展相关	致残率高，与高复发率和发作时恢复	致残率低，发作后恢复较好

【治疗】

NMOSD 的治疗包括急性发作期治疗、预防复发治疗、对症治疗及康复治疗。

1. 急性发作期治疗

（1）首选大剂量甲泼尼龙冲击疗法　能加速 NMO 病情缓解。从 1g/d 开始，静脉滴注 3~4 小时，共 3 日，剂量阶梯依次减半，甲泼尼龙停用后改为泼尼松 60mg 每日 1 次口服，每 1 周减 5mg 减至 30mg 每日 1 次，再每 2-3 周每日减 5mg，直至减停。对激素依赖性患者，激素减量过程要缓慢，有些患者甚至需要长期小剂量维持。合并其他自身免疫疾病的患者，可选择激素联合其他免疫抑制剂如环磷酰胺治疗。

（2）血浆置换及免疫吸附治疗　一般建议置换 3~5 次，每次用血浆 2~3L，多数置换 1~2 次后见效。对甲泼尼龙冲击疗法反应差的患者，可能有一定效果。免疫吸附治疗可将患者的血浆通过额定免疫吸附柱选择性吸附致病性抗体和免疫复合物后再重新输回体内，起到类似血浆置换的作用，同时又无须血浆补充，有条件的医疗机构可以开展。

（3）静脉滴注免疫球蛋白（IVIg）　对大剂量甲泼尼松龙冲击疗效不佳的患者 IVIg 可能对 NMOSD 急性期残障功能恢复有益，用量为每日 0.4g/kg，静脉滴注，连用 5 天为一个疗程。应避免 IVIg 后马上进行 PE 治疗。在治疗过程中注意心脏负荷、高凝状态及变态反应等。

2. 预防复发治疗　需长期治疗，分为单克隆抗体药物及免疫抑制剂两大类。

（1）单抗类药物　选择性 IL6 - R 阻断、B 细胞耗竭等的单克隆抗体，如萨特利珠单抗（satralizumab）、利妥昔单抗（rituximab，RTX）。

（2）免疫抑制剂　包括吗替麦考酚酯（mycophenolate mofetil，MMF）、硫唑嘌呤、甲氨蝶呤、他克莫司及环磷酰胺等，可根据患者一般情况决定药物的使用。

3. 对症治疗　如痛性痉挛可以选用卡马西平、加巴喷丁或普瑞巴林，顽固性呃逆可以使用巴氯芬等。

4. 康复治疗及生活指导　NMOSD 的康复治疗非常重要，对伴有肢体、吞咽等功能障碍的患者，应早期在专业医生的指导下进行相应的功能康复训练。

【预后】

NMOSD 的临床表现往往较 MS 严重，可遗留有全盲或肢体瘫痪等严重残疾。NMOSD 预后较差，多数 NMOSD 早期的年复发率高于 MS。

第四节　急性播散性脑脊髓炎

急性播散性脑脊髓炎（acute disseminated encephalomyelitis，ADEM）是广泛累及脑和脊髓的急性炎症性脱髓鞘疾病，多为单相病程，儿童和青壮人多见，通常发生在感染后、出疹后或疫苗接种后，又称感染后、出疹后或疫苗接种后脑脊髓炎。

【病因及发病机制】

ADEM 的具体发病机制尚未完全明了，起初人们认为 ADEM 的发生与病毒感染或疫苗佐剂有关。目前认为 ADEM 是一种通过细胞免疫介导、针对中枢神经髓鞘蛋白的自身免疫性疾病。

【病理】

ADEM 的典型病理改变是散布于脑和脊髓的围绕在小、中等静脉周围的多灶性脱髓鞘病变，病灶直径从 0.1mm 到几毫米不等，淋巴细胞和单个核细胞围绕在静脉周围形成袖套样改变，多灶性脑膜浸润是另一个重要的病理特征，但多不严重。

【临床表现】

（1）该病好发儿童和青壮年，病前 1 个月内常有前驱感染史或疫苗接种史。急性起病，数日达高峰，多为散发，无季节性。

（2）临床出现多灶性神经功能缺损的症状，如脑和脊髓的弥漫性损害。脑实质受累表现为发热、头痛、意识障碍及精神异常等，常伴有局限性或全面性痫性发作，严重者迅速出现昏睡、昏迷、去脑强直发作，以及偏瘫、失语、视野缺损、脑神经麻痹和共济失调等。脊髓受累出现受损平面以下的四肢瘫痪或截瘫，传导束型感觉障碍及不同程度的括约肌功能障碍。

（3）出疹后脑脊髓炎通常见于发疹后 2~4 日，患者常在疹斑消退、症状改善时再次出现高热、抽搐、昏睡和深昏迷等。有些患者发生偏瘫或小脑损害综合征，也可发生横贯性脊髓炎。

（4）急性坏死出血性脑脊髓炎（acute necrotizing hemorrhagic encephalomyelitis）又称为急性出血性白质脑炎，被认为是 ADEM 的暴发型。常见于青壮年，病前 1~2 周内可有上呼吸道感染病史，起病急骤，病情凶险，症状体征在 2~4 日内到高峰，死亡率高。表现高热、意识模糊或昏迷进行性加深、烦躁不安、痫性发作、偏瘫或四肢瘫；CSF 压力增高、细胞数增多；脑电图示弥漫性慢波。

【辅助检查】

1. 实验室检查　外周血白细胞计数可增多，C 反应蛋白（CRP）可增高。

2. CSF　压力增高或正常，CSF 单个核细胞增多，蛋白轻度至中度增高，以 IgG 增高为主，寡克隆带可以阳性。

3. 脑电图　常见弥漫的 θ 和 δ 波，亦可见棘波和棘慢复合波。

4. 神经影像学　CT 显示白质内弥散性多灶性大片或斑片状低密度区，可见环形或结节状强化。MRI 可见脑和脊髓白质内散在多发的 T1 低信号、T2 高信号病灶，部分病灶可强化，脑室周围多见，深部灰质亦可受累，有助于 ADEM 与 MS 鉴别（图 11-4）。

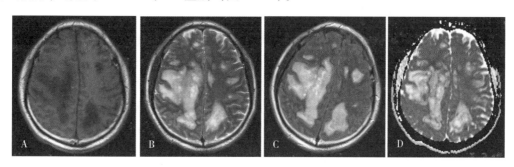

图 11-4　MRI 显示双侧放射冠区及胼胝体及颈髓内散在多发斑片状异常信号

【诊断及鉴别诊断】

1. 诊断 根据儿童及青壮年患者，感染或疫苗接种后急性起病的脑、脊髓多灶性弥漫性损害症状与体征；CSF 压力正常或增高，CSF 细胞增多、蛋白增高；脑电图示广泛中度异常；CT 或 MRI 显示脑和脊髓内多发散在病灶等可作出临床诊断。

2. 鉴别诊断

（1）多发性硬化（MS） 好发于成人，前期感染史不明显，一般呈复发 – 缓解的多相病程，临床表现以局灶的神经功能损害为主，全脑症状少见，影像学多见脑室周围椭圆形或线形病灶，与脑室邻近或垂直。ADEM 多见儿童，有感染史或疫苗接种史，急性单向病程，可有发热、意识障碍、精神症状等全脑症状明显。影像学可见弥漫的多灶性大片白质病变，深部灰质受累有助于 ADEM 诊断。

（2）单纯疱疹病毒性脑炎 单纯疱疹病毒性脑炎高热、抽搐常见，急性播散性脑脊髓炎相对较少见，脑脊液检查前者单纯疱疹病毒抗体效价增高，且单纯疱疹病毒性脑炎 MRI 表现大脑颞叶、额叶的长 T1、长 T2 异常信号，而 ADEM 则表现白质内多灶性病变。

【治疗】

1. 类固醇皮质激素 早期足量大剂量冲击治疗是治疗 ADEM 的主要措施，以后改为泼尼松或甲泼尼龙口服递减治疗。

2. 大剂量免疫球蛋白 静脉输注 0.4g/（kg·d）3～5 日，可单独使用或与类固醇皮质激素合用。

3. 对症支持治疗 高热昏迷者可采用物理降温或冬眠疗法；颅内压增高使用脱水剂，同时注意感染、加强营养，维持水、电解质平衡。

【预后】

ADEM 的预后与发病诱因和病情的严重程度有关，多在 2～3 周后开始好转，多数患者可以恢复，且成人患者较儿童型预后好。部分患者遗留运动障碍、认知障碍、视觉缺失及行为异常，个别患者反复癫痫发作。

第五节 弥漫性硬化和同心圆硬化

一、弥漫性硬化

弥漫性硬化（diffuse sclerosis）是由 Schilder 等在 1912 年首次报道，所以又称 Schilder 病，为亚急性或慢性进行性的脑白质脱髓鞘疾病，多见于儿童和青少年。

【病理】

脱髓鞘病变常侵犯整个脑叶或大脑半球，也可经胼胝体延伸至对侧，影响到对侧半球，多以一侧枕叶为主，累及半卵圆区，视神经、脑干和脊髓也可出现与 MS 相似的病灶，新鲜病灶可见血管周围淋巴细胞浸润和巨噬细胞反应，因此有人认为本病是发生于幼年或少年期重型 MS 的变异型。

【临床表现】

（1）幼儿或青少年期发病，男性较多。多呈亚急性、慢性进行性恶化病程。

（2）可早期出现如视野缺损、同向性偏盲及皮质盲等；随着病情进展出现智能减退、精神障碍、皮质聋、不同程度偏瘫或四肢瘫和假性延髓性麻痹等；可有痫性发作、共济失调、眼肌麻痹、眼球震颤、面瘫、失语症和大小便失禁等。

【辅助检查】

1. 脑电图 可见高波幅慢波占优势的非特异性改变。枕叶白质最易受累,故视觉诱发电位(VEP)多有异常。

2. 脑脊液 细胞数正常或轻度增多,蛋白轻度增高,一般不出现寡克隆带。

3. 影像学 颅脑 CT 显示脑白质大片状低密度区,以枕、顶和颞区为主,累及一侧或两侧半球,多不对称。颅脑 MRI 可见脑白质 T1 低信号、T2 高信号的弥漫性病灶。

【诊断及鉴别诊断】

儿童或青少年发病,亚急性或慢性进展性病程,表现为视力障碍、智能障碍、精神紊乱及运动障碍等脑实质广泛受损的表现,并结合神经影像学、腰穿脑脊液检查、脑电图、诱发电位等辅助检查综合判定。

【治疗】

本病目前尚无特效治疗方法。文献报道使用类固醇皮质激素、环磷酰胺或 β - 干扰素可缓解疾病进展,主要采取支持及对症治疗。

【预后】

本病预后不良。发病后呈进行性恶化,无缓解期,多数患者在数月至数年内死亡,但也有存活 10 余年的病例。死因多为合并感染。

二、同心圆硬化

同心圆硬化(concentric sclerosis)由 Marburg 等在 1906 年首次描述,直到 1928 年 Balo 等报道了 1 例尸检的病例才被人们广泛认识,所以又称 Balo 病,属于脑白质脱髓鞘疾病。其特点为病灶内髓鞘脱失带与髓鞘相对完好的区域呈同心圆层状交互排列,形成树木年轮状改变故得名。本病极为罕见,其临床特症与 Marburg 型多发性硬化相似,一般认为本病是 MS 的变异型。

【临床表现】

(1)多见于青壮年期(20 ~ 50 岁),慢性起病,多以精神障碍,如沉默寡言、淡漠、反应迟钝、无故发笑和重复语言等为首发症状,之后相继出现大脑弥漫性多灶性损害症状和体征,如头痛、轻偏瘫、失语、眼外肌麻痹、眼球浮动和假性延髓性麻痹等。

(2)MRI 显示额、顶、枕和颞叶白质洋葱头样或树木年轮样黑白相间类圆形病灶,低信号环为脱髓鞘区,等信号为正常髓鞘区,直径 1.5 ~ 3cm,3 ~ 5 个环相间。

【治疗】

可使用类固醇皮质激素治疗,也可尝试使用适用于 MS 的疾病修正治疗药物,重症伴高颅压者可使用甘露醇脱水降低颅内压,防止脑疝发生。

【预后】

多数患者经过合理治疗可恢复,极少数有复发,小部分重症进展型患者死亡或遗留有严重的神经功能缺损。

第六节　肾上腺脑白质营养不良

肾上腺脑白质营养不良(adrenoleukodystrophy,ALD)是一种 X 连锁不完全隐性遗传的过氧化物酶体病,是由编码过氧化物酶的 *ABCD*1 基因缺陷导致,属于脂肪酸代谢障碍,外周血或皮肤成纤维细胞内极长链脂肪酸（very long chain fatty acids，VLCFA）含量升高，并在脑和肾上腺皮质等组织中沉积，导致大脑白质进行性髓鞘脱失和肾上腺皮质功能障碍，并常伴有肾上腺皮质萎缩、睾丸间质纤维化和输精管萎缩等。可在任何年龄发病，临床分型包括脑型 ALD、肾上腺脊髓神经病型（adrenomyeloneuropathy，AMN）、小脑脑干型、单纯 Addison 病、无症状型和女性杂合子，大约 15% 的杂合子女性也可出现症状。其中脑型多见于儿童（31%～35%），而成年期患者多表现为脊髓神经病型（40%～46%）。

【病理】

ALD 特征性病理改变是髓鞘脱失。这种改变多从枕叶由后向前发展，逐渐累及顶叶、颞叶、额叶，病变呈对称性分布，常侵犯胼胝体压部，可伴有钙化。

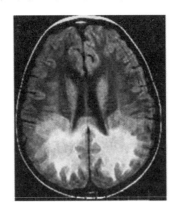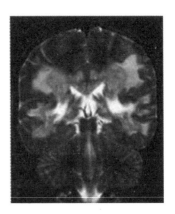

图 11 - 5　肾上腺脑白质营养不良的 MRI 表现
T2 加权像可见双侧脑室枕角周围白质蝶翼样异常信号

【临床表现】

1. 肾上腺脊髓神经病型（AMN）　是 ALD 最常见的临床表型，典型的临床表现是痉挛性截瘫、周围神经病变和肾上腺功能不全，从病程的第 2 个 10 年开始，可以出现性功能减退及括约肌功能障碍，也可出现共济失调及痴呆的表现。大约 15% 的杂合子女性也可出现症状。颅脑影像学改变可以早于临床症状出现。

2. 儿童脑型 ALD　预后最差。患者几乎全为男性，多在 5～14 岁发病，可有家族史，病情缓慢进展。2/3 患者有肾上腺皮质功能不全的表现，可在神经系统症状前后出现，任何患有不明原因 Addison 病的男孩都应考虑 ALD。精神行为异常和学习成绩退步是最常见的首发症状，后期出现进行性痴呆、皮层盲、视神经萎缩及锥体束损伤的体征，可能会出现吞咽困难和耳聋。癫痫发作常在疾病晚期出现。患者常在发病后 1～10 年进入植物状态，并死于肾上腺危象。成人脑型临床表现与儿童脑型相似，但始于青春期，病情相对进展比较慢。

3. 肾上腺皮质功能不足表现　如色素沉着、肤色变黑及低钠高钾血症。

【辅助检查】

1. 生化检测　血清皮质醇水平、尿 17 - 羟类固醇下降，血浆促肾上腺皮质激素（ACTH）升高。脑脊液蛋白常升高。外周血极长链脂肪酸水平升高。

2. 神经影像学　颅脑 CT 显示枕顶颞叶交界处，尤其是两侧脑室枕角周围白质大片对称的低密度区，周边可有强化，病灶内可有散在钙化。颅脑 MRI 显示两侧顶枕区白质内对称分布的蝴蝶状异常信号，由内向外、由后向前发展，无占位效应，病灶外缘可弥散受限并强化，小脑、脑干白质也可受累（图 11 - 5），半卵圆中心和皮层下白质常豁免。

【诊断】

进行性加重的神经功能缺损，精神行为异常、痉挛性瘫痪、周围神经病、皮层盲等，同时伴有肾上腺皮质功能减退和/或典型的颅脑 MRI 表现，应考虑 ALD 的可能，外周血中极长链脂肪酸升高及基因检测到 *ABCD*1 基因的致病性变异具有确诊价值。

【治疗】

（1）肾上腺皮质激素替代治疗可能延长生命，可部分缓解神经系统症状，但通常不能阻止髓鞘破坏。

（2）摄入富含不饱和脂肪酸饮食，避免摄入含长链脂肪酸食物。65% 的患者服用 Loreza 油（三芥酸甘油酯与三酸甘油酯按 4：1 混合）1 年后，血浆长链脂肪酸水平显著下降或正常，但不能改变已发生的神经系统症状。

（3）异体造血干细胞移植可以部分纠正 ALD 患者体内的代谢异常，但治疗成本及风险高，且不能纠正和逆转已经存在的神经功能缺损和影像学异常，故仅限于病程早期、尚未出现严重不可逆神经系统损害之前尝试使用，且在移植前一定要做好影像学的评估。

（4）ALD 患者在生育时以及曾经生育过 ALD 患儿的父母再生育时要进行优生优育和遗传咨询。

【预后】

该病预后较差，脑型及 AMN 型如未经干预通常在发病 1～10 日后死亡。少数轻型患者或女性携带者疾病进展缓慢，可仅有痉挛性瘫痪或周围神经病，并不影响生命。

第七节　脑桥中央髓鞘溶解症

1959 年，Adams 等首次描述了一种以脑桥基底部中央对称性髓鞘破坏为特征的疾病，并称为脑桥中央髓鞘溶解症（central pontine myelinolysis，CPM）。后来发现这种髓鞘的溶解也可以出现在脑桥外区域，如基底核区核团以及皮层，可能使用渗透性脱髓鞘会更为准确。

【病因及病理】

本病的病因不明，传统认为 CPM 的发生与脑内渗透压失衡有关。绝大多数患者存在低钠血症、血钠快速纠正至正常或过高水平的病史，其次是慢性酒精中毒和营养不良，其他还包括严重呕吐、腹泻或使用利尿剂导致的脱水，肾衰竭透析后、肝衰竭、肝移植后、癌症晚期、过度水化、心因性水中毒等。本病特征性病理特点是脑桥基底部髓鞘破坏，而神经细胞和轴索相对完好，无炎症细胞浸润。广泛对称性脱髓鞘病变也可波及丘脑及下丘脑核团、纹状体、内囊、杏仁核、外侧膝状体、大脑及小脑白质，称为脑桥外髓鞘溶解症（extrapontine myelinolysis，EPM），约占 CPM 病例的 10%。

【临床表现】

1. 本病为散发，任何年龄均可发生。半数以上患者为慢性酒精中毒、严重烧伤。

2. 神经系统体征和症状　通常在血钠快速纠正后的 2～3 日内出现，包括构音障碍或缄默、行为异常、明显的精神症状、眼外肌麻痹、延髓和假性延髓麻痹、腱反射亢进、四肢瘫、癫痫发作和昏迷等，可以出现完全或不完全闭锁状态。病情进展迅速，大多数患者在症状出现后数天或数周内死亡。

3. EPM　可导致共济失调、行为不规则、视野缺损或帕金森病、舞蹈手足徐动症、肌张力障碍。运动障碍的出现可伴有或不伴有桥外髓鞘溶解的影像学证据。

【辅助检查】

1. 影像学检查　病程早期颅脑 CT 可能正常，CT 异常包括脑桥基底部和/或桥外区域对称性低密度灶，无占位效应。而颅脑 MRI 更为敏感，显示脑桥中央对称性分布的长 T1、长 T2 病灶，冠状位呈特征性蝙蝠翼样或三叉戟样改变，急性期病灶可以弥散受限，在 DWI 呈高信号。磁共振波谱显示 N - 乙酰天冬氨酸（NAA）/肌酸（Cr）比值降低，胆碱（Cho）/Cr 比值增加，可能有助于诊断急性期 CPM。

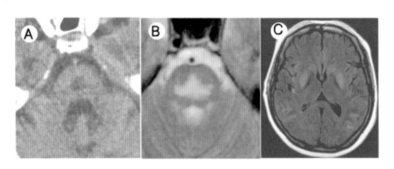

图 11 -6　CPM 及 EPM 的影像学表现

A. CPM 患者的颅脑 CT，显示脑桥中央对称性片状低密度改变；B. CPM 患者的颅脑 MRI T2 加权像，显示脑桥基底部
中央白质呈蝙蝠翼样高信号；C. EPM 患者的颅脑 MRI T2Flair 像，显示双侧尾状核、壳核及皮层异常信号。

2. 脑干听觉诱发电位（BAEP）　典型表现为 Ⅰ ~ Ⅴ 或 Ⅲ ~ Ⅴ 波间潜伏期显著延长，有助于确定脑桥病变，但不能确定病灶范围。

3. 脑电图检查　可能显示弥漫性低波幅慢波，无特异性。

4. 实验室检查　腰穿脑脊液蛋白和髓鞘碱性蛋白（MBP）水平可能升高。

【诊断及鉴别诊断】

1. 诊断　慢性酒精中毒、严重全身性疾病和低钠血症纠正过快的患者，突然出现四肢弛缓性瘫痪、假性延髓性麻痹，数日内迅速进展为闭锁综合征，应高度怀疑 CPM 可能，脑 MRI 有助于确诊。

2. 鉴别诊断　本病应与可逆性后部白质脑病、脑梗死、肿瘤、脑干脑炎等鉴别。

【治疗】

目前尚缺乏有效的疗法，以支持及对症治疗为主，积极处理原发病和预防并发症。

（1）纠正低钠血症时应缓慢，无症状的低钠血症患者可能不需要静脉补钠。激越精神错乱、癫痫发作或昏迷的患者应使用生理盐水治疗直至症状改善，谨慎给予高渗盐水。必须使用时应以每小时升高血清钠不高于 1mmol/L 的速度，24 小时升高不超过 8mmol/L 为宜。

（2）急性期可用甘露醇、呋塞米等。早期用大剂量甲泼尼龙冲击、血浆置换或静脉用丙种球蛋白可能会抑制本病进展。

【预后】

多数 CPM 患者预后极差，死亡率极高，可于数日或数周内死亡。少数存活者遗留有震颤、肌张力障碍或认知行为异常，偶有完全康复的患者。

目标检测

答案解析

1. 多发性硬化的临床表现有哪些特点？

2. 多发性硬化的诊断标准是什么？

3. 复发缓解型多发性硬化的疾病修正治疗策略是什么？

4. 视神经脊髓炎谱系病的核心症候群有哪些特点？

5. 急性播散性脑脊髓炎的临床表现有哪些特点？如何诊断？

6. 脑桥中央髓鞘溶解症的临床表现有哪些特点？

7. 患者，男，26 岁，因"疫苗接种后出现发热、四肢麻木无力伴尿储留 1 天"来诊。1 周前接种流感疫苗。既往体健。神经系统查体：高级皮层功能正常，脑神经外观（－），四肢肌力 4⁻ 级，腱反射（＋＋），双侧巴宾斯基征（－），双侧掌颏反射（＋），双侧平 C5 以下痛温觉减退。脑膜刺激征（－）。

患者下一步需要做什么检查？最可能的诊断是什么？应与哪些疾病鉴别？

（赵玉英）

书网融合……

本章小结

微课

题库

第十二章 运动障碍性疾病

PPT

📖 **学习目标**

1. **掌握** 帕金森病的临床特点、诊断、鉴别诊断及治疗；小舞蹈病的诊断及治疗。
2. **熟悉** 亨廷顿病的临床特点及诊断；特发性震颤、抽动秽语综合征、书写痉挛的临床特点。
3. **了解** 肌张力障碍及其他运动障碍性疾病的临床特点、诊断、鉴别诊断及治疗。
4. 学会常见运动障碍性疾病的诊断思路和治疗原则，具备诊治各类常见运动障碍疾病的能力。

运动障碍性疾病（movement disords），又称锥体外系疾病（extrapyramidal diseases），是一组以随意运动迟缓、不自主运动、肌张力异常、姿势步态障碍等运动症状为主要表现的神经系统疾病。

锥体外系是运动系统的一个组成部分，包括锥体系统以外的运动神经核和运动传导束，主要调节上、下运动神经元的功能，与锥体系统共同完成调节肌张力、协调随意运动、维持身体和姿势平衡的功能。

锥体外系的主要组成部分是基底神经节，简称基底核（basal ganglia），由尾状核、壳核、苍白球、黑质和丘脑底核等组成。基底核具有复杂的纤维联系，主要构成三个重要的神经环路。①皮质 – 皮质环路：大脑皮质→尾壳核→内侧苍白球→丘脑→大脑皮质。②黑质 – 纹状体环路：黑质与尾状核、壳核间往返联系纤维。③纹状体 – 苍白球环路：尾状核、壳核→外侧苍白球→丘脑底核→内侧苍白球。这些核团或环路的病变与运动障碍疾病的产生密切相关。例如，黑质 – 纹状体多巴胺能通路病变将导致基底核输出增加，皮质运动功能受到过度抑制，导致以强直 – 少动为主要表现的帕金森综合征；纹状体、丘脑底核病变可导致基底核输出减少，皮质运动功能受到易化，导致以不自主运动为主要表现的舞蹈症、投掷症。

基底核病变所表现的姿势与运动异常被称为锥体外系症状，大致分为三类，即肌张力异常（过高或过低）、运动迟缓、异常不自主运动（震颤、舞蹈症、投掷症、手足徐动症、肌张力障碍）。一般没有瘫痪，感觉及共济运动也不受累。根据临床特点，运动障碍性疾病一般可分为肌张力增高 – 运动减少和肌张力降低 – 运动过多两大症候群，前者代表性疾病为帕金森病，后者代表性疾病为亨廷顿病。

帕金森病的主要病理改变是黑质多巴胺能神经元变性死亡。以亨廷顿病为代表的各种舞蹈症的主要病变部位在纹状体，投掷症的病变部位在丘脑底核。某些以运动障碍为主要表现的疾病，如原发性震颤、肌张力障碍等，其病变部位尚未明确。

第一节 帕金森病 📱微课

帕金森病（Parkinson disease，PD），又称震颤麻痹（Paralysis agitans），是一种常见于中老年的神经系统变性疾病，临床上以静止性震颤、运动迟缓、肌强直和姿势平衡障碍为主要特征，由英国医师詹姆士·帕金森（James Parkinson）于1817年首先报道并系统描述。通常在40～70岁发病，50～60岁为发病高峰，发病率和患病率随着年龄的增长逐渐增高。流行病学研究显示，我国65岁以上人群中PD的患病率为1.7%且随年龄增长患病率上升。

【病因及发病机制】

由于PD病因和发病机制十分复杂，至今仍未完全明了，可能与以下因素有关。

1. 环境因素 研究发现，一些药瘾者服用含有人工合成的1-甲基-4-苯基-1，2，3，6-四氢吡啶（1-methyl-4-phenyl-1，2，3，6-tetrahydropyridine，MPTP）的哌替啶，或给猿猴注射MPTP，都可以出现酷似本病的某些病理变化、临床症状及生化改变。MPTP在脑内经单胺氧化酶B（MAO-B）催化转变为有毒性的1-甲基-4-苯基-吡啶离子（MPP+），后者被多巴胺转运体（DAT）选择性地摄入黑质多巴胺能神经元内，抑制线粒体呼吸链复合物I活性，使ATP生成减少，并促进自由基产生和氧化应激反应，导致多巴胺能神经元变性、丢失。

2. 遗传因素 PD在一些家族中呈聚集发病现象，约10%PD患者有家族史，呈不完全外显的常染色体显性或隐性遗传特征。到目前至少发现有24个单基因（Park1-22、28、29）是家族性帕金森病连锁的基因位点。*SNCA*、*LRRK2*等基因突变呈常染色体显性遗传，*Parkin*、*PINKI*、*DJ-I*、*PLA2G6*等基因突变呈常染色体隐性遗传。

3. 年龄因素 PD主要发生于50岁以上中老年人，40岁以前发病少见，提示年龄与发病有关。有关研究证实，随年龄增长，黑质多巴胺能神经元呈退行性变，多巴胺能神经元渐进性减少，纹状体内多巴胺递质水平逐渐下降，但其程度并不足以致病，只有多巴胺能神经元数目减少50%以上，纹状体多巴胺递质含量减少80%以上，才会出现PD的临床症状，所以年龄因素只是PD的促发因素。

目前普遍认为PD并非单因素所致，而是多因素交互作用下发病。基因突变可导致少数患者发病，基因易感性可使患病率增加，但并不一定发病，只有在环境因素、神经系统老化等因素的共同作用下，通过氧化应激、线粒体功能紊乱、蛋白酶体功能障碍、炎性和（或）免疫反应、钙稳态失衡、兴奋性氨基酸毒性、细胞凋亡等机制导致黑质多巴胺能神经元大量变性、丢失，才会导致发病。

【病理】

1. 基本病变 主要有两大病理特征：其一是黑质多巴胺能神经元及其他含色素的神经元大量变性丢失，尤其是黑质致密区多巴胺能神经元丢失最严重，丢失达50%以上方出现临床症状。其他部位含色素的神经元，如蓝斑、脑干的中缝核、迷走神经背核等也有较明显的丢失。其二是在残留的神经元胞浆内出现嗜酸性包涵体，即路易小体（Lewy body），由细胞质蛋白所组成的玻璃样团块，其中央有致密的核心，周围有细丝状晕圈。

2. 生化改变 黑质多巴胺能神经元通过黑质-纹状体通路将多巴胺输送到纹状体，参与基底核的运动调节。由于PD患者的黑质多巴胺能神经元显著变性丢失，黑质-纹状体多巴胺能通路变性，纹状体多巴胺递质水平显著降低。纹状体中多巴胺与乙酰胆碱两大递质系统的功能相互拮抗，两者之间的平衡对基底核运动功能起着重要调节作用。如纹状体多巴胺水平显著降低，则乙酰胆碱系统功能相对亢进。这种递质失衡及皮质-基底核-丘脑-皮质环路活动紊乱与PD的运动症状的产生密切相关，而中脑-边缘系统、中脑-皮质系统的多巴胺水平的显著降低是智能减退、情感障碍等高级神经活动异常的生化基础。多巴胺替代药物和抗胆碱能药物对PD的治疗原理正是基于纠正这种递质失衡。

【临床表现】

PD多见于60岁以后发病，40岁以前发病相对少见，平均年龄约55岁；男性略多于女性。隐匿起病，缓慢发展。主要表现为静止性震颤、肌张力增高、运动迟缓和姿势步态异常等运动症状，症状出现的先后顺序可因人而异，首发症状多为震颤。除此而外患者还会出现感觉、自主神经、精神障碍等非运动症状。

1. 运动症状（motor symptoms） 常始于一侧上肢，逐渐累及同侧下肢，再波及对侧上肢及下肢（呈 N 形）。

（1）静止性震颤（static tremor） 常为首发症状，多始于一侧上肢远端，静止状态时出现或明显，随意运动时减轻或停止，紧张或激动时加剧，入睡后消失。典型表现是拇指与示指呈"搓丸样"（pill - rolling）动作，频率为 $4 \sim 6Hz$。令患者一侧肢体运动如握拳或松拳，可使另一侧肢体震颤更明显，该试验有助于发现早期轻微震颤。少数患者可不出现震颤，部分患者可合并轻度姿势性震颤（postural tremor）。

（2）肌强直（rigidity） 主动肌和拮抗肌的肌张力都增高。检查时，增高的肌张力始终保持一致，而感到均匀的阻力，称为"铅管样强直"。如患者合并有震颤，则在屈伸肢体时可感到在均匀的阻力上出现断续的停顿，称为"齿轮样强直"。肌强直以肘和大关节明显，双侧不对称，可为首发症状。早期肌强直很轻，很难查出，可用增强法使之显现：检查上肢时，让患者用对侧手连续快速拍打大腿，检查侧上肢肌强直即变得明显。随着病情的进展，患者可出现特殊姿势，如头部前倾、躯干俯屈、上臂内收、肘关节屈曲、腕关节伸直、手指内收、拇指对掌、指间关节伸直、髋及膝关节均略为弯曲。

> **⊕ 知识链接**
>
> 近年来 Braak 提出了帕金森病发病的六个病理阶段，认为帕金森病的病理改变并非由中脑黑质开始，而是始于延髓Ⅸ、Ⅹ运动神经背核、前嗅核等结构，随疾病进展，逐渐累及脑桥→中脑→新皮质。这对于进一步认识帕金森病的早期病理改变，寻找到该病的早期生物标志物，对实现疾病的早期诊断及进行有效的神经保护治疗具有重要意义。

（3）运动迟缓（bradykinesia） 随意运动减少，动作缓慢、笨拙，表现为主动意向运动启动和执行的迟缓和拖延，表现为始动困难和动作缓慢。书写时字越写越小，呈现"小写征"。剃须、洗脸、刷牙、系鞋带和纽扣、穿脱鞋袜或裤子等动作困难。由于口、舌、腭及咽部等肌肉运动障碍而引起流涎、言语单调、低音量和吞咽困难等。因面部表情缺乏和瞬目动作减少，造成"面具脸"。联合运动迟缓，导致行走时上肢摆动减少或消失。

（4）姿势平衡障碍（postural instability） 行走时步态缓慢拖曳，步伐变小。启动困难是 PD 特征之一，严重患者完全不能起步，患者走路呈前冲小步，不能即停或转弯。若伴有躯干前屈症时，呈前冲小步向前追赶重心，不能及时止步，称为"前冲步态"或"慌张步态"。有时行走中全身僵硬，不能动弹，称为"冻结（Freezing）"现象。PD 的后期表现，姿势反射的丧失使患者丧失在运动中自发调节平衡的能力，故常常摔倒。最终患者独自站立不能，轻推即可摔倒。

2. 非运动症状（non - motor symptoms） 是常见和重要的临床征象，可先于或迟于运动症状。

（1）感觉障碍 疾病早期即可出现嗅觉减退（hyposmia）或睡眠障碍，嗅觉减退可出现在运动症状前，是 PD 早期特征，睡眠障碍可见于 30% 的 PD 患者，尤其是快速眼动期睡眠行为异常。中、晚期常有肢体麻木、疼痛。有些患者可伴有不安腿综合征（restless leg syndrome，RLS）。

（2）自主神经功能障碍 临床常见，如顽固性便秘、多汗、皮脂溢出增多、流涎。疾病后期也可出现性功能减退、排尿障碍、直立性低血压。

（3）精神障碍 近半数患者伴有抑郁，并常伴有焦虑。15% ~30% 的患者在疾病晚期发生认知障碍甚至痴呆，并可有各种幻觉，其中视幻觉多见。

【辅助检查】

1. 血、脑脊液 常规检查均无异常，脑脊液中的高香草酸（HAV）含量可降低。

2. 影像学检查　CT、MRI 无特征性改变，PET 或 SPECT 检查对早期诊断、鉴别诊断及监测病情有一定价值。PET 或 SPECT 进行特定的放射性核素检测，可显示脑内多巴胺转运体（DAT）功能显著降低，多巴胺递质合成减少，D2 型多巴胺受体功能早期失神经超敏、晚期低敏等。

3. 其他　嗅觉测试可发现早期患者的嗅觉减退。经颅超声（transcranial sonography，TCS）可通过耳前的听骨窗探测黑质回声，可以发现大多数 PD 患者的黑质回声增强。心脏间碘苯甲胍（metaiodobenzyl-guanidine，MIBG）闪烁照相术可显示心脏交感神经元的功能，研究早期 PD 患者的总 MIBG 摄取量减少。

【诊断及鉴别诊断】

1. 诊断　目前 PD 的临床诊断标准主要依据国际 PD 及运动障碍学会及我国 PD 及运动障碍学组和专委会制定的诊断标准（表 12-1）。

表 12-1　中国帕金森病的诊断标准（2016 版）

必备条件	1. 运动迟缓 2. 至少存在下列一项：肌强直或静止性震颤
支持标准	1. 患者对多巴胺能药物的治疗明且显著有效。在初始治疗期间，患者的功能可恢复或接近至正常水平。在没有明确记录的情况下，初始治疗的显著应答可定义为以下两种情况：①药物剂量增加时症状显著改善，剂量减少时症状显著加重。以上改变可通过客观评分（治疗后 UPDRS-Ⅲ评分改善超过 30%）或主观描述（由患者或看护者提供的可靠而显著的病情改变）来确定；②存在明确且显著的开/关期症状波动，并在某种程度上包括可预测的剂末现象 2. 出现左旋多巴诱导的异动症 3. 临床体检观察到单个肢体的静止性震颤（既往或本次检查） 4. 以下辅助检测阳性有助于鉴别帕金森病与非典型性帕金森综合征：存在嗅觉减退或丧失，或头颅超声显示黑质异常高回声（>20mm²），或心脏间碘苄胍闪烁显像法显示心脏去交感神经支配
绝对排除标准	1. 存在明确的小脑性共济失调，或者小脑性眼动异常（持续的凝视诱发的眼震、巨大方波跳动、超节律扫视） 2. 出现向下的垂直性核上性凝视麻痹，或者向下的垂直性扫视选择性减慢 3. 在发病后 5 年内，患者被诊断为高度怀疑的行为变异型额颞叶痴呆或原发性进行性失语 4. 发病 3 年后仍局限于下肢的帕金森样症状 5. 多巴胺受体阻滞剂或多巴胺耗竭剂治疗诱导的帕金森综合征，其剂量和时程与药物性帕金森综合征相一致 6. 尽管病情为中等严重程度（即根据 MDS-UPDRS，评定肌强直或运动迟缓的计分大于 2 分），但患者对高剂量（不少于 600 mg/d）左旋多巴治疗缺乏显著的治疗应答 7. 存在明确的皮质复合感觉丧失（如在主要感觉器官完整的情况下出现皮肤书写觉和实体辨别觉损害），以及存在明确的肢体观念运动性失用或进行性失语 8. 分子神经影像学检查突触前多巴胺能系统功能正常 9. 存在明确可导致帕金森综合征或疑似与患者症状相关的其他疾病，或者基于全面诊断评估，由专业医师判断其可能为其他综合征，而非帕金森病
警示征象	1. 发病后 5 年内出现快速进展的步态障碍，以至于需要经常使用轮椅 2. 运动症状或体征在发病后 5 年或 5 年以上完全不进展，除非这种病情的稳定是与治疗相关 3. 发病后 5 年内出现球麻痹症状，表现为严重的发音困难、构音障碍或吞咽困难（需进食较软的食物，或通过鼻胃管、胃造瘘进食） 4. 发病后 5 年内出现吸气性呼吸功能障碍，即在白天或夜间出现吸气性喘鸣或者频繁的吸气性叹息 5. 发病后 5 年内出现严重的自主神经功能障碍，包括：①直立性低血压，即在站起后 3 分钟内，收缩压下降至少 30mmHg（1mmHg=0.133 kPa）或舒张压下降至少 20mmHg，并排除脱水、药物或其他可能解释自主神经功能障碍的疾病；②发病后 5 年内出现严重的尿潴留或尿失禁（不包括女性长期存在的低容量压力性尿失禁），且不是简单的功能性尿失禁（如不能及时如厕）。对于男性患者，尿潴留必须不是由前列腺疾病所致，且伴发勃起障碍 6. 发病后 3 年内由于平衡障碍导致反复（>1 次/年）跌倒 7. 发病后 10 年内出现不成比例的颈部前倾或手足挛缩 8. 发病后 5 年内不出现任何一种常见的非运动症状，包括嗅觉减退、睡眠障碍（睡眠维持性失眠、日间过度嗜睡、快动眼期睡眠行为障碍）、自主神经功能障碍（便秘、日间尿急、症状性体位性低血压）、精神障碍（抑郁、焦虑、幻觉） 9. 出现其他原因不能解释的锥体束征 10. 起病或病程中表现为双侧对称性的帕金森综合征症状，没有任何侧别优势，且客观体检亦未观察到明显的侧别性

（1）临床确诊的 PD　需要具备：①不存在绝对排除标准；②至少存在 2 条支持标准；③没有警示征象。

（2）临床很可能的 PD　需要具备：①不符合绝对排除标准；②如果出现警示征象则需要通过支持

标准来抵消：如果出现 1 条警示征象，必须需要至少 1 条支持标准抵消；如果出现 2 条警示征象，必须需要至少 2 条支持标准抵消；如果出现 2 条以上警示征象，则诊断不能成立。

2. 鉴别诊断 本病应与其他原因导致的帕金森综合征区别，后者主要是由于药物、脑血管病变、脑炎、外伤等所致的继发性 PD，还应与其他神经变性疾病（症状性 PD）伴有类似 PD 的症状进行鉴别。

（1）继发性帕金森综合征 共同特点是有明确病因，如感染、药物、中毒、脑动脉硬化、外伤等，相关病史是鉴别诊断的关键。多种药物（如神经安定剂）均可引起药物性帕金森综合征，一般是可逆的。脑炎、中毒（如 CO 中毒）、头部外伤（如拳击手）亦可引起帕金森综合征。老年人基底核区多发性腔隙性梗死可引起血管性帕金森综合征，患者有高血压、动脉硬化及卒中史，步态障碍较明显，震颤少见，常伴假性延髓性麻痹、锥体束征、痴呆等。

（2）伴发于其他神经变性疾病的帕金森综合征 不少神经变性疾病具有帕金森综合征表现。这些神经变性疾病各有其特点，有遗传性，也有为散发性，除程度不一的帕金森症表现外，还有其他征象，如不自主运动、垂直性眼球凝视障碍（进行性核上性麻痹）、直立性低血压（MSA – P）、小脑性共济失调（MSA – C）、早期出现且严重的痴呆和视幻觉（路易体痴呆）、角膜色素环（肝豆状核变性）、皮质复合感觉缺失和锥体束征（皮质基底核变性）等。这些疾病所伴发的帕金森症状，常以强直、少动为主，静止性震颤很少见，多以双侧起病，对左旋多巴治疗不敏感。

（3）特发性震颤 有时误诊为 PD，发病年龄早，1/3 有家族史，姿势性或动作性震颤为唯一表现，无肌强直和运动迟缓，饮酒或服用普萘洛尔后震颤可显著减轻。

（4）抑郁症 可伴有表情贫乏、言语单调、随意运动减少，易误诊为 PD，但无肌强直和震颤，抗抑郁药治疗有效。此外这两种疾病也可同时存在（共病）。

⇒ 案例引导

临床案例 患者，女，50 岁，因"右手震颤 5 年加重 1 个月"就诊。患者 5 年前出现右手震颤，在做针线活时震颤加重，平日不活动时自觉震颤较轻，近几年震颤无明显加重。1 个月前因家中事故，患者睡眠不佳，震颤加重就诊。追问病史，其外祖母有头部震颤病史。无外伤、脑炎病史，无饮酒史及其他病史。其他肢体及面部无震颤。神经系统检查未见阳性体征。试用普萘洛尔后症状减轻。

病例分析 本例患者病程长，仅表现为右手震颤，肌张力不高，不影响日常工作和生活。患者服用普萘洛尔后症状减轻，因此诊断为特发性震颤。

【治疗】

（一）治疗原则

1. 综合治疗 PD 的治疗包括对运动症状和非运动症状的治疗，采取综合治疗，包括药物、手术、运动疗法、心理疏导及照料护理等。药物治疗作为首选，是整个治疗过程中的最主要治疗手段，手术治疗则是药物治疗的一种有效补充。目前应用的治疗手段，无论药物或手术，均只能改善症状，不能有效地阻止病情的发展，更无法治愈。治疗不仅立足当前，而且需长期管理，以达到长期获益。

2. 用药原则 以达到有效改善症状、提高工作能力和生活质量为目标。提倡早期诊断、早期治疗；坚持"剂量滴定"，以避免产生药物急性副作用，力求实现"以小剂量达到满意临床效果"；治疗不仅应遵循一般原则，也应强调个体化特点。不同患者的用药选择不仅要考虑患者的疾病特点，而且要兼顾患者的发病年龄、就业状况、有无共病、药物的副作用、经济承受能力等因素，尽可能避免、推迟或减少药物的副作用和运动并发症。

（二）药物治疗

1. 抗胆碱能药　主要有苯海索，常规剂量 1~2mg，口服，每日 3 次。主要适用于震颤明显且年轻的患者。对 60 岁以下的患者，要告知长期应用可能会导致认知功能下降，对 60 岁以上的患者最好不用，闭角型青光眼及前列腺肥大患者禁用。

2. 金刚烷胺（amantadine）　对少动、强直、震颤均有改善作用，对伴异动症患者可能有帮助。常规剂量 50~100mg，口服，每日 2~3 次，末次应在下午 4 时前服用。副作用主要有不宁、神志模糊、肢体远端网状青斑、踝部水肿等。肾功能不全、癫痫、严重胃溃疡、肝病患者慎用，哺乳期妇女禁用。

3. 左旋多巴及复方左旋多巴　是治疗本病最基本、最有效的药物，对震颤、强直、运动迟缓等均有较好疗效。左旋多巴（L-dopa）作为多巴胺（DA）合成前体可透过血-脑屏障进入脑内，被多巴胺能神经元摄取后转变成 DA 发挥替代作用。左旋多巴进入人体后 95% 在外周脱羧形成 DA，仅 1% 左右可通过血-脑屏障进入脑内发挥治疗作用。为减少其外周副作用、增强治疗效果，多用 L-Dopa 与外周多巴脱羧酶抑制剂（DCI）制成复方制剂，即复方左旋多巴，其用量较左旋多巴可减少 3/4。初始用量左旋多巴 125mg，复方左旋多巴 62.5~125mg，口服，每日 2~3 次，根据病情而渐增剂量及增加服药次数，至疗效满意和不出现不良反应为止。①复方左旋多巴缓释剂，有美多芭（madopar）和息宁（sinemet）；②复方左旋多巴控释剂，有美多芭液体动力平衡系统（madopar-HBS）和息宁控释剂（sinemet CR），特点是血药浓度比较稳定，且作用时间较长，有利于控制症状波动；③弥散型美多芭（madopar dispersible），为水溶剂，其特点是易在水中溶解，便于口服，吸收和起效快，且作用时间与常释剂相仿，适用于晨僵、餐后"关闭"状态、吞咽困难患者；④左旋多巴甲酯及乙酯：其特点适用于晚期伴严重运动并发症患者。

左旋多巴和复方左旋多巴的副作用有周围性和中枢性两类，前者为恶心、呕吐、低血压、心律失常（偶见），后者有症状波动、异动症和精神症状等。活动性消化道溃疡者慎用，闭角型青光眼、精神病患者禁用。

4. 多巴胺受体（DR）激动剂　有两种类型：麦角类（溴隐亭、培高利特）和非麦角类（普拉克索、罗匹尼罗、吡贝地尔）。目前多主张非麦角类 DR 激动剂为 PD 治疗的首选药物，尤其用于早发型患者病程初期。因为这类长半衰期制剂能避免对纹状体突触后膜 DR 产生"脉冲"样刺激，可以减少或推迟运动并发症的发生。DR 激动剂均应从小剂量开始，渐增剂量至获得满意疗效而不出现副作用为止。该药物副作用与复方左旋多巴相似，不同之处是症状波动和异动症发生率低，而直立性低血压、足踝水肿和精神异常（幻觉、冲动控制障碍、食欲亢进、性欲亢进等）发生率较高。麦角类 DR 激动剂会导致心脏瓣膜病变和肺胸膜纤维化现已不主张使用。

5. 单胺氧化酶 B（MAO-B）抑制剂　其能阻止脑内多巴胺降解，增加多巴胺浓度。与复方左旋多巴合用可增强疗效，改善症状波动，单用有轻度的症状改善作用。目前 MAO-B 抑制剂主要有司来吉兰和雷沙吉兰。司来吉兰的用法为 2.5~5mg，每日 2 次，应早、午服用，以免引起失眠；雷沙吉兰的用法为 1mg，每日 1 次，早晨服用；新剂型司来吉兰口腔黏膜崩解剂的吸收、作用、安全性均好于司来吉兰标准片，用法为 12.5~25mg/d。胃溃疡者慎用，禁与 5-羟色胺再摄取抑制剂（SSRI）合用。

6. 儿茶酚-氧位-甲基转移酶（COMT）抑制剂　主要有恩托卡朋和托卡朋，通过抑制左旋多巴在外周的代谢，使血浆中的左旋多巴保持稳定，托卡朋还能阻止脑内多巴胺降解，增加脑内多巴胺浓度。COMT 抑制剂与复方左旋多巴合用，不仅可以增强后者的疗效，而且有可能预防或延迟运动并发症的发生；在疾病中晚期应用复方左旋多巴疗效减退时可以添加恩托卡朋或托卡朋治疗。恩托卡朋每次 100~200mg，服用次数等于或少于复方左旋多巴次数，单用无效。托卡朋每次 100mg，每日 3 次，第一剂与复方左旋多巴同服，此后间隔 6 小时服用，可以单用，每日最大剂量为 600mg。副作用有腹泻、头痛、多汗、口干、转氨酶升高、腹痛、尿色变黄等。托卡朋有可能导致肝功能损害，须严密监测肝功能，尤其在用药前 3 个月。

7. 运动并发症的治疗 长期（5～12 年）应用左旋多巴会出现症状波动和运动障碍（异动症）等运动并发症，是 PD 中晚期患者常见的症状，调整服药次数、药物剂量、药物种类或优化联用可以进一步改善症状，手术治疗如脑深部电刺激术（DBS）等亦有帮助。

（1）症状波动的治疗 症状波动主要有剂末恶化（end of dose deterioration）、开－关现象（on－off phenomenon）。①剂末恶化：由于每次用药的有效时间缩短，症状随血药浓度发生规律性波动即出现剂末恶化，可以增加每日服药次数、增加每日总剂量（原先剂量不大的情况下）或改为控释剂；②开关现象：症状在突然缓解（开期）与突然加重（关期）间波动，开期常伴有异动症，多见于病情较为严重的中晚期患者，其发生与服药时间、血药浓度无关，无法预测开、关期发生的时间。治疗比较困难，使用 DR 激动剂或 DA 控释剂可能改善症状。

（2）异动症的治疗 异动症（abnormal involuntary movements，AIMs）又称为运动障碍（dyskinesia），包括剂峰异动症（peak－dose dyskinesia）、双相异动症（biphasic dyskinesia）和肌张力障碍（dystonia）。表现为舞蹈症、不自主运动、肌强直或肌阵挛，可累及头面部、四肢和躯干。①剂峰异动症：出现在用药 1～2 小时的血药浓度高峰期，与药物过量或多巴胺受体超敏有关，可以减少每次左旋多巴的剂量，晚期患者可加用 DR 激动剂，或加用 COMT 抑制剂、金刚烷胺、氯氮平等；②双相异动症：剂初和剂末均可出现，机制不清，可使用弥散型美多巴、增加服药次数，或加用 DR 激动剂以改善；③肌张力障碍：多发生于清晨服药前，可在睡前服用多巴胺控释片（息宁控释片）、DR 激动剂控释片（泰舒达控释片）或起床前服用弥散性美多巴。

（三）外科治疗

早期药物治疗显效，而长期药物治疗效果明显减退，同时出现异动症者可考虑手术治疗。手术仅改善症状，而不能根治疾病，术后仍需应用药物治疗，但可减少剂量。手术须严格掌握适应证，对于早期 PD、药物治疗显效的患者，不推荐手术治疗。手术对肢体震颤和（或）肌强直均有较好疗效，但对躯体性中轴症状如姿势步态障碍无明显疗效。手术方法主要有神经核毁损术和脑深部电刺激术（DBS），DBS 因其相对微创、安全和可调控性而作为主要选择。手术靶点包括苍白球内侧部、丘脑腹中间核和丘脑底核。

（四）中医、康复及心理治疗

中药、针灸和康复治疗作为辅助手段对改善症状可起到一定作用。对患者进行语言、进食、走路及各种日常生活能力训练和指导，日常生活帮助如在房间和卫生间设立扶手、防滑橡胶桌垫、大把手餐具等，可改善生活质量。教育与心理疏导也是不容忽视的辅助措施。

【预后】

本病是一种慢性进展性疾病，无法治愈。多数患者在疾病的前几年可继续工作，但数年后逐渐丧失工作能力。至疾病晚期，由于全身僵硬、活动困难，终至不能起床，最后常死于肺炎等各种并发症。

第二节 肝豆状核变性

肝豆状核变性（hepatolenticulardegeneration，HLD）又称威尔逊病（Wilson disease WD），于 1912 年由 Samuel A K Wilson 首先描述，是一种常染色体隐性遗传的铜代谢障碍疾病，以铜代谢障碍引起的，基底核损害为主的脑变性疾病为特点。临床上表现为进行性加重的锥体外系症状、精神症状、肝硬化、肾功能损害及角膜色素环（Kayser – Fleischer ring，K – F 环）。WD 是全球性疾病，世界范围的患病率约为 30/100 万，我国的患病率及发病率高于欧美。

【病因及发病机制】

本病的病因和发病机制十分复杂，曾有多种发病学说。目前认为 WD 是基因突变导致的遗传性疾病，其基因突变的数目众多，突变的类型复杂，纯合突变较少而复合杂合突变多见。已证实 *ATP7B* 基因突变是本病的主要原因，*ATP7B* 基因主要在肝脏表达，表达产物 P 型铜转运 ATP 酶（ATP7B 酶）位于肝细胞 Golgi 体，负责肝细胞内的铜转运，由于其功能部分或全部丧失，不能将多余的铜离子从组织细胞内转运出去，使过量铜离子在肝、脑、肾、角膜等组织沉积而致病。然而 ATP7B 酶如何改变导致发病，目前尚不清楚。

【病理】

神经系统的主要病理变化在豆状核与尾状核，大脑皮质、黑质、齿状核等处亦常可累及，神经元变性和数目减少，星形胶质细胞显著增生，局部发生软化甚至形成空洞。肝脏通常缩小、质地坚硬、表面有结节，属大结节性肝硬化。脾脏可肿大及充血。角膜边缘后弹力层及内皮细胞质内，有棕黄色的细小铜颗粒沉积（K – F 环）。

【临床表现】

WD 可在任何年龄发病，多见于 5 ~ 35 岁。本病隐匿起病，病程进展缓慢。WD 以肝和神经系统病损所致的临床症状最常见。神经症状出现越早者进展越迅速，如不及时治疗，可出现明显的延髓麻痹症状，进食和构音障碍，四肢屈曲挛缩，最后因肝衰竭或肺部感染等原因死亡。

1. 神经症状 主要是锥体外系症状，表现为肢体舞蹈样及手足徐动样动作、肌张力障碍、怪异表情、静止性或意向性震颤、肌强直、运动迟缓、构音障碍、吞咽困难、屈曲姿势及慌张步态等。20 岁之前起病常以肌张力障碍、帕金森综合征为主，年龄更大者多表现震颤、舞蹈或投掷样动作。小脑损害导致共济失调和语言障碍，锥体束损害出现腱反射亢进、病理反射和假性延髓麻痹等，下丘脑损害产生肥胖、持续高热及高血压，少数患者可有癫痫发作。病情常缓慢发展，呈阶段性缓解或加重。

2. 精神症状 主要表现为情感障碍和行为异常，如淡漠、抑郁、欣快、易激惹、幼稚或怪异行为等，少数有幻觉、妄想、人格改变等，甚至发生自杀行为。

3. 肝脏症状 约 80% 患者发生肝脏受损的征象。大多数表现为倦怠、无力、食欲缺乏、肝区疼痛、肝大或缩小、脾大及脾功能亢进、黄疸、腹水、蜘蛛痣、食管静脉曲张破裂出血及肝性脑病等非特异性慢性肝病的症状。10% ~ 30% 的患者发生慢性活动性肝炎，少数患者呈现无症状性肝、脾肿大，或仅转氨酶持续升高。因肝损害还可使体内激素代谢异常，导致内分泌紊乱，出现青春期延迟、月经不调或闭经、男性乳房发育等。

4. 眼部异常 K – F 环是眼部重要的体征（图 12 – 1），见于 95% ~ 98% 患者，绝大多数为双眼，个别为单眼。大多在出现神经系统受损征象时就可发现此环，位于角膜与巩膜交界处，在角膜的内表面上，呈绿褐色或金褐色，宽约 1.2mm，光线斜照角膜时看得最清楚，但早期常需用裂隙灯检查方可发现。少数患者可出现晶状体浑浊、暗适应下降及瞳孔对光反应迟钝等。

5. 其他 大部分患者有皮肤色素沉着，尤以面部及双小腿伸侧明显。铜离子在近端肾小管和肾小球沉积，造成肾小管重吸收障碍，出现肾性糖尿、蛋白尿、氨基酸尿等，少数患者可发生肾小管性酸中毒。尚有肌无力、肌萎缩、骨质疏松和软骨变性等。

【辅助检查】

1. 血清铜蓝蛋白及铜氧化酶活性 正常人铜蓝蛋白水平为 0.26 ~ 0.36g/L，WD 患者显著降低甚至

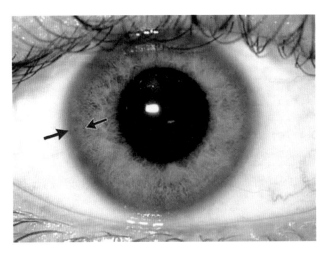

图 12 - 1　肝豆状核变性患者的 K - F 环

角膜与巩膜交界处宽约 1.2mm 金褐色环

为零。血清铜蓝蛋白降低是重要的诊断依据之一，但血清铜蓝蛋白水平与病情、病程及驱铜治疗效果无关。

2. 人体微量铜

（1）血清铜　正常人血清铜为 14.7 ~ 20.5μmol/L，90% 的 WD 患者血清铜降低。血清铜含量与病情、治疗效果无关。

（2）尿铜　大多数患者 24 小时尿铜含量显著增加，未经治疗时增高数倍至数十倍，服用排铜药物后尿铜进一步增高，待体内蓄积铜大量排出后，尿铜量又渐降低。这些变化可作为临床排铜药物剂量调整的参考指标。正常人尿铜排泄量少于 50μg/24h，未经治疗患者多为 200 ~ 400μg/24h，个别高达 1200μg/24h。对一些尿铜改变不明显的可疑患者可采用青霉胺负荷试验。口服青霉胺后正常人和未经治疗的患者尿铜均明显增高，但患者比正常人更显著。

（3）肝铜量　被认为是诊断 WD 的金标准之一。经体格检查及生化检查未确诊的病例测定肝铜量是必要的。绝大多数患者肝铜含量在 250μg/g（干重）以上（正常 50μg/g 干重）。

3. 肝肾功能　以肝损害为主要表现者可出现不同程度的肝功能异常，如血清总蛋白降低、γ - 球蛋白增高等；以肾功能损害为主者可出现尿素氮、肌酐增高及蛋白尿等。

4. 影像学检查　WD 脑部病变主要累及豆状核（壳核及苍白球）与尾状核，其次为丘脑、中脑（红核、黑质）、脑桥、小脑齿状核等，呈双侧对称性分布。MRI 常见的表现为两侧豆状核对称性 T1WI 低信号、T2WI 高信号。依据受累基底核区神经核团的不同，可分别表现为"啄木鸟""八字""双八字"和"展翅蝴蝶"样改变等征象，MRI 增强扫描病变区无明显强化。约 96% 患者的骨关节 X 线平片可见骨质疏松、骨关节炎或骨软化等，最常见于手部。

5. 离体皮肤成纤维细胞培养　经高浓度铜培养液传代孵育的患者皮肤成纤维细胞，其胞质内铜/蛋白比值远高于杂合子及对照组。

6. 基因检测　虽然是金标准，但因 WD 的突变位点和突变方式复杂，因此尚不能取代常规筛查手段。

【诊断及鉴别诊断】

1. 诊断　临床诊断主要根据 5 条标准：①神经和（或）精神症状；②原因不明的肝脏损害；③血清铜蓝蛋白降低和（或）24h 尿铜升高；④角膜 K - F 环阳性；⑤经家系共分离及基因变异致病性分析确定患者的 2 条染色体均携带 ATP7B 基因致病变异符合（①或②）+（③和④）或（①或②）+⑤时均可

确诊 WD;符合③+④或⑤但无明显临床症状时则诊断为 WD 症状前个体;符合前 3 条中的任何 2 条,诊断为"可能 WD",需进一步追踪观察,建议进行 *ATP7B* 基因检测,以明确诊断。

2. 鉴别诊断　本病临床表现复杂多样,鉴别诊断上应从肝脏及神经系统两个方面的主要征象考虑,须重点鉴别的疾病有肝炎、肝硬化、小舞蹈病、亨廷顿病、原发性肌张力障碍、帕金森病精神疾病等。

⊕ 知识链接

儿童血清铜蓝蛋白正常值

正常儿童血清铜蓝蛋白水平随年龄改变有特殊变化。新生儿只有成人的 1/5,以后迅速升高,在 2~3 个月时达到成人水平。12 岁前儿童血清铜蓝蛋白的矫正公式:矫正后铜蓝蛋白水平 = 血清铜蓝蛋白测定值 × [(15 - 年龄)×1.7]。血清铜氧化酶活性强弱,与血清铜蓝蛋白含量成正比,故测定铜氧化酶活性可间接反映血清铜蓝蛋白含量。

⇒ 案例引导

临床案例　患者,男,22 岁,因"双上肢抖动、言语困难半年余"入院。患者于半年前出现反应迟钝,失眠,并逐渐出现双上肢不自主抖动,动作笨拙不灵,行走缓慢,行走时双上肢不摆动;同时发现说话口齿不清,症状逐渐加重,渐至不语,曾至多家医院就诊。家族中无特殊病史。查体:表情呆板,问话不语,反应迟钝,强哭强笑。双手动作性震颤,四肢肌力正常,肌张力增高,步态欠稳,上肢不自然摆动。四肢腱反射活跃。裂隙灯检查:双角膜后弹性层明显 K - F 环;超声提示肝大;肝功能异常;尿铜 260μg/24h,血清铜蓝蛋白 0.05g/L;头部 MRI:脑室轻度扩大。

病情分析　本例患者为年轻男性,缓慢起病,主要表现为双手姿势性震颤、肌张力增高、步态欠稳准等锥体外系受损及反应迟钝、问话不语、强哭强笑等大脑皮质功能受损,且肝大及肝功能异常,提示肝脏同时受累,角膜 K - F 环为本病的特征性诊断依据之一。因此考虑诊断为肝豆状核变性。

问题　该病的治疗原则及治疗方法有哪些?预后如何?

【治疗】

(一)治疗目的

(1)排除积聚在体内组织过多的铜。

(2)减少铜的吸收,防止铜在体内再次积聚。

(3)对症治疗,减轻症状,减少畸形的发生。

(二)治疗原则

基本原则是低铜饮食、使用减少铜吸收和增加铜排出的药物;治疗愈早愈好,对症状前期患者也需及早治疗。

1. 低铜饮食　尽量避免食用含铜多的食物,如坚果类、巧克力、豆类、贝壳类、鸭鹅肉等,不用铜制的餐具及用具。

2. 减少铜吸收

(1)锌剂　能竞争性抑制铜在肠道吸收,促进粪铜排泄,尿铜排泄也有一定增加。锌剂可能增加肠细胞与肝细胞合成金属硫蛋白而减弱游离铜的毒性。常用的为硫酸锌、醋酸锌、葡萄糖酸锌及甘草锌等。

（2）四硫代钼酸铵（ammonium tetrathiomolybdate，TTM）　在肠黏膜中形成铜与白蛋白的复合物，后者不能被肠吸收而随粪便排出，并且能限制肠黏膜对铜的吸收。由于过量的钼可能滞留在肝、脾及骨髓内，故不能用作维持治疗。副作用较少，主要是消化道症状。

3. 促进尿铜排泄　各种驱铜药物均为铜络合剂，通过与血液及组织中的铜形成无毒的复合物而从尿中排出。

（1）D-青霉胺　是治疗 WD 病的一线药物，药理作用不仅在于络合组织中的过量游离铜从尿中排出，而且能与铜在肝中形成无毒的复合物而消除铜在游离状态下的毒性。青霉胺还有可能通过诱导肝细胞合成金属铜硫蛋白（coppermetallothionein），也有去铜毒的作用。成人初始剂量为 125~250mg/d，每 4~7 日增加 250mg/d，至最大剂量 1000~1500mg/d，维持剂量为 750~1000mg/d［或10~15mg/（kg·d）］，分 2~4 次服用。儿童初始剂量可以更低，逐步增加至 20mg/（kg·d），最大剂量为 750~1000mg/d；维持剂量为 10~20mg/（kg·d）。食物可影响 D-青霉胺的吸收，应餐前 1 小时或餐后 2 小时服用。D-青霉胺可干扰维生素 B_6 的代谢，治疗同时应补充维生素 B_6 10~30mg/d。有时需数月方起效，可动态观察血清铜代谢指标及裂隙灯检查 K-F 环监测疗效。少数患者可引起发热、药疹、白细胞减少、肌无力、震颤等，极少数可发生骨髓抑制、狼疮样综合征、肾病综合征等严重不良反应。

（2）二巯丙磺酸钠（sodium dimercaptosulphonate，DMPS）　是含有 2 个巯基的重金属螯合剂，水溶性好，可显著促进重金属的排泄。其驱铜作用是 D-青霉胺的 2.6 倍，治疗后神经症状加重等不良反应少于 D-青霉胺。成人剂量为 500~750mg，溶于 5% 葡萄糖注射液 500ml 中缓慢静脉滴注，每天 1 次，连续 5 日为 1 疗程；间隔 2 日，可重复多个疗程。儿童剂量为 10~20mg/（kg·d）。

（3）二巯丁二酸（dimercaptosuccinic acid，DMSA）是含有双巯基的低毒高效重金属络合剂，能与血中游离铜、组织中已与酶系统结合的铜离子结合，形成解离及毒性低的硫醇化合物从尿排出。副作用较轻，以牙龈出血和鼻出血较多，可有口臭、头痛、恶心、乏力、四肢酸痛等。

4. 中药治疗　大黄、黄连、姜黄、鱼腥草、泽泻、莪术等由于具有利尿及排铜作用而对 WD 有效，少数患者服药后早期出现腹泻、腹痛，其他不良反应少。须强调的是，单独使用中药治疗 WD，效果常不满意，中西医结合治疗效果会更好。推荐用于症状前患者、早期或轻症患者、儿童患者以及长期维持治疗者。

5. 对症治疗　有肌强直及震颤者可用金刚烷胺和（或）苯海索，症状明显者可用复方左旋多巴。依据精神症状酌情选用抗精神病药、抗抑郁药、益智药。无论有无肝损害均需护肝治疗。

6. 手术治疗　包括脾切除和肝移植。脾切除适用于：①严重脾功能亢进患者，因长期白细胞、血小板显著减少，经常出血和（或）感染；②患者不能用青霉胺或仅能用小剂量达不到疗效。经各种治疗无效的严重病例可考虑肝移植。

【预后】

本病早期诊断并早期驱铜治疗，一般较少影响生活质量和生存期，少数病情严重者预后不良。

第三节　小舞蹈病

小舞蹈病（choreaminor）又称 Sydenham 舞蹈病、风湿性舞蹈病，于 1686 年由 Thomas Sydenham 首先描述，是风湿热在神经系统的常见表现。本病多见于儿童和青少年，其临床特征为舞蹈样动作、肌张力降低、肌力减退和（或）精神症状。

【病因及发病机制】

早在 1780 年 Slott 已提出本病与风湿病有关，现已证实本病是由 A 组 β 溶血性链球菌感染引起的自身免疫反应所致。部分患儿咽拭子培养 A 族溶血性链球菌呈阳性，血液和脑脊液中可查到抗神经元抗体，该抗体能与尾状核、丘脑底核及其他部位神经元上的抗原结合。血清中的抗神经元抗体效价随着舞蹈症的好转而降低，随着病情加重而升高；提示机体对链球菌感染的免疫应答反应而产生的抗体，与某种未知基底核神经元抗原存在交叉反应，引起免疫炎性反应而致病。

【病理】

病理改变主要为黑质、纹状体、丘脑底核、小脑齿状核及大脑皮质充血、水肿、炎性细胞浸润及神经细胞弥漫性变性，有的病例出现散在动脉炎、点状出血，有时脑组织可呈现栓塞性小梗死，软脑膜可有轻度炎性改变，血管周围有少量淋巴细胞浸润。尸解病例中 90% 发现有风湿性心脏病。

【临床表现】

多见于 5 ~ 15 岁，男女比例约为 1：3。无季节、种族差异。病前常有上呼吸道感染、咽喉炎等病史。大多数为亚急性起病，少数可急性起病。

1. 舞蹈症　可以是全身性，也可以是一侧较重，主要累及面部和肢体远端。表现为挤眉、弄眼、噘嘴、吐舌、扮鬼脸，上肢各关节交替伸屈、内收，下肢步态颠簸，精神紧张时加重，睡眠时消失。患儿可能会用有意识的主动运动去掩盖不自主运动。不自主舞蹈样动作可干扰随意运动，导致步态笨拙、持物跌落、动作不稳、暴发性言语。舞蹈症常在发病 2 ~ 4 周内加重，3 ~ 6 个月内自发缓解。约 20% 的患儿通常在 2 年内会复发。

2. 肌张力低下和肌无力　可有明显的肌张力减低和肌无力。当患儿举臂过头时，手掌旋前（旋前肌征）。检查者请患儿紧握检查者的示、中指时能感到患儿手的紧握程度不恒定，时紧时松（挤奶妇手法或盈亏征）。有时肌无力可以是本病的突出征象，以致患儿在急性期不得不卧床。

3. 精神障碍　患儿常有焦虑、抑郁、情绪不稳、激惹、注意力缺陷、多动障碍、偏执 - 强迫行为等症状。有时精神症状为首发症状。

4. 其他　约 1/3 患儿可伴其他急性风湿热表现，如低热、关节炎、心瓣膜炎、风湿结节等。

【辅助检查】

1. 血清学检查　白细胞增多，血沉加快，C 反应蛋白效价升高，抗链球菌溶血素 "O" 效价增加；由于本病多发生在链球菌感染后 2 ~ 3 个月，甚至 6 ~ 8 个月，故不少患儿发生舞蹈样动作时链球菌检查常为阴性。

2. 喉拭子培养　可检出 A 族溶血型链球菌。

3. 脑电图及影像学检查　脑电图为轻度弥漫性慢活动，无特异性。多数患儿的头颅 CT 显示尾状核区低密度灶，MRI 显示尾状核、壳核、苍白球肿大，T2 加权像信号增强，随症状好转而消退。

【诊断及鉴别诊断】

1. 诊断　诊断主要依据儿童或青少年起病、有风湿热或链球菌感染史、亚急性或急性起病的舞蹈症，伴肌张力低下、肌无力或（和）精神症状应考虑本病。合并其他风湿热表现及自限性病程可进一步支持诊断。

2. 鉴别诊断　对无风湿热或链球菌感染史、单独出现的小舞蹈病需与其他原因引起的舞蹈症鉴别，如少年型亨廷顿病、神经棘红细胞增多症、肝豆状核变性、各种原因（药物、感染、脑缺氧、胆红素脑病）引起的症状性舞蹈病。还需与抽动秽语综合征、扭转痉挛鉴别。

→ **案例引导**

临床案例 患儿，女，10岁，因"情绪不稳2个月，面部、手足不自主动作1周"入院。入院前2个月家属发现患儿情绪不稳、易怒，学习成绩下降，上课时注意力不集中，一直未引起注意。1周前患儿开始出现面部、手足不自主动作，表现挤眉弄眼、噘嘴、吐舌，左侧肢体不自主动作明显，症状在情绪紧张时加重，睡眠后消失。3个月前患风湿性关节炎。家族中无类似疾病史。神经系统检查：神志清楚，言语流利，脑神经检查不能配合，可见挤眉弄眼、噘嘴、吐舌及左侧肢体不自主舞蹈样运动明显。四肢肌力稍减弱，肌张力减低，未引出病理征。头部 MRI：尾状核、苍白球、壳核肿大，呈长 T1 长 T2 信号。

病情分析 本例患者为10岁女童，3个月前患风湿性关节炎，病初表现为性格改变，逐渐出现自主舞蹈动作，无其他阳性体征，无其他病史。头部 MRI 可见基底核异常信号。因此考虑诊断风湿性舞蹈病。

问题 该病应与哪些疾病进行鉴别？该患者具体的治疗方法有哪些？

【治疗】

1. 一般治疗 在疾病发作期间应卧床休息，避免强光、嘈杂声音刺激。床垫、床围宜柔软，以免肢体因不自主运动而受伤。饮食以营养丰富且易于消化吸收的食物为主。

2. 对症治疗 对舞蹈症状可选用：①多巴胺受体拮抗剂，如氯丙嗪、氟哌啶醇、奋乃静或硫必利等；②多巴胺耗竭剂，如丁苯那嗪等；③增加 GABA 含量的药物，如丙戊酸钠等；④苯二氮䓬类，如地西泮、硝西泮则可更有效控制舞蹈症。上述各药的剂量应视患儿的年龄大小酌情增减，注意各种药物的副作用。

3. 病因治疗 在确诊本病后，无论病症轻重，均需应用抗链球菌治疗，一般应用青霉素80万U肌注，每日2次，1~2周为一疗程。以后可给予长效青霉素120万U肌注，每月1次。有人认为青霉素治疗应维持至少5年。不能使用青霉素的，可改用其他对链球菌敏感的抗生素，如头孢类抗生素。

4. 免疫疗法 鉴于患儿患病期间体内有抗神经元抗体，故理论上免疫治疗可能有效。可应用糖皮质激素，也有报道用血浆置换、免疫球蛋白静脉注射治疗本病，可缩短病程及减轻症状。

【预后】

本病为自限性，即使不经治疗，3~6个月后也可自行缓解，适当治疗可缩短病程。约1/4患儿可复发。

第四节　亨廷顿病

亨廷顿病（Huntington disease，HD）又称亨廷顿舞蹈病（Huntington chorea）、慢性进行性舞蹈病（chronic progressive chorea）、遗传性舞蹈病（hereditary chorea），于1842年由 Waters 首先报道，1872年由美国医师 George Huntington 系统描述而得名，是一种常染色体显性遗传的基底核和大脑皮质变性疾病，临床上以隐匿起病、缓慢进展的舞蹈症、精神异常和痴呆为特征。本病呈完全外显，受累个体的后代患病率为50%，可发生于所有人种，白种人发病率最高。

【病因及发病机制】

本病的致病基因 IT15（interesting transcript 15）位于第4号染色体4p16.3，基因的表达产物为约含

3144 个氨基酸的多肽，命名为 Huntingtin，在 *IT*15 基因 5′端编码内的三核苷酸（CAG）$_n$ 重复序列拷贝数异常增多。拷贝数越多，发病年龄越早，临床症状越重。在 Huntingtin 内，（CAG）$_n$ 重复编码一段长的多聚谷氨酰胺功能区，故认为本病可能由于一种毒性的功能获得所致。

【病理及生化改变】

1. 病理变化　主要位于纹状体和大脑皮质，黑质、视丘、视丘下核，齿状核亦可轻度受累。大脑皮质突出的变化为皮质萎缩，特别是第 3、5 和 6 层神经节细胞丧失，合并胶质细胞增生；尾状核、壳核神经元大量变性、丢失，投射至外侧苍白球的纹状体传出神经元较早受累，是引起舞蹈症的基础；随疾病进展，投射至内侧苍白球的纹状体传出神经元受累，是导致肌强直及肌张力障碍的原因。

2. 生化改变　纹状体传出神经元中 γ-氨基丁酸、乙酰胆碱及其合成酶明显减少，多巴胺浓度正常或略增加；与 γ-氨基丁酸共存的神经调质脑啡肽、P 物质亦减少，生长抑素和神经肽 Y 增加。

【临床表现】

本病多见于 30~50 岁，偶见儿童、青少年和老年患者。患者的连续后代中有发病提前倾向，称为遗传早现（anticipation），父系遗传（paternal descent）的遗传早现更明显。绝大多数有阳性家族史。隐匿起病，缓慢进展，男女均可发病。患者子女约半数可得病。

1. 锥体外系症状　以舞蹈样不自主运动最常见、最具特征性，通常为全身性，程度轻重不一，典型表现为手指弹钢琴样动作和面部怪异表情，累及躯干可产生舞蹈样步态，可合并手足徐动及投掷症。随着病情进展，舞蹈样不自主运动可逐渐减轻，而肌张力障碍及动作迟缓、肌强直、姿势不稳等帕金森样症状渐趋明显。

2. 精神症状　可表现为情感、性格、人格改变及行为异常，如抑郁、激惹、幻觉、妄想、暴躁、冲动、反社会行为等。患者常表现出注意力减退、记忆力减退及认知障碍，呈进行性加重。

3. 其他　快速眼球运动（扫视）常受损。可伴癫痫发作，舞蹈样不自主运动大量消耗能量可使体重明显下降，睡眠和性功能障碍常见。晚期出现构音障碍和吞咽困难。

【辅助检查】

1. 基因检测　CAG 重复序列拷贝数增加，大于 40 具有诊断价值。该检测结合临床，特异性高、价值大，几乎所有的病例可通过该方法确诊。

2. 电生理及影像学检查　脑电图呈弥漫性异常，无特异性。CT 及 MRI 显示大脑皮质和尾状核病变，脑室扩大。MRI T2 加权像示尾状核、壳核高信号。MR 波谱（MRS）示大脑皮质及基底核乳酸水平增高。^{18}F-脱氧葡萄糖 PET 检测显示尾状核、壳核代谢明显降低。

【诊断及鉴别诊断】

1. 诊断　根据发病年龄，慢性进行性舞蹈样动作、精神症状和痴呆，结合家族史可诊断本病，基因检测可确诊，还可发现临床前期患者。

2. 鉴别诊断　本病应与小舞蹈病、良性遗传性舞蹈病、发作性舞蹈手足徐动症、老年性舞蹈病、棘状红细胞增多症、肝豆状核变性、迟发性运动障碍鉴别。

【治疗】

缺乏特异性的治疗方法。目前主要采用对症治疗。对舞蹈症状可选用：①多巴胺受体阻滞剂，氟哌啶醇 1~4mg，口服，每日 3 次；氯丙嗪 12.5~50mg，口服，每日 3 次；奋乃静 2~4mg，口服，每 3 次；硫必利 0.1~0.2g，口服，每日 3 次。均应从小剂量开始，逐渐增加剂量，用药过程中应注意锥体外系副作用；②中枢多巴胺耗竭剂，氘代丁苯那嗪为囊泡单胺转运体 2（VMAT2 抑制剂）。

【预后及预防】

本病病程 10 ~ 25 年，平均 19 年。对确诊患者的家族成员应给予必要的遗传咨询和检测，注意诊断临床病例，做好优生优育指导。患者晚期多死于并发症。

第五节　肌张力障碍

肌张力障碍（dystonia）是一种不自主、间歇或持续性的肌肉收缩引起的异常重复运动和（或）姿势异常的综合征。

目前主要以临床特征及病因为两大主线为基础进行分类。按照临床特征分类：发病年龄（婴幼儿期、儿童期、青少年期、成年早期、成年晚期）、症状分布（局灶型、节段型、多灶型、偏身型、全身型）、时间模式（疾病进程：稳定型、进展型；变异性：持续型、动作特异型、发作型、日间波动型等）、伴随症状（单纯型、复合型、复杂型）；按照病因学分类：神经系统病理性（有神经系统退行性变证据、有结构性病变证据、无神经系统退行性变或结构性病变证据）、遗传或获得性、特发性。

【病因及发病机制】

原发性肌张力障碍多为散发，少数有家族史，呈常染色体显性或隐性遗传，或 X 染色体连锁遗传，大部分是由于 *DYT1* 基因突变所致，最多见于 7 ~ 15 岁儿童或少年。

继发性肌张力障碍指有明确病因的肌张力障碍，累及纹状体、丘脑、蓝斑、脑干网状结构等引起，见于感染、变性、中毒、代谢障碍、脑血管病、外伤、肿瘤、药物等。

发病机制不详。曾有报道脑内一些区域的去甲肾上腺素、多巴胺和 5 - 羟色胺等递质浓度异常。可能存在额叶运动皮质的兴奋抑制通路异常，而导致皮质感觉运动整合功能障碍。

【病理】

原发性扭转痉挛可见非特异性的病理改变，包括壳核、丘脑及尾状核的小神经元变性死亡，基底核的脂质及脂色素增多。继发性扭转痉挛的病理改变取决于原发疾病，特征随原发病不同而异。痉挛性斜颈、Meige 综合征、书写痉挛和职业性痉挛等局灶型肌张力障碍无特异性病理改变。

【临床表现】

肌张力障碍可波及肢体和躯干的不同部位，呈现不同的临床表现。

1. 扭转痉挛（torsion spasm）　是指全身性扭转性肌张力障碍（torsion dystonia），临床上以四肢躯干甚至全身剧烈而不随意的扭转运动和姿势异常为特征。按病因可分为原发性和继发性两型。

原发性扭转痉挛在各种年龄均可发病，在儿童期起病，多数有家族史。早期表现为一侧或两侧下肢的轻度运动障碍，足呈内翻跖曲，行走时足跟不能着地，随后躯干和四肢发生不自主的扭转运动。最具特征性的是以躯干为轴的扭转或螺旋样运动。常引起脊柱前凸、侧凸和骨盆倾斜。颈肌受累则出现痉挛性斜颈。面肌受累时则出现挤眉弄眼歪舌、舌伸缩扭动等。舌肌与咽喉肌受侵，则呈现舌头时而伸出、时而缩回或时而在口内扭动等不自主动作，并有构音和吞咽障碍。肌张力在扭转运动时增高，扭转运动停止后则转为正常或减低。自主运动或精神紧张时扭转痉挛加重，睡眠时完全消失。严重者不能从事正常的活动。晚期可因骨骼畸形、肌肉挛缩而导致严重残废。少数患者有智能减退。锥体束和感觉系统无异常。病程多缓慢。

常染色体显性遗传者的家族成员中，可有多个同病成员或有多种顿挫型局限性症状，如眼睑痉挛、斜颈、书写痉挛、脊柱侧弯等症状，且多自上肢开始，可长期局限于起病部位，即使进展成全身型，症状亦较轻微。

2. Meige 综合征　1910 年由法国医师 Henry Meige 首先描述，主要表现为眼睑痉挛（blepharo-spasm）和口 – 下颌肌张力障碍（oromandibular dystonia）。可分为三型：Ⅰ型，眼睑痉挛；Ⅱ型，眼睑痉挛合并口 – 下颌肌张力障碍；Ⅲ型，口 – 下颌肌张力障碍。第Ⅱ型为 Meige 综合征的完全型；第Ⅰ、Ⅲ型为不完全型。临床上主要累及眼肌和口、下颌部肌肉。眼肌受累者表现为眼睑刺激感、眼干、畏光和瞬目频繁，后发展成不自主眼睑闭合，痉挛可持续数秒至数分钟。多数为双眼，少数由单眼起病，渐累及双眼，影响读书、行走，甚至导致功能性"失明"。眼睑痉挛常在精神紧张、强照射、阅读、注视时加重，在讲话、唱歌、张口、咀嚼、笑时减轻，睡眠时消失。口、下颌肌受累者表现为张口、闭口、撇嘴、咧嘴、缩唇、伸舌扭舌、呲牙、咬牙等。严重者可使下颌脱臼，牙齿磨损以至脱落，撕裂牙龈，咬掉舌和下唇，影响发声和吞咽。痉挛常由讲话、咀嚼触发，触摸下颌、压迫颏下部等可获减轻，睡眠时消失。

3. 痉挛性斜颈（spasmodic torticollis）　可发生于任何年龄，以中年多见，女性多于男性，起病缓慢，少数骤然急起。颈部的深浅肌肉均可受累。以胸锁乳突肌、斜方肌为主的颈部肌肉发生不自主收缩，引起头向一侧扭转或阵挛性倾斜。早期表现为发作性头向一侧转动或前屈、侧倾、后仰，晚期头常固定于某一异常姿势。肌肉呈强直性收缩，质硬而肥大。紧张、激动和劳累后痉挛的频度和程度加重，手托下颌、面部或枕部时减轻，睡眠时消失。患者常可伴有头部不自主晃动、震颤、颈部疼痛、抑郁、焦虑、人格改变等。

4. 手足徐动症（athetosis）　也称指痉症或易变性痉挛（mobile spasm），是肢体远端为主的缓慢弯曲的蠕动样不自主运动，极缓慢的手足徐动导致姿势异常，与扭转痉挛相似，但后者主要侵犯肢体近端、颈肌和躯干肌，典型表现以躯干为轴扭转。

5. 书写痉挛（writer cramp）和其他职业性痉挛　指在执行书写、弹钢琴、打字等职业动作时手和前臂出现的肌张力障碍和异常姿势，患者常不得不用另一只手替代，而做与此无关的其他动作时则正常。患者书写时手臂僵硬，握笔如握匕首，肘部不自主地向外弓形抬起，腕和手弯曲，手掌面向侧面，笔和纸几乎呈平行状态。

6. 多巴反应性肌张力障碍（dopa – responsive dystonia，DRD）　或称 Segawas 病，由 Segawas（1976 年）首先报道。本病多于儿童期发病，女性多见，男女之比为 1∶（2 ~ 4）。缓慢起病，通常首发于下肢，表现为上肢或下肢的肌张力障碍和异常姿势或步态，步态表现为腿僵直、足屈曲或外翻，严重者可累及颈部。肌张力障碍亦可合并运动迟缓、齿轮样肌强直、姿势反射障碍等帕金森综合征的表现。症状具有昼间波动，一般在早晨或午后症状轻微，运动后或夜间加重。此种现象随年龄增大会变得不明显，一般在起病后 20 年内病情进展明显，20 ~ 30 年趋于缓和，至 40 年病情几乎稳定。对小剂量左旋多巴有戏剧性和持久性反应是其显著的临床特征。长期服用左旋多巴无须增加剂量，且不会出现左旋多巴的运动并发症。

7. 发作性运动障碍（paroxysmal dyskinesias）　表现为突然出现且反复发作的运动障碍，分为肌张力障碍型和舞蹈手足徐动症型，发作间期正常。Demirkiran（1995 年）根据病因、诱发因素、临床症状、发作时间将发作性运动障碍分成 4 类。①发作性运动诱发性运动障碍：突然从静止到运动或改变运动形式诱发。②发作性过度运动诱发性运动障碍：长时间运动，如跑步、游泳等诱发。③发作性非运动诱发性运动障碍：自然发生或可因饮用酒、茶、咖啡或饥饿、疲劳等诱发。④睡眠诱发性发作性运动障碍：在睡眠中发生。

【诊断及鉴别诊断】

根据病史、不自主运动和（或）异常姿势的特征性表现和部位等，症状诊断通常不难。在明确肌张力障碍诊断后要尽量寻找病因。原发性肌张力障碍除可伴有震颤外，一般无其他阳性神经症状和体征。若在起病时即为静止性肌张力障碍、较早出现持续的姿势异常、语言功能早期受累、起病突然、进展迅速及偏侧肌张力障碍均提示为继发性，应积极寻找病因。若伴有其他神经系统症状和体征，如肌痉挛、痴呆、小脑症状、视网膜改变、肌萎缩、感觉症状等也提示继发性肌张力障碍。

肌张力障碍需与其他类似不自主运动症状鉴别。

1. 扭转痉挛应与舞蹈症、僵人综合征（stiff - person syndrome）鉴别 舞蹈症的不自主运动速度快、运动模式变幻莫测、无持续性姿势异常，并伴肌张力降低，而扭转痉挛的不自主运动速度慢、运动模式相对固定、有持续性姿势异常，并伴肌张力增高。僵人综合征表现为发作性躯干肌（颈脊旁肌和腹肌）和四肢近端肌紧张、僵硬和强直，而面肌和肢体远端肌常不受累，僵硬可明显限制患者的主动运动，且常伴有疼痛，肌电图检查在休息和肌肉放松时均可出现持续运动单位电活动，易与扭转痉挛区别。

2. 痉挛性斜颈应与颈部骨骼肌先天性异常所致的先天性斜颈（Klippel - Feil 畸形、胸锁乳突肌血肿后纤维化）、局部疼痛刺激所引起的症状性斜颈鉴别 症状性斜颈除有相应的病因外，斜颈姿势常固定不变，感觉性刺激不能使其减轻，运动也不会使其加重，同时能检出相应的体征。

3. Meige 综合征应与颞下关节综合征、下颌错位咬合、面肌痉挛、神经症鉴别 面肌痉挛亦好发于老年女性，表现为一侧面肌和眼睑的抽搐样表现，不伴有口 - 下颌的不自主运动。

【辅助检查】

对疑患继发性肌张力障碍者可予以下辅助检查：头颅 CT 或 MRI（排除脑部器质性损害）、颈部 MRI（排除脊髓病变所致颈部肌张力障碍）、血细胞涂片（排除神经 - 棘红细胞增多症）、代谢筛查（排除遗传性代谢疾病）、铜代谢测定及裂隙灯检查（排除肝豆状核变性）。对儿童期起病的扭转痉挛可行 *DYT*1 基因突变检测原发性肌张力障碍。

【治疗】

治疗措施有药物、局部注射 A 型肉毒素和外科治疗。对局灶型或节段型肌张力障碍首选局部注射 A 型肉毒素，对全身性肌张力障碍宜采用口服药物加选择性局部注射 A 型肉毒素。药物或 A 型肉毒素治疗无效的严重病例可考虑外科治疗。对继发性肌张力障碍的患者需同时治疗原发病。

1. 药物治疗 ①抗胆碱能药：给予可耐受的最大剂量苯海索 20～30mg，每日 3～4 次口服，可能控制症状；②地西泮 2.5～5mg 或氯硝西泮 1～2mg，每日 3 次口服，部分病例有效；③氟哌啶醇、吩噻嗪类或丁苯那嗪可能有效，但达到有效剂量时可能诱发轻度帕金森综合征；④左旋多巴：对一种特发性扭转痉挛变异型（多巴反应性肌张力障碍）有戏剧性效果；⑤巴氯芬和卡马西平也可能有效。

2. A 型肉毒素 局部注射疗效较佳，注射部位应选择痉挛最严重的肌肉或肌电图显示明显异常放电的肌群，剂量应个体化，疗效可维持 3～6 个月重复注射有效。

3. 手术 对严重痉挛性斜颈患者可行副神经和上颈段神经根切断术，部分病例可缓解症状，但可复发。丘脑损毁术或脑深部电刺激术对某些偏身及全身性肌张力障碍可能有效。

第六节　其他运动障碍性疾病

一、原发性震颤

原发性震颤（essential tremor，ET）又称特发性震颤，是以震颤为唯一表现的常见的具有遗传倾向的运动障碍性疾病，1/3 患者有阳性家族史，呈常染色体显性遗传。发病机制和病理变化均未明了。目前已鉴定了五个基因位点，分别位于 3q13.31（DRD3，ETM1）、2p22-25（ETM2）和 6p23（ETM3）、16p11.2（FUS，ETM4）和 11q14.1（TENM4，ETM5）。

本病隐匿起病，缓慢进展，多见于 40 岁以上的中、老年人。震颤是唯一的临床症状，主要表现为姿势性震颤和动作性震颤，往往见于一侧上肢或双上肢，头部也常累及，下肢较少受累。震颤频率为 6~12HZ。部分患者饮酒后震颤可暂时减轻，情绪激动或紧张、疲劳、寒冷等可使震颤加重。

患者如果经常出现姿势性和（或）动作性震颤，饮酒后震颤减轻，有阳性家族史，不伴有其他神经系统症状和体征应考虑 ET。注意需与帕金森病、甲状腺功能亢进等鉴别。

本病治疗国际上一线用药为普萘洛尔、扑痫酮，如果单一药物不能有效控制震颤，可考虑两药合用；若合并焦虑症状可加用苯二氮䓬类药。二线用药包括苯二氮䓬类药、加巴喷丁、托吡酯、A 型肉毒素。用法为普萘洛尔 30~90mg 或阿罗洛尔 30mg，每日分 3 次口服，需长期应用。扑痫酮 100~150mg，每日 3 次。药物均需从小剂量开始，渐增剂量，需注意副作用和禁忌症。少数症状严重和药物治疗反应不佳的患者可行立体定位丘脑损毁术或脑深部电刺激术（DBS）。

二、抽动秽语综合征

抽动秽语综合征（multipletics-coprolalia syndrome）又称 Tourette 综合征，发病机制不明，遗传因素可能是其病因。应用多巴胺受体拮抗剂或多巴胺耗竭剂及选择性 5-羟色胺再摄取抑制剂（SSRI）能够有效控制抽动症状，提示可能与纹状体多巴胺能和 5-羟色胺能神经元活动过度或多巴胺受体超敏有关。

本病多在 2~15 岁起病，男女之比为（3~4）：1。临床特征是由表情肌、颈肌或上肢肌肉反复、不规则抽动起病，表现为挤眼、噘嘴、皱眉、摇头、仰颈、提肩等；症状进一步加重，出现肢体及躯干的暴发性不自主运动，如躯干扭转、投掷运动、踢腿等。抽动发作频繁，少则一日十几次，多则可达数百次。30%~40% 的患儿因咽喉部肌肉抽动而发出重复性暴发性无意义的单调怪声，似如犬吠声、喉鸣声、咳嗽声等，半数有污秽言语。85% 的患儿有轻至中度行为异常，表现为注意力不集中、焦躁不安、强迫行为、污秽行为或破坏行为。约半数患儿可能同时伴注意力缺陷多动障碍（attention deficit hyperactivity disorder，ADHD）。抽动在精神紧张时加重，松弛时减轻，入睡后消失。患儿的智力不受影响。神经系统检查除不自主运动外一般无其他阳性体征。

脑电图检查可表现为高幅慢波、棘波、棘慢复合波等，动态脑电图异常率可达 50%，但对诊断无特异性。PET 和 SPECT 检查可显示颞、额、基底核区糖代谢及脑灌注量降低。

本病诊断可参照美国精神疾病诊断统计手册第 4 版（DSM-Ⅳ）的诊断标准：①18 岁前发病；②在疾病期间有时存在多种运动抽动和一种或多种发声抽动；③抽动一天内发作多次，在长于一年的时间内几乎每日都有发作或间歇出现，在此期间从未有连续超过 3 个月的无抽动发作；④疾病影响患者的学习、社交和其他重要功能；⑤疾病不是由于兴奋剂或其他疾病（如亨廷顿病或病毒感染性脑炎）的直接生理性反应所致。本病需与小舞蹈病和习惯性痉挛鉴别。

药物治疗联合心理疏导是治疗本病的有效措施。主要药物有氟哌啶醇、舒必利、硫必利或利培酮，一般轻症患者不需药物治疗，可做心理疏导，症状明显者可加以下药物：①氟哌啶醇 1~2mg，缓慢加量，分 3 次口服；②可乐定 2~3μg/（kg·d），必要时可增至 5μg/（kg·d），可引起短暂血压下降；③其他如舒必利或硫必利、奋乃静、氯硝西泮、卡马西平等。上述药物均应从小剂量开始，逐渐增加至有效剂量，症状控制后逐渐减量，一般维持 3 个月以上。

本病预后较好，无进行性加重。口服药物可显著改善症状。

三、迟发性运动障碍

迟发性运动障碍（tardive dyskinesia，TD）又称迟发性多动症，抗精神病药物诱发持久的刻板重复的不自主运动，常见于长期（1 年以上）应用抗精神病药治疗的精神病患者，减量或停服后最易发生。一般认为是在长期阻断纹状体多巴胺能受体，后者反应超敏所致。也可能与基底核 γ - 氨基丁酸功能受损有关。

本病多发生于老年患者，尤其是女性，临床特征是节律性刻板重复的舞蹈 - 手足徐动样不自主运动，可见于口、面部、躯干或四肢，也可有颈或腰部肌张力障碍或动作不宁。老年人口部运动具有特征性，年轻患者肢体受累常见，儿童口面部症状较突出。不自主运动常在用药数月至数年后出现，症状大多不呈进行性加重，但可能持久不愈，治疗困难。无用药史时与亨廷顿病不易区别。

本病重在预防，使用抗精神病药物应有明确指征，确实需要应用抗精神病药物的患者最好几种药物交替使用，强调合理用药。治疗时必须先停服致病药物，对症治疗可选用硫必利、舒必利、利血平、丁苯那嗪等，对控制症状有所帮助。需继续治疗精神病的患者可用非经典抗精神病药氯氮平、利培酮、奥氮平、喹硫平等替代经典抗精神病药。

> ⇒ **案例引导**
>
> **临床案例** 患者，男，45 岁，因"四肢舞蹈样动作 10 日"就诊。入院前 10 日患者出现四肢舞蹈样动作，精神紧张时加重，入睡后症状消失。既往有精神病病史 5 年，一直口服氟哌啶醇，在发病前有 1 周自行停药。查体：神经系统检查除不自主运动外无阳性体征。头部 MRI 及脑电图检测均未见异常。
>
> **病例分析** 本例患者急性起病，长期服用抗精神病药物，停药后出现四肢舞蹈样动作。无其他阳性体征。因此，考虑诊断为迟发性运动障碍。
>
> **问题** 应采取哪些治疗措施？预后如何？

答案解析

目标检测

1. 运动障碍性疾病分为哪两种类型？各自的临床特征有哪些？
2. 帕金森病的生化病理基础是什么？临床主要特征是什么？
3. 简述帕金森病的治疗原则和常用的药物治疗。
4. 肝豆状核变性的主要临床表现是什么？常用的药物治疗方法是什么？
5. 何为肌张力障碍？临床类型如何？
6. 简述原发性震颤的临床表现及治疗。

（王朝霞）

书网融合……

本章小结

微课

题库

第十三章　癫　痫

PPT

📖 学习目标 ··

　　1. 掌握　癫痫的病因及诱发因素；癫痫的诊断及内科治疗；癫痫持续状态的治疗。

　　2. 熟悉　痫性发作与癫痫的概念；痫性发作的临床特点；癫痫持续状态的概念及临床表现。

　　3. 了解　癫痫治疗的常用药物作用机制、用法用量及副作用；癫痫的外科治疗方法、适应证及禁忌证。

　　4. 学会癫痫疾病的临床诊断、治疗及预防的基本理论、概念与临床思维，具备对各种类型癫痫临床分析、合理用药及癫痫持续状态急救处理能力。

第一节　概　述

　　癫痫（epilepsy）是一种由各种原因引起的慢性脑部疾病，以大脑神经元过度异常放电导致的临床综合征，临床特征具有反复性、发作性、短暂性和刻板性的中枢神经系统功能失调的特点。癫痫发作是指脑神经元异常过度及同步化放电活动所造成的一过性临床表现。临床表现多种多样，如感觉、运动、自主神经、意识、情感、记忆、认知及行为障碍；有突发突止、短暂一过性、自限性的特点；脑电图有异常电活动。癫痫可以在任何年龄、地区和种族的人群中发病，儿童和青少年患病率较高，随着人口老龄化，脑血管病、痴呆和神经系统其他退行性病发病增多，老年人群中癫痫发病率有明显的上升趋势。

一、流行病学

　　世界卫生组织（World Health Organization，WHO）估计，全球大约 5 000 万癫痫患者，中国流行病学资料显示癫痫的患病率为 4‰~7‰；年发病率为（50~70）/10 万左右；我国约有 900 万以上癫痫患者，每年新发癫痫患者 65 万~70 万。癫痫是神经内科最常见的疾病之一，约 30% 为难治性癫痫，而我国难治性癫痫患者至少在 200 万以上。

二、病因

　　癫痫是内在遗传因素和外界环境因素在机体内相互作用的结果。每个患者的病因学均包括这两种因素，只是所占的比例不同。病因具体可分为 6 大类：遗传性、结构性、代谢性、免疫性、感染性及病因不明。引起癫痫的病因非常复杂，根据病因癫痫可分为以下三大类。

　　1. 特发性癫痫（idiopathic epilepsy）　病因不明，除了可能的遗传易感性外，没有其他的病因。没有脑部结构性病变损伤和其他神经系统症状或体征。有一定年龄依赖性，具有特征性临床表现及脑电图表现，如伴中央颞区棘波的家族性颞叶癫痫、良性儿童癫痫等。

　　2. 症状性癫痫（sympathetic epilepsy）　由各种明确的中枢神经系统结构病变或功能异常所致，如海马硬化引起的内侧颞叶癫痫，如颅脑外伤、急慢性脑血管病、脑部肿瘤、中枢神经系统感染、寄生虫、遗传代谢性疾病、皮质发育障碍、神经系统变性疾病、药物和毒物等。

3. 隐源性癫痫（cryptogenic epilepsy） 推测病因也是症状性的，以目前的检查手段无法明确病因。也与年龄相关，但通常没有明确定义的脑电临床特征。随影像技术的发展及遗传病因学的发展，这类癫痫将会逐渐减少。

三、影响发作的因素

1. 年龄 特发性癫痫与年龄密切相关，如婴儿痉挛症在 1 岁内起病，儿童失神癫痫发病高峰在 6～7 岁。肌阵挛癫痫起病在青春期前后。各年龄段癫痫的常见病因也不同：0～2 岁多为围生期损伤、先天性疾病和代谢障碍等；2～12 岁多为急性感染、围生期损伤和发热惊厥等；12～18 岁多为特发性癫痫、颅脑外伤、血管畸形和围生期损伤等；18～35 岁多为颅脑外伤、脑肿瘤和特发性癫痫等；35～65 岁多为脑肿瘤、颅脑外伤、脑血管病和代谢障碍等；65 岁以后多为脑血管疾病、痴呆及脑肿瘤等。

2. 遗传因素 可影响癫痫易感性，如儿童失神发作患者的兄弟姐妹在 5～16 岁有 40% 以上出现 3Hz 棘 – 慢波的异常脑电图，仅 1/4 出现失神发作。症状性癫痫患者的近亲患病率为 15‰，高于普通人群。有报道单卵双胞胎失神发作和全面强直 – 阵挛发作一致率为 100%。

3. 睡眠 癫痫发作与睡眠 – 觉醒周期有密切关系，如全面强直 – 阵挛发作常在晨醒后发生、婴儿痉挛症多在醒后和睡前发作、伴中央颞叶区棘波的良性儿童癫痫多在睡眠中发作等。

4. 内环境改变 内分泌失调、电解质紊乱和代谢异常均可影响神经元放电阈值，导致癫痫发作。如少数患者仅在月经期或妊娠早期发作，为月经期癫痫和妊娠性癫痫；过度劳累、睡眠不足或缺乏、饥饿、便秘、饮酒、闪光、感情冲动和一过性代谢紊乱都可导致癫痫发作。

四、癫痫发病机制

癫痫的发作机制十分复杂，至今尚没有完全了解其全部机制，但发病的一些重要环节已明确。

1. 痫性放电的起始 神经元异常放电是癫痫发病的电生理基础。正常情况下，神经元自发产生有节律性的电活动，但频率较低。致痫性神经元的膜电位与正常神经元不同，在每次动作电位之后出现阵发性去极化漂移（paroxysmal depolarization shift, PDS），同时产生高幅高频的棘波放电。神经元异常放电可能由于各种原因导致离子通道蛋白和神经递质异常，出现离子通道结构和功能改变，引起离子异常跨膜运动所致。

在癫痫发病机制中，关于神经元异常放电起源需区分两个概念。①癫痫病灶：是癫痫发作的病理基础，指脑组织形态或者结构异常直接或间接导致痫性放电或癫痫发作，CT 或 MRI 通常可显示病理灶，有的需要在显微镜下才能发现；②致痫灶：是脑电图出现一个或数个最明显的痫性放电部位，痫性放电可因病理灶挤压、局部脑组织缺血等导致局部皮质神经元减少和胶质增生所致。研究表明直接导致癫痫发作的并非癫痫病理灶而是致痫灶。单个病理灶（如肿瘤、血管畸形等）的致痫灶多位于病理灶边缘，广泛癫痫病理灶（如颞叶内侧硬化及外伤性瘢痕等）的致痫灶常包含在病理灶内，有时可在远离癫痫病理灶的同侧或对侧脑区。

2. 痫性放电的传播 异常高频放电反复通过突触联系和强直后易化作用诱发周边及远处的神经元同步放电，从而引起异常电位的连续传播。异常放电局限大脑皮层的某一区域时，表现为部分性发作；若异常放电在局部反馈回路中长期传导，表现为部分性发作持续状态；若异常放电通过电场效应和传导通路，向同侧其他区域甚至一侧半球扩散，表现为 Jackson 发作；若异常放电不仅波及同侧半球同时扩散到对侧大脑半球，表现为继发性全面性发作；若异常放电的起始部分在丘脑和上脑干，并仅扩及脑干网状结构上行激活系统时，表现为失神发作；若异常放电广泛投射至两侧大脑皮层并当网状脊髓束受到抑制时则表现为全面强直 – 阵挛性发作。

3. 病性放电的终止 目前机制尚未完全明了，可能机制为脑内各层结构的主动抑制作用，即癫痫发作时，癫痫灶内产生巨大突触后电位，后者激活负反馈机制，使细胞膜长时间处于过度去极化状态，抑制异常放电扩散，同时减少癫痫灶的传入性冲动，促使发作放电的终止。

五、病理

癫痫的病因错综复杂，病理改变亦呈多样化，我们通常将癫痫病理改变分为两类，即引起癫痫发作的病理改变（病因）和癫痫发作引起的病理改变（癫痫发作的后果），这对于明确癫痫的致病机制以及寻求外科手术治疗具有十分重要的意义。

由于医学伦理学限制，目前关于癫痫的病理研究大部分来自难治性癫痫患者手术切除的病变组织，在这类患者中，海马硬化（hippocampal sclerosis，HS）是颞叶癫痫最常见的病因。海马硬化又称阿蒙角硬化（Ammon horn sclerosis，AHS）或颞叶中央硬化（mesial temporal sclerosis，MTS），它既可以是癫痫反复发作的结果，又可能是导致癫痫反复发作的病因，与癫痫治疗的成败密切相关。海马硬化肉眼观察表现为海马萎缩、坚硬；组织学表现为双侧海马硬化病变多呈现不对称性，往往发现一侧有明显的海马硬化表现，而另一侧海马仅有轻度的神经元脱失；此外，也可波及海马旁回、杏仁核、钩回等。镜下典型表现是神经元脱失和胶质细胞增生，且神经元的脱失在癫痫易损区更为明显，如 CA1 区、CA3 区和门区。

苔藓纤维出芽（mossy fiber sprouting）是海马硬化患者另一重要的病理表现。颗粒细胞的轴突称为苔藓纤维，正常情况下只投射至门区及 CA3 区，反复癫痫发作触发苔藓纤维芽生，进入齿状回的内分子层（主要是颗粒细胞的树突）和 CA1 区，形成局部异常神经环路，导致癫痫发作。

海马硬化患者还可以发现齿状回结构的异常。最常见的是颗粒细胞弥散增宽（disperse of dentate granular cells），表现为齿状回颗粒细胞宽度明显宽于正常对照，颗粒层和分子层界限模糊，这可能是癫痫发作导致颗粒细胞的正常迁移被打断，或者是癫痫诱发神经发生的结果。此外，很多学者报道在癫痫患者海马门区发现异形神经元，伴有细胞骨架结构的异常。

而对于非海马硬化的患者，反复的癫痫发作是否一定发生神经元脱失等海马的神经病理改变，尚未定论。国外有学者收集癫痫患者的尸检标本发现，长期反复发作的癫痫患者并不一定有神经元显著的脱失。

第二节 癫痫和癫痫综合征的分类及临床表现

癫痫分类非常复杂：癫痫发作分类是指根据癫痫发作时的临床表现和脑电图特征进行分类；癫痫综合征分类是指根据癫痫的病因、发病机制、临床表现、疾病演变过程、治疗等效果因素进行分类。目前应用最广泛的是国际抗癫痫联盟（ILAE）1981 年癫痫发作分类和 1989 年癫痫综合征分类。2010 年 ILAE 又提出新的癫痫发作和癫痫综合征的分类。

一、癫痫发作的分类

癫痫临床表现丰富多样，但都具有如下共同特征：①发作性，即症状突然发生，持续一段时间后迅速恢复，间歇期正常；②短暂性，即发作持续性时间非常短，通常为数秒钟或数分钟，除癫痫持续状态外，很少超过半小时；③重复性，即第一次发作后，经过不同间隔时间会有第二次或更多次的发作；④刻板性，指每次发作的临床表现几乎一致。

（一）1981 年 ILAE 癫痫发作分类

1. 部分性癫痫发作　最初的临床发作和脑电图改变提示"一侧大脑半球内的一组神经元首先受累"。按照有无意识障碍，将部分性发作分为简单部分性发作、复杂部分性发作和继发全面性发作。

2. 全面性癫痫发作　最初的临床发作表现与脑电图改变提示"双侧大脑半球同时受累"。

（二）2010 年 ILAE 癫痫发作分类

1. 局灶性癫痫发作　发作恒定地起源于一侧大脑半球内的、呈局限性或更广泛分布的致痫网络，并有着放电的优势传导途径，可以继发累及对侧半球。局灶性发作可以起源于皮质下结构。有些患者可以有多个致痫网络和多种发作类型，但每种发作类型的起始部位是恒定的。

2. 全面性癫痫发作　发作起源于双侧大脑皮质及皮质下结构所构成的致痫网络中的某一点，并快速波及整个网络。每次发作起源点在网络中的位置均不固定。全面性发作整个皮质未必均被累及，发作可不对称。

（三）1981 年与 2010 年 ILEA 癫痫发作的分类对比（表 13－1）

表 13－1　1981 年与 2010 年 ILEA 癫痫发作的分类对比

1981 年分类	2010 年分类
1. 全面性发作	1. 全面性发作
强直－阵挛性发作（大发作）	强直－阵挛性发作（大发作）
失神发作	失神发作
肌阵挛发作	典型失神发作
阵挛性发作	不典型失神发作
强直性发作	伴特殊表现的失神发作
	肌阵挛失神发作
	眼睑肌阵挛发作
	肌阵挛性发作
	肌阵挛失张力发作
	肌阵挛强直发作
	阵挛性发作
	强直性发作
	失张力发作
2. 部分性发作	2. 局灶性发作
简单部分性发作（无意识障碍）	根据需要，对局灶性发作进行具体描述
复杂部分性发作（有意识障碍）	3. 发作类型不明
继发性全面发作	
3. 不能分类的发作	

二、常见癫痫发作的临床表现

（一）全面性癫痫发作（generalized seizure）

全面性癫痫发作（generalized seizure）最初的症状学和脑电图提示发作起源于双侧脑部，多为发作初期就有意识丧失。

1. 全面强直－阵挛发作（generalized tonic－clonic seizure，GTCS）　意识丧失、双侧强直后出现阵挛是此型发作的主要临床特征。可由部分性发作演变而来，也可起病即表现为全面强直－阵挛发作。早期出现意识丧失、跌倒，随后的发作分为三期。

（1）**强直期** 表现为全身骨骼肌持续性收缩。眼肌收缩出现眼睑上牵、眼球上翻或凝视；咀嚼肌收缩出现张口，随后猛烈闭合，可咬伤舌尖；喉肌和呼吸肌强直性收缩致患者尖叫一声，呼吸停止；颈部和躯干肌肉的强直性收缩致颈和躯干先屈曲，后反张；上肢由上举后旋转为内收旋前，下肢先屈曲后猛烈伸直，持续 10～20 秒进入阵挛期。

（2）**阵挛期** 肌肉交替性抽动，阵挛频率逐渐变慢，松弛时间逐渐延长，本期可持续 30～60 秒或更长。在一次剧烈阵挛后，发作停止，进入发作后期。以上两期均可发生舌咬伤，并伴呼吸停止、血压升高、心率加快、瞳孔散大、光反射消失、唾液和其他分泌物增多；Babinski 征可为阳性。

（3）**发作后期** 此期尚有短暂阵挛，以面肌和咬肌为主，导致牙关紧闭，可发生咬伤。本期全身肌肉松弛，括约肌松弛，尿液自行流出可发生尿失禁。呼吸首先恢复，随后瞳孔、血压、心率渐至正常。肌张力松弛，意识逐渐恢复。从发作到意识恢复历时 5～15 分钟。醒后患者常感头痛、全身酸痛、嗜睡，部分患者有意识模糊，此时强行约束患者可能发生伤人和自伤。GTCS 典型脑电波改变是强直期开始逐渐增强的 10 次/秒棘波样节律，然后频率不断降低，波幅不断增高，阵挛期弥漫性伴间歇性棘波，痉挛后期呈明显脑电抑制，发作时间愈长，抑制愈明显。

2. 强直性发作（tonic seizure） 多见于弥漫性脑损伤的儿童，睡眠中发作较多。表现为强直-阵挛发作中强直性收缩，常伴有明显的自主神经症状，如面色苍白等，如发作时处于站立位可剧烈摔倒。发作持续数秒至数十秒。典型发作期脑电图为暴发性多棘波。

3. 阵挛性发作（clonic seizure） 几乎都发生在婴幼儿，特征是重复阵挛性抽动伴意识丧失，之前无强直期。双侧对称或某一肢体为主的抽动，幅度。频率和分布多变，为婴儿发作的特征，持续 1 分钟至数分钟。脑电图缺乏特异性，可见快活动、慢波及不规则棘-慢波等。

（1）**典型失神发作** 儿童期起病，青春期前停止发作。特征性表现是突然短暂的（5～10 秒）意识丧失和正在进行的动作中断，双眼茫然凝视，呼之不应，可伴简单自动性动作，如擦鼻、咀嚼、吞咽等，或伴失张力如手中持物坠落或轻微阵挛，一般不会跌倒，事后对发作全无记忆，每日可发作数次至数百次。发作后立即清醒，无明显不适，可继续如前活动。醒后不能回忆。发作时脑电图呈双侧对称 3Hz 棘-慢综合波。

（2）**不典型发作** 起始和终止均典型失神缓慢，除意识丧失外，常伴肌张力降低，偶有肌阵挛。脑电图显示较慢的（2.0～2.5Hz）不规则棘-慢波或尖-慢波，背景活动异常。多见于有弥漫性脑损害患儿，预后较差。

4. 肌阵挛发作（myoclonic seizure） 表现为快速、短暂、触电样肌肉收缩，可触及全身，也可限于某个肌群或某个肢体，常成簇发生，声、光等刺激可诱发。可见于任何年龄，常见于预后较好的特发性癫痫患者，如婴儿良性肌阵挛性癫痫；也可见于罕见的遗传性神经变性病以及弥漫性脑损害。发作期典型 EEG 改变为多棘-慢波。

5. 失张力发作（atonic seizure） 是姿势性张力丧失所致。部分或全身肌肉张力突然降低导致垂颈（点头）、张口、肢体下垂（持物坠落）或躯干失张力跌倒或猝倒发作。持续数秒至 1 分钟，时间短者意识障碍可不明显，发作后立即清醒和站起。EEG 示多棘-慢波或低电位活动。

（二）部分性癫痫发作

部分性癫痫发作（partial seizures）是指源于大脑半球局部神经元的异常放电，包括单纯部分性、复杂部分性、部分性继发全面性发作三类，前者为局限性发放，无意识障碍，后两者放电从局部扩张到双侧脑部，出现意识障碍。

1. 单纯部分性发作（simple partial seizure） 发作时程短，一般不超过 1 分钟，发作起始与结束均较突然，无意识障碍。可分为以下四型。

（1）部分运动性发作　表现为身体某一局部发生不自主抽动，多见于一侧眼睑、口角、手或足趾，也可波及一侧面部或肢体，病灶多在中央前回及附近，常见以下几种发作形式。①Jackson 发作：异常运动从局部开始，沿大脑皮层运动区移动，临床表现抽搐自手指－腕部－前臂－肘－肩－口角－面部逐渐发展，称为 Jackson 发作；严重部分运动性发作患者发作后可留下短暂性（0.5～36 小时内消除）肢体瘫痪，称为 Todd 麻痹；②旋转性发作：表现为双眼突然向一侧偏斜，继之头部不自主同向转动，伴有身体的扭转，但很少超过 180°，部分患者过度旋转可引起跌倒，出现继发性全面性发作；③姿势性发作：表现为发作性一侧上肢外展、肘部屈曲、头向同侧扭转、眼睛注视着同侧；④发音性发作：表现为不自主重复发作前的单音或单词，偶可有语音抑制。

（2）部分感觉性发作　躯体感觉性发作常表现为一侧肢体麻木感和针刺感，多发生在口角、舌、手指或足趾，病灶多在中央后回躯体感觉区；特殊感觉性发作可表现为视觉性（如闪光或黑矇等）、听觉性、嗅觉性和味觉性；眩晕性发作表现为坠落感、飘动感或水平/垂直运动感等。

（3）自主神经性发作　出现苍白、面部及全身潮红、多汗、立毛、瞳孔散大、呕吐、腹痛、肠鸣、烦渴和欲排尿感等。病灶多位于岛叶、丘脑及周围（边缘系统），易扩散出现意识障碍，成为复杂部分性发作的一部分。

（4）精神性发作　可表现为各种类型的记忆障碍（如似曾相识、似不相识、强迫思维、快速回顾往事）、情感障碍（无名恐惧、忧郁、欣快、愤怒）、错觉（视物变形、变大、变小，声音变强或变弱）、复杂幻觉等。病灶位于边缘系统。精神性发作虽可单独出现，但常为复杂部分性发作的先兆，也可继发全面性强直－阵挛发作。

2. 复杂部分性发作（complex partial seizure，CPS）　占成人癫痫发作的 50% 以上，也称精神运动性发作，病灶多在颞叶，故又称颞叶癫痫，也见于额叶、嗅皮质等部位。由于起源、扩散途径及速度不同，临床表现有较大差异，主要分为以下类型。

（1）仅表现为意识障碍　一般表现为意识模糊，意识丧失较少见，由于发作中可有精神性或精神感觉性成分存在，意识障碍常被掩盖，表现类似失神。成人"失神"几乎毫无例外是复杂部分性发作，但在小儿应注意与失神性发作鉴别。

（2）表现为意识障碍和自动症　经典的复杂部分性发作可从先兆开始，先兆是痫性发作出现意识丧失前的部分，患者对此保留意识，以上腹部异常感觉最常见，也可出现情感（恐惧）、认知（似曾相识）和感觉性（嗅幻觉）症状，随后出现意识障碍、呆视和动作停止。发作通常持续 1~3 分钟。

自动症（automatisms）是指癫痫发作过程中或发作后意识模糊状态下出现的具有一定协调性和适应性的无意识活动。自动症均在意识障碍的基础上发生，伴有遗忘。自动症可表现为反复咂嘴、噘嘴、咀嚼、舔舌、牙或吞咽（口-消化道自动症）；反复搓手、拂面，不断地穿衣、脱衣、解衣扣、摸索衣服（手足自动症）；也可表现为游走、奔跑、无目的开门、关门、乘车上船；还可出现自言自语、叫喊、唱歌（语言自动症）或机械重复原来的动作、自动症并非部分复杂性发作所特有，在其（如失神）发作或发作后意识障碍情况下也可出现。自动症出现的机制可能为高级控制功能解除，原始自动行为的释放。意识障碍严重程度、持续时间和脑低级功能相对完整等满足了自动行为出现的条件，临床上以复杂部分性发作自动症最常见。

（3）表现为意识障碍与运动症状　复杂部分性发作可表现为开始即出现意识障碍和各种运动症状，特别在睡眠中发生，可能与放电扩散较快有关。运动症状可为局灶性或不对称强直、阵挛和变异性肌张力动作，各种特殊姿势（如击剑样运动)等，也可为不同运动症状的组合或先后出现，与放电起源部分及扩散过程及区域有关。

3. 部分性发作继发全面性发作　单纯部分性发作可发展为复杂部分性发作，单纯或复杂部分性发作均可泛化为全面性强直 - 阵挛发作。

⇒ 案例引导

　　临床案例　患者，男，35 岁，发作性抽搐 1 年。一年前患者突然出现四肢抽动，阵发性，发作时呼之不应，眼球上蹿，瞳孔散大，口唇青紫，有舌咬伤，尿失禁，持续约 3 分钟。以后每月均有 3～4 次发作，发作后入睡，意识清醒后对上述情况不能回忆。入院后经脑电图检查可见双侧额颞区有高波幅的尖波及尖棘波发放，与发作同步。诊断癫痫可能。

　　问题　本例癫痫患者最有可能的类型是什么？

　　讨论　青年男性，35 岁，病程 1 年，四肢抽搐为发作性，有意识障碍，有舌咬伤，有尿失禁，持续 3 分钟，每月发作次数不等，清醒后不能回忆；脑电图双侧额颞区有高波幅的尖波及尖棘波发放。可确定为全面性发作类型。

三、癫痫或癫痫综合征的分类

（一）1989 年国际抗癫痫联盟（ILEA）癫痫及癫痫综合征分类

1989 年国际抗癫痫联盟（ILEA）癫痫及癫痫综合征分类见表 13 - 2。

表 13 - 2　1989 年 ILEA 癫痫及癫痫综合征发作分类

1. 部分性癫痫及综合征
   （1）特发性（起病与年龄有关）
   　　具有中央、颞区棘波的良性儿童癫痫
   　　具有枕叶爆发的儿童癫痫
   　　原发性阅读性癫痫
   （2）症状性
   　　慢性进行性部分性癫痫持续状态
   　　以特殊形式诱发发作为特征的综合征
   　　颞叶癫痫
   　　额叶癫痫
   　　枕叶癫痫
   　　顶叶癫痫
   （3）隐源性
2. 全面性癫痫及综合征
   （1）特发性（按起病年龄）
   　　良性家族性新生儿惊厥
   　　良性新生儿惊厥
   　　良性婴儿肌阵挛癫痫
   　　儿童失神癫痫
   　　青少年失神癫痫
   　　青少年肌阵挛癫痫
   　　觉醒时大发作的癫痫
   　　其他全面性特发性癫痫
   　　以特殊状态诱发发作的癫痫
   （2）隐源性或症状性
   　　West 综合征（婴儿痉挛）
   　　Lennox - Gastaut 综合征
   　　肌阵挛站立不能性癫痫
   　　肌阵挛失神癫痫
   （3）症状性
   　　非特异性病因引起
   　　早期肌阵挛性脑病
   　　婴儿早期伴有暴发抑制脑电图的癫痫性脑病
   　　其他症状性全面性癫痫

续表

特殊综合征
合并于其他疾病的癫痫发作，包括有发作及以发作为主要症状的疾病
3. 不能确定为局灶性还是全面性的癫痫和癫痫综合征
 （1）兼有全面性和局灶性发作的癫痫
  新生儿发作
  婴儿严重肌阵挛性癫痫
  慢波睡眠中持续性棘慢波癫痫
  获得性癫痫性失语症（Landau - Kleffner 综合征）
  其他不能确定的癫痫
 （2）没有明确的全面性或局灶性特征的癫痫
4. 特殊综合征
 （1）热性惊厥
 （2）孤立稀少的发作或孤立的癫痫状态
 （3）仅由于急性代谢性或中毒性事件的发作，如乙醇、药物、子痫、非酮症性高血糖等因素而引起的发作

（二）2010 年国际抗癫痫联盟（ILEA）癫痫及癫痫综合征分类

2010 年国际抗癫痫联盟（ILEA）对癫痫及癫痫综合征分类进行了修行，如表 13 - 3 所示。

表 13 - 3 2010 年 ILEA 癫痫及癫痫综合征分类

1. 按起病年龄排列的电 - 临床综合征分类
 （1）新生儿期
  良性家族性新生儿癫痫（BFNE）
  早期肌阵挛脑病（EME）
  大田原（Ohtahara）综合征
 （2）婴儿期
  婴儿癫痫伴游走性局灶性发作
  West 综合征
  婴儿肌阵挛癫痫（MEI）
  良性婴儿癫痫
  良性家族性婴儿癫痫
  Dravet 综合征
  非进行性疾病中的肌阵挛脑病
 （3）儿童期
  热性惊厥附加症（FS +）（可始于婴儿期）
  Panayiotopoulos 综合征
  癫痫伴肌阵挛失张力（以前称为站立不能）
  良性癫痫伴中央颞区棘波（BECTS）
  常染色体显性遗传的夜间额叶癫痫（ADNFLE）
  晚发性儿童枕叶癫痫（Gastaut 型）
  肌阵挛失神癫痫
  Lennox - Gastaut 综合征
  癫痫性脑病伴慢波睡眠期持续棘慢波（CSWS）
  Landau - Kleffner 综合征（LKS）
  儿童失神癫痫（CAE）
 （4）青少年 - 成年期
  青少年失神癫痫（JAE）
  青少年肌阵挛癫痫（JME）
  仅有全面强直 - 阵挛发作的癫痫
  伴有听觉特点的常染色体显性遗传癫痫
  其他家族性颞叶癫痫
2. 发病年龄可有变化
 伴可变起源灶的家族性局灶性癫痫
 进行性肌阵挛癫痫（PME）
 反射性癫痫
3. 其他一组癫痫/外科综合征
 颞叶内侧癫痫伴海马硬化（MTLE 伴 HS）

    Rasmussen 综合征
    发笑发作伴下丘脑错构瘤
    半侧抽搐 - 半侧瘫 - 癫痫
    不符合上述任何诊断类型的癫痫
4. 结构性 - 代谢性病因引起的癫痫
    皮层发育畸形（半侧巨脑回，灰质异位等）
    神经皮肤综合征（结节性硬化等）
    肿瘤、感染、创伤、血管瘤、卒中等
5. 不明原因的癫痫
6. 有癫痫发作，但不诊断为癫痫的情况
    良性新生儿惊厥（BNS）
    热性惊厥（FS）

四、常见癫痫综合征的临床表现

1. 良性家族性新生儿癫痫（benign familial neonatal epilepsy，BFNE）　是一种少见的常染色体显性遗传性疾病。主要特征是正常足月新生儿出生后不久（多数 7 日内）出现强直、阵挛性惊厥发作，常合并自主神经症状和运动性自动症，发作频繁、短暂，间期正常。脑电图有局灶性或全面性异常，发作间期大多正常。预后良好。

2. 良性婴儿癫痫　又称为良性婴儿惊厥，临床特点为首发年龄 3~20 个月龄，有或无良性婴儿癫痫家族史，起病前后智力运动发育正常，表现为局灶性发作或继发性全面性发作。脑电图发作间期背景正常，无典型癫痫样放电，睡眠期可有 Rolandic 区小棘波；发作期的脑电图放电可起源于颞区、顶区、枕区或额区，头颅影像学无异常。抗癫痫药物治疗效果好，预后良好。

3. 早期肌阵挛性脑病（early myoclonic encephalopathy）　特征为出生后第一天至前几周出现节段性、游走性肌阵挛，以后有频繁的局灶性发作，部分患者有明显的肌阵挛和强直性痉挛发作。脑电图表现为暴发抑制图形。病因不清。病情严重，死亡率高。

4. 大田原综合征（Ohtahara 综合征）　又称婴儿早期癫痫性脑病（early infantile epileptic encephalopathy），主要特征：发生于出生后数月内，常为强直性痉挛发作，可伴脑电图暴发抑制图形和严重的精神运动障碍，部分病例有脑部结构性病变。预后不良，可出现部分严重的精神运动迟缓及顽固性发作，常在 4~6 个月时进展为 West 综合征。

5. 良性婴儿肌阵挛性癫痫（benign myoclonic epilepsy in infancy）　1~2 岁发病，男性居多，特征为短暂暴发的全面性肌阵挛，脑电图可见阵发性棘 - 慢波。发作易于控制，预后佳。

6. Dravet 综合征既往又称婴儿严重肌阵挛性癫痫（severe myoclonic epilepsy in infancy）　又称为 Dravet 综合征。临床特点：出生后 1 年内发病，首次发作多表现为热性惊厥，1 岁以内主要表现为发热诱发的持续时间较长的全面性或半侧阵挛抽搐，1 岁后出现多种形式的无热抽搐。早期发育正常，1 岁后智力运动发育落后或倒退，可出现共济失调和锥体束征。脑电图 1 岁前正常，1 岁后广泛性棘慢波、多棘慢波或局灶性、多灶性放电。预后不良，属于癫痫性脑病。

7. 婴儿痉挛症　又称 West 综合征，出生后 1 年内起病，3~7 个月为发病高峰，男孩多见。肌阵挛性发作、智力低下和脑电图高度节律失调（hypsarrhythmia）是本病特征性三联征，典型肌阵挛发作表现为快速点头状痉挛、双上肢外展，下肢和躯干屈曲，下肢偶可为伸直。症状性多见，一般预后不良。早期用 ACTH 或皮质类固醇疗效较好。5 岁之前 60%~70% 发作停止，40% 转变为其他类型如 Lennox - Gastaut 综合征或强直阵挛发作。

8. Lennox - Gastaut 综合征（LGS）　好发于 1~8 岁，少数出现在青春期。强直性发作、失张力发作、肌阵挛发作、典型失神发作和全面强直 - 肌阵挛发作等多种发作类型并存，精神发育迟滞，脑电

图示棘 – 慢复合波（1 ~ 2.5Hz）和睡眠中 10Hz 的快节律是本综合征的三大特征，易出现典型持续状态。治疗可选用丙戊酸钠、托吡酯和拉莫三嗪等，大部分患儿预后不良。

9. 肌阵挛失张力癫痫（epilepsy with myoclonic atonic seizures） 又称为 Doose 综合征、肌阵挛 – 站立不能性癫痫（epilepsy with myoclonic astatic seizures）。临床少见，特征为肌阵挛和猝倒发作，后者主要是失张力机制所致。发作期脑电图为广泛不规则的 2.5 ~ 3Hz 多棘 – 慢综合波，同步肌电图可见短暂电静息期。病因不明，预后良好。

10. 儿童良性癫痫伴中央颞区棘波（benign childhood epilepsy with centrotemporal spike，BECTS） 又称良性 Rolandic 癫痫。多数 5 ~ 10 岁为发病高峰，男孩多见，部分患者有遗传倾向。发作表现为一侧面部或口角短暂的运动性发作，常伴躯体感觉症状，多在夜间发病，发作有泛化倾向。发作频率稀疏，每月或数月 1 次，少有短期内发作频繁者。脑电图表现为在背景活动正常基础上，中央 – 颞区高波幅棘 – 慢波。多数患者青春期自愈。

11. 儿童失神癫痫（childhood absence epilepsy） 发病高峰 6 ~ 7 岁，女孩多见，有明显遗传倾向。表现为频繁的失神发作，可伴轻微的其他症状，但无肌阵挛性失神。脑电图示双侧同步对称的 3Hz 棘慢波，背景活动正常，过度换气易诱发病性放电甚至发作。丙戊酸钠和拉莫三嗪治疗效果好，预后良好，大部分痊愈，少数病例青春期后出现 GTCS，但少数有失神发作。

12. Panayiotopoulos 综合征 既往称早发性儿童良性枕叶癫痫（Panayiotopoulos 型）。发病于儿童早中期，主要临床特征为呕吐为主的自主神经症状性发作及发作持续状态，多数患儿脑电图显示枕区多灶性棘波放电，也可为其他脑区棘波发放。预后良好。

13. 晚发性儿童枕叶癫痫（Gastaut 型） 发病较早发型晚，发病年龄 3 ~ 16 岁。主要临床特征为以视觉异常等枕叶癫痫发作为主，有时伴有偏身或全身性抽搐发作，脑电图有枕叶阵发性放电。发病与遗传有关，预后良好。

14. Landau – Kleffner 综合征（Landau – Kleffner syndrome，LKS） 也称获得性癫痫性失语。本病少见，是儿童期特有的癫痫综合征，病因不清，发病年龄 2 ~ 8 年。表现为语言听觉性失认及自发言语的迅速减少、癫痫发作、脑电图异常和行为心理障碍。癫痫发作和脑电图改变呈年龄依赖性，常在 15 岁后缓解。

15. 癫痫性脑病伴慢波睡眠期持续棘慢波（epilepsy encephalopathy with continuous spike and waves during slow wave sleep，CSWS） 病因不明，属于癫痫性脑病。主要特征为脑电图慢波睡眠期电持续状态、多类型癫痫发作、神经心理和运动行为障碍。通常是良性病程，但常出现神经精神紊乱。

16. 青少年失神癫痫（juvenile absence epilepsy，JAE） 青春期发病，男女间无差异，发作频率少于儿童失神癫痫，80% 以上出现全面强直 – 阵挛发作。脑电图示广泛性棘 – 慢复合波，预后良好。

17. 青少年肌阵挛性癫痫（juvenile myoclonic epilepsy，JME） 好发于 12 ~ 18 岁，表现为肢体的阵挛性抽动，多合并全面强直 – 阵挛发作和失神发作，常为光敏性。

18. 仅有全面强直 – 阵挛发作性癫痫（epilepsy with generalized tonic – clonic seizure only） 发病年龄 5 ~ 50 岁，高峰年龄段为 10 ~ 20 岁。病因不清，属于特发性全面性癫痫。预后良好。间期脑电图广泛性 4 ~ 5Hz 多棘 – 慢综合波或多棘波发放。

19. 遗传性癫痫伴热性惊厥附加症 既往称全面性癫痫热性惊厥附加症（generalized epilepsy with febrile seizures plus，GEFS + ）。GEFS + 为家族性遗传性癫痫综合征，儿童期和青少年期发病。最常见的表型为热性惊厥和热性惊厥附加症，其次为热性惊厥和热性惊厥附加症伴肌阵挛发作、或伴失神发作、或伴失张力发作、或伴局灶性发作。总体预后良好。

20. 肌阵挛失神癫痫（epilepsy with myoclonic absences） 约在 7 岁起病，男孩多见，特征性表现为失神伴随严重的双侧节律性阵挛性跳动。脑电图可见双侧同步对称、节律性的 3Hz 棘 – 慢复合波，类似失神发作，但治疗效果差，且有精神发育不全。

21. 颞叶癫痫（temporal lobe epilepsy，TLE）　表现为单纯部分性发作、复杂部分性发作、继发全面发作或这些发作形式组合。常在儿童或青春期发病，40%有高热惊厥史，部分患者有阳性家族史。根据发作起源可分为海马杏仁核发作和外侧颞叶发作。高度提示颞叶癫痫的发作类型有：自主神经和（或）精神症状、嗅觉、听觉性（包括错觉）症状的单纯部分发作（如上腹部胃气上升感）；以消化系统自动症为突出表现的复杂部分性发作，如吞咽、咂嘴等。典型发作持续时间持续1分钟，常有发作后朦胧，事后不能回忆，逐渐恢复。脑电图常见单侧或双侧颞叶棘波，也可为其他异常（包括非颞叶异常）或无异常。

22. 额叶癫痫（frontal lobe epilepsy，FLE）　可发病于任何年龄，表现为单纯或复杂部分性发作，常有继发性全面发作。发作持续时间短，形式刻板性，通常表现强直或姿势性发作及双下肢复杂的自动性，易出现癫痫持续状态。可仅在夜间入睡中发作。发作期脑电图表现为暴发性快节律、慢节律、暴发性棘波、尖波、或棘慢复合波。

23. Rasmussen 综合征　又称 Rasmussen 脑炎，主要在儿童期发病，病因和发病机制均不清楚。病理特征是一侧大脑半球慢性局限性炎症。临床表现为药物难治性部分运动性癫痫发作，发展为部分性癫痫持续状态、进行性偏身力弱和智力障碍。脑结构影像学一侧脑皮质进行性萎缩。手术可有效控制癫痫发作。预后不好，多有后遗症。

24. 进行性肌阵挛性癫痫（progressive myoclonic epilepsies）　是一组由遗传性或代谢性病因导致的具有肌阵挛发作的慢性进行性疾病，特点为肌阵挛发作、其他形式的癫痫发作和进行性神经功能及精神智能衰退。多数预后不良。

第三节　癫痫的诊断

一、癫痫的诊断

癫痫是一种以具有持久性的致病倾向为特征的脑部疾病。符合下列任何一种情况可确定为癫痫。

（1）至少两次间隔大于24小时的非诱发性（或反射性）发作。

（2）一次非诱发性（或反射性）发作，并且在未来10年内，再次发作风险与两次非诱发性发作后的再发风险相当时（60%）。

（3）诊断某种癫痫综合征。

符合下列任何一种情况，可认为癫痫诊断可以解除。

（1）已经超过了某种年龄依赖癫痫综合征的患病年龄。

（2）已经10年无发作，并且近5年已停用抗癫痫药物。

（一）癫痫的诊断流程

诊断流程分五步：①明确发作性症状是否为癫痫发作；②确定癫痫的发作类型；③确定癫痫或癫痫综合征的类型；④确定病因；⑤确定残障和共患病。

1. 确定发作性事件是否为癫痫发作　涉及发作性事件的鉴别，包括诱发性癫痫发作和非诱发性癫痫发作的鉴别。临床上出现两次（间隔至少24小时）非诱发性癫痫发作时就诊断为癫痫。

2. 确定癫痫的发作类型　按照 ILEA 癫痫发作分类来确定。

3. 确定癫痫或癫痫综合征的类型　按照 ILEA 癫痫及癫痫综合征的类型确定。有些病例无法归类于某种特定癫痫综合征。

4. 其他 确定病因是什么及确定残障和共患病。

（二）病史和体格检查

完整病史是癫痫诊断中最重要的环节，应包括现病史（重点是发作史）、出生史、既往史、家族史、疾病的社会心理影响等，对癫痫的诊断、分型和鉴别诊断都具有非常重要的意义。

现病史：首次发作年龄；发作前状态或促发因素（觉醒、清醒、睡眠、饮酒、少眠、过度疲劳、心理压力、精神刺激、发热、体位、运动、前驱症状及与月经的关系等）；发作最初时的症状/体征（先兆、运动性表现等）；发作时表现（意识状态、睁/闭眼、姿势、肌张力、运动症状、舌咬伤、尿失禁等）；发作演变过程和持续时间；发作后表现（清醒、烦躁、嗜睡、Todd 麻痹、失语、遗忘、头痛、肌肉酸痛等）、发作频率和严重程度（包括持续状态史）；其他发作形式（如有，应按上述要点询问发作细节）；脑电图及其他辅助检查，如血压、血糖、电解质、心电图、头颅影像学等；抗癫痫药物使用，如种类、剂量、疗程、疗效、不良反应、依从性等；发作间期状态，如精神症状、记忆力、焦虑、抑郁等；发病后精神运动发育情况。

既往史和家族史：围生史，如早产、难产、缺氧窒息、产伤、颅内出血等；中枢神经系统其他病史，如感染、外伤、卒中、遗传代谢疾病等；生长发育史，如精神运动发育迟滞、倒退；有无新生儿惊厥及热惊厥史，如简单型、复杂型；家族史，如癫痫、热惊厥、偏头痛、睡眠障碍、遗传代谢疾病等；疾病的影响，如教育、择业、驾驶、活动范围、心理压力等。

体格检查：重点放在神经系统，如意识状态、精神状态、局灶体征（偏瘫/偏盲等）、各种反射及病理征等；注意观察头颅形状和大小、外貌、身体畸形及某些神经，皮肤综合征。体格检查意义在于对癫痫病因诊断有初步提示作用，也可能提示抗癫痫药物的不良反应。

（三）辅助检查

1. 脑电图（EEG） 是诊断癫痫首选及最重要的辅助检查方法。脑电图对发作性症状的诊断有很大价值，有助于明确癫痫的诊断及分型，确定特殊综合征。理论上任何一种癫痫发作都能用脑电图记录到发作和发作期间痫样放电，但实际工作中由于技术和操作上的局限性，常规头皮脑电图仅能记录到 49.5% 患者的痫性放电，重复 3 次可将阳性率提高到 52%，采用过度换气、闪光刺激等诱导方法还可进一步提高脑电图的阳性率，有部分癫痫患者的脑电图检查始终正常。部分正常人中偶尔也可记录到痫样放电。

2. 24 小时动态脑电检测和视频脑电图（video - EEG） 对检测痫样放电的可能性大为提高，特别是视频脑电图不仅同步检测记录患者的发作情况，而且也可以记录脑电图改变，可明确发作性症状及脑电图变化间的关系。

3. 神经影像学检查 包括 CT 和 MRI，可以帮助脑结构异常或病变，对癫痫及癫痫综合征诊断和分类颇有帮助，有时可作出病因诊断，如颅内肿瘤、灰质异位等。MRI 较敏感，特别是冠状位和海马体积测量能较好地显示海马病变。国际抗癫痫联盟神经影像学委员于 1997 年提出以下情况应做神经影像学检查：①任何年龄、病史或脑电图说明为部分性发作；②在 1 岁以内或成人未能分型的发作或明显的全面性发作；③神经或神经心理证明有局限性损害；④一线抗癫痫药物无法控制发作；⑤抗癫痫药物不能控制发作或发作类型有变化以及可能有进行性变化者。功能影像学检查如 SPECT、PET 等能从不同的角度反映脑局部代谢变化，辅助癫痫灶的定位。

二、癫痫的鉴别诊断

1. 晕厥（syncope） 表现为突然短暂的可逆意识障碍伴有姿势性肌张力减低或消失，由全脑血流灌注量突然减少引起。晕厥与癫痫发作鉴别要点见表 13 - 4。

表 13 - 4　晕厥与癫痫发作鉴别要点

鉴别要点	晕厥	癫痫发作
诱因	精神紧张、疼痛刺激等	多无
发作与体位关系	站立或坐位多见	无或短
前驱症状	有，可较长站立或坐位多见	无关
面色	苍白	正常或发绀
惊厥伴尿失禁及舌咬伤	少见	常见
发作后意识模糊和自动症	无或少见	常见
发作间期脑电图异常	罕见	常见

2. 心因性非癫痫发作　心因性非癫痫发作与癫痫发作的鉴别要点见表 13 - 5。

表 13 - 5　心因性非癫痫发作与癫痫发作的鉴别

鉴别要点	心因性非癫痫	癫痫发作
性别年龄	中青年女性多见	各年龄组
发作场合	周围常有人	任何场合
促发因素	常在精神刺激后	少有或缺少睡眠、光刺激等
发作特点	形式多样多变，动作夸张、不同步协调，常有颤抖样动作可对抗被动运动	突然发病，发作形式单一刻板，形式单一刻板，通常不对抗被动运动。
意识状态	可能对外界刺激作出反应	意识丧失（大发作时）
眼部	眼睑紧闭，眼球乱动	多睁眼，眼球上窜或斜视
面色	发红或苍白	发绀
持续时间和终止方式	数小时，安慰或暗示后缓解	持续 1~2 分钟，多自行停止
发作后表现	一切如常，少有不适主诉	常有意识模糊、头痛、肌痛
脑电图	少有异常	发作期及发作间期痫样放电

3. 偏头痛　偏头痛与癫痫发作的鉴别要点见表 13 - 6。

表 13 - 6　偏头痛与癫痫发作的鉴别

鉴别要点	偏头痛	癫痫发作
先兆症状	持续时间长	相对较短
视幻觉	多为闪光、暗点、偏盲	可出现为复杂视幻觉
主要症状	剧烈头痛，常伴恶心、呕吐	强制阵挛发作
意识障碍	少见	多见
发作持续时间	较长，几小时或几天	较短，几分钟
精神记忆障碍	无或少见	多见
脑电图	非特异慢波	癫痫样放电

4. 假性痫性发作（pseudoepileptic seizure）　又称癔症样发作，是一种非癫痫性的发作性疾病，是由心理障碍而非脑电紊乱引起的脑部功能异常。可有运动、感觉和意识模糊等类似癫痫发作症状，难以区分。发作时脑电图上无相应的痫性放电和抗癫痫治疗无效是鉴别的关键。但应注意，10% 假性痫性癫痫发作患者就同时存在真正的癫痫，10%~20% 癫痫患者中伴有假性发作。癫痫发作与假性癫痫发作的鉴别要点见表 13 - 7。

表 13 – 7　癫痫发作与假性癫痫发作的鉴别

鉴别要点	癫痫发作	假性癫痫发作
发作场合	任何情况下	有精神诱因及有人在场
发作特点	突然刻板发作	发作形式多样，有强烈的自我表现，如闭眼、哭叫、手足抽动和过度换气等
眼位	上睑抬起，眼球上窜或向一侧偏转	眼睑紧闭，眼球乱动
面色	发绀	苍白或发红
瞳孔	散大，对光反射消失	正常，对光反射存在
对抗被动运动	不能	可以
摔伤、舌咬伤、尿失禁	可有	无
持续时间及终止方式	1～2 分钟，自行停止	可达数小时，需安慰及暗示
Babinski 征	常（＋）	（－）

5. 发作性睡病（narcolepsy）　可引起意识丧失和猝倒，易误诊为癫痫。根据突然发作的不可抑制的睡眠、睡眠瘫痪、入睡前幻觉及猝倒征四联征可鉴别。

6. 短暂性脑缺血发作（TIA）　TIA 多见于老年人，常有动脉硬化、冠心病、高血压、糖尿病等病史，临床症状多为缺失症状（感觉丧失或减退、肢体瘫痪）、肢体抽动不规则，也无头部和颈部的转动症状常持续 15 分钟到数小时，脑电图无明显痫性放电；而癫痫见于任何年龄，以青少年为多，前述危险因素不突出，癫痫多为刺激症状（感觉异常、肢体抽搐）。发作持续时间多为数分钟，极少超过半小时，脑电图上多有痫性放电。

7. 低血糖症　血糖水平低于 2mmol/L 时可产生局部癫痫样抽动或四肢强直发作，伴意识丧失，常见于胰岛 B 细胞肿瘤或长期服降糖药的 2 型糖尿病患者，病史有助于诊断。

第四节　癫痫的治疗

一、癫痫治疗原则

癫痫是一种多因素导致的、临床表现复杂的慢性中枢神经系统功能障碍疾病，临床处理中既要强调遵循治疗原则，又要充分考虑个体性差异，进行个体化的治疗。治疗原则包括如下。

1. 明确诊断　与其他任何一种疾病治疗一样，诊断正确是前提，并且尽可能将诊断细化，如是不是癫痫、癫痫发作的分类、癫痫综合征的分类、癫痫的病因、诱发因素等；在治疗过程中需要不断完善诊断，特别是当治疗效果不佳时，应该特别强调重新考虑初始诊断是否准确，包括癫痫诊断是否成立？癫痫发作、癫痫综合征、病因学诊断分类是否正确？

2. 合理选择处理方案　由于癫痫的病因学差异性很高，目前治疗方法多样，包括抗癫痫药物治疗、外科切除治疗、外科姑息性治疗、生酮饮食治疗、免疫治疗等。选择治疗方案时，充分考虑癫痫的（病因、发作/综合征分类等）特点、共患病情况及患者的个人、社会因素，进行有原则地个体化综合治疗。要强调的是，癫痫治疗并不一定很顺利，初始治疗常常需要根据治疗反应不断进行调整和修正，或者多手段及方法的联合使用。

3. 适宜的长期治疗　癫痫的治疗应当坚持长期、足疗程的原则，根据癫痫病因、综合征类型、发作类型以及患者的实际情况选择合适的疗程。

4. 良好的健康生活方式 与其他慢性病一样，癫痫患者也应该保持健康、规律生活方式，特别注意避免睡眠不足、暴饮暴食、过度疲劳等。如有诱因应尽可能避免。

5. 明确治疗目标 癫痫治疗主要还是以控制癫痫发作为首要目标，其实更重要的是提高患者生活质量。对于伴有精神障碍患者，还应进行针对躯体、精神心理方面的康复治疗，降低致残程度，提高心理调节能力，掌握必要的工作、生活技能，促进其获得正常的社会与家庭生活。对于儿童还要促进正常发育。

二、癫痫现场急救

1. 明确癫痫发作的诊断

2. 严密观察 观察意识、瞳孔及生命体征变化，注意记录癫痫发作的具体症状表现，如头是否向一侧偏斜等。

3. 注意保护，防止意外损伤 如全面强直、阵挛或强直阵挛发作，癫痫发作过程中应保持头部向一侧偏斜，维持呼吸道通畅，避免窒息及误吸、避免舌咬伤，给予氧气吸入，同时注意不要过度用力按压患者，以免造成骨折及损伤；如果是复杂部分性发作的患者注意其无意识行走和活动中造成自身或他人伤害。

4. 积极查找病因 询问患者及家属是否按时服药，有无诱发因素，必要时检查血常规、血糖、电解质及肝肾功能、抗癫痫药物浓度等。有条件时可进行脑电图记录。如发作持续时间超过5分钟按癫痫持续状态处理。

三、癫痫发作间期的治疗原则

持续坚持规律用药最重要，其次避免所有一切诱发因素，定期进行监测血常规、肝肾功能及药物不良反应的观察。可以选择一家医院相对固定就诊医生进行长期随访观察。

（一）药物治疗

1. 药物治疗的原则

（1）根据癫痫发作类型、癫痫及癫痫综合征类型选择用药，同时需要考虑共患病、共用药、患者年龄及监护人的意愿等进行个体化治疗。70%~80%新诊断癫痫患者可通过服用一种抗癫痫药物控制癫痫发作，所以治疗初始的药物选择非常关键，可以增加治疗成功的可能性；如选药不当，不仅治疗无效，而且还会导致癫痫发作加重。

（2）确定是否用药 人一生中偶发一至数次癫痫发作的概率高达5%，且39%癫痫发作患者有自发性缓解倾向，故并非每个癫痫发作患者都需要用药。一般来说，半年内发作两次以上者，一经诊断明确，就应用药；首次发作或间隔半年以上发作一次者，可在告知抗癫痫药可能的不良反应和不经治疗的可能后果的情况下，根据患者及家属的意愿，酌情选择用或不用抗癫痫药。

（3）药物的用法 用药方法取决于药物代谢特点、作用原理及不良反应出现规律等，因而差异很大。从药代动力学角度，剂量与药物浓度关系的三种方式，代表性药物分别为苯妥英钠、丙戊酸钠和卡马西平。苯妥英钠常规剂量无效时增加剂量极易中毒，须非常小心；丙戊酸治疗范围大，开始可给予常规剂量；卡马西平由于自身诱导作用使代谢逐渐加快半衰期缩短，需逐渐加量，约1周达到常规剂量。拉莫三嗪、托吡酯应逐渐加量，1个月左右达治疗剂量，否则易出现皮疹、中枢神经系统不良反应等。根据药物的半衰期可将日剂量分次服用。半衰期长者每日1~2次，如苯妥英钠、苯巴比妥；半衰期短的药物每日服3次。

（4）严密观察不良反应　大多数抗癫痫药物都有不同程度的不良反应，应用抗癫痫药物前应检查肝肾功能和血、尿常规，用药后还需每月监测血、尿常规，每季度监测肝肾功能，至少持续半年。不良反应包括特异性、剂量相关性、慢性及致畸形。以剂量相关性不良反应最常见，通常发生于用药初始或增量时，与血药浓度有关。多数常见的不良反应为短暂的，缓慢减量即可明显减少。多数抗癫痫药物为碱性，饭后服药可减轻胃肠道反应。较大剂量于睡前服用可减少白天镇静作用。

（5）尽可能单药治疗　抗癫痫药物治疗的基本原则是尽可能单药治疗。70%～80%的癫痫患者可以通过单药治疗控制发作。单药治疗应从小剂量开始；如不能有效控制癫痫发作，则满足部分控制，也不能出现不良反应。监测血药浓度以指导用药，减少用药过程中的盲目性。

（6）合理的联合治疗　尽管单药治疗有着明显的优势，但是约20%的患者在两种单药治疗后仍不能控制发作，此时应该考虑合理的联合治疗。合理的多药联合治疗即"在最低程度增加不良反应的前提下，获得最大程度的发作控制"。

2. 联合用药治疗原则　下列情况考虑合理的联合治疗：①有多种类型的发作；②针对药物的不良反应，如苯妥英钠治疗部分性发作时出现失神发作，除选用广谱抗癫痫药外，也可合用氯硝西泮治疗苯妥英钠引起的失神发作；③针对患者的特殊情况，如月经性癫痫患者可在月经前后加用乙酰唑胺，以提高临床疗效；④对部分单药治疗无效的患者可以联合用药。

联合用药应注意：①不宜合用化学结构相同的药物，如苯妥英钠与扑痫酮、氯硝西泮和地西泮；②尽量避开副作用相同的药物合用，如苯妥英钠可引起肝肾损伤，丙戊酸可引起特异过敏性肝坏死，因而在对肝功能有损害的患者联合用药时要注意这两种药的不良反应；③合并用药时注意药物的相互作用，如一种药物的肝酶诱导作用可加速另一种药物的代谢，药物与蛋白的竞争性结合也会改变另一种药物起主要药理作用的血中游离浓度。

3. 增减药物、停药及换药原则　①增减药物：增药可适当地快，减药一定要慢，必须逐一增减，以利于确切评估疗效和毒副作用；②AEDs控制发作后必须坚持长期服用，除非出现严重的不良反应，不宜随意减量或停药，以免诱发癫痫持续状态；③换药：如果一种一线药物已达到最大可耐受剂量仍然不能控制发作，可加用另一种一线或二线药物，至发作控制或达到最大可耐受剂量后逐渐减掉原有的药物，转换为单药，换药期间应有5～7日的过渡期；④停药：应遵循缓慢和逐渐减量的原则，一般来说，全面强直-阵挛性发作、强直性发作、阵挛性发作完全控制4～5年后，失神发作停止半年后可考虑停药，但停药前应用缓慢减量的过程，一般不少于1～1.5年无发作者方可停药。有自动症者可能需要长期服药。

（二）常有的抗癫痫药

1. 传统AEDs

（1）苯妥英钠（phenytoin，PHT）　对GTCS和部分性发作有效，可加重失神和肌阵挛发作。胃肠道吸收慢，代谢酶具有可饱和性，饱和后增加较小剂量即达到中毒剂量，小儿不易发现不良反应，婴幼儿和儿童不宜服用，成人剂量200mg/d，加量时要慎重。半衰期长，达到稳态后成人可日服1次，儿童日服2次。

（2）卡马西平（carbamazepine，CBZ）　是部分性发作的首选药物，对复杂部分性发作疗效优于其他AEDs，对继发性GTCS亦有较好的疗效，但可加重失神和肌阵挛发作。由于对肝酶的自身诱导作用，半衰期初次使用时为20～30小时，常规治疗剂量10～20mg/（kg·d），开始用药时清除率较低，起始剂量应为2～3mg/（kg·d），1周后渐增加至治疗剂量。治疗3～4周后，半衰期为8～12小时，需增加剂量维持疗效。

（3）丙戊酸（valproate，VPA） 是一种广谱 AEDs，是全面性发作，尤其是 GTCS 合并典型失神发作的首选药，也用于部分性发作。胃肠道吸收快，可抑制肝的氧化、结合、环氧化功能，与血浆蛋白结合力高，故与其他 AEDs 有复杂的交互作用。半衰期短，联合治疗时半清除期为 8～9 小时。常规剂量成人 600～1800mg/d，儿童 10～40mg/d。

（4）苯巴比妥（phenobarbital，PB） 常作为小儿癫痫的首选药物，较广谱，起效快，对 GTCS 疗效好，也用于单纯及复杂部分性发作，对发热惊厥有预防作用。半衰期长达 37～99 小时，可用于急性脑损害合并癫痫或癫痫持续状态。常规剂量成人 60～90mg/d，小儿 2～5mg/（kg·d）。

（5）扑痫酮（primidone，PMD） 经肝代谢为具有抗痫作用的苯巴比妥和苯乙基丙二酰胺。适应证是 GTCS，以及单纯和复杂部分性发作。

（6）乙琥胺（ethosuximide，ESX） 仅用于单纯失神发作。吸收快，约 25% 以原型由肾脏排泄，与其他 AEDs 很少相互作用，几乎不与血浆蛋白结合。

（7）氯硝西泮（clonazepam，CNZ） 直接作用于 GABA 受体亚单位，起效快，但易出现耐药使作用下降。作为辅助用药，小剂量常可取得良好疗效，成人试用 1mg/d，必要时逐渐加量；小儿试用 0.5mg/d。

2. 新型 AEDs

（1）托吡酯 topiramate，TPM） 为天然单糖基右旋硫代物，对难治性部分性发作、继发 GTCS、Lennox - Gastaut 综合征和婴儿痉挛症等均有一定疗效。半清除期 20～30 小时。常规剂量成人 75～200mg/d，儿童 3～6mg/（kg·d），应从小剂量开始，在 3～4 周内逐渐增至治疗剂量。远期疗效好，无明显耐药性，大剂量也可用作单药治疗。卡马西平和苯妥英钠可降低托吡酯的血药浓度，托吡酯也可降低苯妥英钠和口服避孕药的疗效。

（2）拉莫三嗪（lamotrigine，LTG） 对部分性发作、GTCS、Lennox - Gastaut 综合征、失神发作和肌阵挛发作有效。胃肠道吸收完全，经肝脏代谢，半衰期 14～50 小时，合用丙戊酸可延长 70～100 小时。成人起始剂量 25mg/d，之后缓慢加量，维持剂量 100～300mg/d；儿童起始量 2mg/（kg·d），维持剂量 5～15mg（kg·d）；与丙戊酸合用剂量减半或更低，儿童起始剂量 0.2mg/（kg·d），维持剂量 2～5mg/（kg·d）。经 4～8 周逐渐增加至治疗剂量。

（3）加巴喷丁（gabapentin，GBP） 可作为部分性发作和 GTCS 的辅助治疗。不经肝代谢，以原型由肾排泄。起始剂量为 100mg，3 次/天，维持剂量 900～1 800/d，分 3 次服。

（4）非氨脂（felbamate，FBM） 对部分性发作和 Lennox - Gastaut 综合征有效，可作为单药在治疗。起始剂量为 400mg/d，维持剂量 1 000～3 600mg/d。90% 以原型经肾排泄。

（5）奥卡西平（oxcarbazepine，OXC） 是一种卡马西平的 10 - 酮衍生物，适应证同卡马西平。但仅稍有肝酶诱导作用，无药物代谢和自身诱导作用及极少药代动力学互相作用。在体内不能转化为卡马西平或卡马西平环氧化物，对卡马西平有变态反应的患者 2/3 能耐受奥卡西平。成人初始剂量 300mg/d，每日增加 300mg，单药治疗剂量 600～1200mg/d。奥卡西平 300mg 相当于卡马西平 200mg，故替换用量时应增加 5%。

（6）氨己烯酸（vigabatrin，VGB） 用于部分性发作、继发性 GTCS 和 Lennox - Gastaut 综合征，对婴儿痉挛症有效，也可用于单药治疗，主要经肾脏排泄，不可逆抑制 GABA 转氨酶，增强 GABA 能神经元作用。起始剂量 500mg/d，每周增加 500mg，维持剂量 2～3g/d，分两次服。

（7）替加宾（tiagabine，TGB） 作为难治性复杂部分性发作的辅助治疗。胃肠道吸收迅速，1 小时达峰浓度。半衰期 4～13 小时，无肝酶诱导或抑制作用，但可被苯妥英钠、卡马西平及苯巴比妥诱导，半衰期缩短为 3 小时。开始剂量 4mg/d，一般用量 10~15mg/d。

（8）唑尼沙胺（zonisamide，ZNS）　对 GTCS 和部分性发作有明显疗效，也可治疗继发全面发作性发作、失张力发作，不典型失神发作及肌阵挛发作。因在欧洲和美国发现有些患者发生肾结石，故已少用。

（9）左乙拉西坦（levetiracetam，LEV）　为吡拉西坦同类物，作用机制尚不明。对部分性发作和 GTCS、肌阵挛发作都有效。口服吸收迅速，半衰期 6~8 小时。耐受性好，无严重不良反应。

（10）普瑞巴林（pregabalin）　本药为 γ - 氨基丁酸类似物，结构和作用与加巴喷丁类似，具有抗癫痫活性，但本药的抗癫痫机制不明确。主要用于癫痫部分性发作的辅助治疗。

⇒ **案例引导**

> 　　**临床案例**　患者，男，20 岁，反复发作性四肢抽动 6 年，伴有意识不清，口吐白沫，有时伴有大小便失禁，病种有多次皮肤外伤，每次持续 1~3 分钟不等。每年发作 3~4 次。发作前有时伴有先兆，表现为不自主咂嘴、咀嚼，无意识地掏摸衣袋等。幼时有发热惊厥史。病后先后在多家医院就诊过，诊断为癫痫全面性发作，先后使用过中药偏方以及苯妥英钠、苯巴比妥等治疗效果不佳。血常规、血生化检查等均无异常发现。脑电图检查：常规描记右颞区有不典型的棘慢复合波，头颅 MRI 平扫及增强检查显示右侧海马容积略小外余无异常。
>
> 　　**问题**　患者目前诊断是什么？治疗方法是什么？
>
> 　　**讨论**　目前诊断：药物难治性癫痫，患者表现为全面部性发作及复杂部分性发作等多种发作。治疗方法：手术治疗，脑电图检查：右颞区有不典型的棘慢复合波，头颅 MRI 平扫及增强检查显示右侧海马容积略小。

四、药物难治性癫痫

总体而言癫痫患者预后良好，以目前的药物治疗，80% 左右的癫痫发作能够被控制。通过 3~5 年的规范治疗，多数患者停药或减量后可以终生不再发作，但仍有 20% 左右的癫痫患者对目前药物治疗无效，这部分癫痫称为难治性癫痫或药物难治性癫痫。

广义的难治性癫痫是指目前的治疗方法仍不能阻止其继续发作的癫痫或与治疗前比较发作没有明显地减少的癫痫；狭义的难治性癫痫就是耐药性癫痫或药物难治性癫痫。药物难性癫痫是指目前药物仍不能控制其发作，它是一个动态的概念，随着新抗癫痫药物问世，取得疗效的癫痫将不再称为难治性癫痫。

对于难治性癫痫就早期识别，以便尽早采取更积极的治疗措施，但需要认识到诊断错误、选药不当、用量不足、依从性差等原因造成的"医源性难治性癫痫"。

五、癫痫的外科治疗

癫痫的外科治疗是应用神经外科的技术手段，采用切除、离断病灶或阻断癫痫电传导的方法来控制或缓解癫痫发作的方法。药物难治性癫痫以及癫痫与颅内病变有明确相关性的患者可以进行外科治疗。

1. 手术适应证　药物难治性癫痫：根据 ILEA2010 年的定义：应用正确选择且能耐受的两种抗癫痫药物（单药或联合用药），仍未能达到持续无发作者。病变相关性癫痫：应用现代神经影像学技术和电生理监测技术，能明确引起癫痫发作的"责任病变"，如脑肿瘤、脑血管病变，先天性脑室畸形、先天皮质发育不良、外伤后或神经外科术后癫痫、脑炎、脑寄生虫病、颞叶内侧结构硬化、结节性硬化等。

2. 手术禁忌证　进展性神经系统变性疾病或代谢性疾病者；合并严重的全身性疾病者；合并有严重精神障碍、严重的认知功能障碍者；由于身体某些器官问题和/或营养状况不能耐受手术者；确诊为良性癫痫患者；患者及其家属不同意手术。

第五节　癫痫持续状态 📱微课

传统定义：癫痫持续状态（status epilepticus，SE）是指 1 次癫痫发作持续 30 分钟以上，或反复多次发作持续 >30 分钟，且发作间期意识不恢复至发作前的基线状态。ILAE 2001 定义：一次癫痫发作持续时间大大超过了该型癫痫发作大多数患者发作的时间，或反复发作，在发作间期患者的意识状态不能恢复到基线状态时间界定 >5 分钟，"癫痫持续状态"实为"癫痫发作持续状态"，并非仅限于癫痫患者。

一、癫痫持续状态分类

癫痫持续状态分类见表 13 - 8。

表 13 - 8　癫痫持续状态分裂

1. **根据癫痫发作持续时间及治疗反应分类**
    早期 SE（Impending SE，Early SE）　>5 分钟
    确定性 SE（Established SE）　>30 分钟
    难治性 SE（Refractory SE，RSE）　对二线治疗无效，需全身麻醉治疗，通常 >60 分钟
    超难治性 SE（Super RSE）　全身麻醉治疗 24 小时仍不终止发作，其中包括减停麻醉药过程中复发
2. **根据癫痫发作类型分类**
    惊厥性 SE　Convulsive SE（CSE）
    　　全面性　Generalized CSE
    　　局灶性　Focal CSE
    非惊厥性 SE Non - convulsive SE（NCSE）
    需满足：
    明确的和持久的（>30min）行为、意识状态或感知觉改变
    通过临床或神经心理检查证实上述改变
    EEG 持续或接近持续的阵发性放电
    不伴持续性的惊厥症状如肌肉强直、阵挛等分类
    可以活动的患者 Ambulatory NCS（如：癫痫患者不典型失神持续状态）
    危重患者（如 CSE 治疗后、脑炎等）
3. **根据癫痫发作的病因分类：**
    急性症状性 Acute symptomatic：与感染性、代谢性、中毒性或血管性等因素所导致的脑性损伤
    远期症状性 Remote symptomatic：与既往脑损伤或先天皮层发育异常等静止性脑部病灶有关
    进行性脑病 Progressive：与进展性疾病累及脑部有关如脑肿瘤等
    热性 Febrile：符合儿童热性惊厥的诊断标准
    隐源性/特发性 Cryptogenic/idiopathic：与基因有关或原因不明

二、癫痫持续状态的临床表现

新近研究证实：非癫痫持续状态的单个惊厥性抽搐的发作时间一般不会超过 2 分钟，因此以 30 分钟作为诊断时限并非很恰当，从临床实际出发，持续 10 分钟的行为和电抽搐活动是一个更符合实际的标准，而这也是要求开始静脉给药的时间点。

（一）全面发作性持续状态

1. 全面性强直 - 阵挛发作持续状态　是临床最常见、最危险的癫痫状态，表现为强直 - 阵挛发作反复发生，意识障碍伴高热、代谢性酸中毒、低血糖、休克、电解质紊乱（低血钾、低血钙）和肌红

蛋白尿等，可发生脑、心、肝、肺等多脏器衰竭，自主神经和生命体征改变。

2. 强直性发作持续状态 多见于 Lennox – Gastaut 综合征患儿，表现不同程度意识障碍（昏迷较少），间有强直性发作和其他类型发作，如肌阵挛、不典型失神、失张力发作等，脑电图出现持续性较慢地棘 – 慢或尖 – 慢波放电。

3. 阵挛性发作持续状态 阵挛性发作持续状态时间较长时可出现意识模糊，甚至昏迷。

4. 肌阵挛发作持续状态 特发性肌阵挛发作患者很少出现癫痫持续状态，严重器质性脑病晚期如亚急性硬化性全脑炎、家族性进行性肌阵挛癫痫等较常见。特发性患者脑电图显示和肌阵挛紧密联系的多棘波，预后较好；继发性的脑电图通常显示非节律性反复的棘波，预后较差。

5. 失神发作持续状态 主要表现为意识水平降低，甚至只表现为反应性下降、学习成绩下降；脑电图可见持续性棘 – 慢波放电，频率较慢（<3Hz）。多由治疗不当或停药诱发。

（二）部分性发作持续状态

1. 单纯部分性发作持续状态 临床表现以反复的局部颜面或躯体持续抽搐为特征，或持续的躯体局部感觉异常为特点，发作时意识清楚，脑电图上有相应脑区局限性放电。病情演变取决于病变性质，部分隐源性患者治愈后可能不再发。某些非进行性器质性病变后期可伴有同侧肌阵挛。Rasmussen 综合征（部分性连续癫痫）早期出现肌阵挛及其他形式发作，伴进行性弥漫性神经系统损害表现。

2. 边缘叶性癫痫持续状态 常表现为意识障碍和精神症状，又称精神运动性癫痫状态，常见于颞叶癫痫，须注意与其他原因导致的精神异常鉴别。

3. 偏侧抽搐状态伴偏侧轻瘫 多发生于幼儿，表现一侧抽搐，伴发作后一过性或永久性同侧肢体瘫痪。

三、癫痫持续状态的治疗

癫痫持续状态的治疗原则：尽早治疗，遵循癫痫持续状态处理流程，尽快终止发作；查找病因，如有可能进行对因治疗；支持治疗，维持呼吸、循环及水电解质平衡。目的：保持稳定的生命体征和进行心肺功能支持；终止呈持续状态的癫痫发作，减少癫痫发作对脑部神经元的损害；寻找并尽可能根除病因及诱因；处理并发症。

1. 一般措施 ①对症处理：保持呼吸道通畅，吸氧，必要时做气管插管或切开，尽可能对患者进行心电、血压、呼吸、脑电的监测，定时进行血气分析、生化检查；查找诱发癫痫状态的原因并治疗；有牙关紧闭者应放置牙套；②建立静脉通道：静脉注射生理盐水维持，值得注意的是葡萄糖溶液能使某些抗癫痫药物沉淀，尤其是苯妥英钠；③积极防治并发症：脑水肿可以 20% 甘露醇 125～250ml 快速静滴；预防性应用抗生素，控制感染；高热可予物理降温；纠正代谢紊乱如低血糖、低血钠、高渗状态及肝性脑病等，纠正酸中毒，并给予营养支持治疗。

2. 药物选择 理想的抗癫痫持续状态药物应有以下特点：①能静脉给药；②可快速进入脑内，阻止癫痫发作；③无难以接受的不良反应，在脑内存在足够长的时间以防止再次发作。控制癫痫持续状态的药物都应静脉给药，难以静脉给药的患者如新生儿和儿童，可以直肠内给药。因此，药物的选择应基于特定的癫痫持续状态类型及它们的药代动力学特点和易使用性。

（1）地西泮 首先用地西泮 10～20mg 静脉注射，每分钟不超过 2mg，如有效，再将 60～100mg 地西泮溶于 5% 葡萄糖生理盐水中，于 12 小时内缓慢静脉滴注。儿童首次剂量为 0.25～0.5mg/kg，一般不超过 10mg。地西泮偶然会抑制呼吸，需停止注射，必要时加用呼吸兴奋剂。

（2）地西泮加苯妥英钠 首先用地西泮 10～20mg 静脉注射取得疗效后，再加苯妥英钠 0.3～0.6g 加入生理盐水 500ml 中静脉滴注，速度不超过 50mg/min。用药中如出现血压降低或心律不齐时需减缓静滴速度或停药。

（3）苯妥英钠 部分患者也可单用苯妥英钠，剂量和方法同上。

（4）副醛 8~10ml（儿童0.3ml/kg）植物油稀释后保留灌肠。可引起剧咳，有呼吸疾病者勿用。

癫痫持续状态发作控制后，可考虑使用苯巴比妥0.1~0.2g肌内注射，每日2次，巩固和维持疗效。同时鼻饲抗癫痫药，达稳态浓度后逐渐停药苯巴比妥。上述方法均无效者，需按难治性癫痫维持处理状态。发作停止后，还需积极寻找癫痫状态的原因予以处理。对同存的并发症也要予以相应的治疗。

四、难治性癫痫持续状态

难治性癫痫持续状态是指持续的癫痫发作，对初期的一线药物地西泮、氯硝西泮、苯巴比妥、苯妥英钠等无效，连续发作1小时以上者。治疗的首要目标就是要快速终止发作，可选用下列药物。

1. 异戊巴比妥 是治疗难治性癫痫持续状态的标准疗法，几乎都有效。成人每次0.25~0.5g，1~4岁的儿童每次0.1g，4岁以上的儿童每次0.2g，用注射用水稀释后缓慢静注，每分钟不超过100mg。低血压、呼吸抑制、复苏延迟是其主要的不良反应，因而在使用中往往需行气管插管，机械通气来保证生命体征的稳定。

2. 咪达唑仑 由于起效快，1~5分钟出现药理效应，5~15分钟出现抗癫痫作用，使用方便，对血压和呼吸的抑制作用比传统药物小。今年来，已广泛代替异戊巴比妥，有成为难治性癫痫状态标准疗法的趋势。常用剂量为首剂0.15~0.2mg/kg，然后按0.06~0.6mg/（kg·h）静滴维持。新生儿可按0.1~0.4mg/（kg·h）持续静脉滴注。

3. 丙泊酚 是一种非巴比妥类的短效静脉用麻醉剂，能明显增强GABA能神经递质的释放，可在几秒钟内终止癫痫发作和脑电图上的痫性放电，平均起效时间2.6分钟。建议剂量1~2mg/kg静注，继之以2~10mg/（kg·h）持续静滴维持。控制发作所需的血药浓度为2.5μg/ml，突然停用可使发作加重，逐渐减量则不出现癫痫发作的反跳。丙泊酚可能的不良反应包括诱导癫痫发作，但并不常见，且在低于推荐剂量时出现，还可出现其他中枢神经系统的兴奋症状，如肌强直、角弓反张、舞蹈手足徐动症。儿童静注推荐剂量超过24小时，可能出现横纹肌溶解、难治性低氧血症、酸中毒、心力衰竭等不良反应。

4. 利多卡因 对苯巴比妥治疗无效的新生儿癫痫状态有效，终止发作的首次负荷剂量为1~3mg/kg，大多数患者发作停止后仍需静脉维持给药。虽在控制癫痫发作的范围内很少有不良反应发生，但在应用利多卡因的过程中仍应注意其常见的不良反应：如烦躁、谵妄、精神异常、心律失常及变态反应等。心脏传导阻滞及心动过缓者慎用。

5. 其他 也可选用氯氨酮、硫喷妥钠等进行治疗。

目标检测

答案解析

1. 癫痫的定义是什么？
2. 简述癫痫发作和癫痫综合征的分类。
3. 癫痫的鉴别诊断有哪些？
4. 简述癫痫治疗原则？
5. 何谓癫痫持续状态？
6. 简述癫痫持续状态处理原则。
7. 癫痫的非药物治疗包括哪些？

8. 简述癫痫药物治疗原则。

9. 何谓难治性癫痫持续状态?

10. 癫痫持续状态患者首选控制症状的药物有哪些? 使用方法?

(刘秋庭)

书网融合……

本章小结　　　　微课　　　　题库

第十四章 周围神经疾病

PPT

📖 **学习目标** --

1. **掌握** 周围神经病基本病理改变；特发性面神经麻痹的临床表现及治疗；吉兰－巴雷综合征的临床表现、诊断与治疗。

2. **熟悉** 特发性面神经麻痹的诊断及鉴别诊断；吉兰－巴雷综合征的辅助检查及鉴别诊断。

3. **了解** 特发性面神经麻痹、吉兰－巴雷综合征的发病机制。

4. 学会腰椎穿刺的操作，具备基本肌电图的解读能力。

周围神经通常指除嗅、视神经以外的脑神经与脊神经。周围运动、感觉和自主神经的结构和功能障碍，称为周围神经疾病。

周围神经通过传入（感觉）、传出（运动）和自主神经纤维联系中枢神经与周围效应器及感受器。传入神经由脊神经后根、后根神经节及脑感觉神经组成。其中枢支进入脊髓后角或脑干交换神经元；周围支以神经末梢终止于皮肤、关节、肌腱和内脏。运动传出神经由脊髓前角及侧角发出的脊神经前根及脑干运动核发出的脑神经构成，终止于肌纤维或交感、副交感神经节（图14－1）。

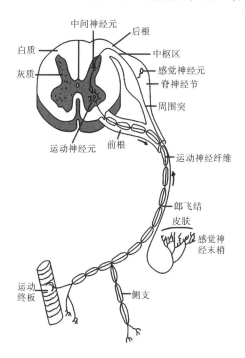

图 14 - 1 脊神经组成与分布

周围神经纤维可分为有髓鞘和无髓鞘两种。有髓神经纤维髓鞘是由施万细胞（Schwann cell）的胞膜呈同心圆状包卷轴突形成的。髓鞘之间互不连接，一般间隔 50 ~ 1 000um 被环形狭窄的郎飞结（Ranvier node）隔断。这些结通过动作电位的跳跃传导以促进冲动的快速传导。髓鞘对轴突有绝缘及保护作用，对其再生过程是不可缺少的。无髓神经纤维由施万细胞包裹数条轴突，每条轴突各有系膜，但不发生旋转，不产生髓鞘，也无郎飞节。无髓鞘神经纤维的神经冲动传导比有髓鞘神经纤维慢得多。

众多神经纤维集合在一起形成神经束，神经束汇集在一起成为神经干。神经束和神经干外周均有结缔组织包裹，前者称为神经束膜（peirneuirum），后者为神经外膜（epineuirum）。当神经根到达脊髓时，神经根外膜即与硬脊膜相融合。神经束膜进入神经束内分布于神经纤维之间，包绕每一根神经纤维的结缔组织称为神经内膜（endoenurium）（图14-2）。周围神经的血液供应来自局部血管，小血管穿过神经束膜，在神经内膜中成为毛细血管丛，形成血-神经屏障。神经根、神经节部位无血-神经屏障，成为一些免疫及中毒疾病攻击目标。

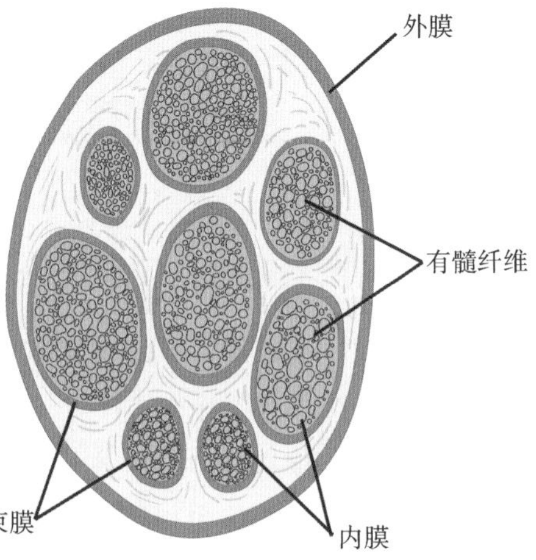

图14-2 周围神经横切面

一、病理

周围神经受损时，主要表现为以下四种病理形式（图14-3）。

1. 华勒变性（Wallerian degeneration） 是指外伤使轴突断裂后，其断端远侧的轴突很快由近向远端发生变性、解体。

2. 轴突变性（axonal degeneration） 是中毒代谢性神经病中最常见的一种病理改变。系因中毒或代谢营养障碍，使细胞体合成蛋白质等发生障碍或轴浆运输阻滞，出现由远端开始向近端发展的轴突变性，故又称逆死性（dying back）神经病。轴突的变性、解体和继发性脱髓鞘均自远端开始。

3. 神经元变性（neuronal degeneration） 主要致病因素为感染、中毒和代谢障碍等。表现为原发性细胞体变性、崩解和死亡并继发轴突变性坏死，无再生现象，最后整个神经细胞及其突起崩解坏死。

4. 节段性脱髓鞘（segmental demyelination） 主要见于免疫介导的自身免疫疾病、中毒性、遗传性或代谢性疾病。表现为原发性节段性脱髓鞘，轴突相对完整保留，脱髓鞘多从朗飞氏结处开始，近端神经根受累严重，远端呈多节段脱髓鞘病变。

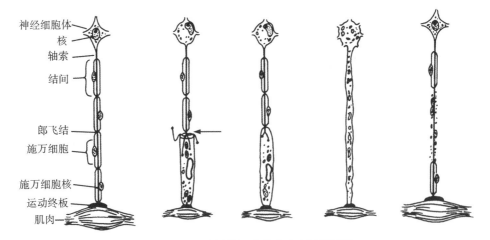

图14-3 周围神经病基本病理过程图解

二、临床类型

周围神经病通常分为对称性多发性神经病和单神经病或多发性单神经病两大类。

1. 对称性多发性周围神经病

（1）远端性轴索性神经病（distal axonal neuropathy） 常见于①中毒性：多种药物中毒、工业、农业化学性中毒等；②代谢性：糖尿病、尿毒症、内分泌疾病和血卟啉病；③营养性：营养缺乏、维生素缺乏及慢性酒精中毒等；④遗传性：遗传运动感觉神经性神经病等；⑤恶性肿瘤性：癌性神经病和多发性骨髓瘤病等。

（2）脱髓鞘神经病（demyelinating neuropathy） ①免疫性：急性炎症性脱髓鞘性多发性神经病吉兰-巴雷综合征、慢性炎症性脱髓鞘性多发性神经病（CIDP）；②遗传性：雷夫叙姆病（Refsum disease）和异染性白质脑病等。

（3）神经元神经病（neuronopathy） ①运动性：遗传性运动神经元神经病；②感觉性：感染性带状疱疹性神经病、恶性肿瘤性感觉神经元神经病、药物中毒性、免疫性及其他。

2. 局灶性或单神经病（mononeuropathy）和多灶性或多发性单神经病（multiple mononeuropathy）

（1）缺血性单神经病和多发性单神经病 结节性多动脉炎、类风湿性关节炎和糖尿病性神经病等。

（2）浸润性神经病或间质性神经病 麻风性神经病、原发性淀粉样变神经病、白血病、淋巴瘤和结节病等间质浸润性神经病。

（3）压迫性单神经病 腕管综合征、胸廓出口综合征。

（4）物理器械性损伤单神经病。

三、临床表现

周围神经损害可产生运动、感觉、反射、自主神经和营养障碍等多个方面的症状和体征。

1. 运动障碍 刺激性症状可有肌束颤动、痉挛及痛性痉挛。麻痹性症状也称抑制性症状，表现肌力减退或丧失。肌萎缩是运动神经元或运动轴突损害的一个显著特征。

2. 感觉障碍 大多数代谢和中毒性神经病中，感觉障碍常重于运动障碍，而在感觉性神经病中仅有感觉症状而不存在运动障碍。在多发性神经病中，感觉障碍通常是对称地累及肢体的远端，下肢重于上肢，所有的感觉形式均可受累。受损神经支配区内可产生麻木、疼痛或发生感觉异常。疼痛是周围神经病的重要症状之一。小纤维受损出现痛觉及温度觉丧失，大的有髓纤维损害出现深感觉丧失和感觉性共济失调。

3. 自主神经功能障碍 刺激症状有多汗、高血压。麻痹症状为无汗、竖毛障碍及直立性低血压。

4. 反射丧失 通常腱反射的丧失为神经病的早期表现，尤以踝反射丧失为常见。

5. 畸形和营养障碍 慢性多发性神经病常可引起手、足和脊柱的畸形。失神经支配后，皮肤、指（趾）甲、皮下组织可发生营养性改变。由于感觉丧失而反复损伤可引起营养性溃疡和神经性关节变性。

周围神经病的诊断依赖病史，全面体格检查及必要的辅助检查。电生理检查及周围神经活检是重要的检查手段。电生理检查可以发现亚临床周围神经病，鉴别轴突变性及脱髓鞘病变，并对鉴别运动性神经病与肌病所致的肌萎缩有重要价值，为预后和治疗提供依据。神经活检对寻找病因及发病机制，确定病变性质具有特征意义。

四、治疗

1. 病因治疗 阻断、去除直接病因，控制消除危险因素，积极进行针对性病因治疗。

2. 综合治疗 酌情应用激素类、维生素和神经营养等支持疗法。恢复期积极开展物理治疗和体疗等康复治疗。

> ⊕ **知识链接**
>
> 　　最常累及周围神经的疾病：D（Diabetes）糖尿病；A（Alcohol）酒精；N（Nutritional）营养；G（Guillain - Barre）吉兰 - 巴雷综合征；T（Trauma）外伤；H（Hereditary）遗传；E（Environmental toxins and drugs）环境毒素与药物；R（Rheumatic）风湿性；A（Amyloid）淀粉样变；P（Paraneoplastic）类癌；I（Infections）感染；S（Systemic disease）全身性疾病。

第一节　脑神经疾病 ⓔ微课

脑神经共 12 对。嗅神经、视神经是大脑一部分，其余 10 对脑神经核都位于脑干，支配头颈部器官。脑神经可以单个或多个受累，损害部位可以在颅内或颅外。原因可以分为原发性和继发性损害。

一、三叉神经痛

三叉神经痛（trigeminal neuralgia，TN）是一种三叉神经分布区内短暂、突发、反复发作的剧烈疼痛，又称原发性三叉神经痛，发病率（4~5)/10 万，常于 40 岁后起病，女性较多。

【病因及发病机制】

原发性三叉神经痛的病因尚未明确。目前认为三叉神经在脑桥入口处被异形扭曲的血管压迫三叉神经后根，局部产生脱髓鞘变化而导致疼痛发生。继发性三叉神经痛的病因有桥小脑角的占位病变、邻近结构的炎症、转移瘤、脑干梗死、多发性硬化等侵犯三叉神经感觉根或髓内感觉神经核而引起疼痛。发病机制可能是多种致病因素引起三叉神经局部脱髓鞘，脱髓鞘的轴突与相邻纤维间发生短路，刺激半月神经节内神经元产生疼痛。

【临床表现】

各种年龄均可发病，但 70% - 80% 在 40 岁以上，女性略高于男性。

疼痛为一侧面部，严格按三叉神经分布区域的发作性剧烈刺痛、撕裂样、烧灼样或刀割样疼痛而无任何先兆，常突发突止。发作持续数秒至 2 分钟。常因洗脸、刷牙、进食、发笑、咳嗽等诱发。严重疼痛发作时，常伴有患侧面肌反射性抽搐，故又称"痛性抽搐"（tic douloureux）。面部特定区域尤其敏感，如鼻翼、口角、颊、唇、舌或齿根部轻触即可诱发，称"扳机点"。发作次数从每天一次到数十次不等。病程呈周期性，持续数天，数周、数月不等，间歇期正常。

三叉神经痛以第二、三支为多见。（图 14 - 4）大多数为单侧发病，极少数病例为双侧发病。40 岁以下双侧发病者应考虑多发性硬化的可能。神经系统查体一般无局灶性定位体征。

【诊断】

根据疼痛性质、部位、发作特点等特征及神经系统无阳性体征，可以诊断。

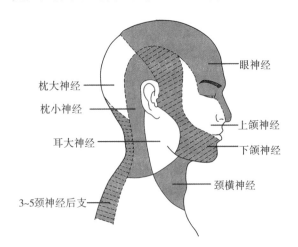

图 14 - 4　三叉神经皮支及枕神经分布图解

【鉴别诊断】

1. 牙痛　多为持续样钝痛，咀嚼、进食冷或热的食物可加剧疼痛。口腔检查和局部 X 线检查有助诊断。

2. 额窦炎、上颌窦炎　为局部持续钝痛，可有发热、流脓涕、白细胞增多，结合鼻腔及影像检查可以排除。

3. 舌咽神经痛　主要局限于舌咽分布区内的剧烈疼痛，位于病侧舌根、软腭、扁桃体、咽部及外耳道等处，疼痛分布范围与三叉神经痛不同。

4. 继发性三叉神经痛　疼痛多表现为持续性，可有三叉神经功能丧失，如面部感觉，角膜反射减退，第三支受损可有咀嚼肌萎缩，张口下颌歪向病灶侧，并伴有其他脑神经受累体征，如听力减退、眼外肌麻痹等。常见于桥小脑肿瘤、转移瘤、多发性硬化及延髓空洞症等。

【治疗】

治疗目的是缓解疼痛，减少复发，争取根治。首选药物治疗。

1. 药物治疗

（1）卡马西平（carbamazepine）　为首选治疗药物，70%～80% 的病例可缓解疼痛。开始 100mg，每日 2 次，口服。以后每天增加 100mg，直到疼痛停止（最大剂量小于 1000mg/d）；以后逐渐减量至最低有效剂量维持服用。若出现眩晕、步态不稳、皮疹、白细胞减少和肝损害等不良反应，应立即停药。孕妇忌服。

（2）苯妥英钠（phenytion sodium）　开始剂量 0.1g，每日 3 次；每日可增加 0.1g，最大剂量不超过 0.6g/d。若出现头晕、嗜睡、眼球震颤、共济失调等不良反应，应立即减量到症状消失。如仍有效，即以此为维持量。疼痛消失后，逐渐减量。

（3）加巴喷丁（gabapentin）　第一日 0.3g，一次口服，此后根据临床疗效逐渐加量，一般小于 1.8g/d。常见副作用有嗜睡、眩晕、步态不稳，随着药物的继续使用，症状可减轻或消失。孕妇忌用。

（4）普瑞巴林（pregabalin）　起始剂量为 75mg，每日 2 次，一周后可以加量到 150mg，每日 2 次。2 周后不缓解可加量到 200mg，每日 3 次。逐渐减量停药，肾功能不全慎用。

（5）其他药物　包括拉莫三嗪、氯硝西泮等可酌情选用。

2. 神经阻滞治疗　对于药物无效或不适合手术者，可以采用无水乙醇、甘油或维生素 B_{12} 等注入三叉神经的分支或半月神经节内，阻断痛觉传导，达到镇痛作用。该方法疗效不持久。

3. 半月神经节射频热凝疗法　适用于长期用药无效或无法耐受者。射频通过机体时电磁波转为热能，产生热效应和热电凝。可选择性破坏三叉神经痛觉纤维，基本不损害触觉纤维达到镇痛作用。

4. 手术治疗　适用于药物及神经阻滞治疗无效者，包括三叉神经微血管减压术、三叉神经脊髓束切断术等。手术治疗亦可能失败或复发，并可有并发症。

> ⊕ **知识链接**
>
> 　　磁共振断层血管成像 MRTA（magnetic resonance tomography angiography）可以评估三叉神经和周围血管关系。小脑上动脉是最常见的"责任"血管，其次为小脑前下动脉、小脑后下动脉、椎－基底动脉以及迷路动脉、岩静脉等。对血管减压术选择及术后的判断具有重要指导意义。

二、特发性面神经麻痹

面神经麻痹亦称贝尔麻痹（Bell palsy），系指茎乳突孔内面神经急性非特异性炎症所致的面神经瘫痪。

【病因病理】

确切病因未明，部分患者着凉或头面部受凉后发病，可能局部血液循环障碍导致面神经缺血、水肿和受压而发病。部分患者与病毒感染有关，如疱疹病毒等。早期病理改变主要为面神经水肿和不同程度地髓鞘脱失，在茎乳突孔内和面神经管内最明显。晚期可有不同程度轴突变性。

【临床表现】

任何年龄均可发病，男女均可受累，以 20 ~ 40 岁最为多见，绝大多数为单侧起病。通常呈急性起病，多在 1 ~ 2 天达到最高峰。

病前常有病毒感染前驱症状，部分患者可以出现耳后或乳突部疼痛。多数患者在晨起洗脸、漱口时发现一侧面部发紧，面颊动作不灵活，口角歪斜。患侧面部肌完全瘫痪者，额纹消失，眼裂扩大，鼻唇沟变浅，口角下垂，示齿口角歪向健侧。患侧面部不能做皱额、蹙眉、闭目、鼓气和噘嘴等动作。闭目时，因眼球向上外方转动，露出白色巩膜，称为贝尔（Bell）现象。食物残渣常滞留在患侧齿颊间隙内并常有口水自该侧淌下。眼泪随下睑外翻而持续泪液外溢。

由于面神经受累部位不同，出现症状有所不同。如在茎乳突孔或茎乳突孔以下，只表现患侧面部表情肌瘫痪；如病变影响鼓索神经时，除面瘫外，可出现同侧舌前 2/3 味觉减退或丧失，唾液分泌减少。病变侵及镫骨肌神经，可有听觉过敏。侵及膝状神经节可有乳突部剧烈疼痛，耳廓部和外耳道会出现带状疱疹，称 Hunt 综合征。膝状神经节以上部分病变可同时侵犯岩浅大神经，可有病侧泪液分泌减少及病侧面部排汗障碍。（图 14 - 5）面神经麻痹时可伴有患侧面部感觉减退，可能与面神经中混有三叉神经感觉纤维有关。

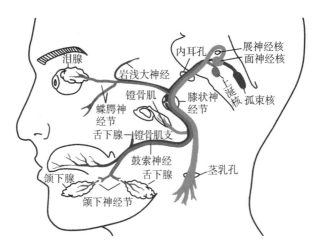

图 14 - 5　面神经径路示意图

面神经麻痹恢复不完全者，可以出现瘫痪侧面肌的挛缩和抽搐或联带运动。挛缩表现为患侧鼻唇沟加深，眼裂缩小，常误认为健侧是患侧，但示齿发现挛缩侧面肌并不收缩。面肌抽搐为面肌不自主抽动，情绪激动或精神紧张加重。联带运动为瞬目时患侧上唇轻微颤动，示齿时患侧不自主地闭眼，或闭目时病侧额肌收缩。进食咀嚼时患侧眼流泪或颞部皮肤潮红、发热、汗液分泌等。这些现象可能是由于病损后再生的神经纤维长入邻近其他鞘细胞通路而支配原来属于其他神经纤维的末梢器所致。

⊕ **知识链接**

　　鳄鱼泪综合征，又称反常味觉泪反射，当患者进食时，面神经麻痹侧同时有泪液分泌。咀嚼时引起单侧反射性流泪，机械性刺激或无食物咀嚼时不引起流泪。原因是神经纤维的再生失常，导致神经冲动误传泪腺所致。

【诊断及鉴别诊断】

根据起病形式及特异性临床表现，易于诊断。须与可导致面神经麻痹的其他疾病相鉴别。

1. 中枢性面神经瘫　由大脑半球肿瘤或脑血管病等导致，病变对侧下半部面肌瘫痪，但多伴有肢体瘫痪和感觉障碍。

2. 吉兰 – 巴雷综合征（Guillai – Barre syndrome，GBS）　肢体对称性下运动神经元瘫痪，常伴有双侧周围性面神经麻痹，脑脊液呈蛋白 – 细胞分离改变。

3. 莱姆病（Lyme disease）　为蜱传染的伯氏螺旋体感染导致单侧或双侧面神经麻痹，伴有游走性红斑或关节炎史，病毒学及血清学试验可证实。

4. 糖尿病性神经病变　常伴其他脑神经麻痹，以动眼、展及面神经麻痹居多，亦可单独发生。

5. 根据原发病特点加以鉴别　腮腺炎或腮腺肿瘤、颌后化脓性淋巴结炎、中耳炎、麻风、结节病均可累及面神经。

6. 多个脑神经损害与原发病表现　脑桥小脑角肿瘤、颅底脑膜炎及鼻咽癌颅内转移等所致面神经麻痹，起病缓慢。

【治疗】

治疗原则：改善局部血液循环、减轻面神经水肿，缓解神经受压，促进面神经功能恢复。

1. 药物治疗

（1）类固醇皮质激素　急性期尽早使用皮质类固醇。一般选用地塞米松 5 ~ 10mg/d 静脉注射；或泼尼松（prednisone）20 ~ 40mg/d，7 ~ 10 日为一疗程，短期应用。由带状疱疹引起者，皮质类固醇联合阿昔洛韦（acyclovir，ACV）0.2g，每日 5 次，口服，7 – 10 天。

（2）B 族维生素　维生素 B_1 100mg，维生素 B_{12} 500ug，肌内注射，每日一次。

2. 运动疗法　包括增进病侧面肌运动，限制健侧面肌牵拉，可采用增强肌力训练、自我模仿训练和按摩疗法等治疗。

3. 物理治疗方法的选择宜个体化。早期以红外线透热最常用。低频脉冲电疗和针灸治疗，一般应于发病 1 周后治疗。

4. 眼部保护，应给予眼罩、滴眼药水或眼膏，保护暴露的角膜及预防结膜炎。

5. 手术治疗　面神经管减压术对部分病人有效。长期不愈者可考虑施行神经吻合术。疗效不肯定。

【预后】

约 70% 患者可在数周或 1 ~ 2 个月内恢复，20% 部分恢复，10% 恢复不佳。

三、面肌痉挛

面肌痉挛（facial spasm）又称面肌抽搐，是以一侧面肌阵发性不自主抽搐为表现，无神经系统其他阳性体征周围神经病。

【病因及发病机制】

病因不明。多数认为与面神经通路受到机械性刺激或压迫有关。亦有部分见于面神经麻痹恢复不完全的患者。血管压迫报道较多，主要为小脑下前动脉、小脑下后动脉、小脑上动脉及静脉。桥小脑角区的肉芽肿、肿瘤、囊肿压迫面神经也可引起面肌痉挛。发病机制可能为面神经的异位兴奋或伪突触传导所致。

【临床表现】

多见于中老年人，女性多发。表现为阵发性、快速不规律的面肌抽动，多限于一侧，两侧受累较少。发病早期多为睑眼轮匝肌间歇性抽搐，后逐渐缓慢扩展至一侧面部其他肌肉，以口角肌肉抽搐最为明显，严重时可累及同侧颈阔肌。每次抽动数秒至数分钟。精神紧张、疲劳、自主运动时加剧，睡眠时消失。不伴疼痛。神经系统检查除面肌抽搐外无其他阳性体征，晚期少数患者可有面肌无力和萎缩。

【辅助检查】

肌电图检查可见肌纤维震颤和肌束震颤波。

【诊断及鉴别诊断】

根据病史及临床症状，神经系统无其他阳性体征，诊断并不困难，应与以下疾病鉴别。

1. 继发性面肌痉挛 桥小脑角肿瘤或炎症、脑桥肿瘤、脑干脑炎、延髓空洞症、颅脑外伤等均可出现面肌抽动，但往往伴有其他脑神经或长束受损表现。

2. 功能性睑痉挛 常见于中老年女性，常为双侧，仅局限于眼睑肌的痉挛，无下部面肌抽动。

3. Meige 综合征 又称睑痉挛 – 口下颌张力障碍综合征，表现为双眼睑痉挛，可伴口、舌、下颌、喉及颈肌肌张力障碍，常见于老年人。

4. 习惯性抽动症 常见于儿童及青壮年，常为较明显的肌肉收缩，与精神因素有关，肌电图正常。

【治疗】

1. A 型肉毒毒素注射（BTX – A） 治疗面肌痉挛首选方法。大多数患者疗效满意，由于药物作用减弱后，多数患者需要重复治疗。

2. 药物 卡马西平：可从小剂量开始，0.1g，每日 2～3 次，如无明显副作用可加量至 0.6～1.0g/d，分次服用。长期服用较大剂量的卡马西平常可出现头晕、嗜睡、共济失调、白细胞减少等副作用。氯硝西泮：每次 0.5～1mg，每日 3 次，可使症状减轻，剂量加大后常有乏力、嗜睡等副作用。

3. 手术治疗 BTX – A 注射疗效不佳者，可行面神经分支切断术，如血管压迫所致面肌痉挛，可采用微血管减压术。

四、多脑神经损害

多发性脑神经损害是指单侧或双侧多个脑神经病变。常见原因以肿瘤、血管性、外伤、感染多见。不同脑神经损害构成不同临床综合征（表 14 – 1）。

表 14 – 1　常见多脑神经损害综合征

综合征	受损脑神经	病变部位	症状及体征	常见病因
Foster – Kennedy	Ⅰ，Ⅱ	蝶骨嵴、嗅沟	病灶侧嗅觉缺失，视神经萎缩；病灶对侧视神经盘水肿	蝶骨嵴或嗅沟脑膜瘤、额叶肿瘤
海绵窦（Foix Ⅰ）	Ⅲ，Ⅳ，Ⅵ，V1	海绵窦外侧壁	眼球突出，眼睑及结膜水肿；眼睑下垂，眼球各方向运动麻痹，瞳孔散大，光反射及调节反射消失；同侧眼及额部疼痛、麻木	海绵窦血栓形成、外伤性海绵窦动静脉瘘、动脉瘤、肿瘤

续表

综合征	受损脑神经	病变部位	症状及体征	常见病因
眶上裂 （Rochon - Duvigneaud）	Ⅲ，Ⅳ，Ⅵ，V1	眶上裂	全眼肌麻痹，眼球突出并固定正中位，瞳孔散大，光反射及调节反射消失；额区疼痛并感觉障碍，角膜反射消失	眶上裂骨折、肿瘤、动脉瘤、感染
眶尖（Rollet）	Ⅲ，Ⅳ，Ⅵ，V1	眶尖	除眶上裂综合征的表现外加上视神经损害常伴有眼球突出	眶尖部的外伤炎症及肿瘤
岩尖（Gradenigo）	Ⅵ，V1	颞骨岩部尖端	眼球内斜视及复视；三叉神经眼支区域疼痛、麻木，角膜反射消失	中耳炎、乳突炎继发颞骨岩尖部炎症、外伤、肿瘤
脑桥小脑角（Cushing Ⅰ）	V，Ⅶ，Ⅷ，有时伴Ⅵ，Ⅸ，Ⅹ	桥脑小脑角	患侧前庭蜗、面、三叉神经损害症状及小脑性共济失调，及Ⅵ、Ⅸ、Ⅹ受损症状	听神经瘤、脑膜瘤、蛛网膜炎、血管畸形
颈静脉孔（Vernet）	Ⅸ，Ⅹ，Ⅺ	颈静孔	病侧软腭及咽喉感觉缺失，声带及软腭肌瘫痪，斜方肌及胸锁乳突肌瘫痪；舌后1/3味觉缺失	肿瘤、外伤、感染、血管性病变
枕髁 - 颈静脉孔（Collet - Sicard）	Ⅸ，Ⅹ，Ⅺ，Ⅻ	颈静脉孔及枕骨髁周围	舌咽、迷走、副和舌下神经麻痹	肿瘤、外伤
腮腺后间隙（Villaret）	Ⅸ，Ⅹ，Ⅺ，Ⅻ，颈交感神经干	颅外咽后区	舌咽、迷走、副和舌下神经麻痹，Horner综合征	腮腺肿瘤，鼻咽部肿瘤及转移瘤、动脉瘤，外伤、感染
枕骨大孔	Ⅸ，Ⅹ，Ⅺ，Ⅻ	枕大孔区	舌咽、迷走、副和舌下神经麻痹；小脑征及延髓、颈髓损害所产生的锥体束征及感觉障碍	肿瘤及先天畸形

第二节　脊神经病

脊神经疾病（spinal nerve disease）是指各种原因引起脊神经支配区的疾病。根据病因不同可分为外伤、嵌压、感染、中毒、营养障碍、遗传等。根据损伤范围分为单神经病，多发神经病等。

通过病史、体格检查、辅助检查进行定位及定性诊断。治疗为病因及对症治疗，必要可行手术治疗。

一、单神经病及神经痛

单神经病（mononeuropathy）是指单一神经受损产生与该神经支配范围一致的运动、感觉功能障碍与体征。神经痛（neuralgia）是受损神经分布区的疼痛。临床常见单神经损害如下。

（一）桡神经麻痹

桡神经（radial nerve）发自臂丛后束，由C5～T1的神经根组成。支配前臂伸肌（肱三头肌、肘肌）、腕部伸肌（桡侧腕伸肌、尺侧腕伸肌）、手指的伸肌（指总伸肌）、旋后肌、肱桡肌、拇长短伸肌等。主要功能是伸肘、伸腕和伸指。

【病因】

骨折、外伤、炎症、铅、酒精中毒或睡眠时以手代枕、腋窝拐杖受压及前斜角肌压迫等。

【临床表现】

其典型症状为腕下垂，不能伸腕和伸指（图14-7），前臂不能旋后。根据损伤部位不同临床表现各异。

（1）高位损伤（腋窝）导致完全性桡神经麻痹，上肢各伸肌完全瘫痪，肘、腕、掌指关节均不能伸直，前臂伸直位不能旋后，手旋前位，肱桡肌瘫痪使前臂在半旋前位不能屈曲肘关节。

（2）肱骨中 1/3（肱三头肌分支以下）受损，肱三头肌功能正常，余诸伸肌瘫痪。

（3）肱骨下端或前臂上 1/3 损伤，肱三头肌、肱桡肌、旋后肌、伸腕肌功能保存。

（4）前臂中 1/3 以下损伤，仅伸指功能丧失，无垂腕（图 14 - 6）。

（5）接近腕关节损伤（各运动支均已发出），无桡神经麻痹症状。

（6）感觉障碍仅手背拇指和第一、二掌骨间隙背侧皮肤感觉障碍（图 14 - 7）。

【诊断】

根据肘、腕、指不能伸直，拇指伸直外展不能，伴手背桡侧及拇示指背侧近端皮肤感觉减退，临床诊断不难。

【治疗】

桡神经具有良好的再生能力，治疗后可恢复功能，预后良好。

（二）尺神经麻痹

尺神经（ulnar nerve）由 C8 ~ T1 神经根纤维组成，支配尺侧腕屈肌、指深屈肌尺侧半、小鱼际肌、拇收肌，骨间肌等，支配小指和环指尺侧及手背尺侧半的皮肤感觉。

【病因】

外伤、压迫、骨折、炎症、肘管狭窄受压等，麻风常累及尺神经。

【临床表现】

典型表现是手部小肌肉运动功能丧失，精细动作困难。屈腕、手指内收及外展不能；小鱼际肌及骨间肌萎缩；小指及环指不能完全屈曲，呈爪形手畸形（图 14 - 6）。尺神经在前臂中、下 1/3 受损时仅见手部小肌肉麻痹。感觉障碍在手背尺侧半、小鱼际、小指及环指尺侧半（图 14 - 7）。尺神经不全损伤可引起灼性神经痛。

【诊断】

根据腕、肘外伤史及特殊体征和感觉障碍，诊断不难。

【治疗】

治疗主要包括肘关节制动、应用非甾类抗炎药及手术减压。

（三）正中神经麻痹

正中神经（medial nerve）由 C5 ~ T1 神经根组成，支配旋前圆肌、桡侧腕屈肌、掌长肌、各指深浅屈肌、拇长屈肌、拇对掌肌及拇短展肌及手桡侧蚓状肌。

【病因】

可见外伤、骨折、脱臼、腋部及腕部受压等。

【临床表现】

上臂受损时正中神经支配的肌肉完全麻痹，前臂不能旋前，腕部不能外展及屈曲，桡侧三指不能屈曲，拇指不能对掌、外展及屈曲；拇指呈内收及伸展位，大鱼际肌萎缩，状如猿手（图 14 - 6）。感觉障碍主要分布手掌桡侧及拇指、示指、中指及环指桡侧半（图 14 - 7）。正中神经富于交感神经纤维，损伤后易发生灼性神经痛。

正中神经在腕横韧带下腕管中受压出现腕管综合征（carpal tunnel syndrome）。表现桡侧三个手指麻木刺痛样的感觉障碍及大鱼际肌瘫痪。多见于中年女性，右侧多见，劳动后加剧，休息后减轻。

⊕ 知识链接 ─────────

腕管综合征的检查方法

叩击试验（Tinel 征）：沿正中神经走行从前臂向远端叩击，在腕管区域叩击时出现正中神经支配区域的麻木不适感。屈腕试验（Phalen 试验）：让患者手腕保持于最大屈曲位，如果 60 秒内出现桡侧三个手指的麻木不适感，则为阳性。66% ~88% 的腕管综合征患者可出现 Phalen 试验阳性，但 10% ~20% 的正常人也会出现 Phalen 试验阳性。

【诊断】

根据临床相应支配区的运动及感觉障碍表现，结合神经电生理测定，可以诊断。

【治疗】

腕管综合征可用泼尼松龙 0.5ml 加 2% 普鲁卡因 0.5ml 腕管内注射，每周 1 次，4 ~6 次为一疗程。若仍无效，肌电图显示鱼际肌失神经支配宜行手术治疗。

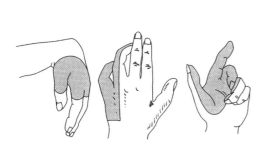

A.桡神经损伤　　B.尺神经损伤　　C.正中神经损伤

图 14 - 6　桡、正中及尺神经损害时手形

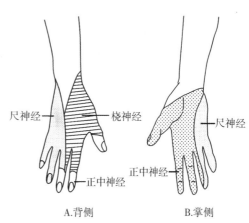

A.背侧　　　　　　B.掌侧

图 14 - 7　桡、正中及尺神经损害时感觉障碍分布

（四）腓总神经麻痹

腓总神经（common peroneal nerve）起自 L4 ~S2 神经根。于腘窝上方自坐骨神经分出，在腘窝内发出腓肠外侧皮神经分布于小腿外侧面，然后绕过腓骨颈向前，形成腓浅神经和腓深神经。腓浅神经支配腓骨长肌和腓骨短肌，并分出足背内侧皮神经和足中间皮神经，分布于 2 ~5 趾背侧皮肤。腓深神经支配胫骨前肌、拇长伸肌、拇短伸肌和趾短伸肌，并分出皮支到 1、2 趾间背侧。

【病因】

各种卡压、撞击、冷冻等外界物理因素损害最常见。其他原因有代谢障碍（糖尿病）、结缔组织病（结节性多动脉炎）、麻风及中毒等。

【临床表现】

腓总神经损伤引起腓骨肌及胫骨前肌群的瘫痪和萎缩，呈足下垂，不能背屈及外翻，足趾不能背伸，呈马蹄内翻足。步行时患者高举足，使髋关节、膝关节过度屈曲，当足落地时先足尖下垂，接着用整个足跖着地，患者不能用足跟行走，称跨阈步态。感觉障碍分布于小腿前外侧和足背，包括第一趾间隙（图 14 -8）。跟腱反射不受影响。

【诊断】

根据典型垂足、肌肉瘫痪特点及其感觉障碍分布范围，辅助电生理检查，诊断一般并不困难。

【治疗】

应按损伤原因进行相应治疗。为了促使神经功能的恢复可给予理疗、电刺激、针灸、体疗以及 B 族维生素等。

（五）胫神经麻痹

胫神经（tibial nerve）由 L4 ~ S2 神经根组成。在腘窝上角处从坐骨神经分出垂直下行，支配腓肠肌、比目鱼肌、胫骨后肌、趾长屈肌和踇长屈肌及足底全部短肌。主要功能为屈膝、足跖屈、足内翻及足趾跖屈。

【临床表现】

胫神经受损引起足和足趾不能跖屈，足尖行走困难，内翻力弱，骨间肌瘫痪致足趾呈爪形姿势，行走时足跟着地。跟腱反射消失，感觉障碍主要在小腿后面及足底（图 14 - 8）。

（六）股外侧皮神经炎

股外侧皮神经炎（lateral femoral cutaneous neuritis）也称感觉异常性股痛（meralgia paraesthetica）。由 L2 ~ 3 神经后支组成。在行经腹股沟韧带下方，穿出大腿阔筋膜，分布于股前外侧皮肤。

【病因】

常见病因为局部受压、外伤、糖尿病、酒精及药物中毒、动脉硬化、肥胖、腹部肿瘤和妊娠子宫压迫等，有些病因不明。

【临床表现】

男性多于女性，此病常发生于单侧，自觉大腿前外侧下 2/3 皮肤异常感觉，如蚁走感、烧灼感、疼痛感、麻木感等（图 14 - 8）。站立或行走时间过长都可使感觉异常加重。客观查体可能出现股外侧痛觉、触觉及温度觉减退，无运动障碍。

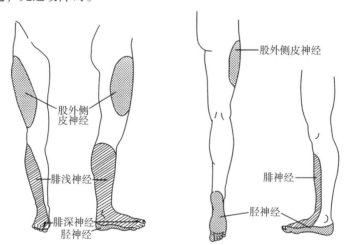

图 14 - 8　胫神经、腓神经及肌股外侧皮神经损害时感觉障碍分布

【治疗】

治疗原发病，肥胖者减重后症状可减轻或消失。可用 B 族维生素。疼痛严重者可口服镇痛药、镇静药或卡马西平等。必要时考虑神经松解术。

（七）枕神经痛

枕神经痛（occipital neuralgia）是指枕骨下和后头部的疼痛，包括枕大神经、枕小神经和耳大神经疼痛。

【病因】

常见病因为颈椎病、颈椎结核、劳损、外伤、环枕部先天畸形、后颅窝的肿瘤、转移性肿瘤等，也可由呼吸道感染或扁桃体炎引起。

【临床表现】

疼痛多发生在一侧后枕部，可向头顶（枕大神经）、乳突部（枕小神经）或外耳（耳大神经）放射（图 14-4）。疼痛呈持续性钝痛，可有阵发性加剧，也可间歇发作。咳嗽、喷嚏、转动颈部均可使疼痛加重或引起疼痛发生。

【治疗】

治疗针对病因外，可以应用镇痛药，封闭，理疗等。

（八）臂丛神经痛

臂丛系由 C5～T1 脊神经的前支组成。主要分支有腋神经、肌皮神经、正中神经、尺神经、桡神经（图 14-9）。主要支配上肢的感觉及运动。任何部分受损，产生其支配范围内的疼痛，称为臂丛神经痛（brachial neuralgia）。

【病因】

病因可分为原发性及继发性两类。原发性病因不明。继发性臂丛神经痛以病损部位又可分为根性臂丛神经痛和干性臂丛神经痛。根性臂丛神经痛的原因有颈椎病、颈髓肿瘤、硬膜外转移癌、骨折等。干性臂丛神经痛的原因有胸廓出口区综合征、臂丛神经炎、颈部肿瘤、外伤、锁骨骨折，结核、肺尖部肿瘤等。

【临床表现】

各种原因导致的臂丛神经痛的共同特点是肩部及上肢不同程度的疼痛，呈烧灼样、针刺样，可呈持续性疼痛或阵发性加剧，以夜间或活动上肢时疼痛较为明显。牵引臂丛时如上肢外展或上举，疼痛加剧。在臂丛神经支配区内可有感觉障碍、肌无力、肌肉萎缩、腱反射减低、自主神经功能障碍如皮肤菲薄、肿胀、出汗异常等表现。

【诊断】

根据病史、体征结合神经电生理检查及颈段 MRI 可以诊断。

【治疗】

治疗是首先是消除病因。对症治疗主要止痛，剧烈疼痛可用吗啡类镇痛药。无禁忌者可用皮质类固醇静点。另外可应用大剂量 B 族维生素，理疗、针灸、颈托支架或吊带牵引等。

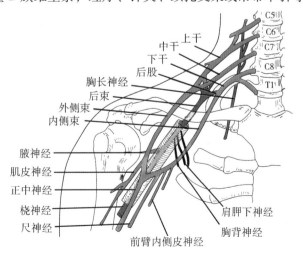

图 14-9 臂丛的组成及主要分支

（九）坐骨神经痛

坐骨神经（sciatic nerve）由 L4～S3 神经根组成，经梨状肌下孔出盆腔，在臀大肌深面沿大腿后侧下行达腘窝，分为胫神经与腓总神经。坐骨神经痛是指沿坐骨神经走行，从腰、臀部，经大腿后、小腿外侧向足部外侧放射的疼痛。

【病因】

原发性病因未明，可能与受凉、感冒、牙、鼻窦、扁桃体等感染有关。继发性坐骨神经痛按病损部位分根性和干性坐骨神经痛两种。前者以腰椎间盘突出最多见，其余有腰椎骨关节病、椎管内肿瘤、腰椎结核、腰骶神经根炎等。干性坐骨神经痛的病变主要是在椎管外坐骨神经行程上，病因有骶髂关节炎、盆腔内肿瘤、妊娠子宫压迫、臀部外伤、梨状肌综合征、臀肌注射不当以及糖尿病等。

【临床表现】

本病男性青壮年多见，单侧为多。疼痛程度及时间常与病因及起病缓急有关。

1. 根性坐骨神经痛　多数急性或亚急性起病。疼痛常自腰部向一侧臀部、大腿后、腘窝、小腿外侧及足外侧放射，呈烧灼样或刀割样疼痛，在持续基础上可有间歇性加剧，夜间更甚。咳嗽及用力排便时疼痛可加剧。患者常采取特殊姿势减痛，如卧位时喜向健侧卧，患侧膝部屈曲，站立时脊柱侧弯，重心移向健侧，日久造成脊柱侧弯，行走时膝关节呈持续轻微弯曲以减轻神经牵拉。病变水平腰椎棘突或横突常有压痛。牵拉坐骨神经皆可诱发疼痛，或疼痛加剧，直腿抬高试验（Lasegue 征）阳性（患者仰卧，下肢伸直、患肢上抬小于70°而引起腿部疼痛）。

坐骨神经通路可有压痛，疼痛常不明显。患肢小腿外侧和足背外侧可有感觉减退或异常。臀肌张力松弛，踇背屈及跖屈力弱。跟腱反射减弱或消失。

2. 干性坐骨神经痛　多为亚急性或慢性发病，腰背部不适不明显，主要沿坐骨神经走行的疼痛，增加腹压时疼痛不加重。沿坐骨神经走行有几个压痛点，如坐骨大孔点（坐骨孔的上缘）、转子点（坐骨结节和大转子中间）、腘窝中央、腓点（腓骨小头下）及踝点（外踝之后）。肌肉压痛以腓肠肌中点最明显。小腿外侧和足背可出现感觉减退。踝反射减弱甚至消失。小腿外侧及足背的感觉障碍较根性明显，坐骨神经病变区远病支配的肌肉无力，并可轻度萎缩。跟腱反射减弱或消失。

【诊断】

根据症状及体征，诊断坐骨神经痛并不难。主要是应进一步诊断其病因。坐骨神经痛应与髋关节或骶髂关节疾病鉴别。后者一般无感觉障碍及肌力减退，踝反射减退等。

【治疗】

针对病因进行治疗。腰椎间盘突出症患者急性期应卧硬板床休息。急性发作者可短期应用肾上腺皮质激素及镇痛药或封闭治疗。理疗、针灸均有效。疗效不佳者可行腰椎牵引。个别无效及慢性复发者可考虑手术治疗。

二、多发性神经病

多发性神经病（polyneuropathy）又称末梢神经病，是指各种原因引起的肢体远端的多发性神经损害。临床表现为四肢远端运动、感觉及自主神经功能障碍。

【病因及病理】

1. 病因

（1）感染：直接感染，如麻风、带状疱疹；细菌感染，如白喉、破伤风等；严重感染的并发症，如伤寒、腮腺炎、结核病、流行性脑膜炎。

（2）营养缺乏或代谢障碍　B 族维生素（维生素 B_1、B_6、B_{12}，烟酸，叶酸）缺乏，慢性酒精中毒、糖尿病、尿毒症、血卟啉病、甲状腺功能低下、消化道慢性疾病及手术后等。

（3）中毒　药物类如呋喃类（如呋喃妥因）和异烟肼最常见。化学品二硫化碳、苯胺、有机磷农药、重金属（铅、砷、汞、铊）中毒等。

（4）自身免疫性疾病　如吉兰-巴雷综合征、血清注射后或疫苗接种后周围神经病变。

（5）结缔组织病　如红斑狼疮、结节性多动脉炎、类风湿关节炎、结节病、干燥综合征等。

（6）遗传性　遗传性运动、感觉神经病、遗传性共济失调性多发性神经病（Refsum 病）、遗传性淀粉样变性神经病、遗传性自主神经障碍等。

（7）其他　癌瘤性、麻风病、莱姆病、POEMS 综合征等

2. 病理　主要为周围神经轴突变性、节段性脱髓鞘及神经元变性等。最常见的病理改变是轴索变性。

【临床表现】

因病因不同，病程可有急性、亚急性、慢性、复发性。但临床症状可有其共性，即为四肢末端对称性分布的感觉、运动和（或）自主神经障碍。

1. 感觉障碍　肢体远端疼痛和感觉异常，如麻木感、蚁走感、针刺感。与此同时或稍后，出现肢体远端的对称性的深浅感觉减退或消失，典型呈手套-袜子状分布。病变区域可有肌肉压痛。

2. 运动障碍　表现为肢体远端对称性下运动神经元瘫痪，依病情的轻重，可以轻瘫或全瘫。肌张力低下，四肢腱反射减弱或消失。肌肉萎缩，在上肢以骨间肌、蚓状肌和鱼际肌，下肢以胫前肌、腓骨肌萎缩明显。可以出现手、足下垂。后期可因肌肉挛缩而发生畸形。

3. 自主神经障碍　可出现四肢末端皮肤发凉、菲薄、干燥或脱屑，多汗或无汗，指（趾）甲粗糙、松脆。

【辅助检查】

实验室脑脊液检查一般正常，个别患者有脑脊液蛋白含量轻度升高。肌电图为神经源性损害，神经传导速度可有不同程度的减低。神经活检可见周围神经节段性髓鞘脱失或轴突变性。

【诊断及鉴别诊断】

本病诊断主要依据末梢型感觉障碍、下运动神经元性瘫和自主神经障碍等临床特点及肌电图和神经传导速度的改变，可以诊断本病。

本病应与周期性瘫痪、急性脊髓炎、亚急性联合变性鉴别。

1. 周期性瘫痪　多反复发作，无感觉障碍，发作期血钾多低于 3.5mmol/L，经补钾很快好转。

2. 急性脊髓炎　表现为截瘫或四肢瘫，传导束性感觉障碍、锥体束征及括约肌障碍。

3. 亚急性联合变性　有肢体远端无力、麻木，以深感觉障碍为主，并出现锥体束征，血清维生素 B_{12} 水平降低。

4. 糖尿病性多发性神经病　一般在血糖代谢异常基础上，多出现远端感觉障碍或疼痛，深感觉和踝反射减弱或消失。肌力多数正常，可有肢端皮肤温度异常及出汗障碍等。少数变异以深感觉或浅感觉障碍为主，并可出现直立性低血压、胃轻瘫综合征、低张力型神经性膀胱。

5. 药物中毒性多发性神经病　呋喃类一般在服药后数日或数周出现肢体远端疼痛及感觉障碍，并可出现运动障碍及腱反射减弱或消失，肢端多汗，皮肤营养改变等。异烟肼类以肢体远端对称性感觉-运动障碍，感觉障碍明显。有机磷中毒在急性中毒症状恢复后 2~4 周，出现周围神经病的临床表现。可有进行性肢体麻木、刺痛、对称性套状感觉异常，伴四肢无力，肢体萎缩。严重者可轻瘫或全瘫。

6. 尿毒症性多发性神经病　是慢性肾衰竭最主要神经系统并发症。最早期症状是不宁腿综合征，继而出现肢体远端对称性感觉异常，如烧灼感、刺痛、麻痛等，继续进展可出现足趾麻木，深浅感觉消失并运动障碍。早期及时透析症状可明显减轻。

另外营养缺乏引起的多发性神经病可见于慢性酒精中毒、慢性胃肠道疾病、妊娠、手术后等。恶性肿瘤对周围神经损害多为局部压迫或浸润常见，但可以引起多发性神经病。遗传性神经病多起病隐袭、慢性进展，有家族史。麻风性多发性神经炎，周围神经增粗并可触及，活检可见麻风杆菌。

【治疗】

1. 病因治疗 根据不同病因采取不同措施。糖尿病性多发神经病应管理血糖，延缓病情进展。药物引起者应立即停药，重金属和化学品中毒应立即脱离中毒环境，阻止毒物继续进入体内，并针对相应中毒应用特殊解毒剂治疗。尿毒症性可行血液透析或肾移植。营养缺乏及代谢障碍性或感染所致者，积极治疗原发病。

2. 对症治疗 可补充 B 族维生素及其他神经营养药。疼痛明显者可给与镇痛药。急性期应卧床休息，恢复期可用针灸、理疗及康复治疗等。重症如四肢瘫痪者定时翻身、保持肢体功能位，手足下垂者应用夹板和支架以防瘫痪肢体挛缩和畸形。

第三节　吉兰 - 巴雷综合征

吉兰 - 巴雷综合征（Guillain - Barré syndrome，GBS）是一种免疫介导的急性炎性周围神经病。临床表现为四肢对称性弛缓性瘫痪、腱反射消失、脑神经损害、呼吸肌麻痹、脑脊液可出现细胞 - 蛋白分离现象。该病主要包括急性炎症性脱髓鞘性多发性神经病（acute inflammatory demyelinating polyneuropathy，AIDP）、急性运动轴索性神经病（acute motor axonal netlropathy，AMAN）、急性运动感觉轴索性神经病（acute motor - sensory axonal neuropathy，AMSAN）、Miller - Fisher 综合征、急性泛自主神经病（acute panautonomic neuropathy，APN）和急性感觉神经病（acute sensory neuropathy，ASN）等。

GBS 年发病率为 (0.6 ~ 1.9)/10 万。

【病因及发病机制】

确切病因未明，目前认为 GBS 是由感染因素触发，细胞和体液免疫反应参与下发生的自身免疫综合征。绝大多数患者病前有感染史，多为上呼吸道或胃肠道感染。其他相关病原体包括巨细胞病毒、带状疱疹病毒、EB 病毒、甲型或乙型肝炎病毒、肺炎支原体、HIV 等。空肠弯曲菌被确认与 GBS 轴突型关系密切。此外疫苗接种、外科手术、恶性肿瘤以及妊娠均可诱发本病。

分子模拟（molecular mimicry）学说是目前认为可能导致 GBS 发病的主要机制，认为病原体某些成分的结构与周围神经组分相似，机体发生错误的免疫识别，自身免疫性 T 细胞及自身抗体对周围神经组分进行免疫攻击，引起周围神经髓鞘脱失。

【病理】

病理改变为神经根水肿、充血，局部血管周围单核细胞、淋巴细胞浸润和神经纤维节段性脱髓鞘和轴突变性。恢复过程中，髓鞘修复，但淋巴细胞浸润可持续存在。主要累及脊神经根（主要以前根多见而明显）、神经节、周围神经（图14 - 10）。

轴索型 GBS，如急性运动感觉轴索性神经病及急性运动轴索性神经病，则为广泛周围运动神

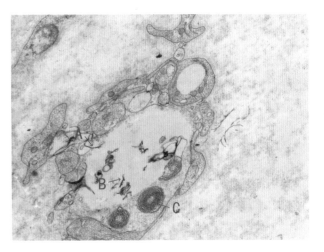

图 14 - 10　周围神经节段性髓鞘脱失伴
淋巴细胞浸润（KB，100 ×）

A. 髓鞘脱失；**B.** 髓鞘碎片；**C.** 指纹样小体形成

经或运动感觉神经纤维轴索变性，但无显著炎症反应和脱髓鞘表现。

🌐 知识链接

急性运动轴索性神经病

李春岩等通过对数百例 GBS 电生理研究及 20 余例尸检材料分析发现，GBS 中存在一类前根及周围运动神经轴索变性，轻度脱髓鞘，病灶中炎症细胞浸润少见病例。国际上首先提出并命名为急性运动轴索性神经病（AMAN），是一个新的亚型，并在国内首先从 GBS 患者粪便中培养出空肠弯曲菌。

【临床表现】

（1）任何年龄和季节都可发病，好发于青壮年，并以夏秋季节多见。

（2）多数患者病前 1～3 周有上呼吸道或胃肠道感染症状。

（3）急性或亚急性起病，两周左右达到高峰。

（4）首发症状多为四肢对称性弛缓性瘫痪，自远端向近端发展或自近端向远端加重。一般多从双下肢开始，逐渐向上发展，累及躯干、上肢和脑神经，严重病例可累及肋间肌、膈肌瘫痪而出现呼吸麻痹。四肢腱反射减低或消失，病理征阴性，少数患者早期可以腱反射正常或活跃。

（5）患者多有主观感觉异常，如肢体远端麻木、刺痛、烧灼感等。可先于或与运动症状同时出现。感觉缺失相对轻，呈手套 - 袜套样感觉减退，也可无感觉障碍。也有一些患者有严重的位置觉障碍。少数患者肌肉可有压痛，以腓肠肌的压痛较常见。

（6）脑神经损害以双侧面神经麻痹最常见，其次是舌咽和迷走神经麻痹，表现为面瘫、声音嘶哑、吞咽困难。动眼神经、展、舌下、三叉神经的受累较为少见，偶可见视神经盘水肿。部分患者以脑神经损害为首发症状就诊。

（7）部分患者自主神经功能损害出现皮肤潮红、出汗增多、手足肿胀、营养障碍。亦可以出现血压变化、心律失常及尿便障碍。

多数病例病情发展迅速，3～15 日内达高峰，90% 患者 1 个月内停止进展，其余仍可继续加重。1～2 个月后开始恢复。

除上述典型表现外，尚有一些变异型。

1. Miller – Fisher 综合征 主要表现为眼外肌麻痹、共济失调、腱反射消失三联症，可有感觉异常，但运动障碍少见。脑脊液有蛋白 - 细胞分离现象，血清抗神经节苷脂 GQ_{1b} 抗体升高；电生理检查示感觉神经动作电位波幅降低或消失，预后良好。

2. 急性运动性轴索型神经病（acute motor axonal neuropathy，AMAN） 中国北方多见，儿童和青少年好发，夏秋季流行。病前常有空肠弯曲菌感染。病程重，病程长。急性起病的 24～48 小时出现四肢弛缓性瘫痪，多数患者无感觉异常。常有呼吸肌受累，肌肉萎缩出现早，预后差。

3. 脑神经型 主要累及脑运动神经。表现为急性或亚急性双侧对称的脑运动神经麻痹，如双侧周围性面瘫、延髓麻痹、复视。脑脊液示蛋白 - 细胞分离，无肢体瘫痪。

【辅助检查】

1. 脑脊液检查 典型的脑脊液改变是蛋白 - 细胞分离现象。多数患者第 1 周内脑脊液检查可正常，第 2～4 周蛋白增高最明显。最高可达 1.0～5.0g/L。细胞数一般少于 10×10^6/L。也有少数患者脑脊液蛋白始终正常。可以出现寡克隆区带，但并非特异性。部分患者脑脊液抗神经节苷脂抗体阳性。

2. 电生理检查 发病早期可仅有 F 波潜伏期延长或缺如。运动传导速度降低，远端运动电位潜伏期延长，动作电位波幅正常或下降。

【诊断及鉴别诊断】

1. 诊断 根据病前 1~4 周有感染史，急性或亚急性起病，对称性四肢下运动神经元瘫痪，末梢型感觉减退，脑神经受累；脑脊液中蛋白细胞分离，电生理检查有 F 波或 H 反射延迟或消失，神经传导速度减慢，远端潜伏期延长，动作电位波幅正常或下降，可以诊断。

⊕ **知识链接**

中国吉兰 - 巴雷综合征诊治指南（2019）

AIDP 诊断标准：①常有前驱感染史，呈急性起病，进行性加重，多在 4 周内达高峰；②对称性肢体和延髓支配肌肉、面部肌肉无力，重者有呼吸肌无力，四肢腱反射减低或消失；③可伴轻度感觉异常和自主神经功能障碍；④脑脊液出现蛋白 - 细胞分离现象；⑤电生理检查提示运动神经传导远端潜伏期延长、传导速度减慢、F 波异常、传导阻滞、异常波形离散等周围神经脱髓鞘改变；⑥病程有自限性。

AMAN 诊断标准：参考 AIDP 诊断标准，突出特点是神经电生理检查提示近乎纯运动神经受累，根据电生理测定结果可以分为轴索变性和可逆性运动神经传导阻滞两种亚型。血清和脑脊液抗神经节苷脂 GM1、GD$_{1a}$ 抗体阳性。

MFS 诊断标准：①急性起病，病情在数天内或数周内达到高峰；②以眼外肌瘫痪、共济失调和腱反射减低为主要症状，肢体肌力正常或轻度减退；③脑脊液出现蛋白 - 细胞分离；④病程呈自限性。

2. 鉴别诊断 并应与下列疾病相鉴别。

（1）**急性脊髓炎** 发病前有发热病史，起病急，表现为截瘫，伴有传导束型运动及感觉障碍，持续性膀胱直肠功能障碍，病理征阳性，脑脊液蛋白和细胞均有轻度增高或正常。

（2）**周期性瘫痪** 表现为四肢弛缓性瘫痪伴血钾降低及其相应的心电图异常，无感觉障碍及脑神经受累，脑脊液正常，补钾后症状恢复较快。

（3）**重症肌无力** 全身型重症肌无力可呈四肢弛缓性瘫痪，但一般起病较慢，症状波动、晨轻暮重，新斯的明试验阳性，脑脊液正常。

（4）**多发性肌炎** 表现为全身肌肉无力，近端为主，肌肉压痛，无感觉障碍。血清肌酶谱显著升高，肌电图示肌源性损害。

【治疗方案及原则】

1. 一般治疗

（1）**心电监护** 有明显的自主神经功能障碍者，应给予心电监护；如果出现直立性低血压、高血压、心动过速、心动过缓、严重心脏传导阻滞、窦性停搏时，须及时采取相应措施处理。

（2）**呼吸道管理** 密切观察呼吸困难程度、肺活量及血气分析的改变。当患者出现疲乏、心动过速、呼吸运动异常（呼气时腹部外突）、口唇、甲皱由红润转为苍白或发绀时，肺活量降低至 20~25ml/kg 以下，血氧饱和度降低，血气分析动脉氧分压低于 70mmHg 时，提示呼吸功能已不能满足机体需要，尽早行气管插管或气管切开，呼吸机辅助呼吸，加强气管切开后的护理，定时翻身拍背，保持呼吸道通畅，预防感染。

（3）**营养支持** 延髓支配肌肉麻痹者有吞咽困难和饮水呛咳，需给予鼻饲营养，以保证每日足够热量、维生素，防止电解质紊乱。合并消化道出血或胃肠麻痹者，则给予静脉营养支持。

（4）**其他对症处理** 患者如出现尿潴留，则留置尿管以帮助排尿；对有神经性疼痛的患者，适当应用药物缓解疼痛；如出现肺部感染、泌尿系感染、压疮、下肢深静脉血栓形成，注意给予相应的积极处理，以防止病情加重。

2. 免疫治疗

（1）免疫球蛋白静脉注射（intravenous immunoglobulin IVIg）　推荐尽早应用，可缩短疗程，是治疗 GBS 安全有效方法。成人按 0.4g/（kg·d）计算，静脉滴注，连用 5 日。免疫球蛋白过敏或先天性 IgA 缺乏患者禁用。

（2）血浆交换（plasma exchange，PE）　能清除体内抗体及其他一些有害物质。推荐有条件者尽早应用，能改善症状、缩短疗程及减少合并症。每次血浆交换量为 30～50ml/kg，在 1～2 周内进行 3～5 次。禁忌证：严重感染、心律失常、心功能不全、凝血系统疾病等；一般不推荐血浆交换和 IVIg 联合应用。

（3）糖皮质激素　规范的临床试验未能证实糖皮质激素治疗 GBS 有效，不推荐应用糖皮质激素治疗 GBS。由于我国一些地方经济及医疗条件限制，有些患者无法接受 PE 或 IVIg 治疗，可以试用甲泼尼龙 500mg 或地塞米松 10～15mg/d，连续使用数天后减量。

3. 神经营养　始终应用 B 族维生素治疗，包括维生素 B_1、维生素 B_{12}、维生素 B_6 等。

4. 康复治疗　病情稳定后，早期进行正规的神经功能康复锻炼，以预防废用性肌萎缩和关节挛缩。

本病具有自限性，预后较好。病情一般在 2 周左右达到高峰，继而持续数天至数周后开始恢复，多数患者 2 个月至 1 年内恢复正常，约 10% 患者遗留较严重后遗症。GBS 病死率约 3%，主要死于呼吸衰竭、感染、低血压、严重心律失常等并发症。

⇒ 案例引导

临床案例　患者，男，20 岁，学生，主因"手足麻木无力，进行性加重 15 天，吞咽困难 2 天"入院。患者于 15 天前感冒后出现双下肢无力伴足趾麻木，次日无力加重，行走不能，麻木感上升到小腿伴小腿酸胀，并出现双手麻木无力。2 天前双手抬举不能，进食吞咽困难。

查体：神清，构音略不清。双眼动充分，无复视及眼震。双眼闭合力弱，双侧鼻唇沟变浅。软腭抬举力弱，腭垂居中，双侧咽反射减退。伸舌及各方向活动可。四肢肌力远端 1 级左右，近端 2 级。肌张力低，腱反射未引出。病理征阴性。四肢末端，双腕及双膝以下痛觉过敏，深感觉正常。双腓肠肌压痛（+）。双肺呼吸音清，呼吸平稳，心率 72 次/分，律整。

辅助检查：血常规正常，血钾 4mmol/L，脑脊液无色透明，白细胞 3×10^6/L，蛋白 3g/L，糖 3.9mmol/L，氯化物 110 4mmol/L。肌电图示神经源性损害，运动神经脱髓鞘伴轻度轴索改变。

讨论　病史特点：青年男性，亚急性起病，病前有感冒史，主要表现四肢麻木无力，逐渐进展，并出现吞咽困难。查体：双侧面神经麻痹，双侧软腭抬举力弱，咽反射减退。四肢肌力差，肌张力减低伴腱反射消失。四肢末端感觉过敏，病理征阴性。辅助检查：脑脊液蛋白-细胞分离，肌电图示：运动神经脱髓鞘伴轻度轴索改变。血钾正常。定位诊断：双侧面神经麻痹，双侧软腭抬举力弱，咽反射减退，构音略不清，定位于多脑神经（Ⅶ，Ⅸ，Ⅹ）。四肢无力，腱反射消失，肌电图示神经源性损害，定位于周围神经。

定性诊断：根据亚急性起病，病前有感冒病史，起病后症状逐渐加重，脑脊液及肌电图改变，支持免疫介导的脱髓鞘病变。血钾正常，肌无力无波动性，排除低钾及重症肌无力。诊断吉兰-巴雷综合征。

问题　请问吉兰-巴雷综合征应与哪些疾病相鉴别？吉兰-巴雷综合征的治疗方式有哪些？

第四节　慢性炎症性脱髓鞘性多发性神经病

慢性炎症性脱髓鞘性多发性神经病（chronic inflammatory demyelinating polyneuropathy，CIDP）又称慢性吉兰 – 巴雷综合征，是一类由免疫介导的运动感觉周围神经病。一般起病隐袭，缓慢进展，数月或更长时间后症状达到高峰，病程长，很少累及呼吸肌，并对激素敏感。

【病因病理】

病因不明，自身免疫是其发病主要机制。患者血清中可有多种髓鞘成分抗体升高，多数患者血清和脑脊液中糖脂和神经节苷脂抗体升高。高效价抗 β – tubulin 抗体（1∶1000）出现，对 CIDP 诊断有特殊意义。

病理显示周围神经的供应血管周围可见单核细胞浸润，神经纤维水肿，有显著的节段性髓鞘脱失及髓鞘再生。慢性患者可见神经膜和髓鞘增生呈洋葱皮样，部分有轴索变性。

【临床表现】

任何年龄均可患病，发病高峰在 40～60 岁。两性均可患病，男性略多见，尤以中年男性为主。病前少见前驱感染，病程包括阶梯式进展、稳定进展和缓解 – 复发三种形式。约 15% 患者以急性 GBS 起病。进展期数月至数年，平均 3 个月。

临床主要表现为感觉运动神经病，即运动感觉均有累及的周围神经病。表现为对称性肢体无力和麻木，大多自远端向近端发展。表现为步行困难，举臂及上楼费力，并可逐步出现梳头、提物等困难。一般不累及延髓肌出现吞咽困难，极少发生呼吸困难。自主神经功能障碍可表现为直立性低血压、括约肌功能障碍及心律失常等。少数患者出现 Horner 征、阳痿、尿失禁、视盘水肿、视力下降等。查体可见四肢肌力减退，伴或不伴肌萎缩，肌张力低，腱反射减低或消失。四肢末梢性感觉减退或消失，深感觉减退，严重者出现感觉性共济失调。腓肠肌可有压痛。Kernig 征可阳性。极少数患者表现为纯运动型或纯感觉型。本病可同时出现中枢神经系统损害，脱髓鞘性病变可见于大脑和小脑，还可以与其他疾病伴存，如多发性骨髓瘤，中枢系统脱髓鞘疾病，人类免疫性疾病等。

【辅助检查】

1. 电生理检查　运动神经传导测定提示周围神经存在脱髓鞘性病变，在非嵌压部位出现传导阻滞或异常波形离散对诊断脱髓鞘病变更有价值。电生理诊断标准如下。

（1）运动神经传导　至少要有 2 根神经均存在下述参数中的至少 1 项异常：①远端潜伏期较正常值上限延长 50% 以上；②运动神经传导速度较正常值下限下降 30% 以上；③F 波潜伏期较正常值上限延长 20% 以上［当远端复合肌肉动作电位（CMAP）负相波波幅较正常值下限下降 20% 以上时，则要求 F 波潜伏期延长 50% 以上］或无法引出 F 波；④运动神经部分传导阻滞：周围神经常规节段近端与远端比较，CMAP 负相波波幅下降 50% 以上；⑤异常波形离散：周围神经常规节段近端与远端比较 CMAP 负相波时限增宽 30% 以上。当 CMAP 负相波波幅不足正常值下限 20% 时，检测传导阻滞的可靠性下降。

（2）感觉神经传导　可以有感觉神经传导速度减慢和（或）波幅下降。

（3）针电极肌电图　通常正常，继发轴索损害时可出现异常自发电位、运动单位电位时限增宽和波幅增高，以及运动单位丢失。

2. 脑脊液检查　典型的脑脊液改变为蛋白 – 细胞分离。蛋白含量波动较大，通常在 0.75～2.0g/L，少数 CIDP 患者蛋白含量正常，部分患者可出现寡克隆区带阳性。

3. 腓肠神经活检　主要病理改变：有髓神经纤维出现节段性脱髓鞘，轴索变性，施万细胞增生并形成洋葱皮样结构、单核细胞浸润等。

【诊断及鉴别诊断】

根据缓慢起病、典型临床表现、脑脊液蛋白增高及脱髓鞘性损害的神经电生理改变一般可作出诊断。并应与下列疾病相鉴别。

1. 多灶性运动神经病（multifocal motor neuropathy，MMN）　缓慢进展的肢体远端不对称性肌无力和肌萎缩。通常无明显的感觉障碍，电生理检查可见特异性的多灶性持续运动传导阻滞，感觉传导速度正常。血中抗 GM_1 抗体可阳性。激素治疗无效。

2. POEMS 综合征　多以多发性周围神经病（髓鞘脱失为主）、脏器肿大（肝、脾、淋巴结肿大）、内分泌异常（糖尿病、甲状腺功能低下等）、M - 蛋白（通常为 IgG 型）、皮肤改变（皮肤发黑），需行全身多系统相应检查排除此病。

3. 副肿瘤性神经病　恶性肿瘤远隔神经损伤，感觉损害症状常见，表现为肢体远端疼痛，深浅感觉减退及消失及感觉性共济失调。少数有脑脊液细胞蛋白分离。中年以上多发性神经病患者需要排除肿瘤。

另外应与遗传性运动感觉神经病（hereditary motor and sensory neuropathy，HMSN）某些类型鉴别。

⊕ **知识链接**

根据中国慢性炎性脱髓鞘性多发性神经根神经病诊疗指南（2019 年），CIDP 的诊断可参考如下。

1. 症状持续进展超过 8 周，慢性进展或缓解 - 复发。

2. 临床表现　不同程度的对称性肢体无力，少数为非对称性，近端和远端均可累及，四肢腱反射减低或消失，伴有深、浅感觉异常。

3. 脑脊液　蛋白 - 细胞分离。

4. 电生理检查　神经传导速度减慢、传导阻滞或异常波形离散。

5. 神经活检　除外其他原因引起的周围神经病。

6. 除伴有 IgM 型 M 蛋白的 DADS 外，大多数患者使用激素有效。

【治疗】

CIDP 患者进行免疫治疗可使多数患者病情缓解或得到控制。免疫治疗包括皮质类固醇、静脉免疫球蛋白（IVIg）、血浆置换（PE）和免疫抑制剂。

1. 皮质类固醇　为 CIDP 首选治疗药物。常用药物有甲泼尼龙、泼尼松和地塞米松等。甲泼尼龙 500～1000mg/d 或地塞米松 10～20mg/d 静脉滴注，连续 3～5 日后逐渐减量或直接改为口服泼尼松 1mg/（kg·d），清晨顿服，维持 1～2 个月后逐渐减量。也可一开始口服泼尼松 1mg/（kg·d），清晨顿服，维持 1～2 个月后逐渐减量。泼尼松减量直至小剂量 5～10mg，均需维持半年以上。使用激素过程中注意补钙、补钾和保护胃黏膜。

2. 免疫球蛋白静脉注射（IVIg）　50% 以上的患者使用 IVIg 治疗有效。一般 IVIg 0.4g/（kg·d），5 次为 1 疗程。每月重复 1 次，连续 3 个月。缓解复发者可反复多次应用。

3. 血浆交换（PE）　能清除免疫复合物和相关抗体以减轻周围神经炎性破坏作用。近半数 CIDP 患者对 PE 反应良好。通常在治疗前 2 周每周置换 3 次，交换量 50ml/kg，随后 3～6 周每周 1～2 次。然后根据临床反应调整治疗频率，整个疗程可持续数月或数年。

4. 免疫抑制药　通常在其他治疗无效时给予免疫抑制剂治疗。常用药物包括环磷酰胺、硫唑嘌呤和环孢素 A。

5. 其他治疗　可以应用 B 族维生素营养神经治疗，如维生素 B_1、B_{12}、B_6 等；严重神经痛不能耐受者可以加用卡马西平、加巴喷丁、普瑞巴林等治疗；早期开始神经功能康复锻炼预防肌肉萎缩和关节挛缩。

【预后】

长期预后取决于患者的发病年龄、临床表现形式以及治疗反应。与 GBS 比较更易遗留残疾，并有死亡病例。

🌐 **知识链接**

> CIDP 包括经典型和变异型，后者包括纯运动型（pure motor CIDP）、纯感觉型（pure sensory CIDP）、远端获得性脱髓鞘性对称性神经病（distal acquired demyelinating symmetric，DADS）、多灶性获得性脱髓鞘性感觉运动神经病（multifocal acquired demyelinating sensory and motor neuropathy，MADSAM，或 Lewis-Sumner 综合征）、局灶型（focal CIDP）等。

目标检测

答案解析

1. 周围神经疾病的病因（　　）

    A. 营养代谢　　　　　　　　　　B. 药物及中毒

    C. 血管炎　　　　　　　　　　　D. 肿瘤

    E. 以上均是

2. 原发性三叉神经痛的患者可能出现的体征（　　）

    A. 患侧面部感觉减退　　　　　　B. 患侧咀嚼肌萎缩

    C. 患侧角膜反射消失　　　　　　D. 患侧面部可有触发点

    E. 张口时下颌偏向患侧

3. 右侧特发性面神经麻痹的主要表现是（　　）

    A. 眼睑闭合正常，示齿时口角歪向左侧

    B. 右眼睑闭合不严，示齿时口角歪向右侧

    C. 左眼睑闭合不严，示齿时口角歪向左侧

    D. 右眼睑闭合不严，示齿时口角歪向左侧

    E. 左眼睑闭合不严，示齿时口角歪向右侧

4. 患者，女，21 岁，咽痛、咳嗽、发热 38.6℃，5 天后好转，2 周后出现四肢末端麻木、无力，逐渐加重，3 日后出现四肢不能活动，伴呼吸困难。查体：神清，构音障碍，双眼闭不严，面无表情，不能吞咽，四肢肌力 0 级，肌张力减低，各腱反射（-），四肢呈手套、袜子型痛觉减退，双侧 Babinski 征（-）。首先应想到的疾病（　　）。

    A. 脑炎　　　　　　　　　　　　　　　　　B. 急性脊髓炎

    C. 急性炎症性脱髓鞘性多发性神经病　　　　D. 周期性瘫痪

    E. 急性脊髓灰质炎

5. 吉兰-巴雷综合征脑脊液蛋白细胞分离现象出现的时间最多见于（　　）

    A. 起病后 1 周内　　　　　　　　B. 起病后 1~2 周

C. 起病后第 3 周   D. 起病后 4 周

E. 起病后 2 个月

6. 患者，男，42 岁。因"左侧面部不适，外耳道疼痛 2 日"就诊。查体：左侧额纹消失，左侧闭眼不能，左侧鼻唇沟浅，露齿时口角右歪，左侧舌前 2/3 味觉减退，左外耳道见少量疱疹。该患者病变可能定位在（   ）。

A. 左茎乳孔外侧面神经病变

B. 左茎乳孔后镫骨肌分支

C. 左镫骨肌分支处面神经病变

D. 左膝状神经节病变

E. 左桥脑小脑角病变

7. 名词解释：脑脊液蛋白 – 细胞分离。

8. 急性炎症性脱髓鞘性多发性神经病的瘫痪特点是什么？

9. 吉兰 – 巴雷综合征常出现的脑神经损害是什么？

10. Fisher 综合征是 GBS 的变异型，其三联征是什么？

（张　伟）

书网融合……

本章小结　　　　　　微课　　　　　　题库

第十五章　脊髓疾病

PPT

📖 学习目标

1. 掌握　脊髓疾病的临床特点及定位、定性诊断；急性脊髓炎、脊髓压迫症、脊髓空洞症、脊髓亚急性联合变性及脊髓血管病的临床表现。

2. 熟悉　脊髓亚急性联合变性的病因和发病机制；脊髓压迫症的诊断及鉴别诊断。

3. 了解　急性脊髓炎、脊髓空洞症、脊髓压迫症及脊髓亚急性联合变性的治疗。

4. 学会常见几种类型脊髓疾病的临床特点，具备诊治各种常见脊髓疾病的能力。

第一节　概　述

（一）脊髓病变的临床特点

脊髓病变的三主征包括运动障碍、感觉障碍和自主神经功能障碍。

1. 运动障碍　根据损伤的部位不同，其运动障碍可表现为上、下运动神经元性瘫痪。当皮质脊髓束受损可出现上运动神经元性瘫痪；脊髓前角和（或）前根病变可出现下运动神经元性瘫痪。

2. 感觉障碍　后角损害表现为节段性分离性感觉障碍，即同侧节段性痛、温觉障碍，而深感觉及部分触觉仍保留；后根损害则深、浅感觉均有障碍；后索损害病变以下同侧深感觉和部分触觉障碍，产生感觉性共济失调；脊髓丘脑束损害表现为损害节段平面以下的对侧痛、温觉障碍，深感觉保留；白质前联合损害时，表现为对称性节段性痛、温觉丧失，因有未交叉的纤维在后索及前索中直接上升，可没有明显触觉障碍，称为感觉分离现象，见于脊髓空洞症和髓内肿瘤等。

3. 自主神经功能障碍　脊髓灰质侧角及其连接纤维损害，可出现相应节段的自主神经功能障碍，表现为膀胱、直肠括约肌功能，血管运动、发汗反应及皮肤、指（趾）甲的营养障碍等，特别是膀胱、直肠功能障碍为脊髓疾病与其他疾病鉴别的重要体征之一。

（二）脊髓的定位及定性诊断

1. 定位诊断　把脊髓纵向分为高颈段、颈膨大、胸段、腰膨大、脊髓圆锥、马尾，根据脊髓横向损害不同，临床可表现出脊髓半切综合征、脊髓横贯性损害（详见第二章）。

2. 定性诊断　脊髓病变按其性质可分为炎症、脱髓鞘、血管病、代谢营养障碍、中毒、损伤、变性和脊髓压迫症等。主要根据病变的位置和发病情况、病程演变对病变性质进行初步诊断，再结合必要的辅助检查，便可得出病因诊断。

（1）根据病变部位推测疾病的性质　后根病变常见于神经纤维瘤、带状疱疹和椎间盘突出；后根和后索病变可见于肿瘤、梅毒和多发性硬化；后索和侧索病变见于脊髓亚急性联合变性；皮质脊髓束和前角病变见于肌萎缩侧索硬化和颈椎病；前角病变见于脊髓灰质炎；脊髓中央部位病变见于脊髓空洞症、脊髓出血和髓内肿瘤，脊髓半切综合征见于脊髓外肿瘤或脊髓外伤等，脊髓横贯性损害见于急性脊髓炎、转移性肿瘤和外伤等。

（2）根据发病情况和病程经过推测疾病的性质　急性或亚急性起病多见于炎症、血管病和外伤等，慢性起病多见于肿瘤、变性以及代谢性疾病，复发、缓解病程多见于脱髓鞘疾病。

第二节　急性脊髓炎

急性脊髓炎（acute myelitis）是指各种感染后引起自身免疫反应所致的急性横贯性脊髓炎性病变，是临床上最常见的一种脊髓炎，以病损平面以下肢体瘫痪、传导束型感觉障碍和尿便障碍为临床特征。

【病因】

急性脊髓炎病因尚不明了。多数患者发病前有呼吸道、胃肠道病毒感染的病史，推测可能是由于某些病毒感染后的一种机体自身免疫反应，而非病毒感染的直接作用；亦有部分患者发生于疫苗接种之后，可能为疫苗接种引起的异常免疫反应。

【病理】

本病可累及脊髓的任何节段，以胸髓（T3～T5）最常见，颈髓和腰髓次之。肉眼可见受累脊髓节段肿胀，严重者质地变软，断面可见灰、白质界限不清。镜下可见软脊膜和脊髓内血管扩张、充血，血管周围有炎性细胞浸润，以淋巴细胞和浆细胞为主。灰质神经细胞肿胀，胞核移位，细胞碎裂、溶解、消失。白质脱髓鞘，轴突变性，可见吞噬细胞和神经胶质细胞增生，当脊髓严重损害时病灶可软化形成空腔。

【临床表现】

任何年龄均可发病，但青壮年多见。发病前1～2周常有上呼吸道感染、消化道感染症状或预防接种史，外伤、受凉、劳累等为发病诱因。多急性起病，多数在数小时或数日内症状达到高峰。

1. 运动障碍　早期可表现为脊髓休克，出现弛缓性瘫痪。可持续3～4周或更长。随后进入恢复期，肌张力增高，腱反射活跃，病理反射阳性，肌力由远端向近端恢复，脊髓休克期长短取决于脊髓损害严重程度和有无并发症。脊髓严重损伤时，常导致屈肌张力增高，下肢任何部位的刺激或膀胱充盈，均可引起下肢屈曲反射和痉挛，伴有出汗、竖毛、尿便自动排出等症状，称为总体反射，常提示预后不良。

2. 感觉障碍　病变节段以下所有感觉丧失，在感觉缺失平面的上缘可有感觉过敏或束带感；一般较运动功能障碍的恢复速度慢且恢复程度差。

3. 自主神经功能障碍　早期表现为尿潴留，无膀胱充盈感，呈无张力性神经源性膀胱。因膀胱充盈过度，可出现充盈性尿失禁。随着脊髓功能的恢复，膀胱容量缩小，尿液充盈到300～400ml即自行排尿，称为反射性神经源性膀胱，出现充溢性尿失禁。病变平面以下出现皮肤干燥、少汗或无汗，皮肤脱屑及水肿，指甲松动，角化过度等皮肤营养功能障碍。病变平面以上可有发作性出汗过度、皮肤潮红、反射性心动过缓等，称为自主神经反射异常。

【辅助检查】

1. 脑脊液检查　脑脊液压力一般正常，外观无色透明，细胞数和蛋白含量正常或轻度增高，以淋巴细胞为主，糖与氯化物含量正常。

2. 电生理检查　①VEP正常，可作为与视神经脊髓炎及多发性硬化的鉴别依据；②下肢SEP波幅可明显减低；③运动诱发电位潜伏期延长以及波幅降低，可作为判断疗效和预后的指标；④肌电图可正常或呈失神经改变。

3. 影像学检查　MRI主要表现为急性期受累脊髓节段水肿、增粗，受累脊髓内可见斑片状 T_1 低信号、长 T_2 高信号且强度不均，可有融合（图15-1）。

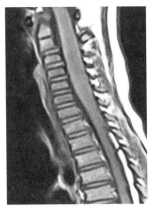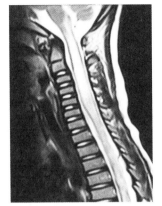

T1加权像   T2加权像

图 15 –1   急性脊髓炎的 MRI 表现

【诊断及鉴别诊断】 e 微课

1. 诊断   根据发病前有腹泻、上呼吸道感染或疫苗接种史，急性起病，迅速出现的脊髓横贯性损害的症状，结合脑脊液检查和 MRI 检查即可诊断。

2. 鉴别诊断

（1）视神经脊髓炎   是水通道蛋白4（AQP – 4）介导的视神经和脊髓炎性脱髓鞘病变，除脊髓炎的症状外，还有视力下降等视神经病变症状。视神经病变可在脊髓炎症状之前、同时或之后出现。

（2）脊髓血管病   脊髓前动脉闭塞综合征容易和急性脊髓炎相混淆，病变水平相应部位出现神经根痛，短时间内发生截瘫、痛温觉缺失、尿便障碍，但深感觉保留，即脊髓前 2/3 综合征。脊髓出血临床少见，多由外伤或脊髓血管畸形引起，起病急骤，伴有剧烈背痛，肢体瘫痪和尿便潴留。可呈血性脑脊液，MRI 检查有助于诊断。

（3）急性脊髓压迫症   脊柱结核或转移癌，造成椎体破坏，压迫脊髓，出现急性横贯性损害，临床上患者可有结核中毒症状，脊柱可有叩痛。脊柱影像学检查可见椎体破坏、椎间隙变窄或椎体寒性脓肿等改变，转移癌除脊柱影像学检查外可做全身骨扫描。

（4）其他   尚需与急性硬脊膜外脓肿、急性炎症性脱髓鞘性多发性神经病、亚急性坏死性脊髓炎、人类 T 淋巴细胞病毒 1 型相关脊髓病等疾病相鉴别。

【治疗】

1. 一般治疗   加强护理，如皮肤护理等；防治坠积性肺炎、尿路感染等各种并发症。

2. 药物治疗

（1）类固醇皮质激素   急性期可采用大剂量甲泼尼龙短程冲击治疗，500 ~ 1000mg 静脉滴注，每日 1 次，连用 3 ~ 5 日；或地塞米松 10 ~ 20mg 静脉滴注治疗，10 日左右为一疗程。使用上述药物后改用泼尼松口服，按每千克体重 1mg 或成人以 60mg 开始计算，维持 4 ~ 6 周逐渐减量停药。用激素期间注意补钾、补钙、保护胃黏膜，注意激素的副作用。

（2）大剂量免疫球蛋白   每日用量 0.4g/kg，静脉滴注，连用 5 日为一疗程。

（3）B 族维生素   有助于神经系统功能恢复。常用维生素 B_1 100mg，每日 1 次，肌内注射，维生素 B_{12} 500μg，每日 1 次，肌内注射。

（4）抗感染治疗   进行病原学检查，及时治疗呼吸道和泌尿系统感染，抗病毒可用阿昔洛韦、更昔洛韦等。

（5）其他 在急性期可选用血管扩张药，如烟酸、尼莫地平，神经营养药。双下肢痉挛者可服用巴氯芬。

3. 康复治疗 主要目的是促进肌力恢复，防治肢体痉挛及关节挛缩，早期应将瘫痪肢体保持功能位，进行被动、主动锻炼和局部肢体按摩。肌力部分恢复时，应鼓励患者主动运动，积极锻炼。

【预后】

急性脊髓炎为单相病程。预后取决于急性脊髓损害程度、病变范围及并发症情况。若无严重并发症，一般于 3~6 个月内基本恢复，生活自理。累及脊髓节段长且弥散者，完全性瘫痪 6 个月后肌电图仍为失神经改变，预后较差。

⇒ 案例引导

　　临床案例 患者，男，21 岁，进行性双下肢麻木、无力，伴尿潴留 3 日。病前有感冒受凉史。既往体健。神经系统查体：T2~4 水平感觉下降，T4 水平以下痛觉消失。双上肢肌力 5 级，肌张力正常，双下肢肌力 2 级，肌张力降低，双下肢腱反射消失?。脑脊液常规：白细胞计数 $340 \times 10^6/L$，生化：蛋白测定 2.88g/L。颈椎 + 胸椎 MRI 示：颈段、扫及胸段广泛异常信号，多系脊髓炎性病变。胸段脊髓广泛异常信号，倾向急性脊髓炎。

　　讨论 该患者表现为进行性双下肢麻木、无力，伴排尿困难，查体有明确的 T4 以下感觉减退，双下肢肌力下降，表现为上运动神经元性瘫痪（患者临床查体描述为双下肢肌力 2 级，肌张力降低，双下肢腱反射消失，可考虑为脊髓休克期表现，但直接表述为定位为上运动神经元瘫痪是否合理），肌力、感觉以及自主神经功能同时受损，定位在胸髓 T4 或以上，临床诊断急性横断性脊髓炎。

　　问题 请问该病与哪些疾病相鉴别？并写出急性脊髓炎的治疗原则。

第三节 脊髓压迫症

脊髓压迫症（compressive myelopathy）是一组椎管内或椎骨占位性病变所引起的脊髓受压综合征，病变进行性发展，可出现脊髓横贯性损害及椎管梗阻，脊神经根和血管可有不同程度受累。

【病因及发病机制】

1. 病因 急性脊髓压迫症多源于脊柱旁或硬膜外病变，慢性脊髓压迫症多源于髓内或硬膜下病变。

（1）肿瘤 约占本病的 1/3 以上，绝大多数起源于脊髓组织及邻近机构。位于髓外硬膜内最常见的神经鞘膜瘤；脊髓内肿瘤以神经胶质细胞瘤最常见；硬膜外以转移瘤多见，脊柱恶性肿瘤可沿椎管周围静脉丛侵犯脊髓。

（2）炎症 脊髓非特异性炎症、结核性脑脊髓膜炎、严重椎管狭窄、椎管内反复注药及多数椎间盘病变等可导致蛛网膜粘连，或压迫血管影响血液供应，引起脊髓、神经根受损症状；结核性和寄生虫等可引起慢性肉芽肿、蛛网膜炎和蛛网膜囊肿等；化脓性炎症血行播散可引起急性硬膜外或硬膜下脓肿。

（3）脊柱病变 脊柱骨折、结核、脱位、椎间盘脱出、后纵韧带骨化和黄韧带肥厚可导致椎管狭窄。

（4）先天性疾病 颅底凹陷症、寰椎枕化、颈椎融合畸形等。

2. 发病机制 脊髓急性压迫通常无充分代偿时机，脊髓损伤严重；慢性受压时能充分发挥代偿机制，可通过移位、排挤脑脊液及表面静脉的血管得到代偿，外形虽有明显改变但神经传导通路并未中断，可不出现神经功能受损，损伤相对较轻，预后较好。髓内病变，直接侵犯神经组织症状出现早，髓外硬膜占位性病变，由于硬脊膜阻挡故对脊髓压迫较轻。动脉长期受压可引起脊髓萎缩，静脉长期受压可导致脊髓水肿。

【临床表现】

1. 急性脊髓压迫症　往往迅速产生脊髓横贯性损害，出现脊髓休克，表现为病变平面以下弛缓性瘫痪、各种感觉消失、反射消失、尿潴留等。

2. 慢性脊髓压迫症主要症状和体征　慢性脊髓压迫症病情缓慢进展，早期症状和体征可不明显。依其压迫缓慢进展，表现逐渐由神经根痛、脊髓部分受压至脊髓完全受压的演变过程。整个受压过程中上述表现并非截然分开，常有重叠，界限不清。

（1）神经根症状　病变刺激后根引起自发性疼痛，常为脊髓外压迫性疾病的首发症状。多为自发性呈条带样分布的剧痛；用力、咳嗽、变换体位、负重可使疼痛加重。后根受累时，早期相应节段皮肤初期因刺激而表现为过敏，后期表现为麻木或感觉缺失。病变位于脊髓腹侧或腹外侧者可无根痛，但因前根受累则早期可出现刺激症状，表现为相应支配肌群的肌束颤动，以后出现肌无力和肌萎缩。这些早期症状的分布部位对脊髓受压的定位诊断很有价值。

（2）感觉障碍　病变累及脊髓丘脑束则出现对侧肢体比病变节段低2~3个节段以下的浅感觉障碍，后索受累则出现同侧躯体病变节段以下深感觉障碍。病灶上界可有感觉过敏带。脊髓感觉传导纤维有一定排列顺序，有助于髓内髓外病变鉴别。髓外病变感觉障碍自下肢远端向上发展至受压节段，髓内病变早期出现病变节段支配区分离性感觉障碍，累及脊髓丘脑束时，痛温觉障碍自病变节段向下发展，鞍区（S3~S5）感觉保留至最后受累，称为"马鞍回避"。

（3）运动障碍　一侧锥体束受压引起病变以下肢体上运动元性瘫痪。双侧锥体束受压初期双下肢呈伸直样痉挛性瘫痪，晚期呈屈曲样痉挛性瘫痪。脊髓前角及前根受压可引起病变节段支配肌群弛缓性瘫痪，伴肌束震颤和肌萎缩。

（4）反射异常　受压节段后根、前根或前角受累时出现病变节段腱反射减弱或消失，腹壁和提睾反射缺失；锥体束受累出现损害平面以下同侧腱反射亢进及出现病理反射。

（5）自主神经功能障碍　括约肌功能障碍多在髓内病变早期出现，圆锥以上病变早期出现尿潴留和便秘，晚期出现反射性膀胱；圆锥、马尾病变出现尿便失禁。病变节段平面以下的皮肤干燥、脱屑、无汗或少汗、苍白或发绀，可见肢体水肿、趾甲变脆和粗糙。

（6）脊膜刺激症状　多由硬膜外病变引起，表现为病灶对应的椎体自发痛、叩痛、压痛、活动受限，也可以出现为颈抵抗和直腿抬高试验阳性等。

【辅助检查】

1. 影像学检查

（1）脊柱X线片　脊柱损伤时注意有无骨折、脱位、错位和椎间隙狭窄。脊髓肿瘤常可发现肿瘤内钙化及肿瘤对骨质的侵蚀破坏，良性肿瘤者常出现椎弓根间隙增宽，椎弓根变形或模糊，椎间孔扩大，椎体后缘骨质疏松和破坏。转移性肿瘤和脊柱结核常见骨质破坏。

（2）CT及MRI检查　可显示脊髓受压，MRI对脊髓病变的部位、性质、边界等能提供重要价值信息。

（3）脊髓造影　可显示脊髓梗阻界面，椎管完全梗阻时上行造影只显示压迫性病变下界，下行造影显示病变上界。

2. 脑脊液检查　脑脊液常规、生化检查及动力学变化对确定脊髓压迫症和脊髓受压的程度很有价值。压颈试验可帮助判断有无椎管梗阻。如椎管严重梗阻时脑脊液蛋白-细胞分离，细胞数正常，蛋白含量超过 10g/L 时，黄色的脑脊液流出后自动凝结，称为弗洛因综合征（Froin syndrome）。压迫性病变造成脊髓蛛网膜下腔阻塞，阻塞的程度与病灶大小、压迫时间长短、病灶周围有无蛛网膜粘连呈正相关，也与病灶所处的脊髓节段有关。椎管阻塞后出现阻塞水平以下的脑脊液压力低下，甚至测不出。通常梗阻愈完全、时间愈长，梗阻的平面愈低，蛋白含量愈高。

【诊断】

1. 定位诊断　可根据早期节段性症状如根痛、感觉减退区、腱反射改变和肌萎缩、棘突压痛及叩击痛，确定脊髓受压部位及平面（纵向定位），尤以感觉平面最具定位意义，随后分析压迫是位于髓内、髓外硬膜内还是硬膜外（横向定位）（表 15-1）。

表 15-1　压迫性脊髓病变的横向定位诊断

	髓内病变	髓外硬膜内病变	硬膜外病变
早期症状	多为双侧	一侧进展为双侧	多一侧开始
神经根痛	少见	早期剧烈，部位明显	早期可有
感觉障碍	分离性	传导束性，一侧开始	多为双侧传导束性
痛温觉障碍	自上向下发展	自下向上发展	双侧自下向上发展
节段性肌无力和萎缩	早期出现明显	少见局限	少见
锥体束征	不明显	早期出现一侧开始	极早出现，多为双侧
括约肌功能障碍	早期出现	晚期出现	较晚期出现
棘突压痛、叩痛	无	较常见	常见
椎管梗阻	晚期出现	早期出现	较早期出现
CSF 蛋白增高	不明显	明显	较明显
脊柱 X 线平片改变	无	可有	明显
脊髓造影充盈缺损	脊髓梭形膨大	杯口状	锯齿状
MRI 检查	梭形膨大	髓外占位，脊髓移位	硬膜外占位，脊髓移位

2. 定性诊断　肿瘤是髓内和髓外硬膜内病变常见病因。髓内肿瘤多为胶质瘤；髓外硬脊膜下肿瘤多为神经纤维瘤；髓外硬膜外多为转移瘤。急性压迫多为外伤性硬膜外血肿，进展迅速；硬膜外脓肿起病呈急性或亚急性，常伴有感染的症状及体征。脊髓蛛网膜炎导致的病损常不对称，症状时轻时重，感觉障碍多呈根性、节段性或斑块状不规则分布，压颈试验可有梗阻，蛋白含量高，椎管造影显示造影剂呈滴状或串珠分布。

【鉴别诊断】

1. 急性脊髓炎　急性起病，病前多有感染或预防接种史，出现脊髓横贯性损害的症状和体征，脑脊液检查及脊髓 MRI 有助于鉴别。

2. 脊髓空洞症　起病隐匿，缓慢进展，典型表现为病损节段支配区皮肤分离性感觉障碍，病变节段支配区肌萎缩，神经根痛少见，皮肤营养障碍改变明显，MRI 可显示脊髓内长条形空洞。

3. 脊髓亚急性联合变性　多呈缓慢起病、出现脊髓后索、侧索及周围神经损害体征。血清中维生素 B_{12} 缺乏、有恶性贫血者可确定诊断。

【治疗】

应尽快除去病因，解除脊髓受压，急性脊髓压迫力求 6 小时内减压。髓外肿瘤应予手术切除，髓内肿瘤也应尽可能行全部或大部切除后再行放射治疗。对不能手术切除的髓内肿瘤和恶性肿瘤则可在减压术后进行放疗治疗。不宜手术者可在减压术后进行放射治疗。脊柱结核手术治疗后必须给予足量足疗程的抗结核药物治疗。对瘫痪肢体应积极进行康复治疗及功能训练。

> **案例引导**

> 　　**临床案例**　　患者，男，64岁，行走不稳15日。表现为脚踩棉花感、头重脚轻、醉酒步态。既往明确诊断"左耳神经性耳聋"。神经系统查体：左耳听力下降，行走不稳，闭目难立征阳性，双侧跟膝胫试验欠准确，Hoffmann征阳性。辅助检查：颈椎＋胸椎＋腰椎MRI示颈、胸、腰椎退行性变，颈3~7椎间盘突出，多处椎管狭窄，腰4/5椎间盘变性并膨出，两侧椎间孔狭窄。

> 　　**讨论**　　该病例表现为行走不稳，颈椎MRI提示有颈髓受压症状，多处椎管狭窄，定位在颈3~7，患者有明显的共济失调表现，临床诊断为脊髓压迫症。

> 　　**问题**　　请问该病应与那些疾病相鉴别？并写出脊髓压迫的横向定位原则。

第四节　脊髓空洞症

脊髓空洞症（syringomyelia）是一种由于各种先天或后天因素引起的进行性脊髓变性疾病，主要表现为脊髓内组织或中央管内充满液体的异常腔隙。病变多位于颈髓，亦可累及延髓。典型的临床表现是节段性分离感觉障碍，病变节段支配区肌萎缩及营养障碍等。

【病因及发病机制】

多数学者认为脊髓空洞症并非是由单一病因造成的一个独立病种，而是由多种致病因素导致的综合征。病因及发病机制目前尚未明确，关于空洞形成的机制有以下学说。

1. 先天发育异常　过去多认为由于胚胎早期神经管闭合不全；也可能是脊髓中央管形成障碍，髓内胚胎上皮细胞残留，胶质细胞增生变性液化而形成空洞。患者常合并寰枕畸形、颅底凹陷、小脑扁桃体下疝、脑积水、上颈椎融合、颈肋、脊柱后侧突、脊柱裂等型先天性发育不全。

2. 血液循环异常　脊髓血管畸形、脊髓损伤、脊髓炎伴中央管软化及蛛网膜炎等引起脊髓血液循环异常，引起脊髓缺血、坏死、液化形成空洞。

3. 脑脊液动力学异常　1965年Gardner提出本病是颅颈结合处的骨质畸形，阻塞第四脑室脑脊液出口，影响脑脊液正常循环，导致脉络丛所产生的脑脊液压力的搏动波，不断冲击脊髓中央管而导致中央管扩张。

【病理】

空洞最常见于颈膨大，次为胸髓，腰骶段较少受累。基本病变是空洞形成和胶质增生。脊髓外形呈梭形膨大或萎缩变细，空洞呈不规则，由环形排列的增生胶质细胞组成，伴随神经细胞萎缩和神经纤维变性。空洞四周及向上下伸展挤压，多数病变在脊髓首先侵犯灰质前连合，然后对称或不对称地向后角和前角扩散，最后脊髓的整个平面均可累及。

【临床分型】

Barnett等将脊髓空洞症分为四型（表15-2、表15-3）。

表 15 - 2　脊髓空洞症病理改变分型

分类	病理改变
Ⅰ型	脊髓空洞症伴枕骨大孔梗阻和中央管扩张
Ⅰ - A 型	伴 Arnold - Chiari 畸形（合并小脑扁桃体下疝）
Ⅰ - B 型	伴其他类型的枕骨大孔梗阻性病变
Ⅱ型	脊髓空洞症不伴枕骨大孔梗阻（自发型）
Ⅲ型	脊髓空洞症伴脊髓其他疾病
Ⅲ - A 型	伴脊髓肿瘤（通常是髓内的）
Ⅲ - B 型	伴外伤性脊髓病
Ⅲ - C 型	伴脊髓蛛网膜炎和硬脊膜炎
Ⅲ - D 型	由于（肿瘤、椎关节强直）压迫继发脊髓软化
Ⅳ型	单纯的脊髓积水，通常伴脑积水

表 15 - 3　脊髓空洞症临床分型

临床分类	
脊髓空洞伴第四脑室正中孔堵塞和中央管扩大	合并Ⅰ型 Chiari 畸形，或由后颅窝囊肿、肿瘤、蛛网膜炎等所致第四脑室正中孔阻塞
特发性脊髓空洞症	
继发性脊髓空洞症	脊髓肿瘤、外伤、脊髓蛛网膜炎和硬脊膜炎所致
单纯性脊髓积水或伴脑积水	

【临床表现】

起病隐匿，进展缓慢，发病年龄多在 20～30 岁，男女比例约为 3∶1。临床表现多样，取决于空洞部位及其发展过程。

1. 感觉障碍　以感觉障碍为首发症状居多。最早症状常为相应支配区自发疼痛，继而可出现痛温觉丧失，而触觉及深感觉相对正常，表现为节段性分离性感觉障碍。典型分布为两侧上肢及胸背部呈上衣样痛温觉障碍。累及三叉神经脊束核可造成面部分离性感觉障碍，面部痛、温觉减退或消失，角膜反射消失。当病变累及脊髓后角的胶状质时患处可出现自发性烧灼样疼痛（中枢性痛）。晚期脊髓后索及脊髓丘脑侧束受累，则出现病变平面以下深感觉以及痛温觉传导束性感觉障碍。

2. 运动障碍　脊髓前角细胞受累时，病变相应节段的肌肉无力萎缩、肌束震颤、肌张力低、腱反射减弱或消失。当病变累及锥体束时则病变平面以下呈上运动神经元瘫痪。

3. 神经营养障碍及其他症状　皮肤营养障碍可见皮肤粗糙、角化过度、发绀、指甲无光泽易脆裂脱落。痛觉缺失区的表皮烫伤、外伤可造成顽固性溃疡及瘢痕形成，甚至指、趾末端无痛性坏死脱落，称为 Morvan 征。关节痛觉缺失可引起关节磨损、萎缩、畸形、关节肿大、活动度增加，运动时有明显骨擦音而无疼痛感，称为 Charcot 关节，是本病特征改变。晚期可有神经源性膀胱和大小便失禁。空洞累及侧柱交感神经中枢（C8～T2 侧角）出现同侧 Horner 征。常合并脊柱侧弯或后突畸形、隐形脊柱裂、颈枕区畸形、小脑扁桃体下疝、颈肋和弓形足等先天畸形。

【辅助检查】

1. 脑脊液检查　多正常，空洞较大造成脊髓腔部分梗阻时脑脊液蛋白可增高。

2. X 线检查　可以发现 Charcot 关节、颈枕区畸形、脊柱畸形等。

3. MRI　是诊断本病首选的方法，可见病变脊髓节段增粗、正常或变细、脊髓内可见长 T_1、长 T_2 异常信号区，多呈管状（图 15 - 2），部分可呈多房性或腊肠状。交通性脊髓空洞症的空洞内可因脑脊液波动而出现脑脊液流空现象，表现为高信号空洞内有低信号区。

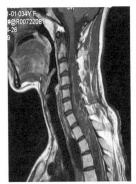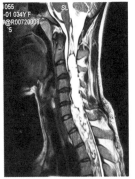

T1加权像　　　　　　　　　　　T2加权像

图 15 - 2　脊髓空洞症的 MRI 表现

【诊断】

发病多为青壮年，隐匿起病，缓慢进展的节段性分离性感觉障碍、局部肌无力和萎缩、皮肤和关节营养障碍以及多种先天性畸形等，诊断并不难，MRI 检查发现脊髓空洞可以明确诊断。

【鉴别诊断】

1. 脊髓肿瘤　累及脊髓节段较短，进展较快，膀胱括约肌功能障碍出现较早，可进展为脊髓横贯性损害，引起椎管梗阻时脑脊液蛋白含量可增高，MRI 增强有助于鉴别诊断。

2. 肌萎缩侧索硬化症　多于中年起病，上、下运动神经元同时受累，表现严重肌无力、肌萎缩与腱反射亢进及病理征，无感觉障碍和营养障碍，MRI 检查无异常。

3. 颈椎病　根性痛是常见的突出症状，可出现上肢和手肌萎缩，但不显著，感觉障碍呈根性分布，颈椎活动受限，颈后仰时可有疼痛等。颈椎 X 线及 MRI 检查可鉴别。

【治疗】

本病进展缓慢，常可迁延数十年之久。目前尚无特效疗法。对于 Arnold - Chiari Ⅰ型脊髓空洞症，可行枕骨大孔和上颈段椎管减压手术及颅骨、神经组织畸形矫正术。继发于创伤、感染的脊髓空洞及张力性空洞可行空洞 - 蛛网膜下腔分流术。脊髓内肿瘤所致空洞可行肿瘤切除术；囊性空洞减压术压力可暂时解除，但常见复发。药物治疗可选用维生素类神经营养药物。针对自发性疼痛者可予对症治疗，如卡马西平等。防止烫伤、冻伤、切割伤等，无痛性溃疡者应行清创和抗感染治疗。受累关节和肌肉进行物理治疗，防止关节畸形。

⇒ 案例引导

　　临床案例　患者，女，51 岁，双下肢麻木无力、视力下降2$^+$年（视力下降如何用脊髓空洞症解释?)，再发 2 天。既往有肺结核病史。神经系统查体：脑膜刺激征阴性；T4 平面以下感觉麻木，并逐渐向远端递增，双上肢肌力 5 级，双下肢肌力 0 级，双侧膝腱反射及跟腱反射亢进，双侧髌阵挛及踝阵挛可疑阳性，双侧 Hoffmann 征阳性，双侧 Babinski 征阳性。颈椎 MRI：颈 7～胸 6 水平脊髓长节段变性并脊髓空洞。胸椎 MRI：颈胸段脊髓空洞症、水肿。胸、腰椎轻度退行性变。

　　讨论　该病例表现为双下肢无力，腱反射亢进，病理征阳性，呈现一个上运动神经元瘫痪表现，定位于脊髓侧索，且该病例有感觉异常，符合脊髓空洞征诊断。

　　问题　该病应与哪些疾病相鉴别？并写出病例的病理改变分型。

第五节 脊髓亚急性联合变性

脊髓亚急性联合变性（subacute combined degeneration of the spinal cord，SCD）是由于维生素 B_{12} 的摄入、吸收、结合、转运或代谢障碍导致体内缺乏而引起的神经系统变性的疾病。病变主要累及脊髓后索、侧索及周围神经。

【病因及发病机制】

本病与维生素 B_{12} 缺乏有关。维生素 B_{12} 参与血红蛋白的合成，是核蛋白合成及髓鞘形成所必需的辅酶，其缺乏引起恶性贫血及髓鞘合成障碍导致神经病变。正常人每日需 $1 \sim 2\mu g$ 的维生素 B_{12}，主要从食物中摄取，摄入的维生素 B_{12} 只有与胃底部黏膜腺壁细胞分泌的内因子结合成稳定的复合物，才能不被肠道细菌破坏而在回肠远端被吸收，吸收后的血液内转运还需要与甲钴胺蛋白结合。酗酒、萎缩性胃炎、胃大部切除术及内因子分泌先天缺陷、回肠切除术、局限性肠炎、血液中转运腺苷钴胺素缺乏均可导致维生素 B_{12} 摄取、吸收、结合和转运发生障碍，最终导致其缺乏。由于叶酸代谢与维生素的代谢相关，叶酸缺乏也可产生相应的症状及体征。

【病理】

病变主要累及脊髓后索和侧索的锥体束，严重时也可不同程度地累及大脑白质、视神经和周围神经。肉眼可见大脑轻度萎缩，脊髓切面可见白质灰暗。镜下可见后索、脊髓肿胀、断裂及空洞形成，可以伴随轴突变性，可伴不同程度的星形胶质细胞增生。周围神经常见脱髓鞘和轴突变性。

【临床表现】

多在中年以后起病，起病隐匿，缓慢进展，男女发病比例无明显差别。多数患者在出现神经系统症状之前可有贫血、倦怠、腹泻和舌炎等病史，伴血清维生素 B_{12} 减低。早期可有周围神经受损，表现为手指、足趾末端感觉异常，呈对称性刺痛、麻木和烧灼感等，少数患者有手套－袜套样感觉减退。有些患者屈颈时出现由脊背向下放射的触电感称为 Lhermitte 征。当后索受损时表现为双下肢无力、发硬和动作笨拙、步行不稳、行走时有踩棉花感，查体可有深感觉障碍（以远端为主），Romberg 征阳性。锥体束受损出现较晚，表现为双下肢不完全痉挛性瘫。少数患者可有精神症状，表现为易激惹、抑郁、幻觉、认知功能减退。当大脑白质与视神经广泛受累时，可出现视神经萎缩及中央暗点，味觉、嗅觉的改变。括约肌功能障碍出现较晚。

【辅助检查】

1. 周围血象及骨髓涂片检查 提示巨细胞低色素性贫血，血网织红细胞数减少，维生素 B_{12} 含量减低。Schiling 试验（口服放射性核素 ^{57}Co 标记维生素 B_{12}，测定其在尿便中的排泄量）可发现维生素 B_{12} 吸收障碍。

2. 胃液分析 注射组胺作胃液分析，可发现抗组胺性胃酸缺乏。

3. 脑脊液检查 多正常，少数可有轻度蛋白增高。

4. MRI 检查 可示脊髓后部髓内长 T_1、长 T_2 点状、条索状信号。

【诊断】

多中年人隐匿起病，出现脊髓后索、侧索及周围神经损害症状和体征，血清维生素 B_{12} 缺乏，有恶性贫血，亦可明确诊断。

【鉴别诊断】

1. 非恶性贫血型联合系统变性（combined systemic degeneration of non – pernicious anemia type） 是一种累及脊髓后索和侧索的内生性脊髓疾病，与恶性贫血有关。本病与亚急性联合变性的区别在于整个病程中皮质脊髓束的损害出现早且明显，缓慢进展，病因、病理所知甚少。

2. 周围神经病 可类似脊髓亚急性联合变性中的周围神经损害，但多不伴贫血及维生素 B_{12} 缺乏，无脊髓后索及锥体束受损的表现。

3. 脊髓压迫症 多慢性或亚急性起病，有进行性加重的过程，但多有神经根痛和脊柱局部压痛叩痛，逐渐出现横贯性脊髓损害，腰椎穿刺可有脑脊液蛋白多增高或椎管腔不通畅的改变，脊髓 MRI 检查可明确诊断。

4. 多发性硬化 亚急性起病，病程中常有缓解－复发特点，首发症状多为视力减退，可有眼球震颤、小脑体征、锥体束征等，无贫血及血维生素 B_{12} 缺乏，无周围神经损害的表现，诱发电位及 MRI 检查有助于鉴别。

【治疗】

一旦诊断本病宜尽早治疗，否则可造成神经系统不可逆转性损害。首先纠正和治疗导致维生素 B_{12} 缺乏的原发病因和疾病。维生素 B_{12} 常用剂量为 500～1000μg/d，肌内注射，连续 2～4 周；后改为每周 2～3 次；连续 2～3 个月后改为 500μg 口服，2 次/日，总疗程 6 个月。合用维生素 B_1 对周围神经受损者效果更好。贫血患者可用各种铁剂，如硫酸亚铁、10% 枸橼酸铁铵溶液、右旋糖酐铁注射剂等。有恶性贫血者，建议叶酸每次 5～10mg 与维生素 B_{12} 共同使用，不宜单独使用叶酸，否则会加重精神症状。胃酸缺乏者可口服胃蛋白酶合剂或饭前服稀盐酸合剂 10ml，3 次/日。加强瘫痪肢体功能锻炼，康复治疗，加强护理，预防和治疗并发症。

【预后】

早期诊断和治疗是治愈本病的关键。发病后 3 个月内积极治疗，多数可完全恢复。经系统治疗后超过 6 个月仍存在的神经功能缺失症状，则难以恢复。

⇒ **案例引导**

临床案例 患者，男，50 岁，渐进性肢体麻木 1^+ 月，加重 4^+ 天。既往有糖尿病史，长期大量饮酒、慢性胃炎史。神经系统查体：脑膜刺激征阴性；双上肢远端 5^- 级，双下肢肌力 5 级，肌张力正常，双上肢肘关节 5cm 以下肢体、左下肢膝关节以下肢体及右踝关节 4cm 针刺觉敏感，深感觉正常，共济运动正常。辅助检查：四肢神经诱发电位示双上肢桡神经、正中神经、尺神经的 SEP 均为轻度异常（正中神经比较明显）。颈椎 MRI 示颈段脊髓后索变性，考虑脊髓亚急性联合变性。贫血三项：维生素 B_{12} 16pg/ml；血常规：血红蛋白 89.3g/L。

讨论 该患者亚急性起病，主要表现为周围神经损害，定位在脊髓侧索、后索病变（该病例合并糖尿病病史，病例查体中仅描述有周围神经浅感觉障碍，未诉有深感觉障碍，不能完全除外糖尿病周围神经病变。辅助检查 MRI 及维生素 B_{12} 检查结果支持亚急性联合变性，但建议选择歧义小的典型病例作为案例引导病例），结合血常规及贫血三项显示维生素 B_{12} 降低，既往有饮酒史，考虑维生素 B_{12} 缺乏所致，临床诊断为急性亚急性联合变，予补充维生素 B_{12} 后上述症状缓解。

问题 请问该病应与哪些疾病相鉴别？并写出此病例的治疗原则。

第六节　脊髓血管疾病

脊髓血管疾病（vascular disorders of the spinal cord）的发病率远低于脑血管疾病，但由于脊髓内部结构紧密，较小的血管损害比同等的脑血管损害有更为严重的后果。其类型与脑血管疾病类似，分为缺血性、出血性和血管畸形三大类。

【病因及发病机制】

缺血性脊髓病多由严重低血压以及脊髓动脉粥样硬化、动脉炎、肿瘤、蛛网膜粘连等因素造成。脊髓血管畸形和动脉瘤的破裂则可以引起脊髓出血，外伤是椎管内出血的常见原因。

【病理】

脊髓对缺血的耐受性较好，轻度间歇性供血不足不会对脊髓造成明显的病理损害，当完全断绝供血15分钟以上时才会导致脊髓不可逆性损害。根据脊髓的解剖特点，脊髓前动脉供血区更易发生缺血性损害。脊髓缺血后肉眼可见病灶处组织苍白、肿胀、变软，灰白质界限不清，晚期皱缩变小。早期镜下可见神经元变性、坏死，髓鞘崩解，轴突断裂，组织水肿和血管周围淋巴细胞浸润，此后缺血灶中心液化，其周围有胶质细胞增生。脊髓内出血常侵及数个节段，中央灰质居多，脊髓外出血形成血肿或出血进入蛛网膜下腔，出血灶周围组织水肿、淤血及继发神经变性。脊髓血管畸形一般分为动脉性、静脉性、动静脉性和海绵状血管瘤。绝大部分为动静脉畸形，病变可见于脊髓的任何节段，脊髓血管畸形患者常合并相应脊髓节段皮肤血管瘤、颅内血管畸形和椎体血管畸形等。

【临床表现】

1. 缺血性脊髓血管病

（1）脊髓短暂性缺血发作　急性起病，疾病特点类似于短暂性脑缺血发作，临床症状一般多在1～2小时内，不遗留神经功能缺损的症状及体征。典型的表现为脊髓间歇性跛行，即行走一段距离后单侧或双侧下肢沉重、无力甚至瘫痪，休息或使用血管扩张剂后缓解，间歇期症状消失。也可表现为自发性下肢远端发作性无力，可反复发作，自行缓解。

（2）脊髓梗死　卒中样起病，表现为脊髓某局部损害的症状和体征，脊髓症状在数分钟或数小时达到高峰，因闭塞的供血动脉不同而分为以下。

①脊髓前动脉综合征，以中胸段或下胸段多见，首发症状常为病损水平相应部位的神经根痛或弥漫性疼痛。起病时表现为弛缓性瘫痪，脊髓休克期后转变为痉挛性瘫痪，因后索一般不受累而出现传导束型分离性感觉障碍，痛温觉缺失而深感觉保留，尿便障碍较明显。

②脊髓后动脉综合征，因脊髓后动脉起源于同侧椎动脉颅内段，左右各一根，有良好的侧支循环而症状较轻且恢复较快。表现为急性神经根痛，病变水平以下深感觉缺失和感觉性共济失调，痛温觉和肌力正常，括约肌功能常不受累。

③中央动脉综合征，病变水平相应节段的下运动神经元性瘫痪，肌张力减低，肌萎缩，一般无锥体束损害和感觉障碍。

2. 出血性脊髓血管病　包括脊髓内出血、硬脊膜外和硬脊膜下出血及脊髓蛛网膜下腔出血。前三者形成血肿压迫脊髓，剧烈背痛，随之出现弛缓性截瘫、损伤平面以下感觉障碍及括约肌功能障碍。髓内出血的特点为剧烈背痛明显，数小时后迅速出现损害水平以下运动障碍、感觉障碍及括约肌功能障碍。硬脊膜外和硬脊膜下血肿时在病变部位的棘突可有明显压痛。脊髓蛛网膜下腔出血表现为剧烈的颈背痛、脑膜刺激征，多无运动、感觉和括约肌功能障碍。

3. 脊髓血管畸形　临床不常见，大多为动静脉畸形，分为四种类型，即硬脊膜动静脉瘘、髓内动静脉畸形、髓周动静脉瘘和混合型。病变多见于胸腰段。一般缓慢起病进行性加重，病程中有症状缓解期。多数患者以剧烈根性疼痛为首发症状，可有不同程度的截瘫、呈根性或传导束分布性的感觉障碍及尿便障碍。少数患者以脊髓蛛网膜下腔出血为首发症状。女性患者症状的周期性加剧与妊娠有关，可能是妊娠期内分泌改变或静脉压增高所致。

【辅助检查】

1. 脑脊液检查 椎管内出血腰椎穿刺脑脊液压力增高，血肿形成使椎管不同程度阻塞时脑脊液蛋白量增高，蛛网膜下腔出血则有均匀血性脑脊液。

2. CT 和 MRI 影像学检查 CT 对于缺血性脊髓血管病多无意义，MRI 可发现长 T_1 长 T_2 信号，数周后脊髓软化、病灶处塌陷，可显示脊髓变细。对于出血性脊髓血管病，CT 可显示出血部位高密度影，出血性脊髓血管病血肿部位的 MRI 表现与脑出血相似。急性期时病灶呈等 T_1 等 T_2 信号，亚急性期时呈短 T_1 信号，慢性期时由于含铁血黄素的沉积呈长 T_1 短 T_2 信号。对于血管畸形，CT 可显示脊髓局部增粗、出血等，增强后可发现血管畸形。MRI 也可以发现椎管内动静脉畸形、海绵状血管瘤以及复合性动静脉畸形等血管畸形。

3. 脊髓血管造影 选择性脊髓动脉造影对脊髓血管畸形最有价值，能够显示脊髓血管畸形的供血动脉和引流静脉，可明确畸形血管的大小、范围、类型及与脊髓的关系。

⊕ **知识链接**

脊髓血管瘤患者"当代保尔"张海迪

在讲到"脊髓血管疾病"时，不能不提被誉为"最美奋斗者"张海迪。5 岁时，张海迪和小伙伴相约在操场玩耍，突然觉得两条腿没了知觉，不受控制地向地上倒去。经过医生的检查后，张海迪被确诊为严重的脊髓血管瘤。在经历三次大手术以后，张海迪保住了性命，但是也为此付出了代价，那就是高位截瘫。但是她没有沮丧和沉沦，而是以顽强的毅力和恒心经受了残酷的命运挑战，在轮椅上渡过 60 多年的张海迪一直在"为人民做事"，她用双手和行动，贡献自己的力量。

【诊断】

脊髓血管疾病的临床诊断比较困难，根据其急性发生的剧烈疼痛和脊髓受损表现，以及一些特征性的临床表现，如病情时轻时重，与血压波动有密切关系，有外伤史、手术史、大动脉病变或血压骤降病史等，再结合脑脊液、脊髓影像学检查可明确诊断。

【鉴别诊断】

1. 间歇性跛行 ①马尾性间歇性跛行是因腰椎管狭窄加重所致，常有腰骶区疼痛，行走后症状加重，休息后减轻或消失，腰前屈时症状减轻，后仰时加重，感觉症状重于运动症状，有间歇性垂足特征；②血管性间歇性跛行是由于下肢动脉病变或微小栓子反复栓塞所致，表现为下肢间歇性疼痛、无力、苍白、皮温低、足背动脉搏动减弱或消失，彩色多普勒超声检查有助于诊断。

2. 急性脊髓炎 多有感染史或疫苗接种史，起病速度较脊髓血管病慢，无急性疼痛或神经根痛等首发症状，表现为脊髓横贯性损害，脑脊液细胞数可明显增高。

3. 亚急性坏死性脊髓炎 以成年男性多见，是一种脊髓的血栓性静脉炎，呈缓慢进行性加重的双下肢乏力伴有肌萎缩、反射亢进、锥体束征阳性、损害平面以下感觉障碍。重者呈完全性截瘫、尿便障碍、肌萎缩明显、肌张力低、腱反射减弱。腰骶段最易受累，胸段少见。脑脊液蛋白增高，椎管造影可见脊髓表面有血管扩张。

【治疗】

缺血性脊髓脑血管病的治疗原则与缺血性脑血管病相同，病因治疗如低血压者可予扩容纠正血压、改善循环，应用血管扩张药及促进神经功能恢复的药物，疼痛时给予镇静镇痛药。脊髓短暂性缺血发作可行抗血小板治疗。硬膜外或硬膜下血肿应尽早手术清除血肿，解除脊髓的压迫，以使神经功能尽早恢复。其他类型的椎管内出血应针对病因进行治疗，治疗原则与出血性脑血管病相同，患者安静卧床，使用脱水剂等。脊髓蛛网膜下腔出血治疗原则和脑蛛网膜下腔出血相同。脊髓血管畸形的治疗临床上采用显微外科技术，将畸形血管结扎或切除，或采用介入栓塞治疗。截瘫患者应该注意预防和治疗并发症，如压疮及尿路感染，对瘫痪肢体要进行功能训练和康复治疗。

答案解析

目标检测

1. 急性脊髓炎好发脊髓哪个节段（ ）
   A. 胸髓（T3～T5）
   B. 胸髓（T4～T6）
   C. 颈髓（C5～C7）
   D. 颈髓（C1～C3）
   E. 腰髓（S3～S5）

2. 脊髓空洞症最常见于（ ）
   A. 胸髓
   B. 颈膨大
   C. 腰骶段
   D. 腰膨大
   E. 胸腰段

3. Horner 征病损位置是（ ）
   A. C8～T2 侧角
   B. 颈交感干
   C. 丘脑下部
   D. 延髓背外侧
   E. 动眼神经外侧部

4. 简述急性脊髓炎的临床表现及治疗方法。

5. 简述髓内病变、髓外硬膜内病变和硬膜外病变的区别。

6. 简述脊髓空洞症的临床表现。

7. 简述脊髓亚急性联合变性的病因及临床表现。

8. 缺血性脊髓血管病中脊髓前、后动脉综合征的临床表现是什么？

（刘海军）

书网融合……

本章小结

微课

题库

第十六章　自主神经系统疾病

PPT

📖 学习目标

1. **熟悉**　自主神经系统组成及功能；雷诺病临床表现与治疗。
2. **了解**　红斑性肢痛临床表现与治疗；面偏侧萎缩症及其他自主神经系统疾病。
3. 学会解读自主神经检查结果。

自主神经系统（autonomic nervous system）又称植物神经系统，是由交感神经系统和副交感神经系统组成，支配和调节机体各器官、血管、平滑肌和腺体的活动和分泌，并参与调节葡萄糖、脂肪、水和电解质代谢，以及体温、睡眠和血压等。其功能不受意识支配，属于不随意运动，所以称为自主神经。自主神经系统可分为中枢部分和周围部分。

中枢部分位于大脑皮层、下丘脑、脑干及脊髓。功能上如旁中央小叶与膀胱及肛门括约肌调节有关，枕叶与瞳孔缩小，岛叶、边缘叶与内脏活动有关。下丘脑与糖、水、盐、脂肪代谢和体温、睡眠、呼吸、血压调节等均有密切关系。

周围部分可分为交感神经系统和副交感神经系统。交感神经兴奋时可引起支配器官普遍功能增高，表现为瞳孔扩大、心跳加快、内脏和皮肤血管收缩、血压升高、呼吸加快、支气管平滑肌放松、胃肠道蠕动分泌功能抑制、血糖升高、凝血时间缩短、周围血容量增加等一系列反应。副交感神经兴奋引起支配脏器的保护作用和功能抑制。表现为瞳孔缩小、唾液分泌增加、心跳减慢、血管扩张、血压降低、胃肠蠕动和消化腺分泌增加以增进吸收功能，膀胱与直肠收缩从而促进废物排出。

人体大多数内脏器官一般由交感及副交感神经双重支配，二者在大脑皮层的影响下相互协调和拮抗，共同维持机体内环境稳定。任何一方的功能亢进或不足都可以引起机体功能失调。

第一节　雷诺病 🄴 微课1

雷诺病（Raynaud disease）是因血管神经功能紊乱引起的肢端小动脉异常痉挛性疾病。常见于青年女性。多因局部受寒或情感等因素诱发，以阵发性四肢末端（手指为主）对称性的间歇发白与发绀、感觉异常等为特征，伴指（趾）疼痛。由其他疾病引起者称雷诺现象。

【病因及发病机制】

雷诺病的病因目前仍不完全明确，可能与以下原因有关。

1. **血管交感神经功能紊乱**　导致肢端血管痉挛及局部缺血。
2. **动脉本身对寒冷的敏感性增加**　导致四肢远端血供明显减少，引起皮肤颜色及其他改变。
3. **肢端小动脉管壁本身存在某些缺陷**　对寒冷刺激和血中肾上腺素过度敏感，产生超常生理反应。
4. **遗传因素**　某些患者有家族史或家族偏头痛史。

⊕ **知识链接**

　　雷诺现象一般继发于其他疾病的肢端动脉痉挛现象，如自身免疫性疾病、硬皮病、皮肌炎、系统性红斑狼疮、结节性动脉炎等，其他如动脉疾病、脊髓空洞症、甲状腺功能减退、砷中毒性周围神经病等。

【病理】

　　早期指（趾）端动脉无任何病理改变，后期出现动脉内膜增生，弹力膜断裂、肌层纤维化、管壁狭窄闭塞或血栓形成，并伴有局部组织的营养性改变，毛细血管迂曲、扭转，动脉部分呈痉挛性狭窄，静脉呈扩张充血。

【临床表现】

　　发病通常在 40 岁之前，男女患病率为 1∶5。起病缓慢，寒冷刺激或情绪激动及精神紧张是常见诱发因素。大多数患者仅累及手指，不到 1/2 患者可同时累及足趾，疾病早期仅 1 ~ 2 个手指受累，后期则多个手指受累并累及足趾。拇指因血供丰富常不受累。某些病例还会累及鼻尖、外耳、面颊、胸部、舌、口唇及乳头。

　　临床表现为间歇性肢端血管痉挛，伴疼痛及感觉障碍，发作间歇期除表现指（趾）寒凉感及潮湿感，可无其他异常。每次发作可分为 3 期。

　　1. 缺血期　手指遇冷或冷水接触后，双手指（足趾）、鼻端、外耳对称性地从末端开始突然发白、发凉，肢端皮温降低，同时皮肤出冷汗，伴有感觉麻木、疼痛、蚁走感等。检查可有感觉障碍。每次发作时间和频率不等，常持续数分钟至数小时。

　　2. 缺氧期　局部缺血期继续，同样有感觉障碍及皮温降低。肢端呈青紫或蜡状，界限明确，受压时消失，伴疼痛。持续数小时或数日。然后消退或转入充血期。

　　3. 充血期　动脉痉挛解除，毛细血管恢复正常血供，皮肤温度上升，色泽先转潮红，以后恢复正常。部分病例经多次发作至晚期指尖可有溃疡或坏疽，肌肉及骨质轻度萎缩。

　　典型患者皮肤颜色有三期变化（白、紫、红），也可以开始发作即出现青紫而无苍白，或苍白后即转入潮红。某些病例在苍白或青紫后即为正常色泽。

　　体格检查：除指（趾）发凉，有时可手部多汗外，其余正常。桡动脉、尺动脉、足背动脉及胫后动脉搏动均存在。

【辅助检查】

　　1. 激发试验

　　（1）冷水试验　一般用水温 4℃ 左右、指（趾）浸泡 1 分钟，皮色变化诱发率为 75%。伴有高血压和心脏病的患者需慎用。

　　（2）握拳试验　两手紧握 1.5 分钟，于弯曲状态下松开手指，部分患者可出现发作时的颜色改变。

　　（3）全身暴露于寒冷环境，同时将手浸于 10 ~ 15℃ 水中，发作的阳性率更高。

　　2. 血管无创性检查　激光多普勒可测定手指寒冷刺激时的血流量。

　　3. 指动脉造影　分别在冷刺激前后做，如发现血管痉挛，可于动脉内注射盐酸妥拉苏林后再次造影，了解血管痉挛是否缓解。造影可显示动脉管腔变小，严重者可见动脉内膜粗糙，管腔狭窄，偶见动脉闭塞。

　　4. 其他检查　血沉应作为常规检查，如异常则支持继发性雷诺现象。

【诊断及鉴别诊断】

根据寒冷或情绪波动后出现阵发性肢端皮肤苍白、发绀及潮红，伴刺痛和麻木感，并在温暖后恢复正常的特点即可诊断。

1. 雷诺病的诊断依据 ①寒冷或情感刺激可诱发症状发作；②肢端皮肤在发作时有间歇性颜色变化；一般为双手受累，呈对称性；③一般无坏疽，即使有仅限于指尖皮肤；④病史2年以上；⑤排除雷诺现象和其他类似疾病。

2. 应与雷诺现象鉴别（表16-1）

表16-1 雷诺病与雷诺现象的鉴别

特点	雷诺病	雷诺现象
起病	10~20岁或以上	30~40岁
性别	女性多见	男性发病较原发性者
严重程度	较轻	较严重
组织坏死	罕见	常见
分布	对称，双手和双足	非对称
甲皱毛细血管	正常	扩张，管腔不规则，毛细血管袢增大
病因	不明	结缔组织病，血管性及神经血管性疾病，高凝状态，血液病，肿瘤，药物，损伤及职业性疾病等

【治疗】

治疗的目的是预防发作，缓解症状，防止肢端溃疡发生。

1. 预防发作 保持手足的温暖，同时注意全身保暖，尽量减少肢体暴露在寒冷中的机会。避免指、趾损伤及引起溃疡。吸烟者应绝对戒烟，并避免情绪波动及精神紧张等诱因。

2. 药物治疗 一般治疗无效，血管痉挛发作影响日常生活或工作，以及出现指（趾）营养性病变时考虑药物治疗。

（1）钙通道阻滞剂 为目前最常用的首选药物。硝苯地平通过扩张周围血管，使血管痉挛的发作次数明显减少。用法：10~20mg，口服3次/日。常见的不良反应是面部发红、发热、头痛、踝部水肿、心动过速等。可以使用其缓释剂减轻不良反应。若因不良反应不能使用硝苯地平缓释剂，可选用伊拉地平和氨氯地平。

（2）血管扩张剂 长期以来一直作为主要治疗药物，对原发性者疗效较好，对病情较重的患者疗效较差。①草酸萘呋胺：5-羟色胺拮抗剂，有轻度周围血管扩张作用，用法：0.2g口服3次/日，可缩短发作时间及减轻疼痛。②烟酸肌醇酯：可以缩短发作持续时间及减少发作次数，4.0g/日，但服药3个月后疗效才明显。③甲基多巴：可用于痉挛明显或踝部水肿者，用法：250mg/次，3次/日。④罂粟碱：每次30~60mg口服，3次/日。

（3）前列腺素 前列环素（PGI₂）和前列地尔（PGE₁）都具有较强的扩张血管和抑制血小板聚集的作用。对难治者疗效较好，缺点是需静脉给药且不稳定，因而应用受到限制。PGI₂类药尹洛前列素，用法：每分钟0.5~2μg/kg，静滴持续6小时，每日1次，3~5日为一个疗程；大多数患者疗效可持续6周到半年。此药目前作为治疗的次选。

（4）其他 严重坏疽继发感染者，应配合抗生素治疗。巴比妥类镇静药及甲状腺素能减轻动脉痉挛。伴发硬皮病的严重患者可应用低分子右旋糖酐静脉输入。

3. 其他治疗 ①外科治疗，对病情严重、难治性患者，可考虑交感神经切除术；②血浆交换治疗；③条件反射和生物反馈疗法等。

第二节　红斑性肢痛症

红斑性肢痛症（erythromelalgia）是少见的累及四肢末端的微循环疾病。表现为肢端皮肤阵发性皮温升高，皮肤潮红、肿胀，并产生剧烈灼热痛为特征的系统疾病。环境温度升高可诱发或加剧疼痛；温度降低可使疼痛缓解。

【病因及发病机制】

本病可分为原发性及继发性。原发性者多见，少数为家族性，呈常染色体显性遗传。

继发性者少见，可见于真性红细胞增多症和原发性血小板增多症等血液系统疾病。其他还可见于风湿性关节炎、系统性红斑狼疮等自身性免疫性疾病。此外，还可见于多发性硬化、脊髓疾病、糖尿病、高血压、痛风以及病毒感染等疾病，亦可见于药物（如尼卡地平、硝苯地平、维拉帕米等钙通道阻滞剂、溴隐亭等）引起。

本病发病机制尚不清楚。可能系末梢微循环调节障碍，肢端小动脉极度扩张充血，血管内压力过高，压迫和刺激周围神经末梢而产生症状。

【临床表现】

（1）本病女性较男性多发，青年多发。多数于双侧肢端如手、足发病，以双足最常见。表现为患处皮肤阵发性温度升高、潮红、肿胀和难以忍受的烧灼样疼痛。疼痛为阵发性，可持续数分钟、数小时或数日，以夜间明显且发作次数较多。

（2）在温暖环境下、运动、长时间站立及肢端下垂可诱发，发作时多以刺痛开始，加重为烧灼样疼痛。将患肢暴露于冷空气或浸泡于冷水中，静卧休息或者将患肢抬高时，可使疼痛减轻或缓解。夜间须将足放到被子外，防止因盖被引起疼痛加剧。

（3）查体可见患处皮肤潮红，压之红色可暂时消失，温度升高，轻度肿胀和多汗，足背动脉与胫后动脉搏动正常。无感觉及运动障碍。反复发作者可见皮肤与指甲变厚，极少数严重患者可因营养障碍而出现溃疡或坏疽。

（4）阿司匹林缓解疼痛有特效。

【诊断及鉴别诊断】

1. 诊断要点

（1）肢端阵发性红、肿、热、痛四大症状。

（2）无局部感染炎症。

（3）受热后疼痛加剧，冷敷后疼痛减轻。

（4）排除血栓闭塞性脉管炎、糖尿病性周围神经病及雷诺病等。

2. 鉴别诊断　红斑性肢痛症有时是红细胞增多症、血小板增多症等疾病的首发症状，所以对于每个首发病例，应排除继发性红斑性肢痛症的相关疾病。

并应注意与以下疾病鉴别。

（1）雷诺病　多见于青年女性，由于交感神经功能紊乱引起局部缺血现象，遇冷是主要诱因。临床表现主要为苍白、发绀、潮红，局部温度低。治疗原则是保暖，使用血管扩张剂或交感神经封闭。

（2）血栓闭塞性脉管炎　多见于中青年男性，20～40岁发病，多在寒冷季节发病。主要表现为动脉缺血症状。可分为局部缺血期、营养障碍期、坏疽期3期。出现间歇性跛行，皮肤苍白发绀及足背动脉波动减弱（或消失），足部干性坏疽、溃疡等表现。

（3）小腿红斑病　寒冷为发病诱因，红斑以小腿为主，无明显疼痛。

（4）糖尿病周围神经病　起病缓慢，可累及任何周围神经，一般下肢重于上肢，以疼痛或感觉障碍为主，夜间明显。

【治疗】

1. 一般治疗　平时注意营养，避免剧烈运动。急性期应卧床休息，避免久站，抬高患肢。局部冷敷或将肢体置于冷水中，以减轻疼痛。急性期后，应避免过热或任何引起局部血管扩张的刺激。

2. 药物治疗

（1）阿司匹林　对继发于血小板增多症等血液系统的红斑性肢痛症患者可口服小剂量阿司匹林 50～100mg。

（2）其他　尚可应用普萘洛尔、舍曲林、加巴喷丁、米索前列醇、尼莫地平等及中药治疗。

3. 外科治疗　少数病例各种治疗无效的，疼痛明显的可选择外科手术治疗。

第三节　面偏侧萎缩症

面偏侧萎缩症也称 Parry - Romberg 病，是一种病因未明、进行性发展的偏侧组织营养障碍性疾病。表现为半侧面部组织的慢性进行性萎缩。如范围扩大累及躯干及肢体，称为进行性半侧萎缩症。

【病因及发病机制】

本病病因不明。可能系患者存在某种特定的控制交感神经的基因缺陷，引起交感神经受损，导致面部组织发生神经营养障碍，继而出现局部面部组织萎缩。也可能与感染、外伤及内分泌失调等因素有关。

本病首先累及结缔组织，尤其皮下脂肪组织，随着病情进展逐步扩大累及皮肤、皮脂腺和毛发，进一步可累及骨骼、肾脏和大脑半球。面部以外的皮肤及皮下组织、舌部、软腭、声带、内脏等也偶被涉及。部分病例伴有大脑半球的萎缩，可以是同侧、对侧或双侧。个别并发偏身萎缩症。

【临床表现】

（1）起病隐袭，多在儿童、少年期发病，一般在 10～20 岁，女性多见。病情发展速度不稳定，多数病例在进展数年或十余年后趋向缓解，但伴发癫痫者可持续发展。

（2）病初患侧面部可有感觉异常，感觉迟钝或疼痛。萎缩过程可以在面部任何部位开始，多数患者始于眶部、颧部，渐渐萎缩凹陷，逐渐扩展达半侧面部及颈部，与对侧分界清楚，多为条状并与中线平行。患侧皮肤萎缩菲薄、皱缩、毛发脱落、色素沉着、白斑、毛细血管扩张和皮下组织消失。皮肤皱缩、毛发脱落呈刀痕样萎缩，是本病的特殊表现（图 16 - 1）。

（3）后期病变可累及舌肌、喉肌、软腭等；严重者患侧面部骨骼，甚至大脑半球也可萎缩。严重病例可发展为偏身萎缩（图 16 - 2）。

（4）部分患者出现 Horner 征，虹膜色素减少，眼球炎症，继发青光眼等。

（5）进展缓慢，大多自限性，发展到一定程度不再发展。

本病可能与硬皮病、进行性脂肪营养不良、癫痫或偏头痛等有关或可同时并存。

【辅助检查】

X 线片显示病变侧骨质变薄、缩小及缩短。CT 和 MRI 显示病变侧的皮下结缔组织、骨骼、脑及其他脏器等组织呈萎缩性改变。B 超也可发现病变侧脏器变小。

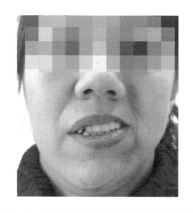

图 16-1　面偏侧萎缩症（左侧面部萎缩）

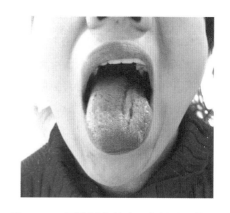

图 16-2　面偏侧萎缩症（左侧舌肌萎缩）

【诊断及鉴别诊断】

患者出现典型的单侧面部萎缩，特别是皮下脂肪萎缩，偶尔波及头盖部、颈肩及肢体等，而肌力不受影响时，可以诊断。

应与下列疾病相鉴别。

1. 硬皮病　硬皮病可出现面部的皮肤及皮下组织萎缩而类似本病，但硬皮病患者皮肤有色泽变化及皮肤变硬，皮肤病理活检可资鉴别。

2. 面肩肱型肌营养不良　其早期可因不对称的面部肌肉萎缩表现面部不对称，但其可有肌无力和血清肌酶增高，并肌电图异常。

3. 一些疾病后遗症　面部疾病如面神经炎、外伤、下颌关节炎等数年或数十年后可偶然出现患病侧较对侧小，病史及临床症状不进展可鉴别。

4. 正常双侧不对称　检查无皮下组织及骨骼萎缩，影像检查未见异常。

【治疗】

目前无有效治疗方法，本病通常呈自限性，治疗尚限于对症处理。多数患者可在数年后趋于缓解。

第四节　其他自主神经系统疾病

一、出汗异常

人体体表除黏膜外，均有汗腺分布。体表汗腺受交感神经节后纤维支配。面部发汗受交感神经颈上神经节支配，上下肢及躯干发汗受颈下神经节、胸节及腰节支配。发汗高级中枢在大脑皮层、丘脑下部、延髓及脊髓。常见异常如下。

（一）原发性多汗症

本病为自主神经中枢调节障碍所致，也可能与遗传有关。多自少年期开始，青年时期明显加重。表现为身体某些部位，如手足心，腋窝或面部对称性多汗。情绪激动、活动后、环境温度升高出汗增加。重者大汗淋漓。

（二）继发性多汗症

1. 某些神经系统疾病引起　如间脑病变可引起偏身多汗，延髓空洞症和脊髓空洞症早期可出现相应部位多汗，多发性神经炎恢复期出现相应部位多汗，颈交感神经节因炎症或肿瘤压迫而出现同侧面部多汗。

2. 味觉性局部多汗　多为反射性多汗。进食辛辣或者过热食物时，可以引起额部，鼻部及颞部多汗，这种多汗与延髓发汗中枢有关。面神经麻痹后，如果自主神经纤维变性再生错乱可以导致一侧局部多汗，伴流泪和颞部发红，称为鳄鱼眼征及耳颞综合征。

3. 某些内分泌疾病　如甲状腺功能亢进、肢端肥大症、糖尿病等可出现多汗。

（三）无汗症

先天性汗腺缺如可引起全身无汗症，但非常罕见。局部无汗多见于某些神经系统疾病，如脑干病变时患侧面部无汗，横贯性脊髓炎病变水平以下区域，脊髓空洞症相应部位及多发性神经炎四肢远端。某些皮肤病如严重的银屑病、硬皮病、麻风病、放射性皮炎、皮肤萎缩等，可引起局限性无汗。

治疗以病因治疗为主。

二、家族性自主神经功能失调症

家族性自主神经功能失调症（familial dysautonomia）又称 Riley – Day syndrome，是少见的家族性以多种自主神功能不全为特征的常染色体隐性遗传病。主要发生在犹太籍儿童，患儿感觉神经节、交感神经节及副交感神经节中神经元显著减少，导致肾上腺能受体过敏，肾上腺髓质释放儿茶酚胺可引起过度应激反应。本病多在婴幼儿发病，表现为多种多样的自主神经功能失常，如泪液缺乏、出汗多、皮肤红斑、血压不稳、不明原因的发热、吞咽困难和智力低下。此外，还有角膜反射消失、腱反射减弱及反复发作的肺部疾患。血管运动障碍是本病特征之一，如血压波动不稳，常出现体位性低血压及发作性高血压。患儿常因肺炎、心脏骤停而死亡或在睡眠中猝死。目前无满意的治疗方法。

三、急性血管神经性水肿

急性血管神经性水肿（acute angioneurotic edema）也称急性局限性水肿（acute localized dropsy），是一种原因不明的过敏性疾病。表现为发作性局限性皮肤黏膜水肿，无疼痛亦无瘙痒及皮色改变。病因不明，可能与自主神经功能障碍、过敏或遗传因素有关。均可因血管通透性增高，血管内液体过度渗出而发病。病变处可见皮下或黏膜下小血管扩张，以及血管周围疏松结缔组织水肿。急性起病，在数分钟或数十分钟内达到高峰，持续数天或数十天。病变多位于面部、颈部、头部、上肢或下肢，也可发生于眼结膜、视网膜、咽喉、口腔、生殖器、消化道及肾脏等。病变皮肤及皮下组织增厚，边界不清，压之较硬，但无指压痕。发生在特殊部位还可出现特殊的严重表现，如发生于咽喉部黏膜者可出现呼吸困难、吞咽困难，甚至窒息死亡。治疗可用抗过敏疗法。

四、进行性脂肪营养不良

进行性脂肪营养不良（progressive lipodystrophy）是一种罕见的以脂肪组织代谢障碍为特征的自主神经系统疾病。临床及组织学特点为缓慢进行性双侧分布基本对称的边界清楚的皮下脂肪组织萎缩或消失，有时可合并局限的脂肪组织增生、肥大。病因不清。可能是与自主神经有关的脂肪代谢异常，主要与下丘脑病变、与脊神经并行的节后交感神经有关。多数在 5 ~ 10 岁起病，女性较常见。主要表现为缓慢进行性局部或全身性皮下脂肪组织萎缩、消失，多从面部或上肢脂肪组织消失，以后向下扩展，累及臀部及股部，呈大致对称性分布。部分患者臀部、髋部可出现明显的皮下组织增生、肥大。可并发其他病变，如自主神经系统功能的异常，表现为皮温异常、出汗异常、心动过速、腹痛、呕吐、皮肤及指甲营养性障碍等。有的患者可合并糖尿病、高脂血症、肝脾肿大及肾脏病变等。个别病例可合并内分泌功能障碍，如生殖器官发育不良、甲状腺功能异常、肢端肥大症及月经失调等。

目前本病尚无特效疗法，可试用纯胰岛素针剂直接注入萎缩区，有些患者可逐渐出现局部脂肪组织增长，恢复正常形态。如病变较局限或由于职业需要可行局部脂肪埋植或注射填充剂等整形术。

答案解析

目标检测

1. 关于交感神经系统，正确的是（ ）

   A. 抑制机体耗损　　　　　　　　　B. 增加贮能

   C. 使器官活动增强，机体耗能增加　D. 与副交感神经起协调作用

   E. 使器官活动减弱，机体耗能减少

2. 副交感神经兴奋时，以下正确的是（ ）

   A. 心跳加快　　　　　　　　　　　B. 瞳孔缩小

   C. 血压升高　　　　　　　　　　　D. 内脏和皮肤血管收缩

   E. 瞳孔扩大

3. 旁中央小叶与哪种功能有关（ ）

   A. 瞳孔　　　　　　　　　　　　　B. 膀胱及肛门括约肌

   C. 内脏　　　　　　　　　　　　　D. 体温、睡眠、呼吸、血压调节

   E. 记忆

4. 雷诺病是因血管神经功能紊乱引起的（ ）

   A. 肢端小动脉异常扩张性疾病　　　B. 肢端小动脉异常痉挛性疾病

   C. 肢端中动脉异常痉挛性疾病　　　D. 肢端大动脉异常痉挛性疾病

   E. 肢端中动脉异常扩张性疾病

5. 雷诺病的临床特征为（ ）

   A. 足背动脉搏动微弱或消失　　　　B. 肢端出现苍白、发绀及麻木

   C. 肢端出现阵发性红、肿、热、痛　D. 肢端出现红肿或青紫

   E. 肢端出现阵发性对称性疼痛性间歇发白、潮红与发绀

6. 雷诺病最常用的首选药物是（ ）

   A. 免疫抑制剂　　　　　　　　　　B. 中枢兴奋剂

   C. 钙通道阻滞剂　　　　　　　　　D. 血管扩张剂

   E. 前列腺素

7. 红斑肢痛症病因是（ ）

   A. 小动脉痉挛　　　　　　　　　　B. 中小动脉痉挛

   C. 小动脉扩张　　　　　　　　　　D. 自主神经先天功能异常

   E. 交感神经节变性

8. 雷诺病的典型临床表现顺序为（ ）

   A. 充血期、缺血期、缺氧期　　　　B. 缺血期、充血期、缺氧期

   C. 缺氧期、缺血期、充血期　　　　D. 充血期、缺氧期、缺血期

   E. 缺血期、缺氧期、充血期

9. 神经血管性水肿的特点是（ ）

   A. 呈非可凹性　　　　　　　　　　B. 伴皮肤潮红

C. 伴疼痛   D. 伴瘙痒

E. 抗过敏治疗无效

10. 多于夏季发病的疾病是（   ）

    A. 雷诺病   B. 小腿红斑病

    C. 血栓闭塞性脉管炎   D. 红斑性肢痛症

    E. 肢端发绀症

（张 伟）

书网融合……

    本章小结   微课   题库

第十七章　神经－肌肉接头疾病和肌肉疾病

PPT

第一节　概　述

　　神经－肌肉接头疾病是指乙酰胆碱在神经肌肉接头（neuromuscular junction，NMJ）间传递障碍所引起的疾病，主要包括重症肌无力和 Lambert - Eaton 综合征。肌肉疾病是指骨骼肌本身病变引起的疾病，主要包括进行性肌营养不良、周期性瘫痪、多发性肌炎、强直性肌营养不良症和代谢性肌病等。神经－肌肉接头疾病和肌肉疾病一般统称为肌肉疾病（简称肌病）。

一、骨骼肌的解剖与生理

　　骨骼肌也称随意肌，是人体运动系统的主要器官，也是机体能量代谢的重要器官。人体有 600 多块骨骼肌，占体重的 40% ~ 50%，供血量占心排血量的 12%，占全身耗氧量的 18%。每块肌肉由许多肌束组成，而每条肌束再由不同数量纵向排列的肌纤维聚集而成，肌纤维（肌细胞）是肌肉收缩的最小单位。肌纤维由肌膜、肌核和肌质组成。肌膜的特定部位（终板）与神经末梢构成神经肌肉突触联系，完成神经肌肉的兴奋传递。肌膜还每隔一定距离向内凹陷，穿行于肌原纤维之间，形成横管。后者与肌原纤维纵行排列的纵管交接处略扩大，称为终池（内含有钙离子）。肌核均位于肌纤维膜下，呈椭圆形，纵向排列，多达数千。肌质中有许多与肌纤维纵轴平行的肌原纤维，直径约 1μm，由许多纵行排列的粗、细肌丝组成，粗肌丝含肌球蛋白（myosin），细肌丝含肌动蛋白（actin）。前者固定于肌节的暗带（A 带），后者一端固定于 Z 线，另一端伸向暗带。Z 线两侧仅含细肌丝，称为明带（I 带）。两条 Z 线之间的节段称为一个肌节（sarcomere），为肌肉收缩的最小单位，每条肌原纤维由数百个肌节组成，故有数百个明暗相间的横纹，横纹肌因此得名。电镜下，在暗带区断面上可见每根粗肌丝周围有 6 根呈六角形排列的肌动蛋白纤维包绕。静息状态时，细肌丝的两端相距较远；当收缩状态时，Z 线两侧的细肌丝向暗带滑动，细肌丝两端接近使肌节缩短。

　　线粒体的氧化代谢过程所产生的三磷酸腺苷（ATP）为肌肉收缩和舒张提供能量。依据肌肉氧化酶和糖原水解酶活性高低，结合形态结构和生理功能将骨骼肌纤维分为两型：I 型为红肌纤维（慢缩肌纤维），具有高氧化酶活性、低糖原水解酶活性，以脂类为主要能源、以有氧代谢为主要获取能量的方式；

Ⅱ型为白肌纤维（快缩肌纤维），以糖酵解活动为主，可进行糖原无氧代谢获得能量，与运动直接相关的肌肉中此型纤维比例较高。

骨骼肌受运动神经支配。运动单位是指一个运动神经元所支配的范围。一个运动神经元的轴突可分出数十乃至数千分支分别与所支配的肌纤维形成突触。突触由突触前膜、突触后膜和突触间隙构成。神经末梢末端呈杵状膨大，通过"胞饮作用"摄取胆碱，然后合成乙酰胆碱（acetylcholine，ACh），贮存于突触前膜的突触囊泡（vesicle）中，每个囊泡内约含 1 万个 ACh 分子。突触后膜即肌膜的终板含有许多皱褶，每个皱褶的隆起处存在许多乙酰胆碱受体（acetylcholine receptor，AChR）。突触间隙非常狭小，充满了细胞外液，内含使 ACh 降解的乙酰胆碱酯酶。

神经 – 肌肉接头的传递过程是电学和化学传递相结合的复杂过程，当生物电冲动从神经轴突传到神经末梢时，电压门控钙离子通道开放，促使钙离子内流，继而使突触前膜的囊泡向轴突膜的内侧面靠近，囊泡膜与轴突膜融合并出现裂口，使囊泡中的 ACh 以量子释放形式进入突触间隙。其中 1/3 的 ACh 分子弥漫到突触后膜与 AChR 结合使阳离子通道开放，引起细胞膜的钾、钠离子通透性改变，细胞内的 K^+ 外溢，细胞外大量的 Na^+ 进入细胞内导致细胞膜的去极化，产生终板电位，并沿肌膜进入横管系统扩散至整个肌纤维，促使钙离子从肌质网中释出，肌球蛋白与肌动蛋白结合，细肌丝向粗肌丝滑行并向肌节中心靠拢，使肌节变短，此时肌纤维呈收缩状态，多个运动单位的神经 – 肌肉接头同时兴奋和肌纤维收缩则引起肌肉收缩；另 1/3 的 ACh 分子被突触间隙中的胆碱酯酶分解成乙酸和胆碱而灭活；其余 1/3 的 ACh 分子则被突触前膜重新摄取，准备下一次释放。随后，释放到肌质中的钙迅速被肌质网纵管系统重吸收，肌质中 Ca^{2+} 浓度降低，肌球蛋白与肌动蛋白解离，粗细肌丝回复到收缩前状态，引起肌肉舒张。与此同时，肌细胞外的 K^+ 内流，Na^+ 外流以恢复静止膜电位，完成了一次肌肉收缩周期。

二、发病机制

1. 神经肌肉接头病变

（1）突触前膜的 ACh 合成和释放障碍　肉毒杆菌毒素和血镁增高可阻碍钙离子进入神经末梢影响 ACh 的释放；氨基糖苷类药物和癌性毒素等可使突触前膜 ACh 合成和释放减少。

（2）突触间隙中的乙酰胆碱酯酶含量和活性异常　有机磷可降低乙酰胆碱酯酶的活性，使突触间隙 ACh 浓度增加，导致突触后膜过度去极化。

（3）突触后膜的结构破坏或膜上 AChR 数量减少　重症肌无力患者体内产生 AChR 抗体直接破坏 AChR，使之数量减少和结构破坏，导致 ACh 与 AChR 结合障碍，突触后膜不能产生兴奋或兴奋性低下；美洲箭毒竞争性地与 AChR 结合，使突触前膜释放的 ACh 不能和受体结合（图 17 – 1）。

2. 肌肉疾病

（1）肌纤维膜电位异常　如终板电位下降或升高而引起去极化阻断，包括周期性瘫痪、强直性肌营养不良症和先天性肌强直症等。

（2）能量代谢障碍　如线粒体肌病、脂质贮积性肌病和糖原贮积病，因缺乏某些酶或载体而影响正常的氧化代谢，不能产生足够的 ATP。

（3）肌纤维膜内病变　如各种肌营养不良症、先天性或代谢性肌病、内分泌性肌病和炎症性肌病等出现结构和功能的异常，使得肌纤维不能发挥正常的收缩作用。

三、临床症状

1. 肌无力　是神经 – 肌肉接头疾病和肌肉疾病最早、最常见的临床表现，多为近端重于远端，对称性，受损肌肉分布不能用某一神经损害来解释。重症肌无力和代谢性肌病多表现为运动后肌无力或不

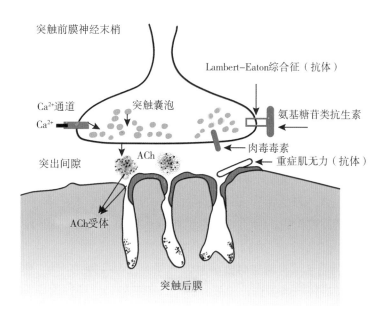

图 17－1　神经－肌肉接头疾病

耐受运动现象；肌营养不良表现为缓慢进展的四肢肌无力伴肌萎缩；周期性瘫痪则呈发作性肌无力，伴或不伴血钾含量降低。

2. 肌肉萎缩　指肌纤维体积变小或数目减少达到一定程度导致局部肌容积下降；因此肌肉病变常常是先出现肌无力，继之出现肌萎缩。

3. 肌肉疼痛　预示肌肉组织本身的急性或亚急性病变，多见于多发性肌炎、皮肌炎、缺血性肌病等，是肌肉组织内的神经末梢受到刺激所致。肌肉疼痛可以是肌肉出现的自发性疼痛或被按压后出现的疼痛，也可以是静止性和（或）活动性肌肉疼痛。自发性疼痛可以是肌肉本身病变也可以是脊髓前角至周围神经病变引起；肌肉压痛则是由于肌肉本身病变所致；活动后肌肉疼痛可与骨关节病变有关。

4. 肌肉强直　指肌膜兴奋性改变或机械性刺激导致肌肉持续收缩不易放松，但反复多次活动或温暖后症状减轻，见于各种肌强直。

5. 肌肉不自主运动

（1）肌束颤动（fasciculation）　指一束肌纤维的不自主收缩，不引起关节的活动。主要见于肌萎缩侧索硬化，也可见于正常人。

（2）肌纤维颤动（fibrillation）　指一条或数条肌纤维的抽动，专指舌肌的纤颤，其他部分出现的纤颤肉眼观察不到，肌电图上能显示，见于肌萎缩侧索硬化。

（3）肌肉颤搐（myokymia）　指一组肌肉在静止状态下出现持续、缓慢、不规则的颤动，呈蠕动样运动，常有局部异常不适或酸痛感，见于神经源性肌强直等。

6. 肌肉肥大与假性肌肉肥大　肌肉肥大是指肌纤维数量增多或体积增大引起整块肌肉肥大，分为生理性与病理性。前者指通过特殊锻炼使得肌肉肥大；后者则因为肌肉组织受到病变的刺激或代偿性增生而出现的肌肉肥大，见于强直性肌营养不良、僵人综合征等。假性肌肉肥大是指局部肌肉组织中的脂肪组织与结缔组织增生所致，肌肉肥大但肌力减弱，主要见于假肥大型肌营养不良、肢端肥大症等。

四、诊断

肌肉疾病的诊断首先要判断是肌肉本身病变还是神经－肌肉接头病变。如果四肢近端、骨、盆带和肩带对称性肌无力和肌萎缩、腱反射减弱或消失，无感觉障碍，提示为肌肉损害；若伴有肌肉压痛，假性肥大等，则可考虑为肌肉病。如果肌无力呈"晨轻暮重"特点和新斯的明实验阳性，则应考虑为重症肌无力；如果发作性肌无力，数小时或数日内完全缓解，血清钾降低，则为周期性瘫痪。依据起病年龄、进展速度、萎缩肌肉分布及遗传方式，结合实验室检查及基因分析，可对各种肌肉疾病进行诊断和鉴别诊断。

五、治疗

1. 病因治疗　如免疫介导的重症肌无力、多发性肌炎和皮肌炎等可以通过抑制免疫达到治疗效果，甚至完全治愈；重症肌无力合并胸腺瘤或胸腺增生，可进行手术切除。

2. 替代治疗　由于肌纤维内缺乏某种酶或载体而导致的肌无力肌萎缩者，可通过补充该酶或载体，获得很好的疗效。如Ⅱ型糖原贮积病，给予 α 糖苷酶治疗，脂质沉积性肌病口服维生素 B_2 可以获得很好的疗效。

3. 对症治疗　溴吡斯的明通过抑制胆碱酯酶对突触间隙乙酰胆碱的水解，减轻重症肌无力的症状；苯妥英钠通过稳定肌膜电位减轻肌肉强直；口服补钾可改善低钾型周期性瘫痪症状。

第二节　重症肌无力　[e]微课

重症肌无力（myasthenia gravis，MG）是一种神经-肌肉接头（neuromuscular junction，NMJ）传递障碍的获得性自身免疫性疾病；病变主要累及 NMJ 突触后膜上的 AChR。临床主要表现为骨骼肌极易疲劳，活动后症状加重，休息和应用胆碱酯酶抑制剂后症状明显减轻。MG 全球患病率为（150~250）/百万，预估年发病率为（4~10）/百万。我国 MG 发病率约为 0.68/10 万，女性发病率略高。

【病因及发病机制】

本病是 AChR 抗体介导、细胞免疫依赖和补体参与的 NMJ 处传递障碍的自身免疫性疾病。其依据有：①将电鳗鱼放电器官纯化的 AChR 注入家兔，可引起重症肌无力样表现，且血清中可测到 AChR 抗体，突触后膜 AChR 数目大量减少；②90% 的 MG 患者血清中可检测到 AChR 抗体；③将患者的血清给小鼠输入可产生类 MG 症状和电生理改变；④80% 的 MG 患者有胸腺肥大，淋巴滤泡增生，20% MG 患者有胸腺瘤，胸腺的切除可改善 70% 患者的临床症状；⑤MG 患者常合并其他自身免疫性疾病，如甲状腺功能亢进、系统性红斑狼疮和类风湿关节炎等。

本病主要为体液免疫介导，在补体参与下，体内产生的 AChR 抗体与突触后膜 AChR 产生免疫应答，致 AChR 破坏不能产生足够的终板电位，突触后膜传递障碍从而产生肌无力。AChR 抗体是一种多克隆抗体，主要成分为 IgG，10% 为 IgM。AChR 抗体中，有些直接竞争性抑制 ACh 与 AChR 结合称直接封闭抗体；有些干扰 ACh 与 AChR 结合称间接封闭抗体。结合的 AChR 抗体通过激活补体使 AChR 降解和结构改变，使突触后膜上 AChR 绝对数目减少，当连续的神经冲动到来时，就不足以产生可引起肌纤维收缩的动作电位，临床上表现为易疲劳的肌无力。有研究发现细胞免疫在 MG 的发病中也起一定的作用。

重症肌无力的自身免疫应答异常尚未完全阐明。由于多数患者伴有胸腺异常，切除胸腺后症状改善，故推断胸腺为诱发免疫反应的起始部位。胸腺是一免疫器官，是 T 淋巴细胞成熟的场所，T 淋巴细胞可介导免疫耐受以免发生自身免疫反应。而增生胸腺中的 B 淋巴细胞可产生 AChR 抗体。在正常和增生的胸腺中存在肌样细胞（myoid cell）。该细胞类似横纹肌并载有 AChR，因而推测在特定遗传素质的个体中，因病毒或其他因子感染后，导致"肌样细胞"上的 AChR 构型发生变化，成为新的抗原，刺激免疫系统产生 AChR 抗体，它既作用于"肌样细胞"上的 AChR，又作用于骨骼肌突触后膜上的 AChR。

AChR 抗体随淋巴循环进入体循环，到达神经 – 肌肉接头突触后膜与 AChR 产生抗原抗体反应。胸腺不是 AChR 抗体产生的唯一来源，也可由周围淋巴器官和骨髓产生，胸腺切除后患者体内仍可长期存在 AChR 抗体。另一个始动因素可能是神经 – 肌肉接头处 AChR 的免疫原性改变，因治疗类风湿的 D – 青霉胺可诱发重症肌无力。家族性重症肌无力的发现及人类白细胞抗原（HLA）的密切关系提示重症肌无力的发病与遗传因素有关。

【病理】

1. 肌肉组织　肌纤维本身变化不明显，部分可见凝固性坏死和炎性纤维变性。

2. 神经肌肉接头　电镜可观察到肌膜与神经纤维连接处突触间隙变宽，突触后膜皱褶减少、变浅；免疫组化提示残存的突触后膜皱褶中有 IgG、补体和免疫复合物沉积。

3. 胸腺　多数患者胸腺不正常，65% 胸腺增生，10%～20% 为胸腺瘤，好发于年龄较大者。

【临床表现】

1. 一般表现　各个年龄阶段均可发病，30 岁和 50 岁左右呈现发病双峰，中国儿童及青少年 MG（JMG）患病高达 50%，构成第 3 个发病高峰；JMG 以眼肌型为主，很少向全身型转化。最新流行病学调查显示，我国 70～74 岁年龄组为高发人群。年龄大者易伴有胸腺瘤；常见诱因有感染、精神创伤、妊娠和分娩；多起病隐袭，偶有亚急性起病，进展较快；部分患者发病后 2～3 年可自然缓解；仅有眼外肌麻痹者可持续 3 年左右，且多数不发展至全身；病程长短不一，可持续数月至数十年。

2. 肌无力分布　全身骨骼肌均可受累，某些肌肉较易受损。通常顺序为眼外肌、咽喉肌、咀嚼肌、肩胛带肌、躯干肌和呼吸肌，脑神经支配的肌肉较脊神经支配的肌肉易受累。常从一组肌群无力开始，逐步累及其他肌群，甚至累及全身骨骼肌。

3. 肌无力特点　肌无力表现为波动性无力和易疲劳性，症状呈"晨轻暮重"，晨起时症状较轻，下午或傍晚无力明显加重；活动后加重、休息后可减轻。眼外肌最易受累，表现为对称或非对称性上睑下垂和/或双眼复视，是 MG 最常见的首发症状，见于 80% 以上的 MG 患者。面肌受累可致眼睑闭合无力、鼓腮漏气、鼻唇沟变浅、苦笑或呈肌病面容。咀嚼肌受累可致咀嚼困难。咽喉肌受累可出现构音障碍、吞咽困难、鼻音、饮水呛咳及声音嘶哑等。颈肌受累可出现抬头困难或不能。肢体无力以近端为著，表现为抬臂、梳头、上楼梯困难，下肢髋部屈肌无力，感觉正常。呼吸肌受累则出现活动后气短，重者静坐时也有气短、发绀和咳嗽无力，急骤发生的严重呼吸肌麻痹常危及生命，是本病致死的直接原因。发病早期可单独出现眼外肌、咽喉肌或肢体肌肉无力；脑神经支配肌肉较脊神经支配肌肉更易受累。肌无力常从一组肌群开始，逐渐累及到其他肌群，直到全身肌无力。部分患者短期内病情可出现迅速进展，发生肌无力危象。

4. 肌无力危象　呼吸肌受累，出现咳嗽无力，呼吸困难，以至于不能维持正常的换气功能时，称为重症肌无力危象。除了肌无力危象外，还有以下三种危象，应注意区别。

（1）肌无力危象（myasthenic crisis）　占 95%，为疾病发展严重的表现，注射新斯的明后显著好转。

（2）胆碱能危象（cholinergic crisis）　占 4%，因抗胆碱酯酶药物过量引起的呼吸困难，常伴瞳孔缩小、汗多、唾液分泌增多等现象，注射新斯的明后症状反而加重。

（3）反拗性危象（brittle crisis）　占 1%，在服用抗胆碱酯酶药物期间，因感染、分娩、手术等诱因导致患者突然对药物治疗无效，出现呼吸困难；注射新斯的明后无效，也不加重。

5. 临床分型　国内外广泛采用改良的 Osserman 分型法。

（1）根据 Osserman 分型法将成年型重症肌无力可分为以下 5 个类型。

I 型：即单纯眼肌型，占 15%～20%。病变仅限于眼外肌，表现为上睑下垂和复视。

Ⅱa 型：即轻度全身型，占 30%。病情进展缓慢且较轻，无危象出现，对药物治疗有效。

Ⅱb 型：即中度全身型，占 25%。严重肌无力伴延髓肌受累，但无危象出现，对药物治疗欠佳。

Ⅲ型：即急性进展型，占 15%。发病急，数周内发展至延髓肌、肢带肌、躯干肌和呼吸肌，伴重症肌无力危象，需做气管切开，死亡率高。

Ⅳ型：即迟发重症型，占 10%。由Ⅰ、Ⅱa、Ⅱb 型发展而来，症状同Ⅲ型，常合并胸腺瘤，死亡率较高。

Ⅴ型：即肌萎缩型，占 1%。较早伴有明显的肌萎缩表现。

（2）2020 年美国重症肌无力基金会（MGFA）提出新的临床分型，旨在评估疾病严重程度，指导治疗及评估预后。

Ⅰ型：眼肌无力，可表现为闭眼无力，其他肌群肌力正常。

Ⅱ型：除眼肌外的其他肌群轻度无力，可伴眼肌无力。

Ⅱa 型：主要累及四肢肌或（和）躯干肌，可有较轻的咽喉肌受累。

Ⅱb 型：主要累及咽喉肌或（和）呼吸肌，可有轻度或相同的四肢肌或（和）躯干肌受累。

Ⅲ型：除眼肌外的其他肌群中度无力，可伴有任何程度的眼肌无力。

Ⅲa 型：主要累及四肢肌或（和）躯干肌，可有较轻的咽喉肌受累。

Ⅲb 型：主要累及咽喉肌或（和）呼吸肌，可有轻度或相同的四肢肌或（和）躯干肌受累。

Ⅳ型：除眼肌外的其他肌群重度无力，可伴有任何程度的眼肌无力。

Ⅳa 型：主要累及四肢肌或（和）躯干肌，可有较轻的咽喉肌受累。

Ⅳb 型：主要累及咽喉肌或（和）呼吸肌，可有轻度或相同的四肢肌或（和）躯干肌受累。

Ⅴ型：气管插管，伴或不伴机械通气（除外术后常规使用）；仅鼻饲而不进行气管插管的病例为Ⅳb 型。

（3）儿童型重症肌无力　约占我国重症肌无力患者的 20%，大多数病例仅限于眼外肌麻痹，双眼睑下垂可交替出现。约 1/4 病例可自然缓解，仅少数病例累及全身骨骼肌。儿童型中还有两种亚型：①新生儿型：女性患者所生婴儿中，约 10% 因母体 AChR 抗体 IgG 经胎盘传给胎儿而致肌无力，表现哭声低、吸吮无力、肌张力低和动作减少，经治疗多在 1 周至 3 个月内痊愈；②先天性重症肌无力：出生后短期内出现肌无力，可以是单纯眼外肌麻痹，也可伴有全身肌无力，对抗胆碱酯酶药物不敏感，但病情发展缓慢，可长期存活，可有明确的家族史。

（4）少年型重症肌无力　指 14～18 岁起病的重症肌无力，多为单纯眼外肌麻痹，部分伴吞咽困难及四肢无力。

【辅助检查】

1. 疲劳试验（jolly test）　受累肌肉重复活动后症状明显加重的这类患者可采用本试验。具体做法：嘱患者用力眨眼 30 次后，眼裂明显变小为阳性；起蹲 10～20 次后不能再继续，休息后恢复则为阳性。

2. 新斯的明试验（neostigmine test）　最常应用。成人一次性肌内注射甲基硫酸新斯的明 1.0～1.5mg，同时予以阿托品 0.5mg 肌内注射，以消除其 M 胆碱样不良反应，选取肌无力症状最明显的肌群，记录 1 次肌力，注射后每 10 分钟记录 1 次，持续记录 60 分钟，症状明显减轻者为阳性。

3. 神经肌肉电生理检查

（1）重复神经电刺激（repeating nerve electric stimulation，RNES）　为常用的具有确诊价值的检查方法。典型改变为低频（2～5Hz）和高频（＞10Hz）重复电刺激神经干，在相应肌肉记录复合肌肉动作电位（CMAP）。常规检测的神经包括面神经、副神经、腋神经和尺神经。若出现低频刺激递减程度在 10%～15% 以上，高频刺激递减程度在 30% 以上，则为阳性，即可支持本病的诊断。做此项检查时应停用抗胆碱酯酶药物 12～18 小时，避免假阴性。

（2）单纤维肌电图（single fibre electromyography，SFEMG） 并非常规的检测手段，敏感性高。用特殊的单纤维针电极测量同一神经支配的肌纤维电位间的间隔时间是否延长来反映神经－肌肉接头处的功能，较 RNES 敏感，低频 RNES 阳性者无须此项检查。重症肌无力者 SFEMG 表现为颤抖、增宽和（或）阻滞。SFEMG 不受胆碱酯酶抑制剂影响，主要用于单纯眼肌型或临床怀疑 MG 但 RNS 未见异常的患者。

4. AChR 抗体效价测定 80% 以上 MG 患者的血清中 AChR 抗体浓度明显升高，是一项高度敏感、特异的诊断试验，但阴性者不能排除 MG 的诊断。

5. 胸腺影像学检查 约 80% 左右的 MG 患者伴有胸腺异常，包括胸腺增生及胸腺瘤。CT 为常规检测胸腺方法，胸腺瘤检出率可达 94%。

6. 合并其他自身免疫性疾病检测 MG 患者可合并其他自身免疫病，如自身免疫性甲状腺疾病，最常见的是 Graves 病，其次为桥本甲状腺炎。因此，MG 患者需常规筛查甲状腺功能及甲状腺自身抗体、甲状腺超声检查观察有无弥漫性甲状腺肿大，以及其他自身免疫性疾病相关抗体检测。

⊕ 知识链接

重症肌无力的抗原抗体复合物

重症肌无力（MG）是由自身抗体介导的获得性神经－肌肉接头（NMJ）传递障碍的自身免疫性疾病。乙酰胆碱受体（AChR）抗体是最常见的致病性抗体；此外，针对突触后膜其他组分，包括肌肉特异性受体酪氨酸激酶（MuSK）、低密度脂蛋白受体相关蛋白 4（LRP4）及兰尼碱受体（RyR）等抗体陆续被发现参与 MG 发病，这些抗体可干扰 AChR 聚集、影响 AChR 功能及神经肌肉接头处信号传递。以血清抗体及临床特点为基础的亚组分类，对 MG 个体化治疗及预后评估更具指导意义。随着检测手段的不断提高，相关抗体的清单还会不断延长。

【诊断】

根据累及的骨骼肌易疲劳、波动性无力、活动后加重、休息后减轻和晨轻暮重等特点，结合新斯的明试验阳性，RNES 提示波幅递减现象，SFEMG 提示颤抖、增宽和 AChR 抗体效价增高，可明确诊断。

【鉴别诊断】

1. 与单纯眼肌型重症肌无力的鉴别诊断

（1）眼睑痉挛 发病年龄较大，表现为过度瞬目动作，可伴有眼部干燥、刺激感，可能会出现长时间闭眼，误认为是上睑下垂；强光刺激可加重眼睑痉挛，患者需长期戴墨镜；触摸眼角、咳嗽和说话时眼睑痉挛可得到意外改善。氟哌啶醇、阿立哌唑或者氯硝西泮治疗有效。

（2）Miller-Fisher 综合征 属于吉兰-巴雷综合征变异型，表现为急性眼外肌麻痹、共济失调和腱反射消失，也可表现为单纯的眼外肌麻痹型，易误诊为 MG；肌电图检查示神经传导速度减慢，脑脊液检查可见蛋白-细胞分离现象，部分患者血清可检测出抗 GQ1b 抗体或 GT1a 抗体。

（3）脑神经麻痹（Ⅲ、Ⅳ、Ⅵ） 一侧海绵窦感染、肿瘤、非特异性炎症、颈内动脉海绵窦瘘均可表现为单侧眼睑下垂、眼外肌麻痹伴疼痛，头颅 MRI 及脑脊液检查有助于鉴别诊断。此外，糖尿病也可以引起单纯动眼神经或展神经麻痹。

（4）Graves 眼病 属于自身免疫性甲状腺疾病，表现为自限性眼外肌无力、眼睑退缩，不伴眼睑下垂。眼眶 CT 或 MRI 检查显示眼外肌肿胀，甲状腺功能亢进或减退，抗甲状腺球蛋白抗体、抗甲状腺微粒体抗体或抗促甲状腺激素受体抗体阳性。

（5）先天性肌无力综合征（CMS） 是一组罕见的由编码 NMJ 结构及功能蛋白的基因突变所致 NMJ 传递障碍的遗传性疾病，依据突变基因编码蛋白在 NMJ 的分布，CMS 可分为突触前、突触以及突触后突变。CMS 临床表现异质性很大，极易被误诊为抗体阴性的 MG、线粒体肌病等。多在出生时、婴幼儿期出现眼睑下垂、睁眼困难、喂养困难及运动发育迟滞等症状。青春期逐渐出现眼球固定，与 MG 在临床及电生理表现类似，鉴别主要依靠血清学抗体检测及全外显子测序。

2. 与全身型重症肌无力的鉴别诊断

（1）Lambert-Eaton 肌无力综合征（LEMS） 是免疫介导的累及 NMJ 突触前膜电压门控钙通道（VGCC）的疾病，属于神经系统副肿瘤综合征，多继发于小细胞肺癌，也可继发于其他神经内分泌肿瘤。临床表现：四肢近端对称性无力，腱反射减低，以下肢近端肌无力为主，活动后即疲劳，但短暂用力收缩后肌力反而增强，而持续收缩后又呈疲劳状态；脊神经支配肌肉易受累，脑神经支配肌肉很少受累；常伴有以口干为突出表现的自主神经症状，其他自主神经症状如便秘、性功能障碍、出汗异常较少见；RNS 为低频刺激（2~3Hz）出现 CMAP 波幅递减大于 10%；高频刺激（20~50Hz）或者大力收缩后 10sCMAP 波幅递增大于 60% 或 100%。血清 VGCC 抗体多呈阳性，合并小细胞肺癌的 LEMS 可同时出现 SOX-1 抗体阳性。

（2）运动神经元病（进行性延髓麻痹） 主要表现为进行性延髓支配肌肉无力及萎缩，类似重症肌无力症状。主要区别在于本病症状无波动，舌肌明显萎缩伴纤颤，肌电图提示为典型的神经源性受损，抗胆碱酯酶药物治疗无效。

（3）肉毒杆菌中毒 由肉毒杆菌毒素累及 NMJ 突触前膜所致，表现为眼外肌麻痹以及吞咽、构音、咀嚼无力，肢体对称性弛缓性瘫痪，可累及呼吸肌。此类患者通过询问了解可以发现肉毒杆菌中毒的流行病学史，突然发病，伴有相关中毒症状可以区别。

（4）吉兰-巴雷综合征 为免疫介导的急性炎性脱髓鞘性周围神经病，表现为弛缓性肢体无力，感觉丧失、腱反射减低或消失。肌电图示运动感觉神经传导末端潜伏期延长，传导速度减慢，传导波幅降低；脑脊液检查可见蛋白-细胞分离现象。

【治疗】

（一）药物治疗

1. 胆碱酯酶抑制剂 此类药物能可逆地抑制乙酰胆碱酯酶，延长 NMJ 处 ACh 作用时间。

（1）溴吡斯的明（pyridostigmine bromide） 最常用，成人每次口服 60~120mg，每日 3~4 次，可在进餐前 30 分钟服用，作用时间为 6~8 小时；全天最大剂量不超过 480mg。应根据 MG 患者对溴吡斯的明的敏感程度进行溴吡斯的明剂量的个体化应用，达到治疗目标时可逐渐减量或停药。溴吡斯的明的不良反应包括恶心、流涎、腹痛、腹泻、心动过缓及出汗增多等。妊娠期使用溴吡斯的明是安全有效的。

（2）溴化新斯的明（neostigmine bromide） 成人每次口服 15~30mg，每日 3~4 次，可在进餐前 30 分钟服用，作用时间为 3~4 小时。

2. 肾上腺皮质激素 可抑制自身免疫反应，适用于各种类型的重症肌无力。其主要通过抑制 AChR 抗体的生成，达到治疗效果。

（1）冲击疗法 适用于住院的危重症患者，特别是已经进行气管插管或使用呼吸机者。甲泼尼龙（methyl prednisolone，MPL）1 000mg，静脉滴注，每日 1 次，连用 3~5 日，随后每日减半量，即500mg、250mg、125mg，继之改为口服泼尼松每日 50mg，最后酌情逐渐减量；也可直接口服泼尼松

60～100mg，症状减轻后，酌情逐渐减量。应用激素治疗后，症状明显减轻或消失，依个体差异可酌情减量，直至停止。维持量一般在每日 5～20mg，一般至少在 1 年以上。应注意部分患者在应用大剂量激素冲击治疗的短期内可能出现病情加重，甚至出现危象，因此必须住院，并做好抢救准备。口服泼尼松须在早晨顿服。大剂量和长期应用激素可诱发糖尿病、股骨头坏死、胃溃疡出血、严重的继发感染、库欣综合征等。上述情况应该告知患者及其家属，以征求理解并同意后方能进行激素治疗。

（2）小剂量递增法 从小剂量泼尼松 20mg 起始，每 5～7 日递增 10mg，至目标剂量。达到治疗目标后，维持 6～8 周后逐渐减量，每 2～4 周减 5～10mg，至 20mg 后每 4～8 周减 5mg，酌情隔日口服最低有效剂量，过快减量可致病情复发。

3. 免疫抑制剂 主要药物有硫唑嘌呤（AZA）、他克莫司（FK－506）、吗替麦考酚酯（MMF）、环孢素、甲氨蝶呤（methotrexate）及环磷酰胺（cyclophosphamide）。非激素类免疫抑制剂在糖皮质激素减量以及预防 MG 复发中发挥重要作用。常见副作用有白细胞和血小板减少、脱发、胃肠道反应、肝肾功能损害等。

4. 禁用和慎用的药物 某些药物可加重病情或使其复发，故应禁用或慎用，包括部分抗感染药物（如氨基糖苷类抗生素等以及两性霉素等抗真菌药物）、部分心血管药物（如利多卡因、奎尼丁、β 受体阻滞剂、维拉帕米等）、部分抗癫痫药物（如苯妥英钠、乙琥胺等）、部分抗精神病药物（如氯丙嗪、碳酸锂、地西泮、氯硝西泮等）、部分麻醉药物（如吗啡、哌替啶等）、部分抗风湿药物（如青霉胺、氯喹等）。其他注意事项包括禁用肥皂水灌肠；注意休息、保暖；避免劳累、受凉、感冒、情绪波动等。

（二）胸腺治疗

胸腺切除主要用于伴有胸腺肿瘤、胸腺增生或药物治疗困难者，70% 的患者胸腺治疗后症状缓解或治愈。胸腺放疗主要用于少数不能进行手术或术后复发者。

（三）血浆置换（plasma exchange，PE）

目的在于清除血浆中的 AchR 抗体及免疫复合物。起效快，近期疗效好，但不持久，疗效维持 1 周至 2 个月，之后随抗体水平逐渐增高而症状复现。血浆交换量平均 2L/次，每周 1～2 次，连用 3～8 次，适用于肌无力危象和难治性重症肌无力。

（四）静脉注射大剂量免疫球蛋白（intravenous immunoglobulin，IVIg）

外源性免疫球蛋白可使 AchR 抗体的结合功能紊乱而干扰免疫反应，达到治疗效果。具体用法：每次静脉滴注 IVIg，0.4g/（kg·d），3～5 日为 1 个疗程，可每月重复 1 个疗程。

（五）靶向生物制剂

目前临床上用于 MG 治疗的靶向生物制剂包括靶向补体的依库珠单抗（eculizumab）及靶向 B 细胞的利妥昔单抗（RTX）。此外，一些靶向免疫系统不同组分的生物制剂仍在临床前研究。

（六）危象的处理

MG 患者肌无力症状急骤进展，迅速出现呼吸肌麻痹，以致不能维持正常换气功能，危及生命，是本病死亡的常见原因。一旦发生危象，应立即进行气管插管或切开，使用人工呼吸机辅助呼吸，并据不同类型的危象采用相应的处理方法。①肌无力危象应加大胆碱酯酶抑制剂的用量；②胆碱能危象和反拗危象者暂停胆碱酯酶抑制剂，待药物排泄后重新开始使用，同时积极对症治疗。

危象是重症肌无力最危急状态，病死率为 15.4%～50%。除了上述特殊处理外，还需保持呼吸道通畅，加强排痰防止窒息，积极控制感染、肾上腺皮质激素应用等基础治疗。

⇒ 案例引导

临床案例 患者，男，55 岁，1 年来反复出现双眼睑下垂，下午明显，休息后、晨起时可自行缓解。半年前出现四肢无力，梳头时双手抬臂费力，长距离步行和上楼困难，休息后可好转，晨轻暮重，无肢体麻木，后逐渐出现咀嚼困难，声音嘶哑，长时间进食及说话后明显。1 周前淋雨后出现咳嗽、发热，体温升高，自觉无力症状较前明显加重，休息后无法完全缓解，并出现咳嗽费力，有痰，排痰不利，伴呼吸困难。既往体健，无不良嗜好。查体：神志清楚，精神差，呼吸困难，口唇发绀，端坐呼吸，双肺听诊有痰鸣，可闻及大量湿啰音，心率 110 次/分，律齐，无杂音，腹部（-）。神经系统检查：神志清楚，构音障碍，吞咽困难，饮水呛咳，双侧软腭上抬无力，双眼睑下垂，遮瞳 1mm，眼球活动充分，面纹对称，四肢肌张力适中，肌力 4 级，腱反射（+），痛觉存在，病理征（-）。入院监测氧饱和度为 87%。

问题 该患者考虑什么病？处于什么状态？应做哪些检查？如何治疗？

第三节 周期性瘫痪

周期性瘫痪（periodic paralysis）是以反复发作的骨骼肌弛缓性瘫痪为特征的一组肌病。根据发作时血清钾浓度，分为低钾型、高钾型和正常钾型三类，以低钾型多见。发作时肌无力可持续数小时或数天，发作间歇期肌力完全正常。

一、低钾型周期性瘫痪

低钾型周期性瘫痪（hypokalemic periodic paralysis）为周期性瘫痪中最常见的类型，以发作性肌无力、血清钾降低、补钾后肌无力迅速缓解为特征。包括原发性和继发性：前者为染色体显性遗传，在我国多数为散发；后者多继发于甲状腺功能亢进、肾小管酸中毒、肾衰竭或代谢性等疾病。

【病因及发病机制】

家族性低钾型周期性瘫痪的致病基因位于 1 号染色体长臂（1q31），为编码骨骼肌细胞钙离子通道（calcium channel of skeletal muscle）α-1 亚单位的基因突变而致病。α-1 亚单位基因的蛋白产物位于横管系统，具有调节钙通道和肌肉兴奋-收缩耦联的作用。肌无力常在饱餐或剧烈活动后休息中发作，注射胰岛素、肾上腺素或大量葡萄糖也能诱发，与葡萄糖进入肝和肌肉细胞合成糖原时需要钾离子内流进入细胞内，使血清中钾含量降低有关。

发病机制尚不清楚，普遍认为与钾离子浓度在骨骼肌细胞膜内、外的波动有关。在患病情况下，肌细胞膜内外钾离子浓度的变化使其经常处于轻度去极化状态，且不稳定，电位稍有变化即产生钠离子在膜上的通路受阻，从而不能传递电活动，病肌处于瘫痪状态。

【病理】

肌质空泡形成是最显著的表现，尤其在疾病晚期。肌原纤维被圆形或卵圆形的空泡分隔，空泡内含有透明液体。分离的肌纤维可出现节段变性，部分患者肌纤维内有肌小管聚集现象。

【临床表现】

1. 任何年龄均可发病，以 20~40 岁男性多见。疲劳、饱餐、寒冷、酗酒和精神刺激等是常见的发作诱因。发病前可有感觉异常、口渴、多汗、少尿等症状。

2. 常于夜间睡眠或清晨起床时，表现为对称性肢体无力或完全瘫痪，下肢重于上肢、近端重于远端；下肢通常先受累，持续数小时至 1～2 天逐渐恢复，最先受累的肌肉最先恢复。

3. 发作期主要体征为肢体不同程度的瘫痪，肌张力低下，腱反射减弱或消失，无病理反射。一般没有意识、呼吸、吞咽、咀嚼和发音障碍，也无大小便障碍。

4. 间歇期一切正常，发作频率不等，数周或数月一次，也有数年发作一次者。部分患者继发于甲状腺功能亢进、肾小管酸中毒等，发作频率较高，持续时间短，治疗原发病后，发作减少。

5. 个别患者出现呼吸肌麻痹、心动过速或过缓、室性心律失常，甚至室颤致死，这是因为血钾过低所致。

⊕ 知识链接

内分泌性低钾血症

内分泌代谢疾病也会导致低钾血症，是在临床上不容忽视的因素。

（1）原发性醛固酮增多症（简称原醛） 原醛低钾血症属于肾性失钾，高醛固酮促使肾小管远端重吸收钠、排出钾增加导致高血压、低血钾。

（2）库欣综合征 是由于肾上腺皮质分泌过量的糖皮质激素（主要是皮质醇）所致。库欣综合征引起的低钾血症以肾性失钾为主，皮质醇具有储钠排钾作用，高水平的皮质醇是引起高血压、低血钾的主要原因。

（3）嗜铬细胞瘤 嗜铬细胞瘤会释放儿茶酚胺，能够激动 β_2 受体，促使骨骼、肝脏、肌肉细胞增加钾摄取，促进血钾由细胞外转移到细胞内，所以血液中的钾离子浓度就会偏低，从而出现低钾血症。

（4）肾小管酸中毒 是指由于各种病因导致肾脏酸化功能障碍，即 HCO_3^- 重吸收和净排酸减少而产生的一种临床综合征。

（5）巴特综合征（BS） 是指一组临床以低钾血症和代谢性碱中毒为特征的遗传性肾小管疾病。其发病与肾脏特异氯通道缺陷造成 Cl^- 重吸收障碍有关。

（6）糖尿病 糖尿病相关低钾血症常见于糖尿病酮症酸中毒与高渗性高血糖状态，其治疗往往需要大量使用胰岛素，而胰岛素可活化细胞膜上 Na^+, K^+ - ATP 酶的作用，促使细胞外钾大量向细胞内转移，即转移性低钾血症。

（7）某些 Graves 病 甲亢患者会发生甲亢性低钾周期性瘫痪（TPP），以发作性肌无力和低钾血症为特征。发病机制可能与过多的甲状腺激素能激活细胞膜 Na^+, K^+ - ATP 酶，使其活性增高，钾离子细胞内转移增强，使血钾降低。

【辅助检查】

（1）发作时常伴血清钾降低，常低于 3.5mmol/L，最低可达 1～2mmol/L，间歇期正常。

（2）心电图呈典型的低钾性改变，U 波出现，T 波低平或倒置，P - R 间期和 Q - T 间期延长，ST 段下降，QRS 波增宽。

（3）肌电图检查可见瘫痪肌肉动作电位降低或消失，严重时电刺激无反应。肌电图检查主要是为了排除与之相关的疾病。

【诊断】

根据典型的周期性发作性肢体弛缓性瘫痪，血钾低于 3.5mmol/L，心电图呈低钾性改变，补钾后瘫痪明显好转等即可诊断。有家族史者更支持诊断。

【鉴别诊断】

1. 高钾型周期性瘫痪 发病年龄较早，一般在 10 岁以前发病，尤以白天运动后发作频率较高。肌无力症状持续时间短并有肌强直，补钙后肌力恢复。

2. 正常血钾型周期性瘫痪 罕见，常夜间发病，肌无力持续的时间更长，患者常极度嗜盐，限盐可诱发瘫痪，补钾瘫痪加重，补钠瘫痪减轻。

3. 吉兰 – 巴雷综合征 本病呈四肢弛缓性瘫痪，可伴有轻度的周围性感觉障碍和脑神经损害，脑脊液呈蛋白细胞分离现象，肌电图示神经源性受损，可与低钾型周期性瘫痪鉴别。

4. 其他疾病 应注意其他疾病引起的血钾降低，如甲状腺功能亢进、原发性醛固酮增多症、肾小管酸中毒等。

【治疗】

（1）发作期可给予10%氯化钾或10%枸橼酸钾40~50ml 顿服，24 小时内再分次口服，一日总量不超过 10g。不能口服时，可 10% 氯化钾溶液 10~15ml 入 500ml 液体内静脉滴注。

（2）发作频繁者在间歇期，可长期口服钾盐1g，每日 3 次。如预防无效，可口服乙酰唑胺 250mg，每日 4 次，或螺内酯 200mg，每日 2 次口服。

（3）应避免各种诱因，忌浓缩高碳水化合物饮食，并限制钠盐。避免受凉及精神刺激。

（4）继发性者应积极治疗原发病。

二、高钾型周期性瘫痪

高钾型周期性瘫痪（hyperkalemic periodic paralysis）又称强直性周期性瘫痪，临床较少见，为常染色体显性遗传。

【病因及发病机制】

致病基因位于第 17 号染色体长臂（17q13），由于骨骼肌膜钠通道的 α – 亚单位基因的点突变，导致氨基酸的改变，如 Thr704Met、Ser906Thr、Ala1156Thr、Met1360Val、Met1592Val 等，引起膜电位下降，膜对钠的通透性增加或肌细胞内钾、钠转换能力缺陷。发作时血钾比平时高，钾离子从肌细胞内运出而钠离子代偿性进入肌细胞内。发作间歇期的肌膜电位低于正常，发作时更加降低，肌纤维产生内膜持续去极化，肌细胞膜正常兴奋性消失，导致肌无力。

【临床表现】

1. 多在 10 岁前起病，男性较多，饥饿、寒冷、剧烈运动和钾摄入可诱发。

2. 肌无力症状与低钾型周期性瘫痪相似，从下肢近端开始，逐渐累及上肢、颈部肌肉、脑神经支配的肌肉，瘫痪程度一般较轻，常伴有肌肉痛性痉挛；持续时间短，数分钟到 1 小时；发作频率为每天数次到每年数次。

3. 肢体放入冷水中易诱发强直发作。

4. 多数病例在 30 岁左右趋于好转，逐渐中止发作。

【辅助检查】

发作时血清钾水平明显高于正常水平，血清肌酸激酶（CK）可升高。心电图呈高血钾性改变，如 T 波高尖，快速性心律失常。肌电图呈纤颤电位和强直放电，在肌无力发作高峰时，肌电图呈电静息，自发或随意运动、电刺激均无动作电位出现，神经传导速度正常。

【诊断】

根据发作性无力伴肌强直，无感觉障碍和高级神经活动异常，血钾含量增高及家族史等，可以诊断。若诊断困难，可进行钾负荷试验和冷水诱发试验。

【鉴别诊断】

应与低钾型周期性瘫痪、正常钾型周期性瘫痪和先天性副肌强直症鉴别，另外尚需与肾功能不全、肾上腺皮质功能下降、醛固酮缺乏症和药物性高血钾性瘫痪相鉴别。

【治疗】

1. 发作时 可用 10% 葡萄糖酸钙静注，或 10% 葡萄糖 500ml 加胰岛素 10~20U 静脉滴入以降低血钾。

2. 预防发作 可给予高碳水化合物饮食，避免寒冷刺激，或口服氢氯噻嗪等排钾药物以减少发作。

三、正常钾型周期性瘫痪

正常钾型周期性瘫痪（normokalemic periodic paralysis）又称钠反应性正常血钾型周期性瘫痪，为常染色体显性遗传，临床罕见。多在 10 岁前发病，常于夜间或清晨醒来时发现四肢或部分肌肉瘫痪，甚至发音不清、呼吸困难等。发作持续时间常在 10 天以上。限制钠盐摄入或补充钾盐均可诱发，补钠后好转。血清钾水平正常。发作期治疗上可予以：①10% 葡萄糖酸钙 10ml，每日 2 次静脉注射，或钙片 0.6~1.2g，分 1~2 次口服；②每天服食盐 10~15g 或大量生理盐水静脉滴入；③乙酰唑胺 0.25g，每日 2 次口服。间歇期可给予氟氢可的松和乙酰唑胺，同时避免进食含钾多的食物，如肉类、香蕉、菠菜、薯类。防止过劳或过度肌肉活动，注意寒冷或暑热的影响。

第四节 多发性肌炎和皮肌炎

多发性肌炎（polymyositis，PM）和皮肌炎（dermatomyositis，DM）是一组多种病因引起的广泛的弥漫性骨骼肌间质性炎症和肌纤维变性坏死为特征的疾病，病变局限于肌肉者为 PM，累及皮肤者为 DM。PM 由 Wagner 首先描述，临床以对称性四肢近端、颈部、咽部肌无力伴压痛、血清酶增高、血沉增快及肌电图呈肌源性损害，用糖皮质激素治疗有效为特点。发病与细胞和体液免疫异常有关。本病的发病率为（0.1~0.9）/10 万。

【病因及发病机制】

约半数 PM 患者与 HLA-DR3 相关，HLA-DR52 几乎见于所有的 PM 患者，个别患者有家族史，提示遗传因素参与了发病。外因多与病毒感染和自身免疫功能异常有关。多发性肌炎和皮肌炎的发病机制与免疫失调有关，50% 的患者抗核抗体阳性，90% 的患者血清抗肌球蛋白抗体阳性。

PM 的发病以细胞免疫异常为主，与 T 细胞毒性淋巴细胞直接导致肌纤维的破坏，细胞间黏附分子、白细胞介素-1α 和炎性细胞的浸润密切相关。DM 的发病主要与体液免疫异常有关，肌组织内微血管直接受累，其上可见 IgM，IgG 膜攻击复合物形成。目前尚不清楚诱发多发性肌炎自身免疫反应的直接因素，推测病原体感染改变了内皮细胞或肌纤维表面的抗原性，从而引发抗内皮细胞或肌细胞的免疫反应；或病毒感染后启动了机体对某些病毒肽段的免疫应答，而这些肽段与肌细胞中的某些蛋白的肽段结构相似，通过交叉免疫启动了自身免疫反应而攻击自身的肌细胞。

【病理】

肌纤维可见广泛的变性、坏死及吞噬现象，肌活检可见肌纤维间隙或肌束膜出现大量炎性细胞浸润，围绕小血管分布；有较多的核内移肌纤维；可有小动脉壁增厚，甚至使管腔狭窄或完全闭塞；急性期还可出现肌纤维水肿、空泡样变性及肌纤维溶解现象。慢性者伴有明显的肌纤维肥大、增生及分裂现象。严重者肌纤维数量明显减少，代以大量增生的结缔组织和脂肪组织（图 17-2）。免疫组化染色提示的炎性细胞主要是单核细胞和 CD8 淋巴细胞；血管壁有免疫球蛋白和补体沉积；坏死肌纤维上有免疫补体 C_{5-9} 沉积；未出现坏变的肌纤维的基质部和结缔组织肿也有 IgG 沉积。

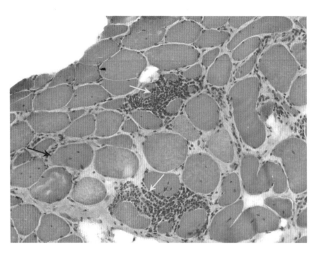

图 17 – 2 多发性肌炎肌组织病理（HE ×400）
可见肌纤维间隙或肌束膜出现大量炎性细胞浸润（箭头）

【临床表现】

1. 急性或亚急性起病，部分为慢性起病，但急性或亚急性发病后均呈慢性过程。可发生于任何年龄，以 30 ~ 60 岁为多，女性多于男性。发病后病情逐渐进展，数天、数周或数月达高峰。病前可有感染史。

2. **肌无力**　常为首发症状，从骨盆带肌开始，逐渐累及肩胛带肌和四肢近端肌，表现为起蹲、上下楼梯困难及双臂不能高举、梳头困难等。颈肌无力致抬头困难，咽喉肌无力致构音障碍和吞咽困难，呼吸肌受累则出现胸闷、呼吸困难。常伴有关节和肌肉的自发性疼痛或压痛。极少有眼外肌受累，一般无感觉障碍。晚期有明显的肌肉萎缩。

3. **皮肤损害**　DM 患者可出现皮肤损害，多先于肌无力或同时出现，典型表现为眼睑、眼周淡紫色皮疹及关节伸面红色皮疹。可伴有瘙痒感，早期为紫红色充血性皮疹，逐渐转为棕褐色，后期出现脱屑、色素沉着和硬结。

4. **其他系统受损**　可出现心脏损害，表现为心律失常、心力衰竭、心包积液等，甚至猝死；可合并间质性肺炎，出现咳嗽和呼吸困难，严重者出现呼吸衰竭，甚至死亡；消化道受累者出现恶心、呕吐、痉挛性腹痛；肾脏受累可出现蛋白尿和血尿。部分患者合并其他自身免疫性疾病，如系统性红斑狼疮、类风湿关节炎、干燥综合征等。有些病例伴发恶性肿瘤，如乳腺肿瘤、肺癌、卵巢癌和胃癌等；中老年人并发恶性肿瘤的可能性更大。

【辅助检查】

1. 急性期周围血白细胞计数增高，血沉增快，血清肌酸磷酸激酶（CK）明显升高。1/3 患者类风湿因子和抗核抗体阳性，免疫球蛋白及抗肌球蛋白抗体增高，24 小时尿肌酸可增高。如合并横纹肌溶解者，可出现肌红蛋白尿。

2. 肌电图呈典型的肌源性损害表现，可见自发性纤颤电位和正锐波，多相波增多，运动单位电位时限缩短和波幅降低等。神经传导速度正常。

3. 部分患者有心电图异常，Q – T 间期延长、ST 段下降。

4. 肌活检见前面病理所述，是诊断与排除其他类似肌病的重要手段。

【诊断】

诊断依据：①对称分布的四肢近端肌无力伴压痛，颈肌 、咽喉肌均累及；②血清肌酶增高，CK 增高明显；③肌电图呈肌源性损害；④肌活检可见炎性改变；⑤典型的皮疹。

符合前4条诊断PM，符合前2~3条诊断可能PM；增加第5条诊断DM。

【鉴别诊断】

1. 肢带型肌营养不良症　因有四肢近端、骨盆和肩胛带无力和萎缩，肌酶增高而需与多发性肌炎鉴别。但本病常有家族史、无肌痛、肌活检无明显炎性细胞浸润，可资鉴别。

2. 脂质沉积性肌病　部分脂质沉积性肌病类似于多发性肌炎，唯一鉴别方法是肌肉活检，具体改变见脂质沉积性肌病。

3. 重症肌无力　多发性肌炎者没有"晨轻暮重"和肌电图重频刺激波幅递减现象，肌肉活检结果有根本的区别。

【治疗】

急性期患者应卧床休息，适当活动以保持肌肉功能和避免挛缩，注意防止肺炎等并发症。

1. 肾上腺皮质激素　是治疗PM和DM的首选药物，急性期或严重病例早期冲击治疗，效果更佳。甲泼尼龙琥珀酸钠1000mg，静脉滴注，每日1次，连用3~5日，随后每日减半量，继之改为口服泼尼松60mg，每日1次；根据肌力改善和血清CK变化逐渐减量，不可太快。也可直接给予口服泼尼松60~100mg，每日早顿服，连续10日后，开始酌情减量至维持量。多数患者在激素冲击治疗后一周左右症状开始减轻，6周左右症状明显改善，然后维持8~12周后逐渐减量，泼尼松维持量因人而异，一般为5~20mg，可应用1~3年。如果在激素减量过程中或应用维持量过程中出现病情复发加重，则重新采用大剂量冲击。长期类固醇皮质激素治疗应注意预防副作用，给予低盐、低糖和高蛋白饮食，应用抑酸剂保护胃黏膜，注意补充钾和维生素D，避免出现电解质紊乱和骨质疏松，对结核病患者应进行相应治疗，避免加重感染。

2. 静脉注射免疫球蛋白　有条件者可为首选治疗办法，且有较好的效果。丙种免疫球蛋白0.4g/（kg·d），静脉滴注，每次连续3~5日，每月可重复一次，连续3~5个月。

3. 免疫抑制剂　用于激素治疗无效或不能耐受者。可选用甲氨蝶呤、硫唑嘌呤、环磷酰胺、环孢素等其中一种，用药期间注意定期检测血常规和肝肾功能。

4. 血浆置换　泼尼松和免疫抑制剂治疗无效并伴有明显吞咽困难、构音障碍可用血浆置换治疗，可改善肌无力症状。

5. 支持治疗　给予高蛋白和高维生素饮食，进行适当体育锻炼和理疗。

【预后】

大多数患者预后好，少数呈慢性过程，甚至长达十余年未愈。伴发恶性肿瘤者的预后取决于肿瘤的治疗效果。病情重合并心、肺、肾及消化道受损者，对治疗反应不佳，可能致死。

⇒ 案例引导

临床案例　患者，女，46岁，10余日前无明显原因出现双下肢无力，以近端为主。按压肌肉时伴疼痛，表现为蹲下起立费劲，上下楼梯困难，梳头困难，不能提重物，伴颈部无力，抬头困难，无明显呼吸困难，无力及疼痛症状逐渐进展，伴有关节和肌肉的自发性疼痛。既往2年前系统性红斑狼疮，平素未规律服药。查体：体温37.6℃，神志清楚，右眼周有淡紫色皮疹，双手小关节处有红色皮疹，平卧位抬头困难，转颈耸肩力弱，双侧腓肠肌、股四头肌压痛明显，四肢近端肌力4级，腱反射（＋），痛觉存在，病理反射（－）。

问题　该患者考虑什么病？应做哪些检查？如何治疗？

第五节　进行性肌营养不良症

进行性肌营养不良症（progressive muscular dystrophy，PMD）是一组骨骼肌的遗传性进行性变性病。临床特征主要为缓慢进展的对称性肌无力和萎缩，肌电图提示为肌源性受损，遗传方式主要为常染色体显性、隐性和 X 连锁隐性遗传。目前尚无有效的治疗方法。

根据遗传方式、起病年龄、萎缩肌肉的分布、病程进展速度和预后，可分为多种临床类型。常见的类型有假肥大型肌营养不良症（pseudohypertrophy muscular dystrophy），包括 Duchenne 型肌营养不良症（Duchenne muscular dystrophy，DMD）和 Becker 型肌营养不良（Becker muscular dystrophy，BMD）；其他类型有面肩肱型肌营养不良症（facioscapulohumeral muscular dystrophy，FSHD）、肢带型肌营养不良症（limb - girdle muscular dystrophy，LGMD）、Emery - Dreifuss 型肌营养不良症（Emery - Dreifuss muscular dystrophy，EDMD）、先天性肌营养不良症（congenital muscular dystrophy，CMD）、眼咽型肌营养不良症（oculopharyngeal muscular dystrophy）、眼肌型肌营养不良症（ocular muscular dystrophy）和远端型肌营养不良症（distal muscular dystrophy）。

【病因及发病机制】

不同类型的进行性肌营养不良症发病机制也不一样。

1. 假肥大型肌营养不良症　基因（DMD 和 BMD）位于染色体 Xp21，属 X 连锁隐性遗传。该基因组跨度 2300kb，是迄今为止发现的人类最大基因，cDNA 长 14kb，含 79 个外显子，编码 3 685 个氨基酸，组成 427kD 的抗肌萎缩蛋白（dystrophin Dys）。该蛋白分布于骨骼肌和心肌细胞膜的质膜面，具有细胞支架、抗牵拉、防止肌细胞膜在收缩活动时撕裂的功能。作为细胞骨架的主要成分，抗肌萎缩蛋白与肌纤维膜糖蛋白结合为抗肌萎缩蛋白相关蛋白（dystrophin - associated protein），这些蛋白与肌细胞的黏附蛋白（laminin）联结，以维持肌纤维的稳定性。DMD 患者因基因缺陷而使肌细胞内缺乏抗肌萎缩蛋白，造成肌细胞膜不稳定并导致肌细胞坏死和功能缺失。DMD 患者大脑皮质神经元突触区抗肌萎缩蛋白的缺乏可能是智力发育迟滞的原因。

2. 面肩肱型肌营养不良症（FSHD）　基因定位在四号染色体长臂末端（4q35），在此区域有一与 KpnI 酶切位点相关的 33kb 重复片段。正常人该 3.3kb/KpnI 片段重复 10 ~ 100 次，而面肩肱型肌营养不良症患者通常少于 8 次，故通过测定 3.3kb/KpnI 片段重复的次数则可作出基因诊断。

3. 肢带型肌营养不良症（LGMD）　是一类具有高度遗传异质性和表型异质性的常染色体遗传性肌病。根据遗传方式分为两类，常染色体显性遗传的称为 LGMD1，常染色体隐性遗传的称为 LGMD2，各自按每一个不同的致病基因分为不同的亚型，LGMD 命名法采用渐进式字母表示基因图谱识别的顺序，随着鉴定的 LGMD 位点/基因数量迅速增加，发现了越来越多的不同亚型，LGMD 命名的字母也越来越多。90% 以上的肢带型肌营养不良症是常染色体隐性遗传。肢带型肌营养不良蛋白与附着于肌纤维膜上的抗肌萎缩蛋白 - 糖蛋白复合物构成一个肌纤维蛋白复合体，在复合体内，各蛋白之间紧密结合，互相关联，任何一种蛋白的缺失均会影响到整个膜结构的稳定，导致肌细胞的坏死。

4. 眼咽型肌营养不良症　基因位于染色体 14q11.2 ~ 13，其产物为多聚腺苷酸结合蛋白核 1（Poly（A）binding protein nuclear 1，PABPN1）。PABPN1 蛋白存在于细胞核中，对信使 RNA 起增加 Poly（A）的作用。*PABPN*1 基因 1 号外显子上的 GCG 重复突变增加是发病的原因：正常人仅 6 次重复，而眼咽型肌营养不良症患者 GCG 重复 8 ~ 13 次，重复的次数越多、临床症状越重。

5. Emery - Dreifuss 型肌营养不良症　基因（emerin gene）位于染色体 Xq28，该基因的突变导致位于骨骼肌和心肌细胞核内膜的 emerin 蛋白消失；emerin 蛋白与核纤层蛋白相互作用，为核膜、染色质提供支架。其缺失则造成骨骼肌和心肌的损害。

【病理】

各种类型的进行性肌营养不良症患者基本的病理改变是肌纤维可出现玻璃样变、变性和坏死，可伴较多的核内移纤维和不同程度的肌纤维肥大、增生及分裂。肌内、外膜明显增宽；严重者的肌纤维数量明显减少，代之大量结缔组织及增生的脂肪组织。发病较急且进展较快者，可出现明显的肌纤维坏死和吞噬现象，甚至部分坏变肌纤维周围有炎性细胞浸润（图 17－3）。一般两型肌纤维均同等受累，但先天性肌营养不良者，受累肌纤维的类型以偏向性优势为特点。电镜改变没有特异性。各种类型的特异性蛋白缺陷需用相应的抗体进行检测，如 DMD 和 BMD 患者的肌肉标本可用抗肌萎缩蛋白抗体进行免疫组化染色，可显示抗肌萎缩蛋白缺失，以区分不同的类型。DMD 患者肌肉组织 HE 染色 DMD 患者肌肉组织抗肌萎缩蛋白免疫荧光染色。

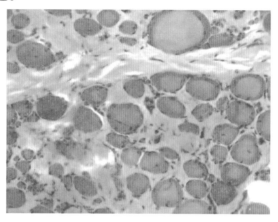

图 17－3　DMD 肌组织病理（HE，×400）

肌纤维可出现玻璃样变，可伴较多的核内移纤维和不同程度的肌纤维

肥大、增生及分裂。肌纤维间隙及肌束明显增宽内

【临床表现】

1. 假肥大型

（1）Duchenne 型肌营养不良症（DMD）　是我国最常见的 X 连锁隐性遗传的肌病，发病率约 3/10 万活男婴。女性为基因携带者，所生男孩 50% 发病，女孩患病罕见。

起病隐袭，通常 6 岁前发病，多数患儿 3 岁时被家人发现。突出症状为骨盆带肌肉无力，表现为走路慢、脚尖着地、易跌倒，由于髂腰肌和股四头肌无力而上楼及蹲位站立困难；背部伸肌无力使站立时腰椎过度前凸，臀中肌无力导致行走时骨盆向两侧上下摆动，呈典型的"鸭步"。由于腹肌和髂腰肌无力，病孩自仰卧位起立时必须先翻身转为俯卧位，其次屈膝关节和髋关节，并用手支撑躯干成俯跪位，然后以两手及双腿共同支撑躯干，再用手按压膝部以辅助股四头肌的肌力，身体呈深鞠躬位，最后双手攀附下肢缓慢地站立。上述起立的动作称为 Gower 征（图 17－4），为 DMD 的特征性表现。

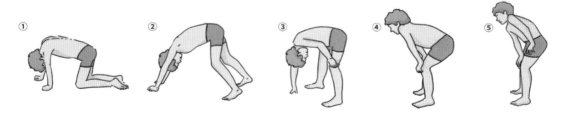

图 17－4　Gower 征

肢体近端肌萎缩明显，早期约90%的患儿有肌肉假性肥大，以腓肠肌最明显，触之坚韧，为首发症状之一（图17-5）。因萎缩肌纤维周围被脂肪和结缔组织替代，故体积增大但肌力减弱。肩胛带肌、上臂肌受累，举臂无力，由于前锯肌和斜方肌萎缩无力，举臂时肩胛骨远离胸壁，两肩胛骨呈翼状竖起于背部，称为"翼状肩胛"。

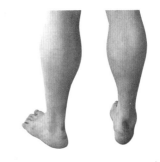

图17-5　DMD的腓肠肌假性肥大

大多数患者伴心肌损害，出现心脏扩大，心瓣膜关闭不全，心律不齐，心电图异常等；约30%患儿有不同程度的智能障碍；平滑肌损害有胃肠功能障碍，如呕吐、腹痛、腹泻、吸收不良、巨结肠等。面肌、眼肌、吞咽肌、胸锁乳突肌和括约肌不受累。

患儿病情发展至12岁时，不能行走，需坐轮椅，这是鉴别DMD和BMD的主要依据，晚期肌肉明显萎缩，腱反射消失，因肌肉挛缩最终卧床不起。最后因呼吸肌萎缩而出现呼吸困难、咳嗽无力，呼吸道感染、呼吸衰竭和心力衰竭而死亡。

（2）Becker型肌营养不良症（BMD）　呈X连锁隐性遗传，与DMD是等位基因病，因此有DMD的必备特征。发病率为DMD患者的十分之一。多在5～15岁起病，首先累及骨盆带肌和下肢近端肌肉，有腓肠肌假性肥大；进展缓慢，心脏很少受累，智力正常。预后较好，接近正常生命年限。

DMD和BMD均有血清酶CK和LDH显著升高，为正常值的25～200倍。肌电图为肌源性损害。肌肉MRI检查示变性肌肉呈斑片状高信号。肌肉病理呈典型的肌营养不良样改变，免疫组化染色提示为抗肌萎缩蛋白完全（DMD）或部分缺陷（BMD）。抗肌萎缩蛋白基因检查可发现基因缺陷。

2. 面肩肱型肌营养不良症（FSHD）

（1）本型属常染色体显性遗传，发病年龄6～20岁，也可见儿童及中年发病者；性别无差异。

（2）肌无力局限于面、肩和臂部肌肉，面肌最先受累，表现为面部表情少，眼睑闭合无力，吹口哨、鼓腮困难，逐渐延至肩胛带（翼状肩胛）、三角肌、肱二头肌、肱三头肌和胸大肌上半部。肩胛带和上臂肌肉萎缩十分明显，可不对称。因口轮匝肌假性肥大嘴唇增厚而微翘，称为肌病面容。

（3）病情进展缓慢，逐渐累及躯干和骨盆带肌肉，可有腓肠肌假性肥大，视网膜病变和听力障碍。一般不影响正常寿命，大约20%需坐轮椅。

（4）肌电图为肌源性损害，血清CK正常或轻度升高。通过测定3.3kb/KpnI片段重复的次数可作出基因诊断。

3. 肢带型肌营养不良症

（1）常染色体隐性或显性遗传，散发病例较多。

（2）男女均可患病，多在10～20岁起病，

（3）骨盆带肌和肩胛带肌几乎同等程度受累，可先后发病，表现为骨盆带肌肉萎缩、腰椎前凸、鸭步、上楼困难，可有腓肠肌假性肥大；肩胛带肌肉萎缩，表现为抬臂和梳头困难、翼状肩胛，面肌一般不受累。

（4）血清CK明显升高、肌电图呈肌源性损害、心电图正常。

（5）进展缓慢，平均起病后20年左右丧失劳动能力。

4. 眼咽型肌营养不良症

（1）常染色体显性遗传，也有散发病例。

（2）多在成年晚期起病，首发症状为对称性上睑下垂和眼球运动障碍。缓慢进展，逐渐出现轻度面肌、眼肌无力和萎缩、吞咽困难、构音不清。严重吞咽困难可导致进食受限，最终呈恶病质状态。

（3）血清CK正常，受累肌肉肌电图呈肌源性改变。

5. Emery－Dreifuss 型肌营养不良症（EDMD）

（1）X 连锁隐性遗传，多在儿童期缓慢起病。

（2）良性病程，智力发育不受影响。受累肌群主要为肱二、三头肌、腓骨肌和胫前肌，继之骨盆带肌和下肢近端肌肉无力和萎缩，腓肠肌无假性肥大。

（3）临床特征为疾病早期出现肘部屈曲挛缩和跟腱缩短，颈部前屈受限，脊柱强直而弯腰、转身困难。

（4）易伴心肌病和传导阻滞，表现为心动过缓、晕厥、心房颤动等，可引起猝死，心肌损害明显，血清 CK 轻度增高。

（5）病情进展缓慢，症状轻重不等，重者不能行走，轻者无明显症状。

6. 其他类型

（1）眼肌型肌营养不良　又称 Kiloh－Nevin 型，较为少见。常染色体显性遗传，20～30 岁缓慢起病，双上睑下垂为最早期表现，随后累及眼外肌，可有复视，易误诊为重症肌无力。无肢体无力及肌萎缩。

（2）远端型肌营养不良　较少见，多呈常染色体显性遗传。典型病例 40 岁以后起病，肌无力和萎缩始于四肢远端、腕踝关节周围和手足的小肌肉。伸肌受累明显，无感觉障碍和自主神经损害。

（3）先天性肌营养不良　出生时或婴儿期起病，表现为全身严重肌无力、肌张力低和关节挛缩，哭声小、吸吮力弱、眼外肌麻痹、面肌无力、腱反射减弱或消失和骨关节挛缩，可伴有中枢神经系统的畸形。

（4）脊旁肌营养不良　40 岁后发病，表现为进行性脊旁肌无力、背部疼痛和脊柱后突，可有家族史。CT 检查显示脊旁肌为脂肪所代替。

【辅助检查】

1. 血清肌酶学检测　不同类型肌营养不良患者的血清 CK 和 LDH 水平不同，如 DMD、BMD 和 LGMD 患者的 CK 显著升高，可达正常值的 20～100 倍，而 FSHD、EDMD、眼咽型肌营养不良、眼型肌营养不良患者的血清 CK 和 LDH 值可正常，其他类型则可轻度到中度升高。晚期肌营养不良患者因肌肉严重萎缩则血清 CK 值明显下降，甚至正常。其他血清肌酶如 AST、ALT 等在进展期均可升高。

2. 肌电图　为典型的肌源性损害表现。神经传导速度正常。

3. 肌活检　共性为肌肉组织的坏死和再生、间质脂肪和结缔组织增生。通过免疫组化可检测到肌细胞中的特定蛋白，以鉴别各种类型的肌营养不良症。

4. 基因检查　可采用 PCR、印迹杂交、DNA 测序等方法进行基因诊断。

5. 其他检查　X 线、心电图、超声心动图可早期发现进行性肌营养不良症患者的心脏受累的程度。CT 可发现骨骼肌受损的范围，MRI 可见病变肌肉呈斑片状高信号。

【诊断】

根据临床表现、遗传方式、起病年龄、阳性家族史 、血清肌酶测定、肌电图及免疫组织化学检查，可明确诊断；进行基因分析可区分不同类型的肌营养不良。

【鉴别诊断】

1. 重症肌无力　眼咽型和眼肌型易误诊为重症肌无力。重症肌无力有易疲劳和波动性的特点，新斯的明试验阳性，肌电图低频重复电刺激呈递减可作鉴别。

2. 运动神经元病　如少年型近端脊肌萎缩症者，因青少年起病，有对称分布的四肢近端肌萎缩需与肢带型肌营养不良鉴别，但本病有肌束震颤，肌电图为神经源性损害，有巨大电位可资鉴别。肌萎缩侧索硬化症者因手部小肌肉无力和萎缩需与远端型肌营养不良鉴别，但本病有肌肉跳动、肌张力高、腱反射亢进和病理反射阳性，肌电图为广泛的神经源性损害，可区别。

3. 慢性多发性肌炎　本病无遗传史，进展快，常有肌痛、血清 CK 增高、血沉增快、肌肉病理符合肌炎改变，用肾上腺皮质激素治疗有效可，不难鉴别。

【治疗】

⊕ **知识链接**

进行性肌营养不良的治疗进展

　　近年来针对进行性肌营养不良的治疗提出许多新的探索。①基因治疗：包括外显子剪接治疗、腺相关病毒载体介导的 DMD 小基因治疗、越过 DMD 基因异常终止密码治疗等。②细胞移植治疗：包括骨髓干细胞移植治疗和成肌细胞移植治疗。③药物治疗：包括蛋白酶抑制治疗和胰岛素样生长因子治疗等。以上均在实验阶段，离运用到临床还会有相当长时间。

　　无特效治疗方法，以对症及支持治疗为主，如增加营养、适当锻炼、避免感染等。药物可选用 ATP、辅酶 Q10、维生素 E 等。物理疗法和矫正治疗可预防和改善脊柱畸形和关节挛缩。鉴于尚无有效的治疗方法，因此检出携带者和产前诊断尤为重要。

【预后】

进行性肌营养不良由于没有特效的治疗方法，病情逐渐进展，多数预后差。DMD 患者至 12 岁时不能行走，20 多岁时多死于呼吸衰竭或心力衰竭；LGMD2C、LGMD2D、LGMD2E、LGMD2F 和先天性肌营养不良患者也预后不良。FSHD、BMD、眼肌型、眼咽型和远端型肌营养不良患者的预后较好，部分患者寿命可接近正常生命年限。

第六节　肌强直性肌病

强直性肌病是一类表现既有肌无力和肌萎缩，又有肌强直的肌肉肌病，其特征为骨骼肌在随意收缩或物理刺激收缩后不易立即放松，电刺激、机械刺激时肌肉兴奋性增高，而重复收缩或重复电刺激后骨骼肌松弛；寒冷环境中加重，肌电图检查呈现连续高频放电现象。肌强直的原因不清，可能与肌膜对某些离子的通透性异常有关。

一、强直性肌营养不良症

强直性肌营养不良（myotonic dystrophy，DM）是以肌强直现象（主动或被动肌肉收缩后无法及时放松）和肌肉进行性无力萎缩为主要特点的进行性肌营养不良类型，为常染色体显性遗传病。除侵犯骨骼肌、心肌、平滑肌外，还常伴有白内障、心律失常、糖尿病、秃发、多汗和性功能障碍等表现。强直性肌营养不良分为 1 型和 2 型，1 型较为常见，2 型相对少见且病情较轻，患者间差异较小。其患病率约为 12/10 万。

【病因及发病机制】

DM1 型的致病基因位于 19 号染色体长臂（19q13.2）。其发病是由于肌强直蛋白激酶（dystrophia myotonica protein kinase，DMPK）基因的非编码区 CTG 三核苷酸重复序列异常扩增所致。在正常人群中 CTG 重复扩增 5~40 次，而在 DM1 型患者中，其扩增数可超过 100 次。DMPK 蛋白在心肌、骨骼肌中均有表达，也在脑组织中表达。CTG 异常扩增影响 RNA 转录、剪接，这种毒性 RNA 进而影响骨骼肌氯离子通道功能，产生相应症状。DM2 型的致病基因位于染色体 3q21.3，是由于锌指蛋白 9（zinc finger protein 9，ZNF9）或称 *CNBP* 基因第 1 内含子 CCTG 核苷酸序列异常扩增所致。mRNA 异常剪接的离子通道蛋白使得离子通道功能下降，产生肌强直及无力等症状。

【病理】

肌活检病理可见肌纤维大小不一，呈镶嵌分布，有大量核内移肌纤维，伴较多的肌纤维肥大、增殖和分裂；肌纤维坏死和再生不明显。萎缩肌原纤维出现明显的肌浆块为本病特点，但并非每个患者均出现（图 17 - 6）。

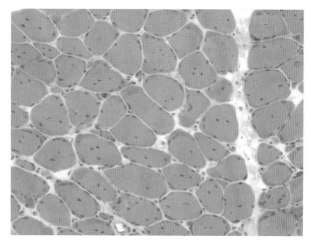

图 17 - 6　强直性肌营养不良症患者肌肉活检病理（HE × 400）

萎缩的肌纤维，肌纤维大小不一，有较多的核内移

纤维，一些肌纤维内可见肌浆块，肌纤维间隙增宽。

【临床表现】

1. 发病年龄及起病形式　多在 30 岁以后起病，但也有儿童期起病者，男性多；起病隐袭，进展缓慢；病情严重程度差异较大，部分患者可无自觉症状，仅在查体时才被发现有异常。可有阳性家族病史。

2. 肌无力和肌萎缩　无力见于全身骨骼肌，常伴面肌无力和上睑下垂，可在肌强直数年后发生。肌萎缩常最先累及前臂和手部肌肉，逐渐累及头面部肌肉、四肢近端肌和躯干肌，颞肌和咬肌萎缩最明显，患者面容瘦长，颧骨隆起，呈"斧状脸"；胸锁乳突肌变薄无力，使颈部瘦长前屈形成"鹅颈"；胫前肌萎缩可致行走困难、足下垂及跨越步态；咽喉部肌萎缩者有构音障碍和吞咽困难。

3. 肌强直　为本病最显著的特征，表现为用力握拳后不能立即将手伸直，需重复数次才能放松，且遇冷加重，主要影响手部动作、行走和进食，或用力闭眼后不能立即睁眼，或想咀嚼时不能张口。用叩诊锤叩击四肢、躯干甚至舌部肌肉时，可见局部肌丘形成，持续数秒后才能恢复，该现象具有诊断价值。

4. 其他表现　非肌肉组织的营养不良：①晶状体浑浊和白内障，伴有视网膜色素变性；②智能低下；③心脏传导阻滞；④胃肠蠕动差、假性肠梗阻和便秘，肛门括约肌无力时致大便失禁；⑤内分泌表现，男性睾丸萎缩，第二性征缺乏，生育能力低；女性卵巢功能低下，月经不规律，过早停经，甚至不孕；糖耐量异常占 35%，常伴糖尿病；⑥部分患者可伴有智力低下、听力障碍、多汗、肺活量减少、颅骨内板增生、脑室扩大等，男性常有秃顶。

【辅助检查】

1. 肌电图　出现典型的肌强直放电对诊断具有重要意义。受累肌肉出现连续高频强直波逐渐衰减，肌电图扬声器发出一种类似轰炸机俯冲样声音。

2. 血清 CK 和 LDH 正常或轻度升高，心电图可提示心律不齐或房室传导阻滞。

3. 肌肉活组织检查 Ⅰ型肌纤维萎缩，Ⅱ型肌纤维肥大，核内移明显，可见肌质块。

4. 基因检测 可发现患者染色体 19q13.3 位点的肌强直蛋白激酶基因的 3′-端非翻译区的 CTG 重复顺序异常扩增超过 100 次（正常人为 5~40 次），即可确诊。

【诊断】

根据临床表现为肌强直、肌无力和肌萎缩，查体可见肌强直、肌球的特点，肌电图提示强直放电，可以考虑本病；同时有白内障、秃发、睾丸萎缩、月经失调等表现则更支持诊断；肌肉活检和基因检测阳性者可明确诊断。

【鉴别诊断】

本病主要与其他类型的肌强直鉴别。

1. 先天性肌强直（congenital myotonia） 是骨骼肌氯离子通透性减退，主要区别点是肌强直及肌肥大，貌似运动员但肌力减弱，无肌萎缩和内分泌改变。

2. 先天性副肌强直（paramyotonia congenital） 是骨骼肌钠通道病，其特点是幼年起病，持续存在面部、手、上肢远端肌肉遇冷后肌强直，或活动后出现肌强直（反常肌强直）和无力，如冷水洗脸后眼睛睁开缓慢，在温暖状态下症状迅速消失。为常染色体显性遗传，致病基因定位在 17q23。

3. 神经性肌强直（neuro-myotonia） 是后天获得性免疫性肌强直，主要见于青年，隐袭起病，缓慢进展，以小腿腓肠肌为主的持续性肌肉颤搐为临床特征，常伴局部肌肉酸胀疼痛等不适以及强直和多汗。

【治疗】

目前无有效治疗方法，仅能对症治疗：口服苯妥英钠 0.1g，每日 3 次，或卡马西平 0.1~0.2g，每日 3 次，或普鲁卡因胺 1g，每日 4 次；有心脏传导阻滞者忌用普鲁卡因胺。白内障可手术治疗。内分泌异常给予相应处理。

【预后】

预后取决于发病年龄，幼年发病者预后较差，多在未成年就死亡。成年发病者预后较好，可不影响寿命。

二、先天性肌强直症

先天性肌强直症（myotonia congenita）首先由 Charles Bell（1832 年）和 Leyden（1874 年）报道，丹麦医师 Thomsen 于 1876 年详细描述了其本人及家族四代的患病情况，故又称 Thomsen 病。常染色体显性遗传，是潜在致死性强直性肌营养不良。临床特征为婴幼儿期发病，肌肉肥大和用力收缩后放松困难。患病率为（0.3~0.6）/10 万。

【病因及发病机制】

致病基因位于染色体 7q35 的氯离子通道（chloride channel，CLCN）基因。该基因编码的骨骼肌电压门控性氯离子通道蛋白（chloride channel protein），是一跨膜蛋白，对骨骼肌细胞膜内外的氯离子的转运起重要作用。当 *CLCN* 基因点突变引起氯离子通道蛋白主要疏水区的氨基酸替换（第 480 位的脯氨酸变成亮氨酸，P480L），使氯离子的通透性降低，从而诱发肌强直。

【病理】

与强直性肌营养不良的病理改变类似。

【临床表现】

1. 起病年龄　通常自出生就存在全身性肌强直，不伴肌无力和肌萎缩，到儿童早期才进展，也有在青春期起病者。肌强直及肥大进行性加重，在成人期趋于稳定。

2. 肌强直　通常累及全身骨骼肌。患者步态蹒跚容易跌倒，肢体僵硬，动作笨拙，静态起动较慢，如久坐后不能立即站立，站久后不能马上起步，握手后不能放松，但多次重复运动后症状减轻。在寒冷的环境中上述症状加重。叩击肌肉可见肌丘或局部肌肉收缩出现持久性凹陷，称为叩击性肌强直。严重者跌倒时不能用手支撑，状如门板样倾倒，偶因突然惊吓引起全身强直而跌倒。如呼吸肌及尿道括约肌受累可出现呼吸及排尿困难，眼外肌强直可出现斜视或复视。家族中不同患者肌强直的程度差异很大。

3. 肌肥大　全身骨骼肌普遍假性肥大是本病的特征，貌似"运动员"，但并不意味着肌力强大，反而是肌肉僵硬，动作笨拙，肌无力不明显，无肌肉萎缩，感觉正常，腱反射存在。

4. 其他　部分患者可出现精神症状，平滑肌和心肌常不受累，一般能保持工作能力。

【辅助检查】

肌电图可呈典型的肌强直电位，插入电位延长，扬声器发出轰炸机俯冲般或蛙鸣般声响。肌肉活组织可见肌纤维肥大。血清肌酶和心电图正常。

【诊断】

根据婴幼儿或儿童起病的全身普遍性肌强直及肌肥大，反复运动后症状减轻，结合肌电图改变可考虑本病；阳性家族史和基因检测可协助确诊。

【鉴别诊断】

1. 强直性肌营养不良症　多在 30 岁以后起病，肌力减弱，肌萎缩明显，无明显的肌肥大，有白内障、前额秃发、睾丸萎缩、月经失调等，易与之鉴别。

2. 其他　还应与神经性肌强直、高钾型周期性瘫痪等强直性肌病鉴别。

【治疗】

目前无特效治疗。可用苯妥英钠、卡马西平、普鲁卡因胺等减轻肌强直症状。

【预后】

预后良好，寿命不受影响。

第七节　线粒体肌病及线粒体脑肌病

代谢性肌病是一类以肌纤维线粒体功能异常和糖原及脂质代谢紊乱导致能量产生障碍而引起的骨骼肌无力和萎缩的疾病，可伴全身多个脏器系统的受累。依据代谢环节受累的不同，可分为线粒体肌病、脂质沉积性肌病和糖原贮积病。这些类型疾病还各自分为许多不同的亚型。

一、线粒体肌病及线粒体脑肌病

线粒体肌病（mitochondrial myopathy）和线粒体脑肌病（mitochondrial encephalomyopathy）是一组由线粒体 DNA（mitochondrial DNA，mtDNA）或核 DNA（nucleus DNA，nDNA）缺陷引起线粒体结构和功能障碍，使肌纤维和（或）脑神经细胞的 ATP 合成障碍、能量来源不足所导致的一组多系统疾病。主要表现为活动后即感到疲乏无力，休息后好转；肌肉酶组织化学染色显示破碎红纤维（RRF）。如病变同时累及中枢神经系统，则称为线粒体脑肌病，其表现为发作性脑功能受损症状及 MRI 显示典型的层状坏死现象。

【病因及发病机制】

线粒体肌病和线粒体脑肌病的病因主要是 mtDNA 和（或）nDNA 发生突变，包括点突变（point mutation）、缺失（deletion）、重复（duplication）和丢失（depletion），即 mtDNA 拷贝数减少等，使编码线粒体在氧化代谢过程中所必需的酶或载体发生障碍，糖原和脂肪酸等原料不能进入线粒体，或不能被充分利用，故不能产生足够的 ATP，导致能量不足，不能维持细胞的正常生理功能，产生氧化应激使氧自由基增加，诱导细胞凋亡。

80% 的线粒体脑肌病伴高乳酸血症和卒中样发作（mitochondrial encephalomyopathy with lactic acidosis and stroke – like episodes，MELAS）是由 mtDNA 第 3243 位点发生 A 到 G 的点突变（A3243G）所致。该突变改变了 tRNA 亮氨酸基因的结构，并使 tRNA 亮氨酸基因和 rRNA 基因下游紧密结合的转录终止子失活，降低转录活性并改变了线粒体 rRNA 和 mRNA 转录的比例，抑制线粒体蛋白的翻译功能，细胞色素氧化酶活性减弱而使 ATP 产量下降。A3243G 突变在 mtDNA 上制造了一个新的 ApaI 限制酶酶切位点，此特性可作为 MELAS 的基因诊断；肌阵挛性癫痫伴破碎红纤维（myoclonus epilepsy ragged red fibers，MERRF）主要是由于 mtDNA 第 8344 位点 A 到 G 的点突变（A8344G）引起，使 tRNA 赖氨酸基因结构发生改变，蛋白合成受阻。30% ~50% 的慢性进行性眼外肌瘫痪（chronic progressive external ophthalmo-plegia，CPEO）和 Kearns – Sayre 综合征（Kearns – Sayre syndrome，KSS）均有 mtDNA 的缺失，最常见的是 mtDNA8468 位点和 13446 位点之间的 4979bp 的缺失。

线粒体病的遗传方式主要是母系遗传（maternal genetic pattern），家系显示母系遗传的临床表型。在母系遗传时，母亲将其正常的和突变的 mtDNA 均传递给子代，但只有女儿可将其正常和突变的 mtDNA 传递给下一代。子代是否发病，取决于子代个体正常 mtDNA 和突变 mtDNA 的比例，只有突变 mtDNA 达到某一阈值时，才会出现症状。同一种 mtDNA 突变对于不同患者可引起不同的临床表现，这与突变 mtDNA 的数目有关，突变 mtDNA 数目越多临床症状越重，这也是线粒体病临床表现复杂多样的原因。

【病理】

1. 肌肉活检　MGT 染色可以清楚地显示坏变肌纤维肌膜下出现裂缝，内有被红染的大量堆集的线粒体，甚至有的整个肌纤维红染，结构不清，即破碎红纤维（RRF）（图 17 –7），这是各种线粒体肌病的病理特征。还可见较多散在分布的凝固性变性或坏死肌纤维呈紫红色，可伴有吞噬现象（图 17 –9）。部分可伴有不同程度的肌纤维脂质沉积现象，油红染色呈阳性。电镜可观察到肌膜下或肌原纤维间有大量异常线粒体堆积，且有的线粒体内存在结晶体样包涵体，为诊断本病的最重要依据。

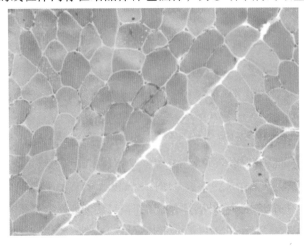

图 17 –7　破碎红纤维，即肌纤维肌膜下周边出现红染且结构不完整（MGT ×400）

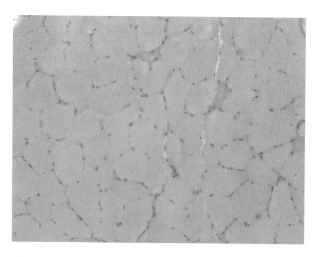

图17-8　一些肌纤维的肌膜下周边出现紫红染，甚至有的整个肌纤维紫红染样坏死（HE×400）

2. 脑活检　脑的病理改变主要为海绵样退变、神经元变性水肿、灶性坏死或广泛坏死，伴星形胶质细胞增生、脱髓鞘或矿物质沉积，小脑浦肯野细胞常丢失。MELAS患者还可见颞顶枕叶皮质多灶性损害，脑皮层萎缩和基底节钙化，颅内多灶性坏死伴小血管增生和星形细胞增多，灶状或层状海绵样改变。MERRF患者可有齿状核、红核和苍白球等核团变性。

【临床表现】

1. 线粒体肌病　各年龄均可患病，多见于20岁左右，男女均可受累，以骨骼肌极度不能耐受疲劳为主要特征，表现为全身无力，轻度活动后即感疲乏，休息后好转，易误诊为重症肌无力，常伴肌肉酸痛。

2. 线粒体脑肌病

（1）线粒体脑肌病伴高乳酸血症和卒中样发作（MELAS）　为线粒体脑肌病的最常见类型。儿童起病，也可至中老年发病。以卒中样发作为特点，如精神障碍、智力低下、肢体瘫痪、皮质盲、癫痫和呕吐等，可有偏头痛病史；伴身材矮小、神经性耳聋、共济失调和血乳酸水平升高。可有阳性家族史。在发作期行脑MRI检查时，T2和DWI像可清晰地显示沿脑回分布的皮层及皮层下呈现高信号，主要累及灰质，白质受累较轻，T1呈现低信号，脑CT扫描显示出低密度改变，这种改变常称为"层状坏死"，系本病特征性影像学改变（图17-9）；且这种影像学的病变与脑血管支配分布不一致。这种改变经过数月后可完全消失，少部分留有局部脑萎缩；但再复发时，这种特征性的改变又可出现在另一部位的皮质。同时，部分患者可有基底核钙化。发病时血和脑脊液乳酸增高，血乳酸及丙酮酸试验可呈阳性。

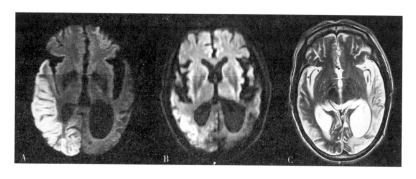

图17-9　线粒体脑肌病的头颅MRI表现沿脑回分布的皮层及皮层下呈现"层状坏死"

（2）慢性进行性眼外肌瘫痪（CPEO）　儿童期发病，表现为单纯眼外肌受累，以眼睑下垂为首发症状，且缓慢进展为全眼外肌瘫痪至眼球完全固定，两侧对称，故复视不多见。易误诊重症肌无力，但对新斯的明试验不敏感。部分患者可有咽部肌肉和四肢无力。

（3）肌阵挛癫痫伴肌肉破碎红纤维（MERRF） 多在儿童期发病，少数在成人发病；有明显的家族史。以肌阵挛为主要特征，伴共济失调、智力低下、听力障碍、身材矮小、视神经萎缩和足部畸形；肌肉活检可见有 RRF。

（4）Keams-Sayre 综合征（KSS） 本病的诊断标准：①20 岁前起病；②以眼外肌受累为主，呈慢性进行性上睑下垂，眼球活动受限；③伴视网膜色素变性。在具备这三种条件下，加上以下一种即可诊断，如心脏传导阻滞、小脑症状和脑脊液蛋白 >100mg/dl。

【辅助检查】

1. 血生化检查 80% 患者的乳酸、丙酮酸最小运动量实验呈阳性，即运动后 10 分钟血乳酸和丙酮酸仍不能恢复正常。线粒体脑肌病者脑脊液中乳酸含量也增高。呼吸链复合酶活性降低。少数患者血清 CK 和 LDH 水平轻度升高，多数为正常。

2. 肌肉活检 MGT 染色可发现 RRF；电镜下可观察到肌膜下或肌原纤维间有大量异常线粒体堆积，形态大小不一，线粒体嵴变平或延长，尤其线粒体内有结晶样包涵体。

3. 影像学检查 头颅 CT 或 MRI 可发现上述特征性改变，也同时排除其他疾病；尤其是在发作时进行 DWI 检查，可清楚地出现典型层状坏死表现。

4. 肌电图 多数为肌源性受损。

5. 线粒体 DNA 分析 可协助本病诊断。DNA 分析可见 mtDNA 点突变、缺失、重复或丢失。如 CPEO 和 KSS 均为 mtDNA 片段的缺失，其可能发生在卵子或胚胎形成的时期；80% 的 MELAS 患者是由于 mtDNAtRNA 亮氨酸基因 3243 位点突变所致；MERRF 是 mtDNAtRNA 赖氨酸基因位点 8344 的点突变所致。

【诊断】

1. 线粒体肌病 肢体不耐受疲劳，且活动后出现肌无力，休息后好转，血乳酸/丙酮酸试验阳性，没有脑受损的表现，结合肌肉 MGT 染色观察到较多的 RRF，则可诊断本病；电镜观察到肌内纤维出现大量异常线粒体堆积及其内有结晶样包涵体或/和基因检测到 mtDNA 丢失和重排则可确诊。

2. 线粒体脑肌病 出现脑或视网膜受损的同时，结合影像学及肌肉活检观察到 RRF，可考虑线粒体脑肌病的可能。依不同的特殊临床表现及基因检测，可明确本病的不同类型。

【鉴别诊断】

以肌无力为主要表现者需与重症肌无力、多发性肌炎、眼咽型肌营养不良、肢带型肌营养不良、其他代谢性肌病鉴别；中枢神经系统表现为主者应与多发性硬化、急性播散性脑脊髓炎、脑炎、脑膜炎、脑梗死、肌阵挛癫痫等鉴别，但以上疾病血乳酸和丙酮酸水平均不高，肌活检和线粒体功能测定可提供鉴别证据。

【治疗】

无特效治疗办法。可长期应用 ATP、辅酶 Q10 及大量 B 族维生素治疗及对症治疗，如肌无力或偏瘫者配合物理治疗、癫痫发作给予抗痫治疗、KSS 患者有重度心脏传导阻滞者可用心脏起搏器。

【预后】

与发病年龄、症状多少及严重程度有关。发病年龄小、症状多且重者预后差。脑损害重及心脏传导阻滞者可导致死亡。

二、脂质沉积性肌病

脂质沉积性肌病（lipid storage myopathy，LSM）是指脂肪代谢障碍导致肌纤维内脂滴过多引起其形态结构破坏和收缩功能减弱的骨骼肌疾病。其临床表现为肢体运动不耐受或运动后出现肌肉痉挛、疼痛及肌无力，后期可出现肌肉萎缩等。大多类型的脂质沉积性肌病主要与肌纤维内相关的酶缺乏有关。

【病因及发病机制】

肌纤维内有许多氧化脂肪酸的酶，不同的酶缺乏导致不同的疾病。

1. 肉碱缺乏症 可分为基因缺陷引起的原发性肉碱缺乏病和内科疾病引起的继发性肉碱缺乏症。前者称系统性肉碱缺乏病，而只出现在肌肉的肉碱缺乏病称为局限性肉碱缺乏病，即通常所说的脂质沉积性肌病。肌纤维内的肉碱（carnitine）是将长链脂肪酸从线粒体外转运到线粒体内进行氧化，是长链脂肪酸穿过线粒体膜转运必需的辅助因子。肉碱为小分子水溶性物质，其75%来自食物中的肉类，其余在肝脏和肾脏由赖氨酸和甲硫氨酸合成。90%的肉碱存在于肌肉中，因此肌纤维中的肉碱一旦缺乏，则导致大量脂肪酸不能氧化，而引起肌纤维内的脂滴堆积产生肌纤维受损，功能也受影响。

2. 肉碱转运酶缺乏 肉碱转运脂肪酸还需要相关的酶参与，这些酶缺乏也同样造成脂肪酸的代谢障碍，其引起的疾病包括肉碱棕榈酰移酶Ⅰ缺乏病、肉碱棕榈酰转移酶Ⅱ缺乏病和肉碱脂酰转位酶缺乏病。尽管这三种酶的缺乏均可引起相似的肌肉疾病，但临床上治疗完全不同。

3. 脱氢酶缺乏 被转运到线粒体的长链脂肪酸在β－氧化过程中，还需要相关的酶参与，如脱氢酶；某些基因缺陷时，该酶的活性下降，使得脂肪酸不能被氧化代谢产生能量。不同的长链脂肪酸在氧化时，由不同的酶所负责，因此，不同的酶缺乏产生相应的酶缺乏病，常分为极长链、长链、中链、短链脂肪酸脂酰－CoA脱氢酶缺乏病四种。

4. 其他 还有些其他酶的缺乏，如肉碱－脂酰肉碱转位酶缺乏和脂肪酸β－氧化障碍都引起相应的脂质沉积性肌病。

不管哪种原因引起脂肪酸代谢障碍，最终产生两个结局：一是能量不够，使得肌纤维收缩功能降低，而表现为肌无力或肌肉运动不耐受现象；二是肌纤维内的脂肪滴逐渐增多、堆积，对肌原纤维或肌丝产生挤压破坏作用，使肌纤维结构异常，严重者发生肌纤维变性坏死，其引起的临床表现，除肌无力外，还出现明显的肌萎缩，此时治疗效果不好。

【病理】

不论哪个类型的脂质沉积性肌病，其HE染色显示肌纤维内脂滴堆积呈筛孔样变性，严重者肌纤维内脂滴融合成片状而呈空泡样变性，甚至肌纤维破碎（图17－10）。ORO和SBB染色可显示肌纤维呈阳性或强阳性，NADH染色提示肌纤维结构破坏，有较粗大的深染颗粒。有的还伴肌纤维内线粒体增多，甚至MGT染色出现RRF样改变。ATP酶染色提示受累肌纤维均为Ⅰ型纤维，严重者两型肌纤维均受累。电镜观察到肌纤维内的肌原纤维之间存在大量脂滴，有的融合成片状，挤压和破坏肌原纤维。

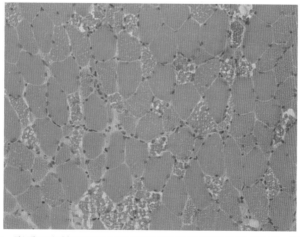

图17－10　脂质沉积性肌病显示肌纤维内脂滴堆积呈筛孔样变性（HE×400）

【临床表现】

1. 原发性肉碱缺乏性肌病 儿童后期或青年期开始出现的进行性近端肌无力，可累及面肌、颈肌和呼吸肌。青年或中年发病者，以肌无力和易疲劳为特点，也可表现为全身肌无力。病程缓慢，但有急性加重，严重时可累及呼吸肌而危及生命。部分患者可有心肌损害，如心律失常、心功能障碍等。一般没有骨骼肌溶解表现。

2. 脂酰 – CoA 脱氢酶缺乏病 主要有 7 个类型，包括短链酰基辅酶 A 脱氢酶缺乏（short – chain acyl – CoA dehydrogenase deficiency，SCADD）、中链酰基辅酶 A 脱氢酶缺乏（medium – chain acyl – CoA dehydrogenase deficiency，MCADD）、长链酰基辅酶 A 脱氢酶缺乏（long – chain L – 3 – hydroxyacyl CoA dehydrogenase，LCHAD）、极长链酰基辅酶 A 脱氢酶缺乏（very – long – chain acyl – CoA dehydrogenase，VLCAD）、多长链酰基辅酶 A 脱氢酶缺乏（multiple long – chain acyl – coenzyme A dehydrogenase deficiency，MADD）、长链脂酰 3 – 羟脂酸 – CoA 脱氢酶缺乏病、线粒体三功能酶缺乏病（trifunctional enzyme deficiency，TFED）。

MADD 是我国 LSM 最常见的类型，分为新生儿型及晚发型，新生儿型主要表现为代谢综合征和中枢神经系统受累症状，病情危重，多于新生儿早期死亡。晚发型 MADD 主要表现为间歇性低血糖、高氨血症和代谢性酸中毒等代谢危象，很少有肌肉内脂质沉积，患者出现近端肌无力，可伴有运动后肌痛、肌疲劳，严重者可累及呼吸肌伴有发作性昏睡、呕吐、低血糖和代谢性酸中毒。在我国约 90% 的 LSM 为晚发型 MADD，也称戊二酸尿症 Ⅱ 型，因其对核黄素治疗有极好的疗效，故又称为核黄素反应性脂质沉积性肌病。

3. 肉碱棕榈酰转移酶缺乏病 分 2 个类型。肉碱棕榈酰移酶 I 缺乏病少见，只有肝受损型，表现为低酮低血糖，肝大，肝性脑病，Reye 综合征，心肌损害。肉碱棕榈酰转移酶 Ⅱ 缺乏病又分为 3 个类型。

（1）儿童及成人型 反复发作性肌红蛋白尿、运动后出现痛性肌阵挛、肌无力及急性横纹肌溶解。

（2）新生儿型 为多系统性损害的严重疾病。表现为脑病、心肌病、肝大、呼吸功能差、癫痫、腱反射亢进、肌张力低、代谢性酸中毒、畸形、低酮、低血糖、高氨血症、心肝肾脑肾上腺脂肪累积。

（3）严重婴儿型 生后 3 个月发病，饥饿、感染诱发。全身表现为肝大、心肌病、低酮、低血糖、肌肉损害，昏睡、抽搐。

4. 肉碱 – 脂酰肉碱转位酶缺乏病 本病少见。多于新生儿或婴儿时死亡。表现为严重低酮、低血糖、高血氨、脑病、心脏病及肌无力。

5. 三酰甘油累积病伴长链脂肪酸氧化障碍 又称 Dorfman – Chanarin 病，临床表现为鱼鳞癣样红斑、肝大、小耳、听力差、精神迟滞、眼外斜、肌张力低下、痛性肌痉挛、横纹肌溶解、低酮体性低血糖、代谢性脑病、色素视网膜炎、周围神经病。死亡率高，如果不及时治疗，多在 2 岁前死亡。

上述各种类型的临床表现相互有交叉，又有共同的表现，如青少年发病多见，肌无力，肌张力低下，不耐受疲劳现象；有的可出现运动后肌肉疼痛，或伴有代谢性酸中毒、低血糖、脑肝脂肪变性等。严重者可出现呼吸肌的受累，甚至可表现为发作性呼吸困难，而危及生命。

【辅助检查】

血清 CK 水平升高，肌肉肉毒碱水平低，血清肉毒碱水平正常。可检测出代谢性酸中毒、低血糖及低酮。肌电图呈肌源性改变。肌肉 HE 及酶组织化学染色可显示肌纤维内有大脂滴沉积现象。

【诊断】

本病根据血清 CK 水平升高，肌肉肉毒碱水平低，血清肉毒碱水平正常。可检测出代谢性酸中毒、低血糖及低酮。肌电图提示肌源性改变。肌肉活检提示肌纤维内有大量脂肪滴沉积者可以确诊。相关的酶活性检测和基因检查可明确各类型的诊断。

【鉴别诊断】

本病需与其他各种肌肉病鉴别，特别是首先注意与多发性肌炎的鉴别，其次与线粒体肌病和糖原沉积性肌病鉴别。最后仍依靠肌肉酶组织化学检查方能容易作出鉴别诊断。

【治疗】

本病因为是先天的某种酶缺乏，尽管没有完全根治办法，但对于某个类型的脂质沉积性肌病，有相应的替补治疗，且效果很好，如肉碱缺乏引起的脂质沉积性肌病，可给予补充肉碱，一般应用佐卡尼丁10ml，每日 2~3 次，可取得较好疗效，需长期应用。多长链脂酰－CoA 脱氢酶缺乏病（MADD），可应用核黄素，即维生素 B_2 治疗，可获极好的疗效，每次 100~200mg，每日 3 次，长期应用可使症状得到持久的缓解。对于各种类型的脂质沉积性肌病在急性加重或复发期，应用肾上腺皮质激素治疗可以改善肌力，不过长期或反复应用后，效果逐渐不明显。患者应避免进食过多高脂类食物，应该多进食高碳水化合物食物。可以适当运动，但不能过于剧烈，否则可使病情加重。

三、糖原贮积病

糖原贮积病（glucogen storage disease，GSD）是一组基因缺陷导致某种酶缺乏或活性降低，而引起的糖原代谢障碍，使糖原在组织中过多沉积而引起的疾病。在肌肉组织中沉积者为糖原沉积性肌病。目前本病分为 13 个类型，是由相应的酶缺乏引起；有的为单纯肌肉受累，有的为全身多系统脏器均受累，故不同的类型，临床表现各异。

【病因及发病机制】

因基因缺陷导致的糖代谢途径中的某个酶缺乏或活性降低，引起糖代谢障碍，使能量产生障碍及糖原颗粒堆积而挤压和破坏肌纤维结构，使得肌纤维运动功能受损，表现为肌无力和肌萎缩；因糖原利用障碍，不能及时供应能量，所以患者表现为不耐疲劳现象。

【病理】

不论何种糖代谢的酶缺乏，最终导致肌纤维内出现大量的糖原颗粒堆积，其不仅不能产生能量，还因过多的糖原颗粒挤压破坏肌原纤维。因此，病理形态学的共性：HE 染色显示肌纤维内出现大量空泡样变性或坏死，部分空泡内有嗜碱性颗粒（图 17－11）；PAS 染色可见病变肌纤维呈阳性或强阳性，但多数病变肌纤维因为在标本染色处理过程中，糖原颗粒被冲洗而脱失，故未显示阳性，甚至淡染。电镜观察到肌膜下及肌原纤维间有大量糖原颗粒堆积，肌丝结构断裂、破碎，可伴有许多髓样体或小管空泡体。采用特殊缺陷酶染色可确定不同类型的糖原沉积性肌病，但国内极少开展。

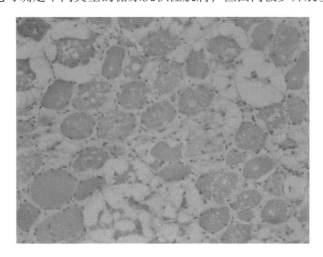

图 17－11　肌纤维内出现大量空泡样变性或坏死，部分空泡内有嗜碱性颗粒（HE×400）

【临床表现】

1. 糖原贮积病 I 型　即 Von Gierke 病，由葡萄糖－6－磷酸酶缺乏引起，为常染色体隐性遗传。婴儿多见，也可见于儿童及成年人。主要临床表现为肝、肾肿大，反复性低血糖，生长发育迟缓，肢体易疲劳，高尿酸血症，出血倾向，高脂血症，黄色瘤病等。多数在出生后两年死亡，少数存活4岁以上者可长期生存。

2. 糖原贮积病Ⅱ型 也称庞贝病（Pompe disease）或酸性α-葡萄苷酶缺乏症（acid-α-glucosidase deficiency）其由位点17q24.3的酸性α-葡萄苷酶（GAA）基因突变所致，属常染色体隐性遗传。本病分为婴儿型和晚发型。婴儿型在1岁以内发病，主要累及骨骼肌和心肌，GAA活性严重缺乏，出生后3个月内发病，表现为四肢松软，运动发育迟缓，喂养及吞咽苦难，肌张力低下，心脏扩大，肝脏肿大及舌大。常于1岁左右死于心力衰竭和呼吸衰竭。晚发型患者在1岁后发病，也可晚至60岁才发病，依发病年龄不同，又分为儿童型和成年型（20岁后发病）。首发症状主要为易疲劳、肌无力，少数表现为发作性呼吸困难。临床表现为缓慢进展的肢体近端无力，后期出现起立和上楼困难；也可表现为选择性膈肌、肋间肌及腹肌较早受累而表现为咳嗽无力、呼吸困难，夜间睡眠呼吸障碍等。躯干受累常表现为腰背痛、脊柱弯曲和脊柱强直。心肌一般不受累。一般来讲，发病越早，病情进展越快，常死于呼吸衰竭。

3. 糖原贮积病Ⅴ型 又称McArdle病，由磷酸化酶缺乏引起。不同的年龄发病表现不同。儿童或少年发病者常表现为肌肉易疲劳或间歇性肌红蛋白尿；青年发病者表现为运动后肌痉挛和偶有一过性肌红蛋白尿；中年发病者的特征为进行性肌无力而无肌红蛋白尿。但不论何种类型，其临床表现主要有以下特点：①运动性肌痉挛，即剧烈运动后出现肌肉剧烈疼痛，尤其下肢明显，持续时间数分至数小时，也可长达数天。休息后可完全好转；②继减现象（second wind phenomenon），即发生运动后肌肉痉挛时，患者仍须坚持轻中度的肢体活动，则肌肉痉挛反而逐渐减轻或消失；③肌疲劳和肌无力，在运动后出现肌疲劳和无力，且可持续存在，严重时完全瘫痪，甚至眼外肌也出现疲劳现象；④运动后肌红蛋白尿，半数以下青少年患者在剧烈运动后数小时，出现肌红蛋白尿，且可持续24小时；⑤肌肉萎缩和肌肉肥大，半数以上患者出现小腿肌肉肥大，晚期出现肌肉萎缩。

【辅助检查】

糖原贮积病Ⅰ型患者空腹血糖明显降低，而血脂和尿酸含量明显升高。超声提示肝、肾肿大明显。本病可通过果糖或半乳糖耐量试验确诊。具体做法：果糖0.5g/kg或半乳糖1g/kg，配成25%的溶液，静脉内注射，注射后1小时内，每10分钟采血检测葡萄糖、乳酸、半乳酸、果糖含量。如葡萄糖正常而乳酸升高者可确诊。超声可发现肝脾肿大。

糖原贮积病Ⅱ型患者血CK升高。超声检查发现肝脾肿大，心电图提示心律失常和心脏扩大。GAA活性测定提示酶活性明显下降，基因检测可发现GAA基因突变。

糖原贮积病Ⅴ型患者血清CK和LDH正常或轻度升高，血和尿肌红蛋白含量升高。肌电图提示肌源性损害。心电图提示QRS波增高，RP间期延长和T波倒置。

肌肉酶组织化学及酶特异性染色可明确本病及其不同类型。必须切取新鲜肌肉组织进行常规HE和酶组织化学检查方可发现典型的病理改变。以肝脏受累为主者，可行肝活检。

【诊断】

任何年龄出现的不耐疲劳现象、肌无力、肌肉疼痛，尤其运动后出现肌肉痉挛，并伴有反复低血糖、高脂血症、肌红蛋白尿者，应考虑本病的可能。肌肉活检有助于明确本病，但类型的区分须通过特殊酶组织化学检查。

【鉴别诊断】

糖原贮积病首先应与其他代谢性肌病鉴别，其次与其他肌肉疾病区别。但各种肌肉病的临床表现没有特异性，所以最终通过肌肉活检进行鉴别。糖原贮积病本身类型的鉴别除各自类型的临床特点外，主要通过特殊缺陷酶的组织化学染色加以区别。

【治疗】

糖原贮积病Ⅰ型须维持婴儿的血糖水平，防止低血糖，可少量多餐进食和补充葡萄糖。少食水果、生奶，以免过多摄入半乳糖而产生酸中毒，防止继发感染，如达到此目的，可长期使用将会达到较好效果。对于糖原贮积病Ⅱ型，可用 α 糖苷酶进行替代治疗，有极好的效果。糖原贮积病 V 型患者应避免剧烈运动，也可在运动前服用少量葡萄糖、果糖和乳糖以防止或减轻发作性肌无力及肌肉痉挛性疼痛。

目标检测

答案解析

1. 简述重症肌无力的分型及其表现。
2. 简述重症肌无力的诊断与治疗。
3. 简述重症肌无力危象的分类、临床表现及救治。
4. 简述低钾型周期性瘫痪的临床表现及治疗。
5. 简述强直性肌营养不良的临床表现及神经电生理特征。
6. 简述线粒体肌病及脑肌病的类型及临床表现。
7. 简述多长链酰基辅酶 A 脱氢酶缺乏（MADD）的临床表现及治疗。
8. 简述糖原贮积病Ⅱ型的诊断与治疗。

（刘　红）

书网融合……

本章小结

微课

题库

第十八章　神经系统遗传性疾病

PPT

📖 学习目标 --

　　1. 掌握　神经系统遗传病的分类和遗传方式、临床表现及诊断步骤；Friedreich 共济失调、脊髓小脑共济失调、遗传性痉挛性截瘫、腓骨肌萎缩症、结节性硬化症、神经纤维瘤病和脑面血管瘤病的临床表现及诊断。

　　2. 熟悉　遗传性共济失调、遗传性痉挛性截瘫、腓骨肌萎缩症、神经皮肤综合征的病因及发病机制。

　　3. 了解　遗传性共济失调、遗传性痉挛性截瘫、腓骨肌萎缩症、神经皮肤综合征的病理及治疗。

　　4. 学会辨析神经系统遗传病的临床类别及相关疾病基因检测目标，具备识别常见神经系统遗传性疾病的能力。

第一节　概　述

　　神经系统遗传性疾病是指由于生殖细胞或受精卵里的遗传物质在数量、结构或功能上发生改变，使发育的个体出现神经系统缺陷为主要临床表现的疾病，具有家族性和终生性的特点。神经系统遗传性疾病种类繁多，是人类遗传性疾病的重要组成部分，目前在已发现的 7 000 多种遗传病中，约 80% 累及神经系统。本章着重论述的是神经系统单基因遗传病。国内神经系统单基因遗传病的患病率为 1 093/10 万人，其中以遗传性共济失调和进行性肌营养不良症最为常见。神经系统遗传性疾病可以发生新生儿期、婴儿期及儿童期，也可在中年期。大多数神经系统遗传病均在 30 岁以前出现症状。不少疾病的病因及发病机制尚未明确，其致残、致畸及致愚率很高，危害性极大，治疗困难。随着神经系统遗传病的基因定位、基因产物及基因诊断和治疗等方面的突破，对此类疾病的认识也愈加深入。

　　【神经遗传病分类及遗传方式】

　　神经遗传病的病因是遗传物质的改变，遗传物质包括细胞核中的染色体、染色体上的基因或 DNA、线粒体 DNA。依遗传物质改变的不同，可将神经系统遗传病主要分为四大类，包括单基因病、多基因病、染色体病和线粒体病。

　　1. 单基因病　是单个基因发生碱基替代、插入、缺失、重复或动态突变引起的疾病，呈孟德尔式的单基因遗传。其遗传方式有常染色体显性遗传、常染色体隐性遗传、X 连锁隐性遗传、X 连锁显性遗传等。神经系统中常见的单基因遗传病有腓骨肌萎缩症、肝豆状核变性、假肥大型肌营养不良症、遗传性共济失调等。

　　2. 多基因病　是多个基因突变的累加效应与环境因素共同作用引起的疾病。神经系统较常见的多基因遗传病有癫痫、偏头痛、脊柱裂、帕金森病和阿尔茨海默病等。

　　3. 染色体病　是由染色体数目或结构异常所致的一系列疾病或综合征。往往导致严重的精神发育迟缓和多种先天性发育异常。染色体异常可以通过显微镜直接观察到，如先天愚型患者体细胞中多了一个 21 号染色体。

4. 线粒体病　由线粒体 DNA 上的基因变异所致，随线粒体传递，为母系遗传，常见病有 Leber 视神经萎缩、线粒体肌病、线粒体脑肌病等。

【临床表现】

神经系统遗传病的临床症状具有多样性，包括共同性症状、特征性症状和非特异性症状。

1. 共同性症状　很多神经遗传病均具有的临床表现，如发病年龄早、进行性加重、家族性聚集，伴有认知、行为、发育异常及运动障碍，并可累及多器官。

2. 特征性症状　某些神经系统遗传病的特征性症状可以作为诊断依据或对诊断有重要提示，如角膜 K－F 环提示肝豆状核变性、眼底樱桃红斑提示黑矇性痴呆、皮肤牛奶咖啡斑提示神经纤维瘤病、面部血管纤维瘤提示结节性硬化症等。

3. 非特异性症状　即其他非神经遗传病也常有的症状，如肌张力异常、肌无力、肌萎缩和感觉异常等。

【诊断】

神经系统疾病的诊断既依赖于病史、症状、体征及常规辅助检查等一般诊断，又依赖于特殊的遗传学诊断手段，如系谱分析、染色体检查、DNA 和基因产物分析来提示和确定诊断。

1. 临床资料　包括年龄、性别、家系调查、疾病进展、特殊的症状和体征（如 K－F 环、皮肤咖啡牛奶斑等）及详细的神经系统体格检查。

2. 系谱分析　根据详细系谱图可以判定是否为遗传病，区分是单基因、多基因或线粒体遗传，显性或隐性遗传，根据有无遗传早现现象推测是否为动态突变病。

3. 常规检查　包括生化、病理、电生理和影像学检查等，对诊断和鉴别诊断十分重要。如肝豆状核变性患者血清铜和铜蓝蛋白水平降低、尿铜排泄增加；腓骨肌萎缩症病理学检查可以发现特征性改变，对某些神经遗传病具有确诊价值；结节性硬化症、脊髓小脑性共济失调影像学检查可以发现特定神经结构改变。

4. 遗传物质和基因产物检测　包括染色体检查、基因诊断和基因产物检测。

（1）染色体检查　可查出染色体数目异常和结构畸变，如先天愚型和性染色体疾病等。

（2）基因诊断　主要用于单基因遗传病，如假肥大型肌营养不良症，家族性肌萎缩侧索硬化症等的基因突变检测和连锁分析；其方法主要有 Southern 杂交法、聚合酶链反应（PCR）法和限制性酶切片长度多态性分析（RFLP），可直接检出 DNA 缺失、重复和点突变，以及是否带有致病基因。

（3）基因产物检测　主要针对已知基因产物的遗传病的特定蛋白进行分析，如假肥大型肌营养不良症患者，可用免疫组化法测定肌细胞膜的抗肌萎缩蛋白含量等。

【预防及治疗】

目前神经系统遗传病治疗方法不多，疗效不佳，因此预防工作显得特别重要。预防措施包括避免近亲结婚、遗传咨询、携带者检测、产前诊断和选择性人工流产等，防止患儿出生及预防遗传病。随着医学的发展，神经遗传病的治疗手段越来越多，如果能够早期诊断，及时治疗，可使症状减轻或缓解，如青霉胺等螯合剂帮助体内铜的排除以治疗肝豆状核变性、低苯丙氨奶粉和苯丙氨酸降氨酶治疗苯丙酮尿症等，其他治疗措施如神经营养药、饮食疗法、酶替代（如黏多糖Ⅰ型和Ⅱ型）、康复和手术等均有一定的疗效。目前，针对致病基因的基因治疗（gene therapy）正处在试验阶段，预期在不久的将来有望在遗传病的治疗方面发挥重要作用。

⇒ 案例引导

临床案例 患者，男，46 岁，因"行走不稳 4 年余，言语含糊 1 年余"入院。4 年前无明显诱因出现行走不稳，表现为直线行走不能，爬楼梯费劲，1 年前出现双手活动不灵活，言语含糊。既往体健，其母亲、姐姐和外祖母均有类似病史。查体可见双眼水平眼震、言语含糊，双上肢指鼻试验、双下肢跟膝胫试验欠准，快速轮替动作稍笨拙，行走呈宽基底步态，Romberg 征（＋），直线行走不能。实验室检查未见明显异常；头颅 MRI 提示小脑萎缩。

讨论 中年男性，慢性病程，主要表现为行走不稳、言语含糊，其母亲、姐姐和外祖母均有类似病史；查体可见双眼水平眼震、言语含糊，共济运动试验阳性；颅脑影像提示小脑萎缩，考虑为遗传性共济失调。

问题 患者的遗传性共济失调属于哪一种类型？该如何进行判断？

第二节　遗传性共济失调

遗传性共济失调（hereditary ataxia）是指由遗传因素所致的以共济失调为主要表现的一大类中枢神经系统变性疾病，其临床症状复杂、交错重叠，具有高度的遗传异质性，分类困难，具有世代相传的遗传背景、共济失调的临床表现及小脑损害为主的病理改变等三大特征。以共济运动失调、辨距不良为主要表现，可有构音障碍、眼球震颤、锥体束征、锥体外系征等表现，还可伴有骨骼畸形、皮肤病变等神经系统以外的表现。遗传形式主要呈常染色体显性遗传，也可见常染色体隐性遗传、X - 连锁遗传，散发病例也不少见。病理改变主要在小脑、脊髓、脑干，其他如大脑皮质、基底核、丘脑、脊神经节等均可受累。

根据遗传方式和致病基因及位点的不同进行分类，可分为：①常染色体显性遗传性小脑性共济失调，如脊髓小脑性共济失调；②常染色体隐性遗传性共济失调，如 Friedreich 型共济失调、共济失调 - 毛细血管扩张症；③性连锁遗传性共济失调；④伴有线粒体疾病的共济失调。

一、Friedreich 型共济失调

Friedreich 型共济失调（FRDA）是常染色体隐性遗传性共济失调中较常见的一种，由 Friedreich 在 1863 年首先报道，欧美地区发病率高。人群患病率为 2/10 万，本病通常在儿童期发病，主要临床特征是肢体进行性共济失调、腱反射消失、构音障碍、Babinski 征阳性、深感觉异常、脊柱侧凸、弓形足和心脏损害等。

【病因及发病机制】

FRDA 是 9 号染色体长臂（9q13 - 12.1）*FXN* 基因非编码区 GAA 三核苷酸重复序列异常扩增所致，正常 GAA 重复扩增 42 次以下，患者异常扩增（66～1700 次）形成异常螺旋结构可抑制基因转录。*FXN* 基因产物 frataxin 蛋白存在于脊髓、骨骼肌、心脏及肝等细胞线粒体内膜，可能参与调节线粒体内或细胞内铁的水平，铁硫蛋白的合成与组装、线粒体抗氧化作用等，其缺陷可导致线粒体功能障碍而发病。

【病理】

肉眼可见脊髓变细，以胸段为著。镜下可见脊髓后索、脊髓小脑束和皮质脊髓束变性，后根神经节和 Clark 柱神经细胞丢失；周围神经脱髓鞘，胶质增生；面神经、迷走神经、舌下神经核团核和传导束也变性萎缩；小脑皮层和齿状核及小脑脚受累较轻；多数患者心脏因心肌肥厚而扩大。

【临床表现】

通常 8～15 岁起病，偶见婴儿和 50 岁以后起病者，男女均可以受累。首发症状一般是进行性的步态共济失调，双下肢先受累，表现为行走不稳、步态蹒跚、左右摇晃、易于跌倒。症状明显时，可同时存在感觉性和小脑性共济失调，患者站立时足距增宽，左右摇晃，行走时摇摆不定，头部经常有震颤。数月或数年后可发展到双上肢共济失调，动作笨拙、取物不准和意向性震颤；常有言语不清或爆发性语言、视听力减退、反应迟钝。疾病后期可见轻度肌萎缩，括约肌功能通常不受累。患者智力一般正常，神经系统查体可有水平性眼球震颤，腱反射早期消失，跟膝胫试验和 Romberg 征阳性。下肢音叉振动觉减退是早期体征，后期可有巴宾斯基征阳性、屈肌痉挛、肌萎缩。可见弓形足和脊柱后侧凸畸形。约半数以上的患者可出现心肌病，是 FRDA 的一个突出特点，此外，也可伴有糖尿病或糖耐量异常。

【辅助检查】

1. 脑脊液 蛋白正常或轻度升高。

2. 电生理及超声检查 ①心电图可发现心室肥厚、T 波倒置、心律失常及传导阻滞；②超声心动图示对称性、向心性、肥厚型心肌病；③肌电图显示感觉神经传导速度减慢，运动神经传导速度正常或轻度减慢，视觉诱发电位异常。

3. 影像学检查 X 线片可以显示心脏大小和脊柱畸形；MRI 示脊髓变细、萎缩，小脑和脑干受累较少。

4. 病理检查 神经肌肉活检可见神经纤维脱髓鞘及轴突断裂。

5. 基因检查 DNA 测序分析可发现 *FRDA* 基因 1 号内含子的 GAA 重复大于 66 次。

【诊断】

儿童或少年期起病，逐渐从下肢向上肢发展，出现进行性共济失调症状，如步态不稳、运动笨拙，伴构音障碍，眼震，下肢振动觉、位置觉消失，膝踝反射消失和 Babinski 征阳性。MRI 显示脊髓萎缩，临床诊断不难。如有心脏损害、脊柱侧凸、弓形足、糖尿病及 *FRDA* 基因 GAA 异常扩增可确诊。

【鉴别诊断】

1. 维生素 E 缺乏引起的共济失调 该病为 2～25 岁起病，除有共济失调的症状外，没有构音障碍，头部震颤较明显，可通过检测血清中维生素 E 的水平进行诊断，维生素 E 治疗效果较好。

2. 共济失调－毛细血管扩张症 又称 Louis－Bar 综合征，多在婴幼儿起病，除共济失调、构音障碍、膝反射减弱、病理征阳性外，该病患者在 4～6 岁时结膜、眼睑、面颊相继出现毛细血管扩张。

3. 腓骨肌萎缩症 儿童或青春期起病，常有家族史，出现缓慢进展的对称性双下肢无力，以及"鹤腿"、足下垂、弓形足，但该病无明显的共济失调。

【治疗】

本病尚无特效治疗方法。应加强遗传咨询，开展产前诊断，减少疾病发生。药物上可给予维生素 B_1、维生素 B_{12}、辅酶 Q_{10} 及艾地苯醌，改善心肌和骨骼肌的生物能量代谢，延缓病程的进展。轻症者可给予支持疗法、对症处理和功能训练，有严重骨骼及其他畸形影响功能者可行矫正手术。

【预后】

本病预后不良。患者一般在症状出现的 5 年内不能独立行走，10～20 年内卧床，平均死亡年龄约 35 岁，大多数患者死于心律失常或充血性心力衰竭。

二、脊髓小脑性共济失调

脊髓小脑性共济失调（spinocerebellar ataxia，SCA）是一组最常见的遗传性共济失调，多于青少年期和中年期发病，呈常染色体显性遗传，具有明显的遗传异质性，各亚型的症状大体相似，但又各有特点。近年来大部分 SCA 亚型有明确的基因定位和克隆，共有 40 余种基因型，以 SCA3 最为常见。临床表现除小脑性共济失调外，可伴有眼球运动障碍、视神经萎缩、视网膜色素变性、锥体束征、锥体外系征、肌萎缩、周围神经病和痴呆等。

【病因及发病机制】

绝大多数 SCA 是由相应基因外显子区 CAG 拷贝数异常扩增，产生多聚谷氨酰胺所致。每一种亚型的致病基因位于不同的染色体，其大小及突变部位均不同。如 SCA3 的 CAG 突变位于第 10 号外显子，扩增后的拷贝数介于 61～89，正常人为 12～41。还有其他类型突变包括 CTG 三核苷酸（SCA8）和 AT-TCT 五核苷酸（SCA10）、GGCCTG 六核苷酸（SCA36）重复序列扩增，在许多病例中这种扩增片段的大小与病情严重有关，且 CAG 扩增次数越多发病年龄越早。此外，根据 SCA 各亚型之间临床表现的差异及病变部位和程度的不同，目前认为除了多聚谷氨酰胺毒性作用外，可能还有其他因素参与发病。

【病理】

主要表现为小脑、脑干和脊髓变性、萎缩。小脑以小脑半球和蚓部萎缩明显，脑干以脑桥及下橄榄核明显，脊髓的颈段和上胸段明显萎缩。镜下可见小脑皮质 Purkinje 细胞、颗粒细胞脱失，齿状核细胞也受累。橄榄核细胞、舌下神经核细胞变性脱失。脊髓 Clarke 柱细胞脱失，脊髓前角细胞也受累。不同 SCA 亚型有各自特点，如 SCA1 主要是小脑、脑干的神经元丢失，脊髓小脑束和后索受损，很少累及黑质、基底核及脊髓前角细胞；SCA2 以下橄榄核、脑桥、小脑损害为重；SCA3 主要损害脑桥和脊髓小脑束；SCA7 的特征是视网膜神经细胞变性。

【临床表现】

任何年龄均可发病，多在 30～40 岁隐袭起病，逐渐进展，无性别差异。首发症状多为走路摇晃、突然跌倒；随病情进展而出现双手笨拙，持物不准，伴有意向性震颤，言语含糊不清，可出现眼球震颤、痴呆和远端肌萎缩；查体可见共济失调、肌张力异常、腱反射亢进、病理征阳性、位置觉和振动觉减退等。

除了上述共同症状和体征外，每个亚型也具有各自的特点：SCA1 表现为眼肌麻痹，以上视不能较明显；SCA2 表现为腱反射减弱或消失，肌阵挛，眼球慢扫视较明显；SCA3 表现为锥体束和锥体外系受累的体征，肌萎缩、突眼、面肌纤颤、肌痉挛、凝视障碍及周围神经病；SCA4 表现为音叉振动觉、关节位置觉消失、针刺觉减退、跟腱反射消失；SCA5 表现为单纯小脑综合征；SCA6 早期出现大腿肌肉痉挛、眼球震颤、复视和位置性眩晕；SCA7 的特征性症状是视力减退或丧失，视网膜色素变性，心脏损害也较突出；SCA8 常在婴儿期起病，发音困难，行走不能，癫痫发作；SCA9 为共济失调伴癫痫发作；SCA10 表现为纯小脑性共济失调，可有全面性和（或）复杂部分性癫痫发作；SCA11 病程缓和，腱反射亢进；SCA12 早期有手臂震颤，晚期有痴呆；SCA13 儿童期发病，精神发育迟缓；SCA14 早期出现肌阵挛；SCA15 进展十分缓慢，除小脑性共济失调外，可伴有意向性震颤和凝视麻痹；SCA16 有明显头部震颤和共济失调；SCA17 有共济失调、运动迟缓、精神症状、认知功能障碍、舞蹈样动作和癫痫发作；SCA18 有共济失调、感觉障碍、肌无力和肌萎缩；SCA19 有共济失调、震颤、认知功能障碍、肌阵挛和腱反射减弱；SCA20 有共济失调、构音障碍、上腭震颤、运动迟缓和齿状核钙沉着；SCA21 在儿童期即可出现轻度的小脑性共济失调，在青少年期则主要表现为轻度的锥体外系症状和轻度认知功能障碍；SCA22 共济失调、延髓麻痹、慢眼运动、腱反射消失；SCA23 为单纯性肢体共济失调，可伴有周围神经病和构音障碍；SCA25 除有共济失调外，还有感觉神经病、腱反射减弱、视力减退、面部抽搐、尿急和消化道症状；SCA27 早期可出现双手震颤，并在紧张和活动后加重；SCA28 的眼慢扫视运动和眼外肌麻痪较明显；SCA29 在婴儿期即可出现运动发育迟缓和轻度认知功能障碍，随后可缓慢出现共济失调，可伴有眼震、构音障碍和震颤；SCA30 可有共济失调、蹒跚步态，伴有轻中度的构音障碍，病情较轻，进展慢；SCA31 为单纯小脑共济失调，肌张力降低，水平凝视有眼震；SCA32 可有共济失调并伴有多种精神障碍，男性可出现精子缺乏症；SCA34 在儿童期多伴有红细胞增多症和皮肤角化病，而在 40 岁或 50 岁左右才开始出现小脑共济失调症状；SCA35 以小脑共济失调症状为主，常伴有上肢不自主运动和斜颈；SCA36 为成年起病，步态共济失调，眼球运动异常，舌肌纤颤，并伴有上运动神经元的症状；SCA37 早期出现眼球垂直运动异常是该型的典型临床症状，并多伴随眼球水平运动异常，成年期开始逐渐出现步态不稳，走路易跌和构音障碍，影像学检查可有小脑萎缩；SCA38 成年期缓慢逐渐加重的步态共济失调并伴有眼球震颤；SCA40 为共济失调，伴有宽基底步态、辨距不良、意向性震颤、轮替运动障碍及腱反射亢进。

> ⊕ 知识链接
>
> ### 脊髓小脑性共济失调的遗传早现现象
>
> 脊髓小脑性共济失调是高度遗传异质性疾病，临床症状复杂，各亚型的症状相似，交叉重叠。这类疾病具有遗传早现现象，即在同一 SCA 家系中发病年龄逐代提前，症状逐代加重，是 SCA 非常突出的表现。

【辅助检查】

CT 或 MRI 显示明显的小脑和脑干萎缩；尤其是脑桥和小脑中脚萎缩，部分伴有大脑萎缩。脑干诱发电位可异常，肌电图提示周围神经损害。基因检测可确定 SCA 不同基因亚型。

【诊断及鉴别诊断】

根据隐袭发病、缓慢进行的小脑共济失调，有构音障碍、锥体束征等典型共同症状，以及伴眼肌麻痹、锥体外系症状及视网膜色素变性等表现，结合 MRI 检查发现小脑、脑干萎缩，并排除其他累及小脑和脑干的疾病，可临床确诊。虽然各亚型具有特征性症状，但临床上仅根据症状体征确诊为某一亚型仍不准确（SCA7 除外），故 SCA 分型必须依靠基因检测。

散发病例应注意与多发性硬化、多系统萎缩、感染及中毒引起的共济失调鉴别。

【治疗】

目前本病尚无特异性治疗方法，主要是对症治疗。应用金刚烷胺可以改善共济失调症状，左旋多巴可以缓解强直等锥体外系症状。康复训练、物理治疗及辅助行走可能有助于改善生活质量。预防措施主要是做好遗传咨询工作。

【预后】

对症治疗不能改变病程的进展，故预后不良。

　　临床案例　患者，男，14 岁，因"双下肢僵硬无力 10 年"入院。10 年前无明显诱因出现双下肢僵硬无力，表现为行走姿势异常、双腿内收，症状逐渐加重，走路时易摔倒，无肌肉酸痛、吞咽困难等表现，大小便功能正常。既往体健，其妹妹有类似病史。查体：双下肢肌力正常，肌张力增高，双侧膝反射、跟腱反射亢进（＋＋＋＋），双侧 Babinski 征阳性，双侧 Chaddock 征阳性，双侧踝阵挛、髌阵挛阳性。实验室检查未见明显异常；颅脑、颈椎、胸椎、腰椎 MRI 平扫：胸髓萎缩，余未见明显异常。

　　讨论　青少年男性，儿童期起病，以双下肢僵硬为主，症状呈进行性加重，双下肢腱反射亢进，病理征阳性；血清维生素 B$_{12}$、叶酸、同型半胱氨酸、HIV、梅毒无明显异常，颅脑影像提示胸髓萎缩，考虑为痉挛性截瘫，遗传可能性大。

　　问题　后续该如何进行基因分型，治疗措施有哪些？

第三节　遗传性痉挛性截瘫 📱微课1

　　遗传性痉挛性截瘫（hereditary spastic paraplegia，HSP）又称家族性痉挛性截瘫，是一种遗传性的神经系统变性疾病，主要表现为一组以双下肢进行性肌张力增高、肌无力和剪刀步态为特征的具有明显遗传异质性的综合征，有常染色体显性、隐性和 X 连锁隐性三种遗传方式。患病率为（2 ~ 10）/10 万。

【病因及发病机制】

　　HSP 可呈常染色体显性遗传、常染色体隐性遗传或 X 连锁遗传，以点突变居多，缺失、插入突变和动态突变少见。本病具有高度遗传异质性，目前已发现 87 个致病基因或区域，按发现时间顺序依次命名为 SPG1 ~ SPG87，部分基因已被克隆。常染色体显性遗传性单纯型 HSP 中，SPG4、SPG3A、SPG6 占了大多数；常染色体隐性遗传性 HSP 与 SPG5、SPG7、FALDH 有关；X 连锁隐性遗传性 HSP 少见，与 SPG1、SPG2 有关。本病发病机制未明，疾病基因功能研究提示线粒体功能障碍可能是某些遗传性痉挛性截瘫的发病原因，也有学者推测可能由皮质脊髓束和脊髓小脑束轴索的轴浆氧化代谢障碍所致。

【病理】

　　病理改变主要表现在脊髓中的双侧皮质脊髓束的轴索变性和脱髓鞘，以胸髓最为明显，皮质脊髓前束损害较轻，脊髓小脑束、薄束也有不同程度病变，脊髓前角、基底核、小脑、脑干、视神经也可受累。PGN 基因突变所致 SPG7 的患者的肌肉活检可发现有破碎肌纤维。

【临床表现】

　　本病可于任何年龄发病，多为儿童或青年期发病，男性较女性多见。主要特征是缓慢进行性双下肢痉挛性截瘫，剪刀步态。按 Harding 的分型方法，遗传性痉挛性截瘫又可分为单纯型和复杂型。单纯型主要表现为痉挛性截瘫，而复杂型常伴有其他神经系统症状体征。少数患者开始表现为单纯型，数十年后出现脊髓外损害表现，对只有单一患者的家系不应过早分型。

　　1. 单纯型　较多见，主要为逐渐进展的双下肢痉挛性截瘫，病初双下肢僵硬，走路易跌，上楼困难，查体检可见下肢肌张力增高，剪刀步态，腱反射亢进，有病理反射。多数患者有弓形足或空凹足。随着病情进展双上肢也可出现锥体束征，表现为双手僵硬，动作笨拙，疾病晚期有些患者会出现感觉障碍和尿失禁等括约肌功能障碍。

2. 复杂型 复杂型为除上述痉挛性截瘫临床症状，还有各种脊髓外损害的表现。如不同程度的肌肉萎缩、智力低下、共济失调、多发性神经病、视神经萎缩、视网膜色素变性、听力障碍、癫痫、锥体外系症状等。根据合并的症状不同，构成很多综合征和亚型，常见的复杂型 HSP 亚型如下。

（1）Ferguson – Critchley 综合征 常染色体显性遗传，表现为遗传性痉挛性截瘫伴有锥体外系症状。临床特点为中年起病，表现为四肢僵硬，不自主运动，面部表情少，构音障碍、情感障碍、病态哭笑，或有前冲步态。此外还有水平性眼震，侧向及垂直运动受限，假性眼肌麻痹，双下肢远端深感觉减退，浅感觉正常或略减退。

（2）Kjellin 综合征 常染色体隐性遗传，一般于 25 岁左右发生痉挛性截瘫，智能减退，双手和腿部的小肌肉进行性萎缩，并且可出现中心性视网膜变性。

（3）Troyer 综合征 常染色体隐性遗传，多于儿童早期发病，主要表现痉挛性截瘫伴有远端肌肉萎缩，身材短小，部分病例有不自主苦笑，构音障碍，也可以合并轻度小脑体征、手足徐动症和耳聋。

（4）Sjögren – Larsson 综合征 常染色体隐性遗传，在婴儿期出现精神发育迟滞、痉挛性截瘫和鱼鳞病，约有 1/3 患者有视网膜色素变性。

（5）Mast 综合征 常染色体隐性遗传，11～20 岁发病，表现为痉挛性截瘫伴早老性痴呆，暴发性语言，面具脸，手足徐动，共济失调。

（6）Behr 综合征 常染色体隐性遗传，10 岁前逐渐出现视神经萎缩，视力下降，后期出现双下肢轻度痉挛，上肢轻度共济失调和眼球震颤，部分患者可有膀胱括约肌功能障碍和轻度智力下降。

（7）Charlevoix – Sageunay 综合征 常染色体隐性遗传，多在幼儿发病，表现为痉挛性截瘫，伴有共济失调、智力低下、二尖瓣脱垂、双手肌肉萎缩、尿失禁。

⊕ **知识链接**

遗传性痉挛性截瘫伴胼胝体发育不良

遗传性痉挛性截瘫伴胼胝体发育不良是一种常染色体隐性遗传的复杂型 HSP，临床少见，具有以下临床特征：①发病年龄 10～20 岁；②符合常染色体隐性遗传；③临床表现痉挛性截瘫和智能低下；④可合并共济失调、自主神经功能障碍、上肢锥体束征、肌肉萎缩、锥体外系等症状；⑤头部 MRI 表现为胼胝体变薄，可同时合并半球萎缩、脑室扩大、下丘脑体积变小，脊髓 MRI 可见脊髓萎缩。

【辅助检查】

1. 脑脊液检查 脑脊液正常或蛋白轻度增高。

2. 影像学检查 一般无异常，有报道头颅 MRI 可见胼胝体发育不良。

3. 电生理检查 大多数患者的周围神经传导速度正常，下肢感觉诱发电位消失，波幅降低，上肢大多正常。约 2/3 患者下肢体感诱发电位（SSEPs）波幅和传导速度显著下降，少数患者上肢 SSEPs 也有异常。大部分患者视觉诱发电位（VEP）和脑干听觉诱发电位（BAEP）正常，但也有报道约 1/5 患者 P100 潜伏期延长，约 1/2 患者 I～V 各波潜伏期延长，波幅降低。

【诊断】

根据家族史、儿童期发病、缓慢进行性双下肢痉挛性截瘫，伴有下肢远端轻度振动觉减退、视神经萎缩、视网膜色素变性、锥体外系症状、共济失调、肌肉萎缩、痴呆、皮肤病变等症状，排除其他疾病可以诊断；根据是否伴有其他症状，进一步分为单纯型和复杂型，也可根据基因诊断分型。

【鉴别诊断】

由于 HSP 只占痉挛性截瘫的很少一部分，故临床上对痉挛性截瘫患者首先排除多发性硬化、脊髓型颈椎病、Amold - Chiari 畸形、脊髓压迫症等常见原因，另外还应特别与脑性瘫痪、原发性侧索硬化相鉴别。

1. 脑性瘫痪 围生期常有宫内窘迫、难产、窒息、早产等特殊病史，出生时即有症状，病情随年龄增大而稳定或略有好转，常有精神发育迟滞和眼外肌麻痹，很少有家族史，常无弓形足，头颅 CT 和 MRI 常有脑萎缩表现。

2. 原发性侧索硬化 因有双下肢肌张力增高、腱反射亢进和病理反射阳性而需与遗传性痉挛性截瘫鉴别，但原发性侧索硬化症多在中年发病，大多无家族史，无弓形足、症状相对发展较快，表现为上、下神经元损害所致的肌无力、肌萎缩、延髓麻痹及锥体束征，无感觉障碍，肌电图呈神经源性损害。

【治疗】

目前尚无特殊的治疗方法，主要是对症处理。巴氯芬和苯二氮䓬类药物可以诱导肌肉松弛，物理疗法可以改善肌力，减少肌肉萎缩程度，预防肌肉痉挛。

【预后】

预后不良。

第四节　腓骨肌萎缩症

腓骨肌萎缩症（Charcot - Marie - Tooth，CMT），又称遗传性运动感觉性周围神经病（hereditary motor and sensory neuropathy，HMSN），是一种最常见的遗传性周围神经病，患病率约为 1/2 500。遗传方式主要是常染色体显性遗传，也可为常染色体隐性、X 性连锁显性遗传和 X 性连锁隐性遗传。主要的临床表现为青少年发病，呈慢性进行性的对称性四肢远端肌无力及肌萎缩，以腓骨肌及足部肌肉萎缩最明显，典型者可出现"鹤腿"及"弓形足"，伴有轻到中度感觉减退及腱反射减弱。

【病因及发病机制】

CMT 的病因为各亚型特异基因的重复突变或点突变。不同的亚型有不同的基因位点和发病机制。目前，分子生物学研究已经发现了近 40 个不同的 CMT 致病基因，其中 20 多个致病基因已被克隆。基因的突变通过导致髓鞘脱失和轴索变性而致病。如 *CMT*1A 占 CMT1 型的 71%，致病基因 *PMP22* 位于染色体 17p11.2 - 12，该基因编码 22kD 的周围神经髓鞘蛋白 22（peripheral myelinic protein 22，PMP22），重复突变导致 *PMP22* 基因过度表达，引起髓鞘脱失（节段性脱髓鞘）和髓鞘再生（洋葱球样结构）。CMT1B 的致病基因 *MPZ* 位于染色体 1q22 - 23，该基因编码周围神经髓鞘蛋白零（peripheral myelin protein zero，PMP0），*MPZ* 基因突变可使 PMP0 蛋白的减少而导致髓鞘的形成障碍和施万细胞的增殖失调。

【临床分型】

根据其电生理及病理特点通常将 CMT 分为脱髓鞘型（CMT1）和轴索变性型（CMT2）。基因定位后进一步将 CMT1 型分为不同的亚型，如 1A、1B、1C 和 1D 等亚型，CMT2 型分为 2A、2B、2C 和 2D 等亚型。临床上以 CMT1A 型最常见。

⊕ **知识链接**

CMT 的其他分型

　　CMT 的分型还有 CMT3、CMT4、CMTX 等较罕见的类型。CMT3 为婴儿期起病的严重脱髓鞘性 CMT；大部分隐性遗传性 CMT 归为 CMT4；CMTX 型，占 CMT 的 10% ~20%，主要为 X - 连锁遗传。

【病理】

　　CMT 周围神经的病理表现为轴突和髓鞘均受累，远端重于近端。CMT1 型的神经纤维呈对称性节段性脱髓鞘，部分髓鞘再生，施万细胞和成纤维细胞增生形成 "洋葱球样" 结构。CMT2 型主要表现为轴突变性和有髓纤维慢性进行性减少，前角细胞数量轻度减少，运动感觉传导速度改变不明显，累及后根纤维时薄束比楔束变性严重，自主神经保持相对完整。

【临床表现】

　　CMT1 型多儿童晚期或青春期起病，CMT2 型发病较晚，中年起病。以慢性进行性的对称性四肢远端肌无力及肌萎缩，感觉障碍，腱反射减弱或消失。病程进展缓慢，临床表现的严重程度差异较大。部分患者可无肌无力及肌萎缩，仅有弓形足，甚至完全无临床症状。肌无力及肌萎缩早期自足、下肢开始，且以趾长伸肌、腓骨肌、足固有肌及踇长伸肌等伸肌受累，屈肌基本正常。患者可出现足下垂，产生马蹄内翻足和爪形趾、锤状趾畸形，常伴有弓形足，行走时可呈跨阈步态。当累及小腿肌肉和大腿的下 1/3 肌肉时，形似鹤腿，若大腿下部肌肉受累形似 "倒立的香槟酒瓶" 状，受累的肢体腱反射减低或消失。后期肌无力和肌萎缩可波及手肌和前臂肌，表现为从事精细运动（如解纽扣）困难，可出现爪形手。CMT 肌肉萎缩很少波及肘以上部分或大腿的中上 1/3 部分。其感觉障碍表现为深浅感觉减退，从肢体远端开始，呈手套、袜套样分布。一般自主神经和脑神经不受累，部分患者可伴有视神经萎缩、视网膜变性、眼震、眼肌麻痹、神经性耳聋、共济失调和肢体震颤等。

【辅助检查】

　　1. 神经电生理检查　肌电图示运动单位电位波幅下降，有纤颤或束颤电位，远端潜伏期延长，呈神经源性损害，多数患者的感觉电位消失。神经传导速度对分型至关重要：CMT1 型患者神经电生理检查可见运动和感觉神经传导速度（nerve conduction velocity，NCV）明显下降，NCV < 38m/s（正常高于 40 ~ 45m/s）；CMT2 型髓鞘相对保留，NCV 正常或接近正常。

　　2. 肌肉及神经活检　肌活检为神经源性肌萎缩。神经活检 CMT1 型的周围神经改变主要是脱髓鞘和施万细胞增生形成 "洋葱头" 样改变；CMT2 型主要是轴突变性。

　　3. 脑脊液　细胞数通常正常，少数病例蛋白含量增高。血清肌酶正常或轻度升高。

　　4. 基因检测　遗传学检查有助于疾病的诊断和分型。

【诊断】

　　根据儿童或青春期起病，常有家族史，出现缓慢进展的对称性双下肢无力，以及 "鹤腿"、足下垂、弓形足，腱反射减弱或消失，常伴有感觉障碍；肌电图提示周围神经运动传导速度减慢；神经活检显示 "洋葱头" 样改变，或轴索变性及神经源性肌萎缩；结合基因检测可以确诊。

【鉴别诊断】

　　1. 远端型肌营养不良　四肢远端逐渐向上发展的肌无力、肌萎缩，但多成年期发病，肌电图呈肌源性改变，运动神经传导速度正常等可鉴别。

2. **家族性淀粉样多神经病** 也是一种常染色体显性遗传的多神经病，通常在 20 ~ 45 岁起病，以下肢感觉障碍和自主神经功能障碍为早期特征，需借助神经活检或 DNA 分析加以鉴别。

3. **进行性远端型脊肌萎缩症** 该病的肌萎缩分布和病程类似 CMT 病，肌电图上可见到广泛的纤颤、束颤和巨大动作电位等前角细胞损害表现，无感觉传导障碍可与 CMT 鉴别。

4. **慢性炎症性脱髓鞘性多发性神经病（CIDP）** 进展相对较快，脑脊液中蛋白含量增加而细胞数正常，激素治疗有效，无弓形足、"鹤腿"表现，肌电图表现复合肌肉动作电位时限增宽或神经传导阻滞。

【治疗】

目前尚无特殊治疗，主要是对症治疗和支持疗法，出现垂足或足畸形可穿着矫形鞋。针灸理疗、按摩等康复训练有助于较少肌肉萎缩程度。

【预后】

因病程进展缓慢，大多数患者发病仍可存活数十年，预后良好。

第五节 神经皮肤综合征

神经皮肤综合征（neurocutaneous syndrome）是指源于外胚层组织的器官发育异常而引起的遗传疾病。病变累及神经系统、皮肤和眼，还可累及中胚层、内胚层的器官如心、肺、骨、肾和胃肠等。临床特点为多系统、多器官受损。以结节性硬化、神经纤维瘤和脑面血管瘤病多见。

一、结节性硬化症

结节性硬化症（tuberous sclerosis，TS）又称 Bourneville 病，发病率为 1/10 万，患病率为 5/10 万，男女之比约为 2∶1。主要临床特征是面部皮肤损害、癫痫发作和智能减退。

【病因及发病机制】

本病常为常染色体显性遗传，为结节性硬化症基因点突变导致，可见散发病例。基因定位于 9q34、16p13.3、12q、11q23。其基因产物为错构瘤蛋白（hamartin）和结节蛋白（tuberin），起到调节细胞和分化增殖的作用，基因突变时破坏 hamartin 和 tuberin，从而导致外胚层、中胚层和内胚层细胞异常分化和增殖而形成错构瘤。现认为 *TS* 基因是一种肿瘤抑制基因。

【病理】

病理改变为神经胶质增生性硬化结节，广泛发生于大脑皮质、白质、基底核和室管膜下。以额叶多见，数目及大小不一，常伴有钙质沉积，可有易位症及血管增生等特征。影像上特有的"烛泪"征，若脑室管膜下巨细胞星形细胞瘤阻塞室间孔、第三脑室等可引起脑积水和颅内压增高。显微镜下，这些结节是由肥大的纤维性星形细胞交织排列构成。皮肤改变主要是皮脂腺瘤，由皮肤神经末梢、增生的结缔组织和血管组成。眼部可见视网膜上的晶状体瘤，为神经元和胶质细胞所构成。心、肝、肾、肺等器官也可发生错构瘤、囊性变和骨质硬化。

【临床表现】

多在儿童期发病，男性多于女性。以面部皮肤损害、癫痫发作和智能减退为典型临床表现。

1. **皮肤损害** 口鼻三角区皮脂腺瘤是特征性症状，呈粉红色或淡棕色表面光滑的蜡样丘疹（图 18-1）。

90%在4岁前出现，随年龄增长丘疹逐渐增大，青春期后融合成片。85%的患者出生后就有3个以上1mm长树叶形色素脱失斑，常分布躯干四肢（图18-2）。约20%的患者可出现明显的鲨鱼皮样斑，常见于腰骶部，呈肉样颜色，粗糙，略高于皮肤，为结缔组织增生所致，具有诊断价值。

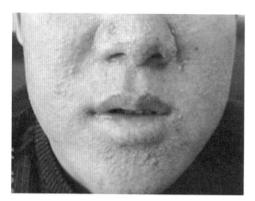

图18-1　结节性硬化症的三角区皮脂腺瘤

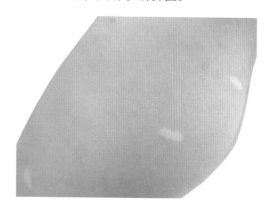

图18-2　结节性硬化的色素脱失斑

2. 神经系统损害

（1）癫痫　70%~90%患者有癫痫发作。在皮损和颅内钙化之前即可出现。发作形式多样，开始可为婴儿痉挛，逐渐发展为全面性、单纯部分性和复杂部分性发作，频繁发作者多有违拗、固执和呆滞等性格改变。

（2）智能减退　智能减退多呈进行性加重，常伴有情绪不稳、行为幼稚、易冲动和思维紊乱等精神症状，但也有始终不出现智能减退的病例。智能减退者几乎都伴有癫痫发作。

（3）极少数患者因室管膜下小结节阻塞脑脊液通路，或并发脑室内星形细胞瘤而阻塞室间孔引起颅压增高，有神经系统阳性体征，如单瘫、偏瘫或锥体外系症状等。

3. 其他脏器的损害　50%患者有视网膜和视神经胶质瘤。骨骼系统可有骨质硬化及囊性病变，牙釉质上多发性的小凹，牙龈纤维瘤，少数合并脊柱裂、多趾（指）畸形和髋关节先天性脱臼。内脏损害以肾肿瘤最多见，其次为心脏横纹肌瘤、肺淋巴管平滑肌瘤和甲状腺癌等。

【辅助检查】

1. 影像学检查　头颅平片可见脑内结节性钙化和因巨脑回畸形而导致的巨脑回压迹；头颅CT及MRI检查于侧脑室、皮质可见结节和钙化及血管发育异常（图18-3），亦可显示室管膜下巨细胞星形细胞瘤。对白质损害MRI较CT敏感。

2. 脑电图检查　有婴儿痉挛发作者可见高幅失律脑电图，合并其他类型发作者亦有相应的痫性放电。

【诊断及鉴别诊断】

儿童或成人出现典型的皮脂腺瘤、癫痫发作和智能减退三联征，结合遗传家族史，即可作出临床诊断。婴儿期出现3个以上皮肤色素脱失斑、鲨鱼皮斑、视网膜胶质瘤、皮质结节、室管膜下结节、室管膜下巨细胞星形细胞瘤、心脏横纹肌瘤、肾脏肿瘤的存在均有助于诊断。需与其他症状性癫痫以及原发性癫痫相鉴别，主要依据是本病的典型临床表现及影像学改变。应注意与神经纤维瘤病相鉴别，后者也累及皮肤、神

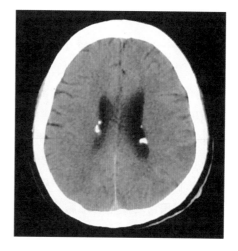

图18-3　头部CT可见侧脑室室管膜下钙化

经系统和视网膜。

【治疗】

西罗莫司（sirolimus）可用于结节性硬化症相关的肾脏血管肌脂瘤、脑室管膜下巨细胞星形细胞瘤及肺淋巴管平滑肌瘤的治疗。针对癫痫发作，给予抗癫痫药物治疗。若局灶性巨大脑回、脑室管膜下巨细胞星形细胞瘤引起阻塞性脑积水或有明显的占位效应时，可考虑手术治疗。面部皮脂腺瘤可采用液氮冷冻或移动式接触冷冻法，也可用电灼法等美容治疗。

二、神经纤维瘤病

神经纤维瘤病（neurofibromatosis，NF）为源于神经嵴细胞发育异常导致的多系统损害的常染色体显性遗传病。最主要的两个临床表现是皮肤牛奶咖啡斑和多发的神经纤维瘤。根据临床表现和基因定位，目前最常见的两种神经纤维瘤病是Ⅰ型（NFⅠ）和Ⅱ型（NFⅡ）。NFⅠ由 von Recklinghausen（1882年）首次描述，主要特征为皮肤牛奶咖啡斑和周围神经多发性神经纤维瘤，外显率高，基因定位于染色体17q112；NFⅡ又称中枢神经纤维瘤或双侧听神经瘤病，临床主要表现双侧听神经瘤，皮肤改变很轻，基因位于染色体22q12。

【病因及发病机制】

NF1基因定位于染色体17q11.2区域，基因产物为神经纤维肽，与鸟苷三磷酸酶激活蛋白有高度同源性，具有调控细胞增殖与分化的功能。NF2基因定位于22q12染色体区域，基因产物为merlin，与某些细胞骨架蛋白有高度同源性，参与多种细胞活动功能，影响细胞生长调控。这两个基因的产物是肿瘤抑制因子，当NF1、2基因出现易位、缺失、重排或点突变，导致来源于神经嵴的细胞成分如施万细胞、黑色素细胞、神经内膜的成纤维细胞以及皮肤和神经的细胞在多个部位过度增殖，黑色素细胞功能异常而致病。

【病理】

主要特点是外胚层神经组织发育不良、过度增生和肿瘤形成。NFⅠ神经纤维瘤好发于周围神经远端、脊神经根，尤其是马尾，脑神经多见于前庭蜗神经、视神经和三叉神经。脊髓肿瘤包括室管膜瘤和星形胶质细胞瘤，颅内肿瘤最常见为脑胶质细胞瘤，肿瘤大小不等，镜下可见成梭形细胞排列，细胞核似栅栏状。皮肤或皮下神经纤维瘤多位于真皮或皮下组织，无胞膜，皮肤色素斑由表皮基底细胞层内黑色素沉积所致。NFⅡ多见于双侧听神经瘤和多发性脑膜瘤，瘤细胞排列松散，巨核细胞常见。

【临床表现】

发病年龄多在儿童期（NFⅠ型）或青、中年期（NFⅡ型）。

1. 皮肤症状　皮肤牛奶咖啡斑是具有诊断性的临床表现。通常好发于躯干，随年龄增长有增多、扩大的趋势。形状大小不一，边缘不整，不凸于皮面，皮肤牛奶咖啡斑数量在6个以上，青春期前直径>5mm，青春期后直径>15mm，对NFⅠ具有诊断价值。此外，腋窝、腹股沟及乳房的雀斑也是特征之一。大而黑的色素沉着常伴有下面簇状神经纤维瘤，如果位于中线提示有脊髓肿瘤。

2. 多发性神经纤维瘤　于儿童后期出现。皮肤纤维瘤和纤维软瘤主要分布于躯干、面部，也可累及四肢。数目不定，大小不等，沿神经分布，扪之硬结感，有压痛、放射痛或感觉异常，随年龄增加，数量增多。丛状神经纤维瘤是神经干及其分支的弥漫性神经纤维瘤，常伴有皮肤和皮下组织的大量增生而引起皮肤色素斑由表皮基底细胞内黑色素沉积所致该区域或肢体弥漫性肥大，称神经纤维瘤性象皮病，其诊断价值极高。

3. 神经系统症状　约有50%的患者有神经系统症状，主要是由于周围、中枢神经系统的神经纤维瘤等肿瘤压迫所引起的疼痛、肢体活动障碍等症状；其次为胶质增生、血管增生和骨骼畸形所致。

（1）周围神经肿瘤　周围神经均可受累，以马尾好发，肿瘤沿神经干分布呈串珠状，一般无明显症状，如肿瘤快速生长或剧烈疼痛可能为恶变。

（2）椎管内肿瘤　脊髓任何平面均可发生单个或多个神经纤维瘤、脊膜瘤等，尚可合并脊柱畸形、脊髓膨出和脊髓空洞症等。

（3）颅内肿瘤　一侧或两侧听神经瘤最常见，视神经、三叉神经及后组脑神经均可发生；尚可合并多发性脑膜瘤、神经胶质瘤、脑室管膜瘤、脑膜膨出及脑积水等。

此外，也可引起颅内压增高、脑积水、癫痫、智力障碍、脊髓压迫症状。NFⅠ型中，视神经胶质瘤引起进行性视力丧失、视神经萎缩、眼球突出等；NFⅡ型中，听神经纤维瘤表现听力丧失、耳鸣、眩晕等。

4. 眼部症状　裂隙灯下见虹膜上粟粒状、棕黄色圆形小结节，此为 Lisch 结节，又称虹膜错构瘤，可随年龄增大而增多，为本病的特征表现之一。眼底可见灰白色肿瘤，约15%患者有视神经胶质瘤，常可致视神经萎缩和视力丧失。

5. 骨骼改变　包括先天骨发育异常和肿瘤直接压迫两类。前者较常见，包括脊柱侧凸伴或不伴有后凸、颅骨不对称、缺损和凹陷等；后者所造成骨骼改变，如听神经瘤引起内听道扩大、脊神经瘤引起椎间孔扩大、骨质破坏、长骨、面骨和胸骨过度生长、肢体长骨骨质增生、骨干弯曲和假关节形成也较常见。

6. 其他症状　NFⅠ可以出现高血压，此时应注意是否合并有肾上腺嗜铬细胞瘤或肾动脉狭窄。也可合并脑血管损害如脑血管扩张、狭窄，如 Moyamoya 病或动脉瘤等。NFⅡ的主要特征是双侧听神经瘤，并常合并青少年后囊下晶状体浑浊、脑脊膜瘤、脊索后根神经鞘瘤及星形细胞瘤。

【辅助检查】

X 线平片可发现各种骨骼畸形。椎管造影、CT 及 MRI 可发现中枢神经系统肿瘤。脑干听觉诱发电位对听神经瘤有较大诊断价值。皮肤、皮下结节或神经干包块的活检可确诊。基因分析可确定 NFⅠ和 NFⅡ的突变类型。

【诊断及鉴别诊断】

美国 NIH（1987 年）制定的 NFI 诊断标准：①6 个或 6 个以上皮肤牛奶咖啡斑，在青春期前最大直径大于 5mm，青春期后大于 15mm；②腋窝和腹股沟区雀斑；③2 个或 2 个以上神经纤维瘤或丛状神经纤维瘤；④视神经胶质瘤；⑤一级亲属中有 NFI 患者；⑥2 个或 2 个以上 Lisch 结节；⑦骨损害。

NFⅡ诊断标准：①影像学确诊为双侧听神经瘤；②一级亲属患 NFⅡ伴一侧听神经瘤，或伴发下列肿瘤中的两种，包括神经纤维瘤、脑脊膜瘤、胶质瘤、施万细胞瘤；③青少年后囊下晶状体浑浊。

应注意与结节性硬化、脊髓空洞症、脑干胶质瘤、脑膜瘤、脊髓血管病、骨纤维结构不良综合征和局部软组织蔓状血管瘤进行鉴别。

【治疗及预后】

目前无特殊治疗。对于视神经瘤、听神经瘤等颅内及椎管内肿瘤宜手术治疗，解除压迫。癫痫发作者可用药物治疗。一般预后良好。

三、脑面血管瘤病

脑面血管瘤病（encephalo‑facial angiomatosis）又称脑三叉神经血管病或 Sturge‑Weber 综合征，是以一侧面部三叉神经分布区不规则血管痣和颅内血管瘤病为主要特征，可伴有对侧局限性抽搐、偏瘫，同侧颅内钙化、眼球突出或青光眼、癫痫发作和智能减退的一种先天性疾病。发病率为 2/10 万，多为散发病例，部分为常染色体显性或隐性遗传。

【病因及发病机制】

病因和发病机制尚不明确。其发病机制可能为先天性外、中胚层发育障碍，所致血管的结构和功能异常、血管的神经支配异常和血管活性因子的表达异常。与神经纤维瘤病、结节性硬化同属斑痣性错构瘤病或母斑病。

【病理】

神经系统的病理改变主要是软脑膜血管瘤和毛细血管畸形，静脉内皮细胞增生，病变处脑膜增厚，最常见于枕叶，与皮肤血管痣同侧。血管下的脑皮层萎缩和钙化是该病的特征，镜下可见神经元缺失，胶质增生，钙质沉着。皮肤改变为毛细血管扩张，而非真正的血管瘤。

【临床表现】

1. 皮肤改变　面部血管痣，出生即有，呈暗红色或红葡萄酒色，扁平状，边缘清楚，压之不褪色（图 18 - 4）。常沿三叉神经第 Ⅰ 支范围分布，也可波及第 Ⅱ、Ⅲ 支。严重者可蔓延至对侧面部、颈部和躯干，少数可见于口腔黏膜。皮肤病变的范围并不能反映神经系统损害的程度。

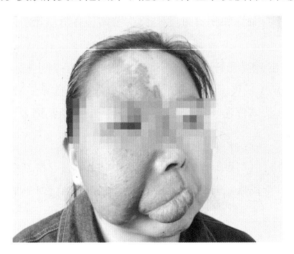

图 18 - 4　脑面血管瘤病的面部血管痣

2. 神经系统症状　约 90% 患者有癫痫发作，多为血管痣对侧肢体局限性抽搐，可见全身大发作和复杂部分性发作，发作后可遗有 Todd 瘫痪。30% ~ 50% 患者表现血管痣对侧偏瘫、偏盲、偏侧感觉障碍及偏侧肢体萎缩。智能障碍的程度各不一样，主要表现为注意力减退、记忆力下降、语言障碍、行为改变和智能减退。

3. 眼部症状　可出现突眼和青光眼，有时可伴有角膜血管翳、视网膜血管瘤、视力减退、视神经萎缩、脉络膜血管瘤、视网膜血管怒张、晶状体浑浊或移位以及视网膜剥离等。当枕叶受累时患者出现同向性偏盲。这些改变可以是先天性的，也可以是血管瘤压迫的结果。

【辅助检查】

1. 影像学检查　头颅 X 线平片可显示颅内钙化影，呈脑回状、线状、树枝状、双轨状，其中与脑表面外形一致的双轨状是特征性改变。头颅 CT 平扫可见团块状混杂密度病灶，边缘不清，可有钙化影，局部脑萎缩，增强扫描可见异常血管强化影（图 18 - 5）。头颅 MRI 可以发现皮质萎缩、软脑膜血管瘤、静脉窦闭塞和脉络膜静脉扩张。

2. 脑电图检查　受累半球波幅低，α 波减少或消失，弥散性慢波活动，可见棘波、尖波，这与颅内

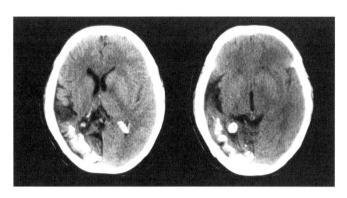

图 18-5　脑面血管瘤的头部 CT 表现

头颅 CT 平扫可见右侧顶、枕叶大片状混杂密度病灶，边缘不清，可见钙化影，局部脑萎缩

钙化的程度一致。

【诊断】

有典型的面部红葡萄酒色扁平血管瘤，伴有癫痫、青光眼、突眼、对侧偏瘫、偏身萎缩等症状之一即可确诊。头颅 X 线平片与脑回外形一致的双轨状钙化，头部 CT 和 MRI 显示钙化、脑萎缩和脑膜血管瘤等有助于诊断。

【治疗】

以对症治疗为主。控制癫痫发作，可药物治疗。难治性癫痫可外科手术治疗；面部血管瘤可行整容手术或激光治疗；青光眼可降低眼内压或手术治疗。

目标检测

答案解析

1. 神经系统遗传病不具有的特点是（　　）

    A. 垂直传播　　　　　　　　B. 传染性　　　　　　　　C. 家族性

    D. 先天性　　　　　　　　　E. 终身性

2. 遗传性疾病所致共济失调具有的特点是（　　）

    A. 绝大多数 SCA 是由相应的外显子 CAG 拷贝数异常减少所致

    B. 脊髓小脑性共济失调主要表现为小脑、脑干和脊髓变性、萎缩

    C. 多呈单侧发病

    D. 大多急性发病

    E. 大多数病例呈缓解 - 加重交替出现

3. 痉挛性截瘫表现为（　　）

    A. 醉汉步态　　　　　　　　B. 跨阈步态　　　　　　　C. 慌张步态

    D. 剪刀样步态　　　　　　　E. 划圈样步态

4. 腓骨肌萎缩症的临床表现不包括（　　）

    A. 隐袭起病，逐渐进展，男性多于女性

    B. 双下肢远端肌肉萎缩呈倒香槟酒瓶状，或称为"鹤腿"

    C. 多伴有弓形足、马蹄内翻畸形

D. 表现为双下肢痉挛性瘫痪

E. 常见于儿童期或青少年期发病

5. 神经纤维瘤病的特点是（　　）

A. 闭经、泌乳、不育   B. 向心性肥胖

C. 肢端肥大、毛发增多   D. 呼吸困难

E. 咖啡样色素斑

6. 简述神经遗传病的分类？

7. 简述遗传性共济失调的定义，临床表现及遗传模式。

8. 遗传性痉挛性截瘫需要与什么病相鉴别？

（陈万金）

书网融合……

本章小结

微课

题库

第十九章　神经系统发育异常性疾病

PPT

学习目标

　　1. 掌握　颅底凹陷症的临床表现及诊断；小脑扁桃体下疝畸形的临床表现、诊断；脑性瘫痪的临床表现；脑积水的临床表现及治疗。

　　2. 熟悉　颅底凹陷症的病因；脑性瘫痪的病因、病理及治疗；先天性脑积水病因及分类。

　　3. 了解　神经系统发育异常性疾病的病因；小脑扁桃体下疝畸形的治疗。

　　4. 学会常见神经系统发育异常性疾病的典型临床表现，识记基本神经系统影像学特征。

　　神经系统发育异常性疾病（developmental diseases of the nervous system）也称神经系统先天性疾病（congenital diseases of the nervous system）是指胎儿在胚胎发育期，由于多种致病因素引起的获得性神经系统发生或发育缺陷性疾病。

　　本组疾病的病因及发病机制尚不完全清楚，主要是母体内、外环境中的各种有害因素对胎儿生长发育产生不良影响。神经系统功能异常的症状可以在婴儿出生时就出现，也可在出生后神经系统发育的过程中逐渐表现出来。常见的致畸因素：①感染，母体受到细菌、病毒、螺旋体及原虫等感染，病原体通过胎盘侵犯胎儿，引起胚胎先天性感染而致畸；②药物，肾上腺皮质激素、雄性激素、地西泮类、抗肿瘤药、解痉药和抗甲状腺药物等对胎儿均有致畸可能；③辐射，妊娠前4个月孕妇接受骨盆及下腹部放射治疗或强烈的γ线辐射等可导致胎儿畸形；④躯体疾病，孕妇患严重贫血、营养不良、中毒、频繁惊厥发作及糖尿病、代谢障碍等都能直接影响胚胎发育，导致畸形发生；⑤其他社会心理因素，孕妇紧张消极情绪及吸烟、酗酒等不良行为习惯均可能对胎儿的发育造成伤害。

第一节　颅颈区畸形

　　颅颈区畸形是发生于颅底、枕骨大孔和上位颈椎区的畸形，包括颅底凹陷症、扁平颅底、小脑扁桃体下疝畸形（Arnold - Chiari 畸形）和颈椎异常（颈椎融合、寰椎枕化和寰枢椎脱位）等。临床上以前三种较为多见，它们可单独发生，也可合并存在，可伴或不伴神经系统损害。

一、颅底凹陷症

　　颅底凹陷症（basilar invagination）是临床常见的颅颈区畸形。

【病因及发病机制】

　　颅底凹陷症的主要发病原因为先天性骨质发育不良，由于在胚胎发生学上神经管在寰枕部闭合最晚，所以先天性畸形容易发生在此区，此外少数可继发于其他疾病，最终导致脑桥、延髓、小脑、颈髓和神经根受压、牵拉出现的相应症状。本病可分为：①原发性，又称先天性颅底凹陷症，为先天发育异常所致，多合并其他畸形，如小脑扁桃体下疝、扁平颅底、中脑导水管闭锁、脑积水及寰枕融合等；②继发性，又称获得性颅底凹陷症，较少见，常继发于佝偻病、骨软化症、畸形性骨炎（Paget 病）、类风湿关节炎及甲状旁腺功能亢进等疾病。

【临床表现】

多在成年后起病，缓慢进展，常伴有短颈、蹼颈、后发际低以及身材短小等特殊外貌。因畸形涉及结构不同可出现如下临床表现：①后组脑神经损害：吞咽困难、饮水呛咳、声音嘶哑、构音障碍、舌肌萎缩、咽反射减弱等延髓麻痹症状，以及面部感觉减退、听力下降等；②上位颈髓及延髓损害：出现四肢轻瘫、锥体束征及不同程度的感觉障碍、吞咽及呼吸困难等。伴有延髓、脊髓空洞症者表现为分离性感觉障碍；③颈神经根症状：枕颈部疼痛、活动受限或强直。一侧或双侧上肢麻木、肌无力、肌萎缩和腱反射减低或消失等；④小脑损害：以眼震为常见，晚期可出现小脑性共济失调，表现为步态不稳、小脑性语言等；⑤椎—基底动脉供血不足：出现体位性头晕、恶心、呕吐、出汗等；⑥颅内压增高症状：早期一般无高颅压，晚期因脑脊液循环障碍而出现头痛、呕吐和视神经盘水肿等高颅压症状。

【辅助检查】

颅颈侧位、张口正位 X 线平片上测量枢椎齿状突的位置是确诊本病的重要依据。腭枕线（chamberlain line）为自硬腭后缘至枕骨大孔后缘的连线（图 19 - 1），齿状突高出此线 3mm 以上即可确诊，高出 0 ~ 3mm 为可疑。

头颅 CT 可发现脑室扩大、脑积水等异常。MRI 矢状位可清楚地显示枢椎齿状突超过腭后缘到枕骨大孔上缘的连线及中脑导水管、第四脑室及脑干改变。

【诊断及鉴别诊断】

诊断依据：①成年后起病，缓慢进展病程；②颈短、后发际低，颈部活动受限；③枕骨大孔区综合征的症状和体征；④典型的影像学改变，即可诊断。注意是否合并 Arnold - Chiari 畸形、扁平颅底和寰枢椎脱位等畸形。

本病应与延髓、脊髓空洞症，后颅窝或枕骨大孔区占位性病变，多发性硬化及脑干、小脑、后组脑神经、脊髓损伤所引起的疾病相鉴别。CT 及 MRI 检查可以提供重要依据，尤其是 MRI 有助于本病的早期诊断。

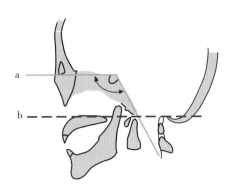

图 19 - 1　腭枕线与颅底角示意图

【治疗】

X 线平片及 MRI 显示畸形但无临床症状或症状轻微者，可观察随访。临床症状明显且进行性加重、脑脊液循环通路受阻、颅内压增高者，X 线片示合并寰枢椎脱位者应手术治疗。手术的目的是复位减压、固定、融合，同时减少神经血管损伤等并发症，其中复位减压是关键。

二、扁平颅底

扁平颅底（platybasia）是颅颈区较常见的先天性骨畸形，系指颅前窝、颅中窝及颅后窝的颅底部，特别是鞍背至枕大孔前缘处，自颅腔向上凸，使颅底变得扁平，蝶骨体长轴与枕骨斜坡构成的颅底角度变大超过 145°。扁平颅底单独存在时可无临床症状或仅有短颈、蹼状颈等外观，常与颅底凹陷症合并存在，表现为后者的症状和体征。本病多为先天性发育缺陷，少数有遗传因素存在。临床诊断主要根据头颅侧位片测量颅底角作出诊断。颅底角（basal angle）是指颅骨侧位片上由鼻根至蝶鞍中心连线与蝶鞍中心向枕骨大孔前缘连线所形成的夹角（图 19 - 1），成人正常值为 109° ~ 145°，平均 132°。颅底角超过 145°，对扁平颅底有诊断意义。单纯扁平颅底无须治疗。

三、小脑扁桃体下疝畸形

小脑扁桃体下疝畸形又称 Arnold – Chiari 畸形，是一种先天性枕骨大孔区的发育异常，颅后窝容积变小，小脑扁桃体、延髓下段及第四脑室下部疝入颈段椎管内，造成枕大池变小或闭塞、蛛网膜粘连肥厚等。

【病因及发病机制】

本病的确切病因尚不清楚。可能与胚胎第三个月时，神经组织过度生长或脑组织发育不良，以及脑室系统与蛛网膜下腔之间脑脊液动力学紊乱有关。小脑扁桃体延长与延髓下段和第四脑室下部呈楔形进入枕骨大孔或颈椎管内，后组脑神经及上部颈神经牵拉下移，枕骨大孔和颈上段椎管被填满，脑脊液循环受阻导致梗阻性脑积水。本病常伴有其他颅颈区畸形，如脊髓脊膜膨出、颈椎裂、脊髓空洞症、第四脑室囊肿和小脑发育不全等。

临床上依据畸形的特点可分为四型：Ⅰ型，小脑延髓畸变，不伴脊髓脊膜膨出；Ⅱ型，小脑延髓畸变伴脊髓脊膜膨出；Ⅲ型，最严重，高颈段及枕颈部脊膜脊髓突出伴小脑扁桃体疝；Ⅳ型，表现小脑发育不全。

【临床表现】

本病女性多于男性，Ⅰ型多见于儿童与成人；Ⅱ型多见于婴儿；Ⅲ型多在新生儿期发病；Ⅳ型罕见，常于婴儿期发病。

颈枕部疼痛常为首发症状，伴有颈枕部压痛及强迫头位。随病情进展，在颈枕部疼痛的同时，可出现以下几组症状。①颈区受压型：由于扁桃体下疝或伴有颅底凹陷而出现相应的后组脑神经及小脑的受压表现，如头痛、共济失调、吞咽困难及锥体束征；②脊髓中央受损型：因延髓上颈段受压，出现肩胛区分离型感觉障碍、偏瘫、四肢瘫及肌萎缩等；③小脑损害型：步态不稳、共济失调、眼球震颤；④颅内压增高型：脑组织受压引起脑水肿，表现头痛，伴呕吐、眼底水肿、颈项强直等颅内压增高症状。

【辅助检查】

首选头颅 MRI 检查，矢状位可清晰直观地显示小脑扁桃体下疝和继发囊肿、脑积水、脊髓空洞症等（图 19 – 2）。头颅颈椎 X 线片可显示枕骨大孔区、头颅、颈椎骨畸形异常，如颅裂、脊椎裂、寰枢畸形。

【诊断及鉴别诊断】

根据发病年龄、临床表现，特别是 MRI 影像学表现可明确诊断。应与其他颅椎处先天性畸形、脊髓空洞症、后颅窝及枕骨大孔处肿瘤、颈椎病等疾病相鉴别。

【治疗】

对于部分病情轻或仅有颈枕部疼痛，病情稳定者可保守对症观察，但其主要治疗手段为手术治疗。手术的目的是为了解除枕骨大孔和上颈椎对小脑、脑干脊髓、第四脑室及该区其他神经结构的压迫，在可能的范围内分离枕大池正中孔和上颈髓的蛛网膜粘连，解除神经症状，缓解脑积水。手术方式通常采用枕下开颅、上颈椎椎板切除减压术等。

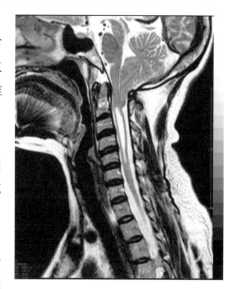

图 19 – 2　小脑扁桃体下疝畸形的 MRI 表现
T2 加权像小脑扁桃体延长与延髓下段成楔形疝入枕骨大孔和颈椎管内伴有颈段脊髓空洞症

第二节　脑性瘫痪

　　脑性瘫痪（cerebral palsy）是先天或围生期由多种不同原因造成的中枢神经系统损害，以非进行性损伤及缺陷所致的运动障碍及姿势异常为主的一组疾病。本病发病率高，国际上脑性瘫痪的发病率为1‰~5‰，我国脑性瘫痪的发病率为1.8‰~4‰。

【病因及发病机制】

　　本病病因繁多，可分为出生前、出生时、出生后。我国脑性瘫痪多见于早产儿、低体重、产时窒息缺氧及产后黄疸患儿。

　　1. 出生前病因　包括胚胎期脑发育畸形，孕妇妊娠期外伤、重症感染（特别是病毒感染）、多胎妊娠、严重营养缺乏、糖尿病及放射线照射等，影响胎儿脑发育导致脑损害。

　　2. 围生期病因　早产、分娩时间过长、脐带绕颈、胎盘早剥、前置胎盘致胎儿脑缺氧；产伤、急产、难产、出血性疾病所致的颅内出血；母子血型不合或其他原因引起的新生儿高胆红素血症所致的胆红素脑病等。

　　3. 出生后病因　中枢神经系统感染、中毒、外伤、严重窒息、持续惊厥、脑血管病及不明原因的脑病均可导致本病。

　　4. 遗传性因素　一些脑性瘫痪患儿有家族性遗传病史。父母近亲结婚以及家族中出现脑瘫、智力障碍或先天性畸形者，幼儿发生脑性瘫痪的概率增高。其中早产、低出生体重是目前公认的最主要的脑性瘫痪致病因素。孕龄越小、出生体重越低，脑性瘫痪的发病率越高。

⊕ **知识链接**

胆红素脑病

　　血清胆红素>250mg/L具有中枢神经系统毒性作用，导致神经症状。分为轻型、重型。轻型表现为黄疸、肝脾大，无明显神经症状；重型除黄疸、肝脾大外出现意识障碍、痫性发作伴有肌张力障碍及痉挛性瘫痪。

【病理】

　　脑性瘫痪的脑损害可广泛累及大脑及小脑，以弥漫性大脑皮质发育不良或萎缩性脑叶硬化常见；其次为局限性病变，包括局限性白质硬化和巨大脑穿通畸形；还可表现为脑点状出血、局部出血或缺血，引起锥体束变性、脑白质软化，脑萎缩。

【分类】

　　1. 痉挛型　是脑性瘫痪中最常见和最典型的类型。以锥体系损害为主，牵张反射亢进是本病的特征，对来自大脑的指令不能很好地完成而出现运动障碍和姿势异常。主要表现为肢体的异常痉挛，剪刀步态及足内翻或外翻，膝关节、髋关节屈曲挛缩，上肢可呈拇指内收、指关节屈曲、前臂旋前、肘屈曲等异常体位。严重者四肢强直，关节挛缩变形。常伴有智能、情绪、语言障碍和癫痫等，查体锥体束征阳性。

2. 强直型 以锥体外系损害为主，四肢呈齿轮样、铅管样持续性肌张力增高，牵张反射呈特殊亢进，常伴有智能、情绪、语言等障碍以及斜视、流涎等。

3. 不随意运动型 以大脑深部基底核、锥体外系受累为主，不随意运动增多。表现为难以用意志控制的四肢、躯干或颜面舞蹈样和徐动样不随意运动，发声器官受累时常伴有言语障碍。

4. 共济失调型 以小脑障碍为主要特点，表现为眼球震颤、肌张力低下、肌肉收缩不协调、步态不稳等，闭目难立征（+）、指鼻试验（+）。可伴有先天性白内障、智能障碍以及感觉异常等。

5. 弛缓型又称肌张力低下型 是指随意运动、不随意运动均缺乏的重症患者。表现为躯干和四肢肌张力明显低下，关节活动幅度过大，运动障碍严重，不能竖颈和维持直立体位等，常伴有智力和语言障碍。

6. 混合型 同一患儿表现有两种或两种以上类型症状。

【辅助检查】

头部影像学检查可以了解脑性瘫痪患儿颅内有无结构异常，MRI 在病因学诊断上优于 CT。脑电图对确定患儿是否有合并癫痫及合并癫痫的风险具有特殊意义；脑诱发电位可发现幼儿的视听功能异常，这些检查有助于明确病因，提供确诊依据，判断预后和指导治疗。

【诊断及鉴别诊断】

1. 必备条件

（1）持续存在的中枢性运动障碍 婴幼儿脑发育早期（不成熟期）发生，抬头、翻身、坐、爬、站和走等大运动功能和精细运动功能障碍或显著发育落后。功能障碍是持久性、非进行性，但并非一成不变，轻症可逐渐缓解，重症可逐渐加重，最后可致肌肉、关节的继发性损伤。

（2）运动和姿势发育异常 包括动态和静态，以及俯卧位、仰卧位、坐位和立位时的姿势异常，应根据不同年龄段的姿势发育而判断。运动时出现运动模式的异常。

（3）反射发育异常 主要表现有原始反射延缓消失和立直反射（如保护性伸展反射）及平衡反应的延迟出现或不出现，可有病理反射阳性。

（4）肌张力及肌力异常 大多数脑性瘫痪患儿的肌力是降低的；痉挛型脑性瘫痪肌张力增高、不随意运动型脑性瘫痪肌张力可变化（在兴奋或运动时增高，安静时减低）。

2. 参考条件

（1）有引起脑性瘫痪的病因学依据。

（2）可有头颅影像学佐证。

脑性瘫痪的诊断应当具备上述必备条件，参考条件帮助寻找病因。鉴别诊断方面应与单纯性运动发育落后、遗传性痉挛性截瘫、先天性肌张力不全、其他遗传代谢病等疾病鉴别。

【治疗】

脑性瘫痪迄今尚无特别有效的疗法。目前可采取物理疗法、康复训练、药物治疗和手术治疗等降低痉挛肌肉的肌张力、改善运动功能。

1. 物理疗法和康复训练

（1）早期干预 依据脑的可塑性和多系统发育理论，对已出现临床异常表现的高危儿进行早期康复干预可以改善姿势和运动模式，促进发育，避免或减轻继发性残损的发生从而减缓脑性瘫痪功能障碍程度。包括新生儿期体位性干预，早期感觉和运动干预等。

（2）**教育康复** 是脑性瘫痪患儿生活自理的基础。方法主要有下列 5 种。①家庭教育：包括正确的卧姿、抱姿、运动训练、头部稳定性、翻身、坐位、爬行、跪立、站立、行走、语言等训练。②特殊教育：在特殊学校、福利院、康复机构中，对不能适应正常学校教学环境的脑性瘫痪儿童进行特殊的教育康复形式，将医疗、康复、教育、抚养等融为一体。③引导式教育：是一种集体的、游戏式的综合康复方法，患儿通过认识和感觉交流的方式，接收到日常生活中的各种刺激，逐渐形成功能性动作与运动。④感觉整合训练：是指人体器官各部分将感觉信息组合起来，经大脑的整合作用，对身体内外知觉做出反应。⑤音乐治疗：可以提高患儿的四肢协调能力、语言表达能力以及对学习的兴趣和积极性。

2. 药物治疗 疗效有限，主要是对症治疗。如癫痫发作者可根据不同类型给予相应恰当的抗癫痫药物；下肢痉挛影响活动者可试用苯海索、巴氯芬等肌肉松弛药物降低肌张力等，用药治疗需要注意不良反应。还可应用促进脑代谢的神经细胞营养药物，可能以利于患儿神经功能的恢复。此外，对于经过评估的患儿，根据临床症状及异常姿势找出相关痉挛靶肌群，还可以接受局部肉毒素注射治疗，可有利于康复及联合其他治疗。在进行肉毒素治疗时，应考虑患儿的基本情况、肢体痉挛严重程度和目标、注射肌肉部位的基本情况、解剖中神经肌肉的分布等，还应考虑肉毒素注射反应的相关危险因素，根据体重计算出用量。

3. 手术治疗

（1）**选择性脊神经后根切断术**（selective posterior rhizotomy，SPR） 其治疗机制为选择性切断肌梭传入神经Ⅰa 纤维，阻断脊髓反射环路解除肌痉挛且不再复发，而肌张力的降低并不影响运动功能。手术最佳年龄为 2~6 岁，以痉挛性脑瘫、智力接近正常、术前有一定的运动功能者为宜。术后坚持康复训练是治疗成功的基本条件。

（2）**蛛网膜下腔持续注入巴氯芬**（continuous intrathecal baclofen infusion，CIBI） 用于治疗痉挛性脑瘫，其机制为巴氯芬与脊髓灰质细胞的 GABA-B 受体结合，阻止兴奋性神经递质的释放，从而减少运动神经释放兴奋性冲动，抑制脊髓反射，消除肌痉挛。对不宜或不接受 SPR 手术者可应用 CIBI 治疗。

（3）**矫形外科手术** 适用于内收痉挛、肌腱痉挛和内翻马蹄足等，可松解痉挛软组织。

第三节　先天性脑积水 🄴微课

先天性脑积水（congenital hydrocephalus），也称婴儿脑积水，是由于脑脊液分泌过多、循环受阻或吸收障碍，在脑室系统和蛛网膜下腔内不断积聚增长，继发脑室扩张、颅内压增高和脑实质萎缩等。

【病因及分类】

根据脑脊液流通情况分为交通性脑积水和阻塞性脑积水两类。

1. 交通性脑积水（communicating hydrocephalus） 脑脊液分泌过多或蛛网膜吸收障碍所致，脑脊液能从脑室系统流至蛛网膜下腔。常见脑脊液分泌过多，胎内已形成的后颅窝肿瘤及脉络丛乳头状瘤。

2. 阻塞性脑积水（obstructive hydrocephalus） 脑脊液在脑室系统循环受阻，多伴有脑室扩张。大多数先天性脑积水属于此型。常见病因为先天性导水管狭窄畸形（中脑导水管狭窄、分叉、中隔形成或导水管周围胶质增生）、第四脑室侧孔闭锁综合征、小脑扁桃体下疝和 Galen 大静脉畸形等。其他如脑膜脑膨出、脑穿通畸形、无脑回畸形等也可并发脑积水。

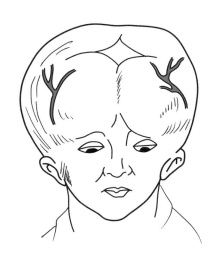

图 19-3 先天性脑积水头型

【临床表现】

本病脑积水表现为慢性、高压力性、梗阻性脑积水。早期可不影响患儿的生长发育，晚期可见生长停顿，智力下降。部分患儿脑积水发展到一定时期自行停止进展。

1. 头颅形态异常 出生后数周或数月头颅迅速增大是本病的最重要体征。患儿头颅过大与躯干生长比例不协调，呈头颅大、颜面小、前额突出、下颌尖细的容貌（图 19-3）。若头颅过大而重，以致垂落胸前。

2. 颅内压增高 婴儿期由于颅缝未闭对颅内压力有一定的缓冲作用，但随着脑积水的进行性发展，出现前囟扩大、张力高、颅缝裂开，头皮静脉明显怒张，精神萎靡、烦躁不安、尖声哭叫等，严重者出现呕吐或昏睡等颅内压增高及静脉回流受阻征象。颅骨变薄，头发稀少，呈特殊头形，叩诊时可出现破壶音（Macewen 征）。

⊕ **知识链接**

CSF 酚磺酞试验

可鉴别交通性脑积水与梗阻性脑积水。步骤：前囟侧角穿刺接压力管，测脑室压力；再行腰穿接压力管测蛛网膜下腔压力。将床头先抬高 30°再放低 30°，分别记录两管压力，注意水柱平面高低是否保持同一水平，脑室与脊髓蛛网膜下腔相通时两水柱迅速达到同一水平，部分梗阻时变化缓慢，需较长时间平衡；完全梗阻时，两水柱平面高低不一。再将中性酚磺酞 1ml 注入侧脑室，观察酚磺酞在腰池出现的时间。正常或交通性脑积水 2~12 分钟出现，>20 分钟不出现提示梗阻性脑积水。

3. 神经功能障碍 患儿早期生长发育正常，后病变进展，压迫中脑顶盖部出现落日征（setting sun sign）：表现双眼球下旋，上部巩膜暴露，眼球下半部被下眼睑遮盖，是先天性脑积水特有体征。展神经麻痹也较常见。晚期患儿出现生长停顿、智力下降、表情呆滞，嗅觉、视力减退，严重者呈痉挛性瘫痪、共济失调和去脑强直。

【辅助检查】

1. 头围测量 头围测量一般测三个径。①周径：为最大头围，自眉间至枕外粗隆间绕头一周的长度。②前后径：自眉间沿矢状线至枕外粗隆连线的长度。③横径：两耳孔经前囟连线。

2. 影像学检查 ①头颅平片：颅腔扩大，颅骨变薄，颅缝分离，前后囟扩大，颅面比例增大。②

头颅 CT 和 MRI 检查：CT 见脑室扩大，双额角径或颅内径（Evans 指数）＞0.33 是诊断脑积水的标志性指标。MRI 能更清楚显示脑室扩大，侧脑室额角、枕角圆钝（图 19 – 4），矢状位显示导水管梗阻，幕上脑室扩大。

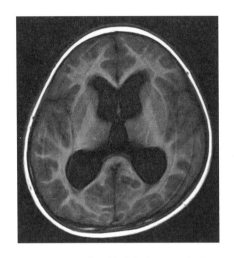

图 19 – 4　先天性脑积水 MRI 表现

双侧侧脑室明显扩大，双额角、枕角圆钝，脑白质变薄，脑沟变浅

【诊断及鉴别诊断】

根据婴儿出生后头颅明显快速增大、前囟扩大或膨出、特殊头型、颅内压增高症状、落日征、叩诊破壶音结合头围测量及影像学检查不难诊断。

本病应注意与巨脑症、佝偻病、婴儿硬膜下血肿等疾病相鉴别，CT 或 MRI 可帮助明确诊断。

【治疗】

本病的治疗包括手术治疗和药物治疗，以手术治疗为主。

1. 手术治疗　是主要治疗手段，尤其是对有进展的脑积水更应手术治疗。手术目的为预防或治疗因颅内压增高或脑组织结构的病理改变引起的神经功能损伤。目前常用的术式包括脑室腹腔分流术、腰大池腹腔分流术、神经内镜下脑室造瘘术等。其中，临床工作中最常用的为脑室腹腔分流术，分流管按阀门所适应的压力范围，分为低、中、高压等类型，供临床依据病情使用。手术治疗可能会发生一定并发症，例如穿刺并发症穿刺道出血、分流管梗阻、感染、过度引流甚至裂隙脑室综合征等。

2. 药物治疗　暂时减少脑脊液的分泌或增加体内水分的排出，不宜长期使用。首选乙酰唑胺，可抑制脑脊液分泌；亦可选用高渗脱水药物与利尿药物，如甘露醇、呋塞米等，降低颅内压；对有蛛网膜粘连者可试用糖皮质激素。

目标检测

答案解析

1. 导致神经系统发育异常性疾病的常见病因有（　　）

　　A. 自身免疫　　　　　　B. 药物　　　　　　　　C. 变性

　　D. 基因遗传　　　　　　E. 理疗

2. 患儿，男，8 个月，因"发现头围增大约 5 个月，精神萎靡不振，食欲减退"就诊。查体可见：头围 47cm，前囟 3cm×3cm，颅缝增宽，可见落日征，叩诊有较明显破壶音；CT 可见：脑室扩

大。本病最有可能的诊断为（　　）

A. 脑积水　　　　　　　　B. 颅底凹陷症　　　　　　　C. 小脑扁桃体下疝

D. 颅内肿瘤　　　　　　　E. 脊髓空洞症

3. 简述小脑扁桃体下疝畸形的分型及相应特点。

4. 脑性瘫痪的定义是什么？其分类及相应临床特点是什么？

（陈玮琪）

书网融合……

本章小结　　　　　　　　微课　　　　　　　　题库

第二十章　睡眠障碍

PPT

📖 学习目标

1. 掌握　失眠症、阻塞性睡眠呼吸暂停综合征的临床表现、诊断和治疗原则。

2. 熟悉　失眠症、阻塞性睡眠呼吸暂停综合征的发病机制、发作性睡病和不安腿的临床表现、诊断和治疗原则。

3. 了解　发作性睡病和不安腿综合征的发病机制。

4. 学会常见睡眠障碍评价量表的选择，具备常见睡眠障碍评价量表使用能力。

睡眠 – 觉醒的昼夜节律维持着身体健康。下丘脑视上核褪黑激素分泌的调节和输送可能是其解剖部位。睡眠分非快速眼动相（non – rapid eye movement，NREM）睡眠和快速眼动相（rapid eye movement，REM）睡眠。前者也称慢波睡眠（slow wave sleep，SWS），后者也称快波睡眠（fast wave sleep，FWS）。NREM 睡眠分 1~4 期。

正常睡眠中，NREM 期持续 80~120 分钟后出现第一次 REM 期，持续数分钟后进入下一个 NREM 期，形成 NREM 睡眠与 REM 睡眠交替循环，每夜出现 4~6 个周期。从第二次睡眠周期以后，平均每 90 分钟出现一次 REM 睡眠，REM 睡眠时间可持续 10~30 分钟。睡眠学家认为，每个人睡眠时间需求不定，以次日感觉精神旺盛、头脑清醒、办事效率高、处理问题得当为准。

第一节　失眠症 🅔 微课

失眠症（insomnia）是指有充足的睡眠机会和环境，但仍持续出现睡眠起始（sleep initiation）困难、睡眠时间（duration）减少、睡眠完整性（consolidation）破坏或睡眠质量下降，并引起相关的日间功能损害。是最常见的睡眠障碍疾病。我国内地半数成人曾有失眠症状。睡眠障碍国际分类（第三版）（ICSD – 3）将失眠障碍分为慢性失眠障碍、短期失眠障碍、其他失眠障碍。

持续存在睡眠困难、睡眠机会充足、与睡眠问题相关的日间功能损害是诊断失眠症的三要素。睡眠困难包括起始困难和维持困难，日间损害包括疲劳、情绪低落或易激惹、全身不适和认知功能受损。日间功能损害包括成人的生活质量和社会功能下降，儿童的学习能力差、注意力不集中和行为问题，甚至出现各种躯体症状、增加工作事故、罹患精神疾病等。

【病因】

失眠症与年龄、性别、遗传、既往类似发作史、性格特征等相关，其中年龄是失眠症显著的危险因素；某些并存的内科疾病或精神疾病、酒精依赖/滥用、咖啡因摄入过多能增加慢性失眠障碍的风险；家庭不和睦、缺乏安全感、家庭暴力、工作压力、失业、离异、工作时间安排改变、亲人离世等重大生活事件可诱发失眠症。

【发病机制】

失眠症发生和维持的主要假说包括过度觉醒假说和 3P 假说。过度觉醒假说认为失眠是一种横跨 24 小时的日周期过度觉醒。表现为 24 小时代谢率增加、自主神经功能活性增加、下丘脑 – 垂体 – 肾上腺轴过度活跃及炎症因子释放增加等。3P假说认为失眠的发生和维持是由3P因素累积超过了发病阈值所致，其中3P指易感因素（predisposing）、促发因素（preeiating）、维持因素（perpetuating）。

【诊断】

1. 诊断慢性失眠症，必须满足标准(1)~(6)〔根据 ICSD-3〕

（1）患者报告或患者父母或照顾者观察到患者存在下列1条或以上　①入睡困难；②睡眠维持困难；③比期望的起床时间醒得早；④在适当的时间点不肯上床睡觉；⑤没有父母或照顾者干预难以入睡。

（2）患者报告或其父母或照顾者观察到患者存在下列与夜间睡眠困难相关的1条或以上　①疲劳或萎靡不振；②注意力、专注力或记忆力下降；③社交、家庭、职业或学业等功能损害；④情绪不稳或易激惹；⑤日间困倦；⑥行为问题（如：活动过度、冲动或攻击性）；⑦动力、精力或工作主动性下降；⑧易犯错或易出事故；⑨对自己的睡眠质量非常关切或不满意。

（3）这些睡眠/觉醒主诉不能完全由不合适的睡眠机会（如充足的睡眠时间）或环境（如黑暗、安静安全、舒适的环境）解释。

（4）这些睡眠困难和相关的日间症状至少每周出现3次。

（5）这些睡眠困难和相关的日间症状持续至少3个月。

（6）这些睡眠困难和相关的日间症状不能被其他的睡眠障碍更好地解释。

2. 短期失眠症　诊断标准与慢性失眠症类似，但病程少于3个月，且没有频率的要求。

3. 其他失眠障碍　指睡眠起始困难和睡眠维持困难，但不符合慢性失眠障碍或者短期失眠障碍的诊断标准。由于缺少该型特异性，建议慎用此诊断。

【鉴别诊断】

应与睡眠不足综合征相鉴别。

【治疗】

慢性失眠症需要规范治疗，短期失眠症需要积极治疗。

1. 心理治疗　心理治疗是失眠症的首选方法，失眠认知行为疗法（CBTI）是最常见心理治疗方法，其方案包括睡眠卫生、认知疗法、睡眠限制、刺激控制、松弛疗法、矛盾意向、多模式疗法、音乐疗法、催眠疗法。

2. 药物治疗　药物只有在病因治疗、CBTI和睡眠健康教育的基础上才酌情考虑。采取"按需、间断、足量"的给药原则。建议首选短、中效的苯二氮䓬受体激动制（BZRAs）或褪黑素受体激动剂。

（1）BZRAs　包括苯二氮䓬类药物（BZDs）和非苯二氮䓬类药物（NBZDs）。BZDs主要包括艾司唑仑、阿普唑仑、地西泮、劳拉西泮、氯硝西泮。最常见的不良反应包据头晕、口干、食欲减退、便秘、遗忘、跌倒、潜在的依赖性、后遗效应、戒断综合征等。NBZDs包括右佐匹克隆、佐匹克隆、唑吡坦、扎来普隆。该类药物半衰期短，比BZDs更安全。日间镇静和其他不良反应较少。

（2）褪黑素受体激动制　包括雷美普胶、阿戈美拉汀（agomelatine）等。用于治疗入睡困难、昼夜节律失调的失眠症。没有药物依赖性，也不会产生戒断症状，可长期治疗失眠。

（3）抗抑郁药物　多塞平为美国食品药品监督管理局（FDA）批准的唯一一种可用于治疗失眠的抗抑郁药，文拉法辛和度洛西汀因为可治疗抑郁和焦虑状态而改善失眠。其他药物还有曲唑酮、米氮平。一般在2周左右完成因各种原因导致的药物更换。若能自我控制睡眠或者与失眠相关的病因去除后可减量停药。

3. 其他治疗方法　物理治疗作为一种补充技术，不良反应小，患者易接受，包括光照疗法、重复经颅磁刺激（rTMS）。低频（≤1Hz）rTMS 能够抑制大脑皮质的兴奋性。国内认为该技术是治疗慢性失眠症的有效手段。中医针灸、电针疗法、中药治疗也可考虑。为了避免妊娠期妇女潜在的致畸作用，临床尽量采用非药物治疗（CBTI、运动或冥想）；老年人首选心理和行为干预治疗，其次考虑药物治疗；对于儿童应当首选行为治疗，次选药物治疗。

⊕ **知识链接**

焦虑与失眠

　　焦虑、失眠十分常见，在症状学和疾病层面互为因果，可独发或伴发，也可相互诱发、加重。失眠伴焦虑的患者占 1/5 ~ 1/3。焦虑可暂时出现或持续存在，甚至损害个体健康、社会功能。表现为主观上的担心、害怕、烦躁、紧张等和客观上的运动性不安（来回走动、搓手等）、自主神经功能紊乱（口干、出汗等）、多器官症状（头痛、腹胀、胸闷、心悸等）。焦虑治疗一般选择综合性治疗，首选认知行为疗法，无效再考虑药物、理疗等方法。

第二节　阻塞性睡眠呼吸暂停综合征

睡眠呼吸暂停综合征（sleep apnea syndrome，SAS）又称阻塞性睡眠呼吸暂停（obstructive sleep apnea，OSA）综合征，是睡眠相关呼吸障碍（ICSD-3）分类中四种类型之一。OSA 综合征是指睡眠期间发生的完全性（呼吸暂停）或不完全性（低通气）上气道狭窄或闭塞，伴有打鼾、睡眠结构紊乱、动脉血氧饱和度（SaO_2）下降、白天嗜睡等表现的临床综合征。OSA 随睡眠期间短暂觉醒而结束。发病时，呼吸暂停和低通气事件至少持续 10 秒，大多数持续 10 ~ 30 秒，甚至持续 1 分钟或更长。是睡眠障碍中仅次于失眠的第二大类疾病。分成人型和儿童型。据估计，我国 OSA 发病率在 2% ~ 4%，主要损害心、脑、肾、肺等。

【病因及诱因】

OSA 可发生于任何年龄，发病率随增龄而增高，男女患病率约 2：1，女性绝经后患病率增加。某些解剖结构易引起上呼吸道阻塞，如亚裔易罹患 OSA 可能与颌面结构有关。部分 OSA 与遗传、吸烟和某些疾病相关（如脑血管病、充血性心衰等）。超重是 OSA 的主要诱因，颈围也是独立因素。饮酒、服用镇静催眠药、增重、肌松药均会加重病情。儿童腺样体扁桃体肥大和肥胖是最常见的易感和诱发因素。OSA 是高血压独立的危险因素、2 型糖尿病发展的危险因素，是冠心病、心房颤动、卒中的可能危险因素。

【发病机制】

颅面解剖结构异常和（或）软组织（舌、软腭及咽侧壁）体积过大等多因素导致 OSA 上气道狭窄和管腔横截面面积减少。正常吸气时，上气道管腔负压促使气道闭合，而咽部开大肌活动性维持着气道通畅。OSA 呼吸暂停/低通气发生过程：首先，睡眠期间吸气过程的咽部开大肌活动性不足，难以抵抗气道狭窄和（或）闭合；进入 REM 睡眠，该肌的紧张性和时相性活动进一步降低，导致呼吸暂停和低通气事件更长、更显著；其次，呼气末肺容积减少和低碳酸血症相关的通气驱动下降可能导致气管向下拖拽受限，促发上气道狭窄或关闭。

OSA 呼吸暂停/低通气的终止机制目前尚有争议。可能是增强的化学因子（低 PaO_2，高 $PaCO_2$）和机械刺激（上气道机械感受器）引起上气道肌肉紧张性增加而终止，也可能是皮层或皮层下睡眠状态改变（觉醒）而终止。

OSA 呼吸暂停/低通气引起低氧血症、SaO_2 下降、轻度高碳酸血症、交感神经系统活性增强和炎症介质水平升高等。随病程进展，低氧血症越来越明显。越来越多的证据显示，氧饱和度反复下降、交感神经系统活性增强、炎症介质高水平在 OSA 相关的高血压和心血管病的发病机制中可能发挥重要作用。

【临床表现】

成人 OSA 典型症状为睡眠打鼾。常伴鼾声间歇和呼吸暂停、日间困倦或思睡、夜尿增多、睡眠质量下降等；可出现注意力不集中、记忆力下降、易怒、焦虑、抑郁等神经精神症状。可合并不同类型高血压、胰岛素抵抗、血糖血脂紊乱、性功能障碍、胃食管反流、继发性红细胞增多、眼睑松弛综合征、听力下降等。儿童 OSA 不一定打鼾，但应特别关注睡眠憋气、张口呼吸等。

【辅助检查】

多导睡眠监测（PSG）整夜值守是确诊 OSA 及其严重程度分级的金标准；睡眠中心外睡眠监测（OCST）一般不用于严重的心肺疾病、阿片类药物使用者。可采用鼻咽镜、纤维喉镜、X 线等评估上气道解剖异常和占位、颅颌面骨骼结构异常等。定量气流监测和食管压监测是证实上气道阻力最精确的方法。常用主观量表进行评分，包括 Epworth 思睡评分（ESS）量表、柏林问卷（BQ）、睡眠呼吸暂停初筛（STOP-Bang）量表和鼾声量表。脑电图可能显示从睡眠中短暂觉醒。

【诊断】

依据 ICSD-3 标准，成人 OSA 综合征诊断标准应该满足（1+2）或 3。

1. 出现以下至少一项

（1）患者主诉困倦、非恢复性睡眠、乏力或失眠。

（2）因憋气、喘息或气哽，从睡眠中醒来。

（3）同寝者或其他目击者报告患者在睡眠期间存在习惯性打鼾和/或呼吸中断。

（4）已确诊高血压、心境障碍、认知功能障碍、冠脉疾病、卒中、充血性心力衰竭、心房颤动或 2 型糖尿病。

2. PSG 或 OCST 证实 PSG 监测显示每小时睡眠期间或 OCST 每小时监测期间，发生阻塞性为主的呼吸事件（包括阻塞型呼吸暂停、混合型呼吸暂停、低通气和呼吸努力相关觉醒）≥5 次。

3. PSG 或 OCST 证实 PSG 监测每小时睡眠期间或 OCST 每小时监测期间发生的阻塞性为主的呼吸事件（包括呼吸暂停、低通气或 RERAs）≥15 次。

儿童 OSA 综合征诊断标准必须同时以下满足（1）和（2）标准。

（1）至少存在以下一项

1）打鼾（≥3 晚/周）。

2）睡眠期间存在呼吸费力、矛盾或阻塞性呼吸。

3）嗜睡、多动、行为问题或学习问题。

（2）PSG 证实存在以下一项或两项

1）每小时睡眠发生阻塞型、混合型呼吸暂停或低通气事件≥1 次。

2）阻塞性肺泡低通气形式：指至少 25% 睡眠时间内存在高碳酸血症（$PaCO_2 > 50mmHg$），并伴随至少以下一项。①打鼾；②鼻压力信号吸气波形扁平；③胸腹矛盾运动。

OSA 分型和分度：依据 AHI，参考夜间最低动脉血氧饱和度（SaO_2）分为轻、中、重度（表 20-1）。

表 20-1 成人 OSA 病情程度判断依据

病情	AHI（次/小时）－主要依据	最低 SaO$_2$（%）－辅助依据
轻度	5~15	85~90
中度	16~30	80~84
重度	>30	<80

注：OSA，阻塞性睡眠呼吸暂停；AHI，呼吸暂停低通气指数；SaO$_2$，动脉血氧饱和度。

【鉴别诊断】

1. 单纯鼾症　夜间有不同程度打鼾，但无日间症状，PSG 提示 AHI <5 次/小时。

2. 发作性睡病　主要临床表现为难以克制的日间思睡发作性猝倒、睡眠瘫痪和睡眠幻觉，多在青少年起病，主要诊断仪器为 MELT 显示快速眼动（REM）睡眠期起始的异常睡眠和平均入睡潜伏期 <8 分钟。

3. 肥胖低通气综合征　肥胖（BMI >30kg/m^2）且清醒时动脉血 PaCO$_2$ >45mmHg，可出现明显日间思睡，而打鼾可能不作为基本特征。

4. 不宁腿综合征　不宁腿综合征患者有日间困倦、晚间难以控制的腿动，常伴异样不适感，安静呈卧位时严重，活动时缓解，夜间入睡前加重。

【治疗】

提倡实施多学科个体化联合治疗

1. 一般治疗

（1）建议通过手术或非手术治疗超重者（BMI≥23kg/m^2）。

（2）戒烟、戒酒、慎用镇静催眠药及其他可引起或加重 OSA 的药物。

（3）建议体位治疗，包括侧卧位睡眠、适当抬高床头。

（4）避免日间过度劳累和睡眠剥夺。

2. 无创气道正压通气（NPPV）治疗　可作一线治疗手段纠正睡眠结构紊乱，提高睡眠质量和生活质量，降低相关并发症的发生率和死亡率。

3. 氧疗　大多数 OSA 患者在接受 CPAP 治疗时无需辅助氧疗。

4. 口腔矫治器　可作为单纯鼾症和轻、中度患者的一线治疗方法，可与手术或 NPPV 联合应用治疗重度 OSA。

5. 外科治疗　包括鼻腔手术、扁桃体及腺样体切除术、腭垂腭咽成形术、软腭植入术、舌根及舌骨手术、舌下神经刺激治疗、牵引成骨术、单颌手术、双颌前移术、减重代谢手术、气管切开术。

⇒ 案例引导

　　临床案例　患者，男，52 岁，因"外伤后入睡困难、早醒 30 年"入院。病初每夜多醒、做噩梦，最短睡眠 2~3 小时；白天心情烦躁，乏力，易发脾气，有打人冲动。近几年又出现头、关节、腰背痛，耳鸣，焦虑，自觉越来越重，现常感胸前不适。心电图显示下壁心肌劳损，整夜睡眠呼吸监测结果：在整夜睡眠中，86.4% 以上时间处于仰卧位，呼吸暂停与低通气指数达每小时 44.4 次，其中阻塞性呼吸暂停 23 次（最长为 59.5 秒），低通气 289 次（最长为 79.0 秒）。相关的氧减指数和时间分别为 44.3 次和 24.8 分钟（每小时），最低和平均血氧饱和度分别为 84% 和 96%；微觉醒指数达 31.8 次每小时，多与呼吸异常事件有关；打鼾时间占睡眠时间为 1.2%。

　　病情分析　患者入睡困难、早醒，伴有冠脉疾病、心境障碍；睡眠监测显示每小时睡眠期间，发生阻塞性为主的呼吸事件（包括阻塞型呼吸暂停、低通气）达 44.4 次。依据 ICSD-3 标准，符合成人 OSA 综合征诊断标准的（1+2），也符合标准 3。

　　问题　引起 OSA 综合征的病因有哪些？

第三节 不宁腿综合征

不宁腿综合征（restless legs syndrome，RLS）又称不安腿综合征，是常见的神经系统感觉运动障碍性疾病，主要表现为几乎不可抗拒的活动腿的强烈欲望，大多在傍晚或夜间发生，安静或休息时加重，活动后好转。

【流行病学及分类】

任何年龄均可发病，随年龄增长而升高，男：女患病率约 1：2。与神经精神疾病、心脑血管疾病、肾脏疾病、营养代谢性疾病及妊娠等存在明显的相关性。

按病因分原发性 RLS 和继发性 RLS。前者常有家族史；后者与多种神经系统疾病相关；按起病年龄分早发型（<45 岁）和晚发型（≥45 岁）；按病程分间歇发作型和慢性持续型。

【发病机制】

发病机制不清。可能与中枢神经系统铁缺乏、中枢神经系统多巴胺能功能紊乱和基因变异等有关。其中铁缺乏或代谢障碍可损伤脑黑质神经元，影响多巴胺系统的功能；纹状体以外区域多巴胺能 D_2 和（或）D_3 神经元逐渐缺失、多巴胺受体拮抗剂与激动剂的使用、功能磁共振等证实多巴胺能通路改变；目前已发现 19 个基因可能与 RLS 有关，但在我国只证实了 *BTBD9* 和 *MAP2K5/SKOR1* 与原发性 RLS 有关；中枢阿片系统异常、皮质-纹状体-丘脑-皮质环路网络功能失调等也可能在 RLS 的病理生理机制中起重要作用。

【临床表现】

典型表现是具有迫切想去移动肢体的强烈欲望。在夜间睡眠或安静时出现或加重，活动时缓解，具有特征性昼夜变化。常对称性累及上下肢、头部、腹部，尤以小腿显著；表现为各种不同的感觉（酸困感、触电感、蠕动感、紧箍感等）。RLS 常伴睡眠紊乱（包括入睡困难、睡眠维持困难、睡眠期或清醒期周期性肢体运动）和日间损害（日间疲劳、困倦、抑郁及焦虑）等临床症状。

【辅助检查】

RLS 无明确的生物学标志物。实验室检查主要用于排除继发性因素，包括血常规、缺铁性贫血相关指标、肾功能、血糖、糖化血红蛋白，必要时基因学筛查。下肢神经电生理及血管超声检查有助于排除相关继发性 RLS。

多导睡眠监测（PSG）能客观显示 RLS 患者的睡眠紊乱。成年 RLS 患者单夜 PSG 监测显示周期性肢体运动指数（PLMI）≥5 次/小时，可作为支持 RLS 诊断的证据。多夜监测阳性率可达90%以上。制动试验（SIT）可用于评估清醒期周期性肢体运动和相关感觉症状。如监测期间清醒期 PLMI≥40 次/小时，则支持 RLS 的诊断。

【诊断标准】

根据睡眠障碍国际分类第 3 版（ICSD-3）和国际不宁腿综合征研究小组（IRLSSG）2012 年制订的标准，诊断需同时满足 1~3（适用儿童、青少年、成人）。

1. 迫切需要活动腿部，通常伴腿部不适感或认为是腿部不适感造成，同时符合以下症状。

（1）休息或不活动状态下出现或加重，如躺着或坐着。

（2）运动可部分或完全缓解症状，如行走或伸展，至少活动时症状缓解。

（3）症状全部或主要发生在傍晚或夜间。

2. RLS 症状不能由其他疾病或行为问题解释（如腿抽筋、姿势不适、肌痛、静脉曲张、下肢水肿、关节炎或习惯性踔脚）。

3. RLS 症状导致患者忧虑、苦恼、睡眠紊乱，或心理、躯体、社会、职业、教育、行为及其他重要功能障碍。

补充说明：

（1）有时没有腿部不适感也存在活动腿的冲动。除腿部外，有时也会累及手臂及身体其他部位。

（2）对于儿童，问诊时需要考虑到儿童的特殊表达用语，以及询问是否存在需要家人按摩肢体方可入睡的现象。

（3）对于存在认知障碍的老年患者，需要考虑可能存在摩擦肢体的行为征象，如摩擦、按摩、揉捏腿部；过度的活动如踱步、坐立不安、抖动腿部、踢腿、在床上辗转反侧等，则有助于 RLS 的诊断。

（4）当症状较严重时，活动可能不能明显缓解 RLS 症状，但问诊提示既往有通过活动可缓解的情况。

（5）由于 RLS 症状严重、治疗干预引起症状恶化，此时在傍晚/夜间恶化可能并不明显，但问诊提示既往出现过傍晚/夜间加重的现象。

支持诊断的证据：PSG 发现 PLMS 指数增高，多巴胺制剂有效，RLS 阳性家族史，缺少显著日间思睡。

【鉴别诊断】

应与腿部抽筋、姿势不适、关节痛/关节炎、肌肉痛、下肢水肿、周围神经病变、神经根病变、焦虑引起的烦躁不安等相鉴别。

【治疗】

1. 一般治疗　首先消除或减少可能加重 RLS 症状的潜在因素。

（1）避免使用可能诱发 RLS 的药物　如多巴胺受体拮抗剂（酚妥拉明等）、抗抑郁药（文拉法辛等）、抗组胺药（苯海拉明等）、钙离子通道阻滞剂（氨氯地平等）。

（2）保持良好睡眠卫生习惯　培养健康的睡眠习惯，睡前洗澡或进行简单的活动可能有效，尽量避免睡眠剥夺，避免或减少兴奋物摄入。

2. 药物治疗　综合分析药物的获益、风险及其他情况去选择起始治疗方案。因大多数药物起效缓慢，所以应在 RLS 症状出现前至少 1~2 小时服用。

（1）药物种类

1）铁剂　铁剂能改善 RLS 脑内缺铁的病理生理状态。常用口服补铁剂有琥珀酸亚铁、硫酸亚铁、富马酸亚铁等。静脉铁剂有葡萄糖酸钠铁、蔗糖铁等。最常见的不良反应是恶心和便秘。

2）多巴胺受体激动剂　普拉克索是迄今唯一在中国获批 RLS 适应证的药物。常见的不良反应主要为症状恶化、思睡、疲劳、头昏和失眠。

3）多巴胺能制剂　复方左旋多巴制剂具有潜在恶化风险，不作为慢性持续型 RLS 患者的首选治疗。

4）阿片类受体激动剂　当其他治疗方法无效时，可用作 RLS 的替代治疗。

（2）常见并发症　①症状恶化，是 RLS 严重的并发症之一，其主要特征是症状严重程度增加，可在一天中更早的时间出现；②冲动控制障碍（ICDs），表现为强迫性赌博、性欲增强、强迫购物、贪食、刻板样动作等表现。

3. 非药物治疗　适当体育锻炼可改善原发性 RLS 腿部不适症状，尤其是渐进式有氧运动训练。气动压缩装置、近红外光照疗法、重复经颅磁刺激、重复经颅电刺激、振动垫等，上述治疗可不同程度降低 PLMS、改善夜间睡眠质量和缓解情绪障碍等。针灸疗法也可以考虑。

4. 特殊人群治疗　对于妊娠哺乳期和儿童青少年 RLS，首选非药物治疗。妊娠哺乳期 RLS 的其他治疗还包括健康教育、中等强度体育锻炼、按摩、瑜伽、气动加压装置、避免恶化因素；儿童青少年 RLS 包括睡眠卫生（保证足够的睡眠时间、规律作息、避免睡前使用电子产品、卧室环境适宜）、饮食管理（避免咖啡因）、体育锻炼（有氧训练和腿部锻炼）、感觉刺激（按摩和摩擦等）、避免加重 RLS 症状的药物（多巴胺受体拮抗剂、抗抑郁药、抗组胺药等）。

⇒ 案例引导

　　临床案例　患者，女，46 岁，因双下肢不适 1 年余就诊。1 年来，患者双下肢不适，酸胀、烧灼、麻木、蚁走感，安静时明显，活动或捶打可减轻症状，严重影响睡眠，痛苦难忍，四处求医，反复进行血液检查、下肢血管超声和腰椎 CT 等检查均未发现异常，给予活血化瘀等治疗无效。

　　病情分析　该患者符合 RLS 的诊断标准：①迫切需要活动腿部，伴腿部酸胀、烧灼、麻木、蚁走感，同时活动或捶打减轻症状，安静时加重，严重影响睡眠说明症状主要发生在夜间；②既往健康、本次相关辅助检查正常和活血化瘀等诊断性治疗排除了其他疾病导致的迫切希望活动下肢；③RLS 导致了睡眠紊乱、痛苦难忍、四处求医。

　　问题　该病应与哪些疾病相鉴别？

第四节　发作性睡病

发作性睡病（narcolepsy）是由法国医生 Gélineau 在 1880 年首次提出的一种罕见的终身性中枢神经性疾病。国际睡眠障碍分类第 3 版（ICSD - 3）中，根据下丘脑分泌素 - 1（Hcrt - 1）缺乏与否分为 1 型发作性睡病和 2 型发作性睡病。

【发病机制】

多基因易患性、自身免疫因素、感染等影响睡眠与觉醒相关神经环路的功能，导致发作性睡病的发生。猝倒发作与清醒期 REM 睡眠片段插入相关，患者在清醒期突然进入 REM 睡眠导致骨骼肌失去张力，表现为清醒期突然发生肌张力下降伴警觉性下降，但意识相对保留。

【临床表现】

早期确诊较难，常延迟 8 ~ 22 年。1 型发作性睡病通常 5 岁以后发病，10 ~ 25 岁起病最典型，部分起病年龄呈双峰分布，分别出现在青春期和 35 岁左右；2 型发作性睡病通常在青春期发病，可发展成 1 型。

发作性睡病的临床表现包括核心症状和伴随症状。其中发作性日间过度思睡（EDS）、猝倒、入睡前幻觉和睡眠瘫痪合称发作性睡病四联症。部分患者的猝倒发作会随增龄而减轻，甚至消失，而 EDS 会持续存在。

1. 核心症状

（1）EDS　多数患者每日均会发生。表现为白天反复发作的难以遏制的困倦或睡眠，在单调、无刺激的环境中容易入睡，甚至在行走、吃饭、说话等活动时发生，小睡可短时缓解。白天过度思睡是 1 型发作性睡眠的最主要症状。

（2）猝倒　发作频率从数月 1 次到每天数十次；多持续数秒，通常 <2 分钟。一般发生在 EDS 后 1 年内，少数首发。常由积极情绪（如大笑）或负面情绪（如愤怒）诱发，少数由进食、运动诱发。可

累及局部（如眼睑下垂、吐舌、言语不能，头肩上肢下垂，膝盖弯曲，身体前倾）或全身骨骼肌无力；呼吸肌通常不受累。猝倒是1型发作性睡病最显著特征。

（3）入睡前幻觉　多发生在刚入睡，少数发生在睡眠向觉醒转换期。一般伴有恐怖或不愉快的体验，通常为视觉或体感幻觉，少数为听觉、平衡觉或多种感觉复合。

（4）睡眠瘫痪　发生在刚入睡或从睡眠向觉醒转换过程中，发作时虽然意识清醒，但无法自主活动或讲话，常伴呼吸困难和各种形式的幻觉（多为恐怖性体验），一般持续数十秒到数分钟，在外界刺激（身体受到触碰）下可立即恢复正常。

（5）夜间睡眠紊乱　表现为反复夜间睡眠中断、觉醒次数增多、时间延长。可伴周期性腿动、不自主运动、阻塞性睡眠呼吸暂停（OSA）等。

2. 其他症状

（1）肥胖　1型发作性睡病患者最常见，其体重指数多高于同龄人（通常 BMI > 30kg/m²）。肥胖可能与思睡导致的体力活动减少、基础代谢率减低有关，也与 Hcrt 能神经介导的能量代谢障碍、食欲异常、自主神经系统活动变化有关。

（2）性早熟　可能与 Hcrt 能神经障碍相关的神经 – 内分泌 – 代谢紊乱有关。

（3）精神障碍　表现为惊恐发作、社交恐惧、抑郁、兴趣低下、快感缺乏。

（4）认知功能损害　常表现为工作记忆、执行功能和持续注意力缺陷。

（5）偏头痛　1型发作性睡病发生率为20%～45%，女性略多于男性。

【辅助检查】

夜间多导睡眠监测（nPSG）及多次睡眠潜伏期试验（MSLT）是诊断1型发作性睡病的可选项目、2型发作性睡病的必选项目。脑脊液 Hcrt – 1 是1型发作性睡病的确诊指标，其特异度和敏感度约为90%；*HLA* 等位基因与发作性睡病高度相关；首次就诊时需进行脑 MRI 和 CT 检查，目的是排除继发性发作性睡病；发病初期患者或疾病进展的患者应进行自身免疫脑炎相关抗体检测。各种量表可以用于筛查、诊断和疗效评估。

【诊断标准】

依据 ICSD – 3，1型发作性睡病，即 Hcrt 缺乏综合征，既往称为伴猝倒的发作性睡病；2型发作性睡病，既往称为不伴猝倒的发作性睡病。

1.1型发作性睡病的诊断标准　必须满足1和2的标准。

（1）每日出现日间难以克制的困倦欲睡或非预期的日间入睡≥3个月。

（2）满足以下1项或2项条件

①有猝倒发作（符合定义的基本特征）和经过标准的 MSLT 检查平均睡眠潜伏期≤8分钟，且出现≥2次睡眠起始 REM 期（SOREMP）。MSLT 检查前进行 nPSG 检查，nPSG 检查出现 SOREMP（睡眠起始15分钟内出现的 REM 期）可以替代1次日间 MSLT 中的 SOREMP。

②经放射免疫法检测脑脊液中 Hcrt – 1 水平≤110pg/ml，或小于以同一标准检验正常者平均值的1/3。

注：幼儿期的发作性睡病可能表现为夜晚睡眠时间过长或日间打盹时间延长，如果高度怀疑该型，但 MSLT 的诊断标准不能满足，推荐重复 MSLT 检查。患者存在 EDS 和脑脊液 Hcrt – 1 水平降低或缺乏，即使不伴有猝倒发作，仍应诊断为发作性睡病1型。

2.2型发作性睡病的诊断标准　必须满足1～5的标准。

（1）每日出现难以克制的困倦欲睡或非预期的白天入睡≥3个月。

（2）标准 MSLT 检查平均睡眠潜伏期≤8分钟，且出现≥2次 SOREMP。MSLT 检查前进行 nPSG 检查（保证6小时以上睡眠），出现 SOREMP（睡眠起始15分钟内出现的 REM 期）可以替代1次日间 MSLT 中的 SOREMP。

（3）无猝倒发作。

（4）放射免疫反应法检测脑脊液中 Hcrt-1 水平 >110 pg/ml，或大于以同一标准检验正常者平均值的1/3。

（5）思睡症状和（或）MSLT 结果无法用其他原因，如睡眠不足、OSA、睡眠时相延迟障碍、药物的使用或撤药所解释。

如果患者随后出现猝倒发作，应重新诊断为1型发作性睡病；如果诊断做出后，经检测脑脊液 Hcrt-1 浓度≤110pg/ml 或小于经同一标准检验的正常者平均值的1/3，应重新修正诊断为1型发作性睡病。

【治疗】

1. 治疗目标

（1）通过心理行为疗法和药物治疗，减少 EDS、控制猝倒、改善夜间睡眠。

（2）帮助患者尽可能恢复日常生活和社会功能。

（3）尽可能减轻共病的症状。

（4）减少和避免药物干预带来的不良反应。

2. 非药物治疗 非药物治疗是治疗发作性睡病的基础，需首先考虑。也是某些不宜进行药物治疗患者（如怀孕和儿童早期）必要的方法。该法有利于提高患者信心和治疗依从性，改善症状，减少共病发生。

（1）日间规律小睡 日间规律小睡可以改善主观和客观的过度思睡症状。每日安排特定时间小睡2~3次，每次15~20分钟；对学龄期患者，应重视午休的重要性。

（2）睡眠卫生习惯 包括睡眠环境（如房间安静，光线、温度适宜等），睡眠-觉醒节律；避免睡眠剥夺，夜间睡眠保质保量；避免不当使用镇静剂；加强体育运动，管理体重。

（3）社会心理支持和认知疗法 要理解患者的学习、工作、生活等，鼓励其采取积极的、健康的生活态度，学业负担不宜太重，合理安排休息与工作。熟知该病特点，处理好人际关系。

3. 药物治疗 主要是对症治疗。免疫治疗可以作为一种创新治疗手段，应给予适当关注。

（1）EDS 的治疗

1）替洛利生 首选随早餐单次服用，常用剂量为18~36mg/d。常见失眠、头痛、恶心、焦虑等。可以考虑推荐用于儿童。

2）莫达非尼 初始剂量为每天100 mg，此后每5天增加50~100mg，直至达到标准剂量200~400 mg。常见头痛、神经质、胃肠道反应、鼻炎样症状、血压升高、食欲降低、体重减轻等。

3）γ-羟丁酸钠 初始剂量4.5g/d，分2次在睡前和半夜服用，此后每3~7天增加1.5g/d，直至6~9g/d。常见恶心、头晕、夜间遗尿、头痛、胸部不适和睡眠障碍。

4）马吲哚 一般剂量0.5mg，每日1次，饭前服用。最大剂量1.5mg/d，分2~3次服用。常见不良反应包括口干、心悸、厌食、紧张和头痛等。

5）索林非妥 起始量为75mg，最大剂量为150mg。常见头痛、食欲下降、失眠、恶心和胸部不适，大多数为轻度或中度严重程度。

6）哌甲酯缓释片 起始18mg/d，最大剂量不超过每日54mg，早晨口服。常见胃肠道反应、头痛、头晕、失眠、无力、高血压、体重减轻等；罕见精神疾病；青光眼等慎用；胸痛等禁用。哌甲酯存在潜在的滥用性。

（2）猝倒的治疗 主要药物为替洛利生、羟丁酸钠和抗抑郁剂（三环类、文拉法辛）。文拉法辛初始剂量 37.5mg，早饭后顿服，缓慢增加至有效剂量（75～225mg/d）；氯米帕明初始剂量 25mg，每日 2～3 次，1～2 周内缓慢增加至 150～250mg/d，最高剂量 300mg/d。其他药物如丙米嗪、帕罗西汀、氟西汀、舍曲林和西酞普兰等。

（3）入睡前幻觉和睡眠瘫痪的治疗　最新研究结果提示，替洛利生和 γ–羟丁酸钠对入睡前幻觉和睡眠瘫痪有明确改善作用，推荐用于这两种症状的治疗。推荐使用 SSRIs 和 SNRIs 类药物。如合并猝倒，可考虑参考猝倒的治疗药物。

（4）夜间睡眠紊乱的治疗　γ–羟丁酸钠是目前唯一被证实对于治疗夜间睡眠不安有确切疗效的药物。

答案解析

目标检测

1. 诊断失眠症的三要素（　　）
    A. 睡眠困难　　　　　　　　B. 睡眠时间　　　　　　　　C. 睡眠机会
    D. 睡眠相关的日间功能损害　　E. 睡眠质量

2. 诊断慢性失眠症时，睡眠困难和相关的日间症状应该满足（　　）
    A. ≥3 次/周，持续 >3 个月　　　B. >3 次/周，持续 ≥3 个月
    C. ≥3 次/周，持续 ≥3 个月　　　D. ≥3 次/周，持续 <3 个月
    E. <3 次/周，持续 ≥3 个月

3. 慢性失眠症应该首先考虑以下措施（　　）
    A. 睡眠卫生　　　　　　　　B. 认知治疗　　　　　　　　C. 睡眠限制
    D. 音乐疗法　　　　　　　　E. 药物疗法

4. FDA 批准的唯一一种可用于治疗失眠的抗抑郁药（　　）
    A. 米氮平　　　　　　　　　B. 喹硫平　　　　　　　　　C. 奥氮平
    D. 多塞平　　　　　　　　　E. 文拉法辛

5. OSA 呼吸暂停/低通气发生过程表述正确的是（　　）
    A. 睡眠期间呼气过程的咽部开大肌活动性不足，难以抵抗气道狭窄
    B. 睡眠期间呼气过程的咽部开大肌活动性不足，难以抵抗气道闭合
    C. 进入 NREM 睡眠，该肌的紧张性和时相性活动进一步降低
    D. 吸气末肺容积减少可能导致气管向下拖拽受限，促发上气道狭窄或关闭
    E. 低碳酸血症相关的通气驱动下降，促发上气道狭窄或关闭

6. 成人 OSA 典型症状为（　　）
    A. 呼吸暂停　　　　　　　　B. 睡眠打鼾　　　　　　　　C. 日间困倦或思睡
    D. 夜尿增多　　　　　　　　E. 睡眠质量下降

7. 能确诊成人 OSA 的是（　　）
    A. PSG 监测显示每小时睡眠期间，发生阻塞型呼吸暂停 ≥5 次
    B. OCST 每小时监测期间，发生混合型呼吸暂停 ≥5 次
    C. PSG 监测显示每小时睡眠期间，发生低通气和呼吸努力相关觉醒 ≥5 次
    D. PSG 监测每小时睡眠期间低通气 ≥15 次
    E. OCST 每小时监测期间发生的呼吸暂停 ≥5 次

8. OSA 的一般治疗包括（　　）

    A. 建议通过非手术或手术治疗超重者（BMI≥23kg/m²）

    B. 戒烟、戒酒、慎用镇静催眠药

    C. 建议体位治疗，包括仰卧位睡眠、适当抬高床头

    D. 避免日间过度劳累

    E. 避免日间睡眠剥夺

9. 关于儿童 OSA 综合征诊断条件表述正确的是（　　）

    A. 打鼾≥3 晚/周　　　　　　　　B. 打鼾＜3 晚/周

    C. 睡眠期间存在呼吸费力　　　　D. 睡眠期间存在胸腹矛盾运动

    E. 每小时睡眠发生阻塞型事件≥5 次

10. 关于不宁腿综合征的表述正确的（　　）

    A. 又称不安腿综合征

    B. 常见的神经系统运动障碍性疾病

    C. 几乎不可抗拒的活动腿的强烈欲望

    D. 大多在傍晚或夜间发生，活动时加重，休息后好转

    E. 随年龄增长而升高

11. 不宁腿综合征最常累及的解剖部位是（　　）

    A. 头部　　　　　　　　　B. 前臂　　　　　　　　　C. 上臂

    D. 小腿　　　　　　　　　E. 大腿

12. 不宁腿综合征诊断表述不正确的有（　　）

    A. 迫切需要活动腿部，躺着时出现或加重

    B. 迫切需要活动腿部，坐着时出现或加重

    C. 行走或伸展时可部分或完全缓解症状

    D. 症状全部或主要发生在傍晚或夜间

    E. RLS 症状能由腿抽筋、姿势不适解释

13. 在中国获批 RLS 适应证的多巴胺受体激动剂药物是（　　）

    A. 普拉克索、吡贝地尔　　B. 吡贝地尔　　　　　C. 罗匹尼罗、罗替高汀

    D. 普拉克索　　　　　　　E. 罗替高汀

14. 治疗 RLS 的药物有（　　）

    A. 酚妥拉明　　　　　　　B. 文拉法辛　　　　　C. 苯海拉明

    D. 氨氯地平　　　　　　　E. 普拉克索

15. 发作性睡病四联征（　　）

    A. 发作性日间过度思睡（EDS）、猝倒、入睡前幻觉、睡眠瘫痪

    B. 发作性日间过度思睡（EDS）、入睡前幻觉、睡眠瘫痪、夜间睡眠紊乱

    C. 发作性日间过度思睡（EDS）、猝倒、睡眠瘫痪、夜间睡眠紊乱

    D. 发作性日间过度思睡（EDS）、猝倒、入睡前幻觉、夜间睡眠紊乱

    E. 猝倒、入睡前幻觉、睡眠瘫痪、夜间睡眠紊乱

16. 1 型发作性睡病最主要的症状是（　　）

    A. 发作性日间过度思睡（EDS）　　B. 猝倒　　　　　C. 入睡前幻觉

    D. 睡眠瘫痪　　　　　　　　　　　E. 夜间睡眠紊乱

17. 关于 1 型发作性睡病的睡眠瘫痪表述正确的是（　　）

   A. 睡眠瘫痪发生在刚入睡或从睡眠向觉醒转换过程中

   B. 睡眠瘫痪发作时虽然意识清醒，但无法自主活动或讲话

   C. 睡眠瘫痪常伴呼吸困难和各种形式的幻觉（多为恐怖性体验）

   D. 睡眠瘫痪一般持续数十秒到数分钟

   E. 睡眠瘫痪在外界刺激（身体受到触碰）下可立即恢复正常

18. 发作性睡病最主要的非核心症状是（　　）

   A. 肥胖   B. 性早熟   C. 精神障碍

   D. 认知功能损害   E. 偏头痛

19. 1 型发作性睡病的确诊指标是（　　）

   A. 夜间多导睡眠监测（nPSG）   B. 多次睡眠潜伏期试验（MSLT）

   C. 脑脊液 Hcrt－1   D. HLA 等位基因

   E. 自身免疫脑炎相关抗体检测

（彭圣威）

书网融合……

本章小结　　　　微课　　　　题库

第二十一章　内科疾病的神经系统并发症

PPT

📖 **学习目标**

1. 掌握　常见副肿瘤综合征的临床表现、诊断及鉴别诊断，系统性红斑狼疮的神经系统表现，糖尿病神经系统并发病的临床表现、诊断及鉴别诊断。

2. 熟悉　甲状腺功能亢进神经系统病变的临床表现、诊断及鉴别诊断，系统性红斑狼疮性脑病的治疗，糖尿病神经系统并发症的治疗。

3. 了解　副肿瘤综合征可能的发病机制，系统性红斑狼疮神经系统表现的发病机制，糖尿病神经系统并发症的发病机制。

4. 学会常见的内科疾病的神经系统并发症相关知识具备对内科系统疾病的神经系统并发症进行初步临床分析和诊治。

神经系统是人体最高级且复杂的系统，与全身其他系统与器官有着千丝万缕的关系，当身体其他系统、器官发生局部病理变化时或多或少会被影响。特别是许多内科疾病更容易出现神经系统损害，较为常见心脏病和肺部疾病等导致缺血、缺氧性神经病变；肝脏疾病引起的肝性脑病；肾脏疾病引起的尿毒症性脑病、周围神经病；代谢性疾病、肿瘤等可引起神经系统损伤。这里只选择一些临床常见的伴有神经系统症状的内科疾病加以论述。

第一节　神经系统副肿瘤综合征

神经系统副肿瘤综合征（paraneoplastic neurological syndrome，PNS）是指一些恶性肿瘤非直接侵犯及非转移引起的神经和（或）肌肉组织损伤的一组综合征，也称肿瘤的远隔效应（remote effects）。它既不包括肿瘤的直接压迫、浸润、转移等引起的组织破坏所致的症状，也不包括在肿瘤治疗过程中如手术、化疗、放疗及其他治疗引起的症状。肿瘤引起的营养、代谢障碍和应用免疫抑制剂治疗引起的各种感染之后发生的症状也不属于副肿瘤综合征。

1. 病因及发病机制　PNS 的原因到目前为止并不十分清楚。最初认为是癌肿分泌的某种毒素作用于神经、肌肉，后来也有许多推测，例如感染、代谢、营养障碍等学说，但都没有得到证实。后来在许多患者体内查到一些与癌症相关的抗原，即癌相关神经抗原（onconeural antigens），认为某些癌肿与神经、肌肉组织存在共同抗原决定簇，肿瘤细胞作为抗原启动机体产生高度特异性抗体，在补体的参与下，不仅杀伤肿瘤细胞，同时也对机体的神经、肌肉组织起到损伤作用，破坏的神经、肌肉组织，进一步刺激神经、肌肉组织中的 B 淋巴细胞产生更多的抗体，引起更强烈、更广泛的免疫应答反应，这是目前比较公认的发病机制，例如抗 Yo 抗体、抗 Hu 抗体、抗 Ri 抗体、抗 CV2 抗体、抗 Tr 抗体、抗 VGCC 抗体、抗 Amphiphysin 抗体、抗 Ma2 抗体、抗 VGPC 抗体等。PNS 患者中，约 50% 能查到抗体。

PNS 的原发肿瘤以肺癌最多（44.1%），特别是小细胞肺癌；其次是卵巢癌（17.6%）、食管癌（14.7%）、淋巴瘤（8.8%）、胃癌（6%），此外还有前列腺癌、甲状腺癌、胰腺癌、乳腺癌、胸腺瘤、睾丸癌等。

2. 诊断与鉴别诊断　PNS 发病率较低，约占癌肿的 1% 左右，以肺癌最多，诊断较难，多数患者先出现神经系统损伤症状，经过反复筛查才能寻找出原发灶，有的甚至 1~2 年后更长时间才能发现原发灶。PNS 诊断并不十分难。一般中年以上起病，出现 PNS 常见的几组症状，需要考虑该病。

目前常见的 PNS 主要有周围神经病、Lambert-Eaton 肌无力综合征、多发性肌炎或皮肤炎、亚急性小脑变性、运动神经元病、亚急性脊髓病、脑干脑炎、边缘系统脑炎、斜视性阵挛 - 肌阵挛、周围神经病合并浆细胞病、僵人综合征以及自主神经病等。

3. 治疗与预后　PNS 没有特殊的治疗方法，有报道应用糖皮质激素、免疫抑制剂治疗有效。有的随着原发灶治疗而得到改善，但总的预后不良。

下面对几种比较常见的神经副肿瘤综合征加以描述。

一、副肿瘤性脑脊髓炎

副肿瘤性脑脊髓炎（paraneoplastic encephalomyelitis，PEM）是侵及中枢神经系统多个部位的副肿瘤综合征。主要侵及部位不同所出现的临床表现也是多样。当同时累计多个部位时诊断为 PEM。其中以累及颞叶和边缘叶损伤为主的称为副肿瘤性边缘叶性脑炎（paraneoplastic limbic encephalitis）、以脑干损伤为主的称为副肿瘤性脑干脑炎或脑干炎（paraneoplastic brainstem encephalitis）、以脊髓症状为主的称为副肿瘤性脊髓炎（paraneoplastic myelitis）。引起 PEM 最常见的肿瘤是小细胞肺癌，接近一半患者血清和脑脊液中查到抗 Hu 抗体。

1. 副肿瘤性边缘叶性脑炎　是一种罕见的 PNS，50%~60% 的原发肿瘤为肺癌，主要是小细胞肺癌；20% 为睾丸癌；其他可见于乳腺癌、胸腺瘤、淋巴瘤及未分化畸胎瘤等。病变主要侵犯边缘系统，灰质重于白质。呈亚急性、慢性或隐匿起病。侵及颞叶和海马，表现为近期记忆力减退、定向力障碍、行为异常、虚构、幻觉、抑郁、多种形式的癫痫发作等。病变累及下丘脑可表现为思睡、体温升高及内分泌功能紊乱，病情进行性加重最后痴呆。头部 MRI 和 CT 异常率达到 65%~80%，但没有特异性改变，主要是一侧或双侧颞叶、丘脑及脑干在 T_2WI 和 FLAIR 相呈高信号，早期 MRI 正常。PET 检查能提高阳性率。脑电图可正常或单侧、双侧颞叶慢波或尖波。CSF 检查 80% 异常，可有短暂性淋巴细胞、蛋白、IgG 增加，可出现寡克隆带。肿瘤抗体的检测可以帮助提高检出率，60% 患者可以检出抗 Hu 或 Ma2 抗体，可以伴有抗 Mal、CV2/CRMP5 及 Amphiphysin 阳性。绝大多数抗 Hu 抗体阳性的患者除了有边缘系统症状外还有其他神经系统损伤的症状和体征；抗 Ma（Ta）阳性的青年男性患者注意睾丸癌的可能。极少数患者可以自行完全缓解。

2. 副肿瘤性脑干炎　病变主要累及下橄榄核、前庭神经核等下位脑干结构，特别是延髓，表现为吞咽困难、眩晕、恶心、构音障碍、复视、眼震、凝视麻痹等，也可出现锥体束征。脑脊液多数正常，或者轻度淋巴细胞或蛋白增高。

3. 副肿瘤性脊髓炎　可以累及脊髓的任何部位，主要以脊髓前角细胞为主，表现为慢性进行性对称或不对称性肌无力、肌萎缩，上肢多见。腰穿没有特征性改变，椎管通畅。

二、亚急性小脑变性

亚急性小脑变性（subacute cerebellar degeneration），也称副肿瘤性小脑变性（paraneoplastic cerebellar degeneration，PCD），是最常见的 PNS，占 PNS 的 5.9%~37%。可以并发于各种恶性肿瘤，最常见于小细胞肺癌，也可见于其他肺肿瘤、卵巢癌、淋巴瘤（特别是霍奇金病）。60%~70% 患者的神经系统症状先于原发癌肿几个月到 2~3 年出现。

【临床表现】

1. 首发症状　往往以恶心、呕吐、眩晕或步态不稳起病。

2. 亚急性或慢性病程　症状在数周到数月内进行性加重，数月内达到高峰，然后趋于稳定。

3. 伴有肢体及躯干共济失调、构音障碍、眼震、复视，在此期间大多数患者极度衰弱。神经系统症状双侧出现，可不对称。

4. 除了小脑损伤的症状和体征外，可见轻微的锥体束征和锥体外系改变，也可出现听力下降、语言障碍、记忆力障碍、精神症状以及周围神经症状和体征。

【辅助检查】

（1）MRI 和 CT　早期正常，晚期可有小脑萎缩。

（2）脑脊液检查　可有轻度淋巴细胞升高，蛋白和 IgG 也可升高，可出现寡克隆带。

（3）患者的血清和脑脊液中可以查到 Hu 抗体、Yo 抗体、抗 PCA‑Tr 抗体、mGluR1 抗体自身抗体。Yo 抗体提示乳腺癌、卵巢癌、子宫内膜癌及输卵管癌；PCT‑Tr 抗体、mGluR1 抗体提示霍奇金病；Hu 抗体提示小细胞肺癌。

【诊断及鉴别诊断】

临床表现为原因不明的亚急性或慢性小脑性共济失调，结合血和脑脊液检测到抗神经元抗体，诊断不难。首先应与原发或转移性小脑恶性肿瘤鉴别。其次应与一些晚发型的遗传性共济失调相鉴别，基因检测和肿瘤抗体可提供有力的支持证据。

【治疗】

有报道将血浆交换用于 PCD 的治疗可稳定病情。

三、斜视性阵挛‑肌阵挛

斜视性阵挛‑肌阵挛（opsoclonus‑myoclonus，OMS）是一种伴有眨眼动作的眼球不自主、快速、无节律、无固定方向的高波幅集合性扫视运动（saccades），同时可伴有四肢、躯干、横膈、咽喉及软腭肌阵挛和共济失调。特点是当闭眼和入睡后眼球不自主运动仍然存在；当做眼球跟踪运动和固定眼球时眼阵挛反而加重。眼阵挛可以单独存在，也可与其他肌阵挛共存。此病罕见。

儿童斜视性阵挛‑肌阵挛的原因多见于神经母细胞瘤。成年女性查到 Ri（ANNA‑2）抗体高度提示患者乳腺癌或妇科肿瘤，在男性提示小细胞肺癌和膀胱癌的可能。神经症状多在肿瘤诊断之前出现，亚急性起病。成人斜视性阵挛常合并小脑性共济失调、构音障碍、肌阵挛、眩晕等表现。脑脊液检查可见蛋白轻度增高，也可类似 PCD 的改变，脑脊液中出现抗神经元抗体。头部 CT 检查大多正常，MRI 检查有时可见脑干内异常信号（T_2WI 呈高信号）。

无论是儿童患者还是成年患者对免疫抑制治疗均可收到明显效果，对原发肿瘤的治疗也可以改善神经系统症状。对症治疗可用硫胺素（维生素 B_1）、巴氯芬（baclofen）、氯硝西泮（clonazepan）。本病预后较好。

四、亚急性坏死性脊髓病

亚急性坏死性脊髓病（subacute necrotizing myelopathy）发病率远较脊髓转移造成的脊髓损伤少见。

【病因及病理】

发病机制目前尚不清楚，可能与抗 Hu 抗体介导的自身免疫有关。本病在临床和病理方面与副肿瘤性脑脊髓炎不同。但国内学者们认为是 PNS 的一种。本病的原发肿瘤最多见于肺癌，其次是淋巴瘤、前列腺癌、乳腺癌等。

脊髓病以胸段明显，病理以脊髓灰、白质对称性坏死为特点，脊髓白质受损较灰质和血管严重，轴突和髓鞘均累及，较少出现炎症反应。

【临床表现】

临床表现为亚急性脊髓横贯性损伤，多以下肢无力起病，呈传导束性感觉、运动障碍，伴有括约肌功能障碍，受损平面可以在数日内上升；也可累及颈段脊髓造成四肢瘫，甚至出现呼吸肌麻痹危及生命，多于 2~3 个月内死亡。

【辅助检查】

脑脊液检查显示脑脊液正常，或者淋巴细胞和蛋白升高。MRI 可见病变节段脊髓肿胀。

【诊断及鉴别诊断】

主要根据亚急性横贯性脊髓损伤，可能合并的恶性肿瘤，相关的神经组织抗体，排除恶性肿瘤硬膜下或髓内转移、放射性脊髓病以及脊髓动静脉畸形等脊髓病变后进行诊断。

【治疗及预后】

本病没有特异性治疗方法，病情进行性加重，预后不良。

五、亚急性运动神经元病

亚急性运动神经元病（subacute motor neuronopathy）主要侵及脊髓前角细胞和延髓运动神经核，表现为非炎性退行病变。原发肿瘤以骨髓瘤和淋巴细胞增殖性肿瘤多见。

【临床表现】

临床表现为亚急性进行性下运动神经元受损的症状，如双下肢无力、肌萎缩，上肢和脑神经受损较少。不伴有疼痛，偶尔可出现轻微的感觉异常。也可见到上运动神经元受损的表现，类似运动神经元病。

【辅助检查】

脑脊液检查细胞数正常，可有轻度的蛋白 - 细胞分离。肌电图表现为失神经电位，运动、感觉神经传导速度基本正常。

【诊断及鉴别诊断】

此型临床少见，鉴别诊断主要依据查到肿瘤证据和相关肿瘤抗体。

【治疗及预后】

本病尚无特效的治疗方法。病程进展缓慢，有时经过数月和数年后神经症状趋于稳定或有所改善。

六、亚急性感觉神经元病

亚急性感觉神经元病（subacute sensory neuronopathy）以脊髓背根神经节损伤为主，又称副肿瘤性感觉神经元病（paraneoplastic sensory neuronopathy，PNS），可与 PEM 合并存在。

【病因及病理】

本病 70%~80% 原发于肺癌，主要是小细胞肺癌，其他还有乳腺癌、卵巢癌、肉瘤及淋巴瘤。亚急性感觉神经元病主要侵及脊髓背根神经节和后索神经纤维，病理改变为广泛的神经细胞脱失、坏死、淋巴细胞及单核细胞浸润，后根、脊髓后角细胞、后索继发性退行变。

【临床表现】

（1）女性多于男性。起病呈亚急性，症状多在原发癌肿被发现前数月甚至数年前出现。

（2）常以肢体疼痛和感觉异常为首发症状，逐渐出现步态不稳和感觉性共济失调。感觉障碍常常是不对称或多灶性，早期以上肢为主，病情进展可累及四肢。可以有各种感觉异常，但主要以深感觉障碍和感觉性共济失调为主。

（3）可伴有上肢的假性手足徐动征。肢体无力相对较轻，如出现肌无力或肌肉萎缩多提示有脊髓损伤，特别是前角细胞受累。腱反射可以减弱或消失，无病理反射。

（4）大多数在数周到数月内迅速进展，直至生活不能自理，少数病情进展缓慢，维持时间较长。

【辅助检查】

1. 脑脊液检查 脑脊液检查多数正常，部分可有轻度淋巴细胞数增高，蛋白、IgG 略有升高或出现寡克隆带。血清和脑脊液中可以检测出抗 Hu – 抗体，脑脊液中效价较高，提示抗体由鞘内合成。

2. 肌电图 肌电图的特点是感觉神经动作电位衰减或缺失，传导速度严重减慢甚至检测不出而运动神经传导速度正常或仅轻度减慢，无失神经电位。

【诊断及鉴别诊断】

根据四肢远端疼痛及其他各种感觉障碍、感觉共济失调、肌力相对保留、肌电图感觉神经传导速度减慢及波幅减低、运动神经传导速度正常等可以诊断。血清或脑脊液中检出抗 Hu – 抗体时，应注意是否有合并小细胞肺癌可能。本病应与吉兰 – 巴雷综合征鉴别。

【治疗及预后】

本病尚无特效治疗方法，血浆置换、皮质类固醇及免疫球蛋白治疗对多数患者无效。早期切除原发肿瘤可延缓本病病程，但预后不良。

七、Lambert – Eaton 综合征

兰伯特 – 伊顿综合征（Lambert – Eaton syndrome，LES），又称肌无力综合征，是一种免疫介导的神经 – 肌肉接头功能障碍性疾病。

【病因及发病机制】

本病为自身免疫性疾病，50% 以上的患者能查到肿瘤，80% 以上为小细胞肺癌，也可见于前列腺癌、子宫癌、淋巴瘤和腺癌等。部分非肿瘤性 LES 患者常伴其他自身免疫性疾病。对于肿瘤性 LES，由于肿瘤细胞表面的抗原决定簇与突触前膜神经末梢钙通道蛋白有交叉免疫反应，使之产生的抗体也对神经末梢突触前膜产生免疫应答，导致钙通道，特别是电压依赖性钙通道不能开放。当神经冲动到达神经末梢时，钙离子不能进入神经末梢，突触前膜不能正常释放乙酰胆碱，导致神经 – 肌肉接头传递功能障碍。

【临床表现】

1. 多见于男性 成年男性多见，约 2/3 患者伴发肿瘤，特别是小细胞肺癌，也可伴发其他自身免疫性疾病。

2. 肌无力 常常亚急性起病，主要表现为进行性肢体近端和躯干肌肉无力，易疲劳、下肢重于上肢。常以走路、上楼梯困难为首发症状，休息后症状不能缓解。LES 肌无力与重症肌无力表现不同：患肌在短时间内（15 秒左右）反复收缩无力症状减轻，而持续收缩后无力又有加重。深反射减弱或消失。一般无感觉障碍。

3. 脑神经支配肌群不受累 一般不累及脑神经支配的肌肉，很少出现眼肌麻痹、吞咽困难及面肌麻痹，有的患者可以出现轻度或暂时性眼外肌力弱，晚期严重病例可出现上睑下垂。

4. 自主神经功能障碍 半数以上患者有单自主神经功能障碍，如唾液分泌减少而致口干。泪液和汗液减少、括约肌功能障碍、阳痿等，也可有直立性低血压。

5. 其他 可以合并其他 PNS，如 PCD 和脑脊髓炎等。

【辅助检查】

1. 药理学试验 新斯的明或腾喜龙试验往往阴性，部分患者可有弱反应，但不如重症肌无力患者敏感。

2. 肌电图 最有特征性改变的是肌电图，表现为低频（＜10Hz）刺激时动作电位波幅变化不大，而高频（10Hz 以上）重复电刺激时波幅递增到 200% 以上，是由于高频刺激使神经末梢突触前膜递质释放增加所致。

【诊断及鉴别诊断】

依据亚急性发病的肢体近端无力为主的症状，短暂活动后症状减轻，无眼肌麻痹，伴有口干、便秘和阳痿等自主神经功能障碍症状，新斯的明或腾喜龙试验阴性，肌电图高频重复刺激波幅递增等特点不难诊断。需与重症肌无力鉴别。

【治疗】

胆碱酯酶抑制剂如溴吡斯的明通常无效。与其他 PNS 不同，血浆置换和免疫抑制剂治疗有效，但单独应用血浆置换治疗的效果不理想，这是因为体内抗体不断产生的结果，因此在血浆置换治疗后还需要进行免疫球蛋白或其他免疫抑制剂的治疗。针对伴发的明确肿瘤进行相应治疗也可使症状明显改善，但不稳定。另外，钙通道阻滞剂类药物如尼莫地平、维拉帕米、氟桂利嗪等可能加重症状。

⇒ **案例引导**

> **临床案例** 患者，男，65 岁，因"双下肢无力 3 个月"入院。表现上下楼梯明显，休息后不能缓解。无肢体抽搐，无明显变细，既往 1 年前确诊肺部肿瘤，已行手术及化疗。
>
> 入院后诊断与治疗：考虑双下肌无力待查。血常规、血生化等检查均正常，肺 CT 未见肿瘤复发。新斯的明试验阴性，肌电图低频（＜10Hz）刺激时动作电位波幅变化不大，而高频（10Hz 以上）重复电刺激时波幅明显递增。
>
> **问题** 该患者双下肢无力的原因最有可能的诊断是什么？
>
> **讨论** 老年男性患者，病程 3 个月，主要表现为双下肢无力，以上下楼梯明显，休息后症状不能缓解；既往有肺癌病史，入院检查新斯的明试验阴性，肌电图低频刺激时动作电位波幅变化不大，而高频重复电刺激时波幅明显递增。结合患者病史、辅助检查考虑最有可能诊断为 Lambert – Eaton 综合征。

第二节　糖尿病神经系统并发症

糖尿病（diabetes）在全球范围内有逐年增长趋势，和高血压一样成为危害人类健康和生活质量的主要疾病。同时糖尿病患者的生存期延长，慢性并发症越来越多见，例如糖尿病性肾病、糖尿病性心脏病、糖尿病足及糖尿病神经系统损害等。随着对神经系统损害认识的不断提高和新的检查手段（如 CT、MRI、SPECT、PET、肌电图及神经肌肉活检等）的普遍应用，糖尿病神经系统并发症检出率明显提高，达 50% 以上，成为糖尿病最常见的并发症。

【发病机制及病理】

糖尿病引起的神经系统损伤复杂多样，可侵及脑、脊髓和周围神经，其机制也较复杂。目前主要有以下学说。

1. 糖代谢异常　包括非酶促蛋白质糖基化和多元醇、肌醇代谢异常、蛋白质的非酶糖基化是糖的醛基或酮基与蛋白质中赖氨酸的氨基结合形成糖基化蛋白质的反应过程。非酶蛋白的糖基化还可影响一些基质蛋白对周围神经纤维的营养作用。另外，高血糖可使多元醇通路活性增强，葡萄糖在神经细胞外的浓度增加，经醛糖还原酶催化生成较多的山梨醇和果糖，而神经组织内缺少果糖激酶，使生成过多的果糖不能分解，因此山梨醇和果糖大量沉积，导致神经纤维内渗透压增高，进而引起神经纤维水肿、变性、坏死。葡萄糖可竞争抑制神经组织摄取肌醇，导致神经组织内肌醇减少，使磷酸肌醇合成减少，使 Na^+，K^+ – ATP 酶活性下降，引起神经节段性脱髓鞘及轴索变性。

2. 微血管病变所致的神经低灌注　微血管病变主要是毛细血管基底膜增厚，血管内皮细胞增生、透明样变性、糖蛋白沉积、管腔狭窄等，引起微循环障碍，导致神经组织缺血、缺氧，自由基过多，氧化应激增加同，造成神经结构与功能损害。

3. 神经生长因子　胰岛素样生长因子（insulin – like growth factor，IGF）有促进生长和修复作用。对交感神经元和部分感觉神经元起营养支持作用。糖尿病神经病变时皮肤和肌肉组织内神经生长因子（nerve growth factor，NGF）减少。

4. 自身免疫因素　在糖尿病神经病患者血清中可以查到抗磷脂抗体及神经节抗体，这些抗体可以直接损伤神经组织，也可影响到供应神经的血管，导致神经组织的血液循环障碍。对糖尿病性神经病变患者的腓肠神经活检发现，在神经束膜和神经内膜处均有 IgG、IgM 和补体 C3 沉积，高血糖引起神经血管屏障破坏。

5. 炎症反应　糖尿病神经病变患者比无神经病变的糖尿病患者的 P2 选择素和细胞间黏附分子 – 1 基础值高，导致周围神经传导速度减慢，提示这些炎症因子可能参与了神经病变的发生和发展。

6. 遗传因素　有些糖尿病性神经病变与糖尿病的严重程度不一定平行，如有些患者糖尿病较重、病程也较长，但神经病变不明显，而有些患者糖尿病病情很轻，或糖尿病早期，甚至是亚临床糖尿病或仅有糖耐量下降即有糖尿病性神经病变，这可能与个体的遗传易感性有关。

7. 其他因素　蛋白激酶 C、必需脂肪酸、前列腺素等代谢失调均可引起神经膜结构和微血管改变。氨基己糖代谢异常、脂代谢异常、维生素缺乏、亚麻酸的转化、N – 乙酰基 – L 肉毒素减少、Na^+ 泵失调等均可能与糖尿病性神经性神经病有关。

【诊断】

根据分类和相应的临床表现，结合血糖升高或糖耐量降低等诊断不难。脑血管病需进行头部 CT、MRI 检查；脊髓血管病多数可通过 MRI 检出；周围神经病需进行神经电生理检查，必要时行神经活检帮助诊断。

【治疗】

首要的是将血糖控制在理想范围内，包括控制饮食、口服降糖药、使用胰岛素等，但一定注意避免治疗中低血糖的发生。其次，由于糖尿病性神经病变多以髓鞘改变为主，故 B 族维生素的使用非常重要。同时应用一些改善循环的药物和神经营养药物。

下面就几个常见的糖尿病神经系统并发症加以详述。

一、糖尿病性多发性周围神经病

糖尿病性多发性周围神经病（diabetic polyneuropathy）是最常见的糖尿病神经系统并发症。病变主要双侧对称性、下肢重于上肢，以感觉神经和自主神经症状为主，而运动神经症状较轻。

【临床表现】

1. 病程 慢性起病，逐渐进展。

2. 感觉症状 通常自下肢远端开始，主要表现为肢体远端疼痛、烧灼感、针刺感及寒冷感，夜间重，有时疼痛剧烈难以忍受而影响睡眠。还可以出现对称性麻木、蚁走、烧灼感等感觉障碍，活动后好转，可有手套－袜套状感觉减退或过敏。

3. 自主神经症状 较为突出。由于交感缩血管功能减退，易发生自立性低血压。同时由于神经营养障碍出现皮肤粗糙、菲薄、干燥、皲裂，指/趾甲脆弱、不平，严重者出现顽固性趾端溃疡、坏疽难以愈合，而且容易感染。

4. 肢体无力 较轻或无，但查体时可见腱反射减弱或消失，一般无肌萎缩。

【诊断及鉴别诊断】

诊断主要依靠以感觉和自主神经症状为主的多发性周围神经病的症状和体征，血糖增高、糖化血红蛋白增高或有糖耐量异常，肌电图显示神经传导速度减慢为主，也可以出现轴索改变。注意与农药、一些易引起周围神经病变的药品、重金属和一些有机化合物中毒引起的多发性周围神经病鉴别。

【治疗】

控制血糖、改善血液循环、加强神经营养治疗为主，给予维生素 B_1、B_6、B_{12}，二磷酸腺苷（ATP）等药物。也有人认为神经节苷脂－1（GM1）能促进周围神经再生，可以使用。自发性疼痛可给予卡马西平、苯妥英钠，情绪不稳可用抗焦虑和抗抑郁药物。自主神经症状治疗比较困难，可对症治疗。

【预后】

糖尿病性周围神经病治疗效果不佳，有的患者出现顽固性肢端溃疡、坏死及反复感染导致败血症。

二、糖尿病性单神经病

糖尿病性单神经病（diabetic mononeuropathy）是指单个神经节受累，可以侵犯脑神经，也可以侵犯脊神经，如果侵犯两个以上的神经称为多发性单节神经病。脑神经主要以展神经、滑车神经、动眼神经和面神经常见。脊神经常侵犯尺神经、正中神经、桡神经、腋神经、股神经、腓神经，少数可侵及膈神经和闭孔神经。

糖尿病性单神经病不像多发性神经病那样发病缓慢，由于单神经病的原因主要是血液循环障碍所致，髓鞘的损害较轴索病变严重，故往往以急性或亚急性发病居多，感觉、运动神经均受侵犯。临床表现为受损神经相应区域的感觉、运动障碍，肌电图检查感觉、运动神经均有改变，以传导速度减慢为主。

三、糖尿病性自主神经病

80%的糖尿病患者有不同程度的自主神经受损，可以发生在糖尿病的任何时期，但最易发生在病程20年以上和血糖控制不良的患者中。交感神经和副交感神经，有髓纤维和无髓纤维均可受累。影响心脏、血管及汗腺自主神经时出现汗腺分泌异常、血管舒缩功能不稳定，表现为四肢发冷、多汗或少汗、皮肤干燥。15%的糖尿病患者合并自立性低血压，表现为头晕、站立不稳，甚至发生晕厥，特别是体位突然变化时症状更加明显，站立和卧位的收缩压相差30mmHg以上，并伴有心动过速。影响到瞳孔导致瞳孔对光反射迟钝称为糖尿病性异常瞳孔（diabetic abnormal pupillary function），也可有低血糖性意识障碍（hypoglycemic unawareness）。

较常见的糖尿病性自主神经病（diabetic autonomic neuropathy）有如下。

1. 糖尿病性胃肠自主神经病（diabetic gastrointestinal autonomic neuropathy） 糖尿病常引起胃、肠自主神经损害，导致胃、肠功能紊乱，包括食管蠕动减慢、胃张力降低、排空时间延长、胃酸减少、胆囊功能障碍、腹泻、脂肪泻、便秘等。所以糖尿病患者常常主诉腹胀、消化不良、不明原因腹泻等，也可出现"五更泻"和便秘。

2. 糖尿病性膀胱功能障碍（diabetic bladder dysfunction） 约13%的糖尿病患者合并膀胱功能障碍，出现排尿困难，膀胱容量增大，称为低张力性大容量膀胱。由于膀胱内长时间有残余尿，因此常发生尿路感染，经检查证实为神经源性膀胱。

3. 糖尿病性性功能障碍（diabetic sexual dysfunction） 男性糖尿病患者有接近半数出现阳痿，其原因可能是骶部副交感神经受损所致，阳痿可以是糖尿病自主神经障碍的唯一表现。40岁以下的女性患者38%出现月经紊乱，此外还可以出现性冷淡和会阴瘙痒。

四、糖尿病性脊髓病

糖尿病性脊髓病（diabetic myelopathy）是糖尿病少见的并发症，主要包括脊前动脉综合征（anterior spinal syndrome）、糖尿病性肌萎缩（diabetic amyotrophy）和糖尿病性假性脊髓痨（diabetic pseudomyelanalosis）。

1. 糖尿病性肌萎缩 比较少见，约占糖尿病的0.18%，主要见于2型糖尿病。发病机制主要有代谢紊乱学说、血液循环障碍及免疫学说。病理改变主要是运动神经节段性脱髓鞘，较重者可有轴索变性。多见于中、老年患者，年轻患者较少。多为亚急性起病，也可以急性起病或隐匿起病。主要累及骨盆带肌，特别是股四头肌，可以单侧，也可有双侧或不对称，肩胛带肌很少受累，延髓支配的肌肉一般不受累，故以典型的骨盆带肌肉萎缩、无力起病，但肌萎缩与肌无力不平行，往往肌萎缩明显，而肌无力非常轻微。重者起立、行走、上楼梯困难，可有肌肉束颤，无感觉障碍。

2. 糖尿病性假性脊髓痨 是脊髓的后根和后索受累引起的。临床表现为深感觉障碍、感觉性共济失调，患者步态不稳、步态蹒跚、夜间行走困难、走路踩棉花感，闭目难立征阳性。以上治疗均以治疗糖尿病为主，辅以B族维生素治疗。

第三节 系统性红斑狼疮的神经系统表现

系统性红斑狼疮（systemic lupus erythematosus，SLE）是一种累及全身各系统的常见自身免疫病，是由于遗传、内分泌和环境因素相互作用而导致机体免疫失调引起的慢性炎性疾病。临床表现多种多样，除了关节、皮肤、肾脏、心脏、浆膜及血管等受累外，约有半数患者出现不同程度的神经精神症状，可表现为头痛、癫痫、精神障碍、认知障碍、脑血管病、狼疮脑病、无菌性脑膜炎、运动障碍、脊髓病及周围神经病等。

【病因及发病机制】

SLE导致的神经损伤原因较为复杂。首先，不同种族的发病率不同，提示有种族遗传性，而且有家族发病集中趋势，以同胞姐妹和单卵双胞发病更多。其次，许多学者认为病毒感染与SLE有关，部分患者体内发现抗麻疹病毒、副流感病毒、腮腺炎病毒及EB病毒抗体，同时血清中干扰素水平增高，但还没有在SLE患者体内分离出这些病毒。免疫介导SLE神经损伤的主要机制有如下。

1. 抗体直接损伤神经 患者体内可以检测出多种自身抗体，如抗神经元抗体、抗神经胶质细胞抗体、抗淋巴细胞抗体，这些抗体可以直接杀伤神经组织。但是有些患者的短暂性和慢性神经症状用抗体直接杀伤神经细胞无法解释，可能存在神经细胞表面的膜蛋白抗体，这些抗体只是影响了细胞功能，而没有使神经细胞溶解坏死，因而临床上引起精神症状和癫痫发作。

2. 抗体对脑血管损伤　在该病患者内皮细胞膜磷脂上查到抗心磷脂抗体，该抗体造成内皮损伤，进一步导致血小板黏附、聚集形成血栓。抗内皮细胞抗体还有单核细胞趋化作用，使单核细胞浸润于细胞壁内，破坏血管壁和促进动脉硬化形成。

3. 抗体对凝血系统的影响　抗磷脂抗体表面带有正电荷，与带负电荷的磷脂结合影响凝血机制；也可通过 β_2 - 糖蛋白 I 发挥促血栓形成的作用；还可以与磷脂竞争性结合，延长了磷脂依赖的凝血过程，如 X 因子的激活和凝血酶原向凝血酶的转化。

4. 抗原 – 抗体对脉络膜和血 – 脑屏障的损伤　抗原 – 抗体复合物对脉络膜和血 – 脑屏障造成损伤，可使抗体进入脑组织。

【病理改变】

SLE 神经系统病理改变包括中枢神经系统和周围神经系统。脑损伤可以弥漫全脑，主要有新旧不一的微梗死、出血，也可有大面积脑梗死、脑出血及蛛网膜下腔出血，但毕竟少见。脑血管广泛受累，以小血管病变为主，可以出现透明样变、血管内皮增生，也可出现血管炎性改变。白质还可以出现脱髓鞘改变。周围神经主要以多灶性不对称的脱髓鞘改变为主，神经上的小血管病变也可导致轴索改变。

【临床表现】

SLE 神经系统症状可以出现在 SLE 的各个时期，狼疮脑病按临床表现将神经精神损害分为三型。①轻型：头痛和（或）呕吐、视物模糊；②中型：除上述表现外同时并发精神异常、抽搐发作、病理征或眼底改变；③除中型表现外有昏迷、典型的癫痫发作。常见的神经精神症状如下。

1. 头痛　头痛是 SLE 神经系统最常见的症状，占 32% ~70%。主要表现是偏头痛，其次是紧张性头痛。偏头痛包括先兆的偏头痛和无先兆的偏头痛，可以在 SLE 诊断之前单独出现。

2. 癫痫　是另一种症状，占 17% ~37%。发作形式可以有全身强直 – 阵挛发作、单纯部分性发作、复杂部分性发作、癫痫持续状态、反射性癫痫、精神运动性发作等。5% ~10% 为 SLE 的首发症状，因此常被误诊为原发性癫痫。癫痫发作可以出现在疾病的早期，但最常见于 SLE 的晚期。

3. 脑血管病　也是 SLE 常见的神经症状，占 3% ~15%，包括脑梗死、脑出血和蛛网膜下腔出血，病变可累及大脑、小脑和脑干。原因可以是脑血管本身病变，也可以是来源于心脏附壁血栓的脱落造成脑栓塞。

4. 认知障碍及精神症状　是常见的临床表现，主要有记忆力减退，可恢复也可复发，严重者胡言乱语、意识障碍、躁动不安、幻觉、痴呆、抑郁等。

5. 无菌性脑膜炎　包括急、慢性脑膜炎，在 SLE 早期较多，可以是首发症状，易于复发。表现为头痛、呕吐、颈项强直等。查体有脑膜刺激征。

6. 运动障碍　多为狼疮性舞蹈病，可见帕金森综合征。舞蹈病可出现在疾病的任何时期，但在急性发作期多见。30 岁以下青年女性多见，多为一过性，少数持续数年。可以是单侧舞蹈，也可以是双侧，复发率大约为 25%。

7. 脑神经病变　SLE 可以出现脑神经损害，主要是视神经，也可累及面神经、三叉神经及后组脑神经。在病变侵及大脑、脑干时，也可同时累及脑神经。

8. 脊髓病　可以为 SLE 最初的临床表现，也可发生在疾病不同时期，常是急性或亚急性发病，胸髓受累居多，表现为双下肢无力，甚至完全性截瘫，受损平面以下各种感觉减退和消失、大小便功能障碍等。

9. 脊神经病变　较少见，主要是非对称性神经炎。最常见的症状是感觉异常，可有手套 – 袜套状痛觉减退；其次是感觉性共济失调。也可以累及神经根，表现为急、慢性炎症性脱髓鞘性多发性周围神经病。少数报道也可出现单神经病、多发性单神经病、弥漫性神经病等。

【辅助检查】

1. 脑脊液 大约35%压力升高，一般为轻度升高，但也有高达400mmH₂O以上者；74%患者有蛋白升高，多在0.51~2.92g/L；18%可伴有白细胞计数轻度升高，每微升几个到几十个，以淋巴细胞升高为主；糖和氯多正常，个别报道糖降低。此外还可查到抗神经元抗体和抗淋巴细胞的IgG抗体，半数患者出现寡克隆带。CSF中C4补体和糖的含量降低常提示活动性狼疮性脑病。

2. 血清免疫学检查 血清中一些抗体与临床表现有一定的关系，例如抗淋巴细胞抗体与认知障碍有关，抗核蛋白P抗体与神经症有关，抗心磷脂抗体与脑梗死、舞蹈病和脊髓炎有关。

3. 影像学 头部CT和MR表现多样，有时难与多发性硬化鉴别，一般可见多发梗死灶、脑出血、脑萎缩、白质疏松及脊髓异常信号等。

4. 脑电图 癫痫患者出现癫痫相关的脑电图改变，没有特殊提示SLE的意义。

5. 肌电图 有的累及周围神经患者可出现神经传导速度减慢，个别显示轴索损害的改变。

【诊断及鉴别诊断】

根据典型的SLE表现伴有神经、精神症状不难诊断，但如果SLE本身症状不典型，以及有些神经、精神症状出现在SLE之前容易误诊。SLE的诊断目前仍采用美国风湿协会（American college of rheumatology，ACR）1982年的诊断标准。根据青、中年女性起病，伴有皮肤损害、关节疼痛、低热、乏力等症状，伴有神经、精神症状，血沉快、白细胞计数和血小板计数降低、尿蛋白或管型尿、抗核抗体阳性等诊断可以确立。但必须除外有明显的动脉硬化及脑血管病。还需要除外多发性硬化。

【治疗及预后】

1. 一般治疗 应尽早诊断、尽早治疗。本病是一种慢性疾病，需要长期随访和咨询，不断调整治疗方案。目前没有很好的根治方法，应向患者讲清楚要树立与疾病长期斗争的信念。尽量避免一些诱发因素，例如尽量避免紫外线照射，避免感染、精神刺激，注意休息，妊娠和生育也会加重病情。慎用普鲁卡因胺、肼苯达嗪等药物，这些药物可能加重SLE。尤其注意尽量避免应用肾毒性药物。

2. 神经科治疗 主要是对症治疗，例如癫痫可应用抗癫痫药物，高凝状态可应用抗血小板聚集及改善循环药物，周围神经病可用皮质类固醇激素和B族维生素，舞蹈病可用氟哌啶醇，颅内压增高使用降低颅内压药物等。无菌性脑膜炎可以用激素治疗。近来研究发现β-七叶皂苷钠有激素样作用，既可以抗脑水肿又可发挥免疫调节作用，对SLE应该较为合适。

3. SLE治疗 SLE主要治疗是用肾上腺糖皮质激素或免疫抑制治疗或合用。目前激素应用方法比较普遍的是甲泼尼龙冲击疗法，然后给予地塞米松或泼尼松治疗。应注意激素和免疫抑制剂的不良反应和继发感染。

本病预后不良，晚期出现多器官功能衰竭，特别是肾衰竭，也可以死于癫痫、大面积脑梗死及药物不良反应等。

第四节 甲状腺疾病神经系统并发症

一、甲状腺功能亢进的神经系统病变

甲状腺功能亢进症（hyperthyroidism）简称甲亢，是指多种原因导致的甲状腺功能增强，甲状腺激素分泌过多引起的多系统受累的高代谢症候群。受累的系统包括循环系统、消化系统、神经系统等。甲亢神经系统损害的机制尚不清楚，可能是甲状腺激素大量释放，使神经细胞线粒体氧化过程加速，消耗大量能量，导致细胞缺氧及能量不足所致。包括以下四种。

1. 甲状腺毒性脑病（thyrotoxic encephalopathy）　可有不同程度的意识障碍，大量错觉、幻觉以及明显的精神运动性兴奋，患者可很快进入昏迷状态。还可表现为去皮质状态、癫痫发作、延髓性麻痹、锥体束受损、脊髓丘脑束受累、锥体外系受累等。精神异常可为兴奋状态、亦可为抑郁状态。脑电图示中、重度异常，以弥漫的高波幅慢波为主。头颅 CT 早期多示正常，也可在额颞区、半卵圆中心及基底核出现欠均匀低密度灶。头 MRI 可见相应部位长 T1、长 T2 异常信号。

2. 急性甲状腺毒性肌病（acute thyrotoxic myopathy）　较为罕见，表现为发展迅速的肌无力，严重时可在数日内发生。常侵犯咽部肌肉而发生吞咽障碍，甚至累及呼吸机引起呼吸麻痹。少数患者可侵犯眼肌及其他脑神经所支配的肌肉。腱反射常降低或消失，肌肉萎缩不明显，括约肌功能保留，无感觉障碍。

3. 慢性甲状腺毒性肌病（chronic thyrotoxic myopathy）　很常见，特别是中老年男性，儿童少见。特点为进行性肌萎缩及肌力下降，而甲亢症状并不明显。易侵犯近端肌肉伸肌较屈肌更易受累。少数患者可同时侵犯肢体远端肌和面肌，但无单纯远端肌萎缩者。一般肌萎缩与肌无力程度一致，但也有肌力下降明显而萎缩不明显者，尤其是女性患者。本病常同时侵及双侧，少数可以单侧为主。肌腱反射正常或亢进。少数患者萎缩肌肉可伴束颤。

4. 甲状腺毒性周围性瘫痪　甲亢合并周围性瘫痪的概率为 1.9%～6.2%，男性多见，发作特点与家族型周围性瘫痪相同，即常在夜间或白天安静时突然发生肢体瘫痪，主要累及近端肌，很少累及躯干和头颈部。可伴有自主神经障碍，如心动过缓或过速、低血压、呕吐、烦渴、多汗、瘫痪及水肿等。血钾降低，但补钾并不能改善肌力。

二、甲状腺功能减退的神经系统病变

甲状腺功能减退（hyperthyroidism，简称甲减）性神经系统病变主要是脑损害，表现有不同程度的神经精神症状。轻者主要以负性精神症状如记忆减退、反应迟钝、精神抑郁、淡漠为主，可有轻度智能障碍等；重者步态不稳、共济失调、嗜睡、痴呆、精神错乱，甚至出现甲减性昏迷而死亡。甲减如为先天性或发生在生后早期，可引起精神发育不良，智能缺陷。

甲减性脑神经病变可有嗅、味、视、听觉可减退，真性眩晕，视物模糊、视野缺损、视神经萎缩。视觉改变一般认为由于甲减继发脑垂体肿大压迫视神经所致。此外也有三叉神经痛及面神经麻痹。

甲减性脊神经病变较常见，表现为四肢远端感觉异常，如刺痛、麻木、烧灼感等。其中一半有感觉症状，如震动觉、痛觉及触觉障碍；部分患者有手套、袜套样感觉障碍。

此外，甲减极易导致阻塞性睡眠呼吸暂停低通气综合征，进而引起头晕、嗜睡、认知功能受损。

本病经甲状腺素治疗后，大部分临床症状可很快消失，预后良好。

三、桥本脑病

桥本脑病（Hashimoto encephalopathy，HE）是一种与自身免疫性甲状腺疾病相关的脑病。以抗甲状腺抗体增高为特征，而甲状腺功能可为正常、亢进或减退。本病病程呈复发－缓解或进展性，应用激素后可有显著疗效，所以桥本脑病又称为自身免疫性甲状腺炎相关的激素反应性脑病。

HE 的发病机制不清楚，可能与以下因素相关：①自身免疫反应介导微血管病变导致的脑内低灌注；

②促甲状腺激素过度释放引起的毒性效应；③自身免疫性复合物攻击髓鞘磷脂碱基蛋白触发脑血管性炎症而造成脑水肿；④甲状腺组织与神经组织有共同的抗原决定簇，因此在病理状态下产生的自身抗体可同时对神经细胞或 α–烯醇化酶（NAE）产生免疫杀伤作用。

病理改变主要为脑实质内毛细血管周围、动静脉、脑膜血管周围特别是以静脉为中心的淋巴细胞浸润及髓鞘和（或）轴突损害。

本病多急性或亚急性起病，少数慢性起病，中年女性多见。根据发病类型可分为两类：一类是以局灶症状为主的卒中样发作型，为本病特异症状之一，病程呈复发–缓解形式，临床表现为锥体束症状如偏瘫、四肢瘫，也可出现失语、失用、失读、小脑性共济失调、感觉障碍等；另一类持续进展型多为精神症状，幻觉以幻听居多，兴奋症状如激越、易怒、不安等。亦可出现抑郁、淡漠、意志缺乏、认知功能低下，也可有妄想、人格、行为异常等。

抗甲状腺抗体检查对诊断非常重要。抗甲状腺过氧化物酶抗体（抗 TPO 抗体）阳性，可高出正常几倍或几百倍。抗甲状腺球蛋白抗体（抗 TG 抗体）可以阳性也可以阴性。脑脊液可见蛋白正常或轻度升高，但也有达 300mg/dl 者。细胞数轻度增加。脑电图呈全面慢波，多与临床症状密切相关。亦可出现三相波、棘波、棘慢波、突发性慢波。本病虽然可以全身性痉挛为主要症状，但在脑电上呈现癫痫样改变者少，这可能为本病的特征之一。影像学大部分患者的 CT、MRI 无特异性改变。SPECT 显示脑部存在低血流信号，主要发生部位在额叶，其次是颞叶、顶叶、枕叶及小脑半球。

目前类固醇为首选治疗药物，给药后 1～2 天多数患者开始出现明显的效果。对于症状出现反复患者可重复用药。此外，其他免疫制剂如环磷酰胺、硫唑嘌呤亦可应用。亦可试用免疫球蛋白治疗、血浆交换治疗。极少数患者可自愈。本病预后良好。

目标检测

答案解析

1. 神经系统副肿瘤综合征定义是什么？

2. 常见的神经系统副肿瘤综合征有哪些？

3. 副肿瘤性脑脊髓炎定义是什么？

4. Lambert–Eaton 综合征与重症肌无力鉴别要点？

5. 常见的糖尿病神经系统并发症有哪些？

6. 糖尿病性多发性周围神经病变的临床表现有哪些？

7. 常见的甲状腺神经系统并发症有哪些？

8. 系统性红斑狼疮的神经系统表现有哪些？

9. 患者，女，60 岁，四肢远端疼痛伴感觉异常 3 个月，近半月症状迅速加重，生活不能自理。10 天前确诊小细胞肺癌。入院后诊断与治疗：考虑四肢疼痛查因。血常规、血生化等检查均正常，血清检测出抗 Hu–抗体，肌电图提示感觉神经动作电位衰减，传导速度严重减慢，而运动神经传导速度正常。该患者四肢疼痛的原因最有可能的诊断是什么？

10. 患者，男，55 岁，因四肢麻木无力 9 个月入院。表现腕关节及踝关节以下麻木明显，有时有烧灼样，有时痛，渐加重有时伴乏力，无肢体活动障碍及抽搐，既往 10 年前确诊糖尿病，未规律治疗。入院后诊断与治疗：考虑四肢麻木无力待查。血常规、血糖空腹正常，餐后 2 小时多次在 13.5mmol/L 以上，其他生化检查基本正常。肌电图四肢神经运动传导速度均在正常范围之内，双下肢胫腓神经感觉传导速度及双上肢桡神经、正中神经感觉传导速度明显低于正常。该患者四肢麻木无力的原因最有可能的诊断是什么? 如何治疗?

(刘秋庭)

书网融合……

本章小结 　　　　题库

参考文献

［1］ PeterDuus. 神经系统疾病定位诊断学［M］. 8 版. 刘宗惠，徐霓霓，译. 北京：海洋出版社，2006.

［2］ Richard S Snell. 临床神经解剖［M］. 7 版. 王涛，译. 北京：人民卫生出版社，2011.

［3］ Duane E Haines HAINES. 神经解剖图谱［M］. 8 版. 张力伟，译. 北京：科学出版社，2013.

［4］ 吕传真，周良辅. 实用神经病学［M］. 4 版. 上海：科学技术出版社，2014.

［5］ 张俊，樊东升. 奈特神经系统疾病彩色图谱［M］. 北京：人民卫生出版社，2011.

［6］ 贾建平，陈生弟. 神经病学［M］. 7 版. 北京：人民卫生出版社，2013.

［7］ 汤晓芙. 临床肌电图学［M］. 北京：北京医科大学中国协和医科大学联合出版社，2002.

［8］ 冯智英，邹静，华驾略，等. 国际头痛疾患分类第 3 版（试用版）－原发性头痛部分解读［J］. 神经病学与神经康复学杂志，2013，10（2）：121－140.

［9］ 中华医学会疼痛医学会头面部分组. 中国偏头痛诊断治疗指南［J］. 中国疼痛医学杂志，2011，17：65－86.

［10］ 李焰生，黄坚，庄建华. 运动神经元疾病［M］. 上海：第二军医大学出版社，2001.

［11］ 肖世富，王鲁宁，朱紫青，等. Alzheimer 病的诊断和治疗新进展［M］. 上海：上海医科大学出版社，1997.

［12］ 陈生弟，张明圆，唐北沙，等. 神经变性性疾病［M］. 北京：人民军医出版社，2006.

［13］ 王维治，崔丽英. 神经病学［M］. 2 版. 北京：人民卫生出版社，2013.

［14］ 李世绰，洪震. 临床诊疗指南癫痫病分册（2015 修订版）［M］. 北京：人民卫生出版社，2015.

［15］ 吴江，崔丽英. 神经病学［M］. 3 版. 北京：人民卫生出版社，2015.